宝光

易医文集

王宝光 著

U0391497

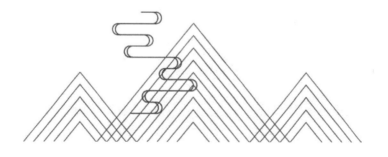

山东科学技术出版社

图书在版编目（CIP）数据

宝光易医文集/王宝光著. —济南:山东科学技术
出版社,2017.10（2021.1重印）
ISBN 978－7－5331－9095－8

Ⅰ. ①宝… Ⅱ. ①王… Ⅲ. ①中国医药学—研究
②《周易》—研究 Ⅳ. ①R2 ②B221.5

中国版本图书馆 CIP 数据核字(2017)第 245965 号

宝光易医文集

王宝光　著

主管单位:山东出版传媒股份有限公司
出　版　者:山东科学技术出版社
地址:济南市玉函路 16 号
邮编:250002　电话:(0531)82098088
网址:www. lkj. com. cn
电子邮件:sdkj@ sdpress. com. cn
发　行　者:山东科学技术出版社
地址:济南市玉函路 16 号
邮编:250002　电话:(0531)82098071
印　刷　者:北京时尚印佳彩色印刷有限公司
地址:北京市丰台区杨树庄103号乙
邮编:100070　电话:(010)68812775

开本:787mm×1092mm　1/16
印张:30.75
字数:620 千
印数:1－1000
版次:2021 年 1 月第 1 版 第 2 次印刷

ISBN 978－7－5331－9095－8
定价:123.00元

著者简介

王宝光先生，1937 年生于山东省淄博市东王村。

1962 年毕业于山东中医学院（现为山东中医药大学），主任医师，历任山东省潍坊市中医院内科主任、中风科主任，兼任山东省中医药学会第二届理事会理事，山东省中医药学会心脑病专业委员会副主任委员，潍坊市中医药学会第一副理事长等。系山东省首批老中医药专家学术经验继承工作指导老师，潍坊市第一批、第三批老中医药专家学术经验继承工作指导老师。

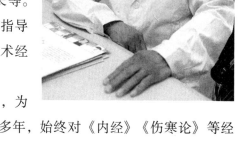

幼承家学，酷爱传统文化并喜读《周易》，为以后的学医积累了较深的文化底蕴。行医六十多年，始终对《内经》《伤寒论》等经典著作研读不辍，先后写成了《五运六气》《历术甲子篇的研究》等论文。

在临床上，擅长治疗内、妇科杂病，创建了潍坊市中医院中风科，在中风治疗方面积累了很多成功的经验；对冠心病、心肌梗死等常见病、疑难病的治疗，疗效卓著。虽年逾八十，仍精神矍铄，还在应诊，并为年轻中医师讲授"运气学说"和"《伤寒论》与临床"等。

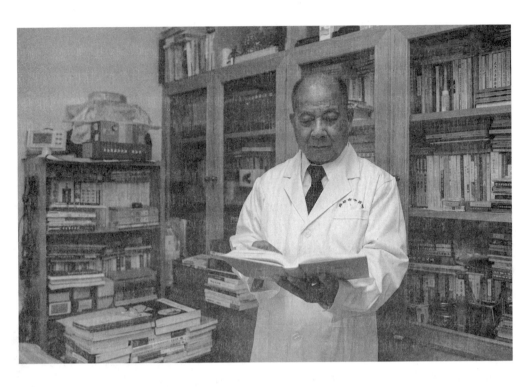

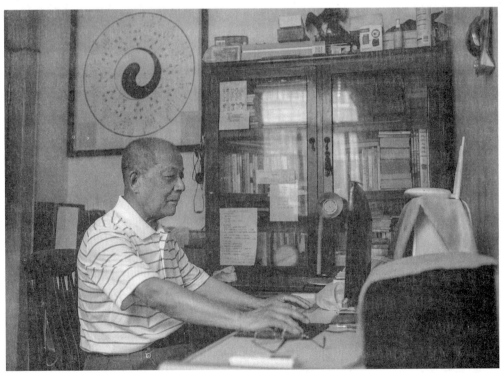

序 一

时维八月，序属中秋，值此硕果累累的丰收时节，又迎来了王宝光主任《宝光易医文集》出版，着实令人有一种充实感，我谨表祝贺！

王宝光主任，可谓是潍坊市中医界耆宿，悬壶济世，颇得病家信任。早年曾拜入郭谷石老先生门下，深得其传。郭老是当时潍坊名中医，时人称其"诗、书、医"三绝。王老秉承师训，在过去的六十多年中，勤奋读书，刻苦实践，把自己的美好年华奉献给了中医事业；其为人沉静，寡于言语，善于思考，除了"读书"之外，没有其他业余爱好。20 世纪 90 年代曾自题斋联曰"有书真富贵，无为半神仙"，于此便可见其人生志趣了。

王老虽年逾古稀，仍勤学不怠，嗜书如命，凡中医经典原著、各家医论专集，无所不读，尤其对于《内经》《伤寒》《温病》倾注精力独多。他在内科疑难病、妇科杂病的治疗方面，积累了较多的临床经验。譬如"中风"一病，发病率、致残率都很高，给社会和家庭造成极大的负担。他从 1970 年开始研究中风病的治疗（查阅文献资料、研究发病规律、拟定治疗方案、临床观察），至 1980 年前后，潍坊市中医院治中风病已颇具影响，慕名求医者日渐增多：内科病房住院的中风病人占半数以上，门诊中风病人须排队入院，且因床位有限，只能收发病在半月以内者。为了适应形势需要，1985 年，潍坊市中医院设立了中风病房，继而又成立中风科，王老为学科带头人；后又与全国中医学会中风病组一起，多次开会交流，统一各种医疗文件和诊疗规范。1992 年山东省心脑病专业委员会成立，王老当选为副主任委员，潍坊市中医院成为副主任委员单位。

学问之道，行远自迩，登高自卑。王老从研究《内经》入手，进而深入"运气七篇"、古代天文、历法（如《史记·天官书·历书》《汉书·律历志》等），逐渐延伸到《周易》及其应用。每一个课题的突破，都需要极大的定力、毅力和深入细致的思考。几十年来，多少个日日夜夜、茶余饭后的秉烛夜读使他陷入沉思；"静而后能安，安而后能虑，虑而后能得"；每有所得，辄记之，集腋成裘，终成大观。本集文论，大多类此得之。

潍坊市中医院成立于 1955 年，当时即汇集了多位潍坊名老中医，如郭谷石、蒯仰山、黄德亭、王彝民……他们知识渊博、医风淳朴、为人正直、医术精湛，对年轻人热心教导，大有师表之风。岁月更迭，他们衣钵传承，培育了一代又一代的医界精英。历经六十多年的发展与积淀，潍坊市中医院也已成为一所集医疗、教学、科研、预防、保健于一体的大型综合性现代化中医院，群英荟萃、人才济济，多学科齐头并进、中西医融会发展，综合实力跻身全国地市级中医院五强，先后荣获"全国重点中医院""全国改善医疗服务示范医院"，今年 8 月又喜获"全国卫生计生系统先进集体"最高荣誉称号。

　　涓涓细流，汇成江河。《宝光易医文集》的出版是潍坊市中医院的一件喜事，是一项重要的文化成果展示，也是一名老中医"孜孜不倦"奉献精神的充分体现。愿后学受此启迪，继承发扬，创新发展，弘扬中医之要旨，谱写医学事业新篇章。

　　"江山代有才人出，我不争先谁争先！"与大家共勉。

潍坊市中医院理事长　党委书记

2017 年 9 月 12 日

序 二

知识、智慧与道德的综合谓之文化。文化是文明的载体，文化的实现谓之"文明"，而"圣贤"则是文明的化身。合道谓之"德"，至德则成"圣"。故"圣贤"者，道德家也，大德之人也。自古至今，欲教化百姓、砥砺后世，莫不以"圣贤"为道德之范。非如此，不足以"大明明德于天下"。

王师宝光，悬壶济世六十余载，今已出古稀而入耄耋。先生尽管学博而识深，神清而慧达，然平素寡言徐行，貌恭语谦，朴拙于外，道慧于中。直如老子所言"敦兮其若朴，旷兮其若谷"，飘然有古仁者之风。日则疗疾却病，术名远播于方外；暮则钩沉典籍，寝食时废于更深。宅心仁厚，胸无块垒，故恒有坤载之德。而博学深思，寿老不殆，总是乾健之象。先生曾与我言"睡觉时从不做梦"，直如庄子所言"其寝无梦，其觉无忧"，非尊道贵德孰能与于此？故与先生相识逾久，逾有高山仰止之叹，先生乃近圣贤者也！

古圣先贤有立功、立德、立言三立之说，先生济世一生，功德自不必言。今将先生文集出版，既了结先生"立言"之夙愿，又是泽被后世之功德事。

文化由道与术两者构成，道与术相辅相成，道无术不能致用，术悖道必是伪术。中国古代道家之阴阳哲学创造了多个自然与人文学科，中医与周易都是阴阳哲学的产物，都是基于天人合一的本体认识论，以及由阴阳逻辑体系构成的方法论所构建的——此即所谓"易医同源"。《易经》主要运用阴阳八卦逻辑，而中医则主要运用阴阳五行逻辑。八卦与五行都是阴阳逻辑的次生逻辑，故"易""医"相通，"道并行不悖"。先生于医术与易术皆厚积数十载，晚年则归术于道，乃于天文、历法、干支、星宿靡不穷究，务正其本、清其源，乃有多篇典文垂世。如《论六壬式盘的天文依据》一文，以天文岁差之累积推衍"月将"之宫移，纠正了两千多年来的误差，非"极深而研几"不能如此。

道家阴阳哲学是中国传统文化的根本，建基于"天人合一"学说。这种万物一体的本体认识论，认为万物皆秉自然而生，故万物之理性皆同质于自然之理性。人的精神意志根本上来源于自然法则，所以人类的最高理性也必定是遵循自然法则，故有"人天一也"与"道法自然"之说。

"形而上者谓之道"。"道"是万物最高的形而上，故"道"即"本体"，"本体"是唯一的，故"道生一"，"得一"即是"得道"。"一"有三义：万物肇始于"一"，同质于"一"，归终于"一"。所以"一"即道，即太极，即本初，即本元，即归终。《素问》说："能得一，万事毕。"这样便由"天人合一"学说推衍出道家的最高自然道德标准——"与天地合其德，与四时合其序，与日月合其明，与鬼神合其吉凶。先天而天弗违，后天而奉天时"。

"道生一，一生二，二生三，三生万物，万物负阴而抱阳，冲气以为和。"太极生阴阳，"二"即阴阳。古人发现阴阳是万事万物最普遍的存在形式，故又产生了伟大的"阴阳学说"。《易·系辞》曰"一阴一阳之谓道"，《素问》曰"阴阳者，天地之道也，万物之纲纪，变化之父母，生杀之本始，神明之府也"，将阴阳视为自然界万事万物发生发展、运动变化的总的主宰。太极生阴阳，即"一生二"，可以视为道家本体认识论的第一层逻辑，由阴阳再生阴阳，即四象，四象再分阴阳，即八卦。四象之少阳、太阳、少阴、太阴应于四时之木、火、金、水，而"杂含四象"为之"土"，则"五行"生焉。这样便产生了八卦与五行两大阴阳术数体系，此即其第二层逻辑。八卦之间分体用，五行之间分生克，于是产生了第三层逻辑。"体用"与"生克"两种逻辑是阴阳逻辑体系中独有的，世界任何哲学逻辑体系中皆阙如。有了这一整套的自然阴阳逻辑工具体系，道家的方法论体系才建构成功。

阴阳逻辑可以解释所有的自然法则，如自然的阴阳性、运动性、变化性、因果性、多样性、差别性、平衡性、周期性等。

不同的认识论对万物的认识境界差别很大，唯物论只是本体论的"物质侧面"，缺乏对"阴性"本质的认知。如西医理论就先天性地对"精""神""魂""魄""意"缺乏认知，更遑论能认知五运六气的德、化、政、令对人体的影响了。所以说中医在认识论上比西医更有高度，在自然与人的全息性与系统性的关联上比西医更具思维上的开放性。

相比于中医，《易经》"天人合一"的思维更加发散。《易经》是关于人生际遇及造化的学问，也属人本主义文化。《易经》及其术数体系以八卦与五行逻辑，以及五行次生的第四级逻辑——刑、冲、克、害、合等，再借用诸多"天星"为工具，来对人事"推往知来"，以究人天之际。而预测恰恰是西方科学梦寐以求却至今不能实现的重要目的之一。

《易经》的发散性思维是无限的，即如推测病因，借用有深度的预测体系——六壬、奇门遁甲等，许多疾病可以从人身外部找到病因，如岁运冲刑、善恶因果、宿怨恶业等。负能量的呈现有诸多形式，主要是疾病与灾祸。易家除了看病还能"看命"，要真正成为医学大家，不懂《易经》几乎是不可能的。

先生医易兼习，深知此理，故归术于道，孜孜以求，其境界已非凡医所比。

山东潍坊天乙居士刘化龙敬题

2017 年 8 月

前　言

　　《宝光易医文集》记载了我学习、研究中国传统文化和行医六十多年的思路历程和心得体会，虽不全面，但主线已是如此。

　　《易经》是古老的东方哲学，对中国传统文化的形成起着主导作用。中国人对世界的认识，对事物的分辨、思维模式，不管有意或无意，都在运用《周易》的思维方法，因为你有生以来就是在这个氛围中接受熏陶。以《周易》阴阳变异学说为核心思想体系所形成的世界观和方法论，已深入人文和自然科学的各个领域。清代纪晓岚曾说："易道广大，无所不包，旁及天文、地理、乐律、兵法、韵学、算术，以逮方外之炉火，皆可援《易》以为说。"中医发展、形成过程中的各个环节，如对生命的认识，以及对生理、病理、病机、治则和药物的功用、性味等的认知，无一不是在《易》的思维指导下完成的。中医学的出现和成功，是易学实践的最大成就。

　　我研究《周易》的目的是为了学好中医。医学之外，还有易本义、天文历法、数术学（奇门、六壬、风水、命理）等。可以认为，"遁甲"是古代一种人生行为指南术，而"六壬"则是时空背景下的人际社会关系动态剖析学。二者并行不悖，都值得研究和借鉴。"易友函存"部分涉及易学知识较广，对初学者和易学研究者有较好的参考价值。

　　我以医为业，我的本职是中医。为了学好中医，我从步入中医之门开始，就坚持"多读书，勤临证"，持之以恒。时至今日，已垂垂老矣，但精力尚健，依然不改初衷。《内经》《伤寒》《金匮》每开卷，辄爱不释手；临床各家医案、医著多有所涉猎，有新书就买，有新秀就学（如李可、仝小林等）。加之多年的经验积累，临床用之有效，乐趣自生，无他求也。本书所收临床论文，皆为昔日参加学术会议所写，从中只见一斑，难窥学术全貌。余尚无专著以献读者，实属憾事！假以时日，当再谋鸿篇！

王宝光（八十岁）

2017 年 2 月 17 日

目　录

上篇　杏林春秋

中篇　易学研究（一）

下篇　易学研究（二）

附 篇

宝光易医文

上篇　杏林春秋

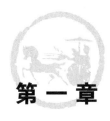

第 一 章
我的从医之路

回顾我学医、行医六十多年的历程，大致可以分为三个阶段。

一、1980 年前——从理论到实践，广搜博采的二十年

1962 年，我从山东中医学院（现山东中医药大学）毕业，分配到潍坊市中医院内科工作，同时承担了潍坊地区"中医学员班"的教学工作。由于领导重视，1963 年由潍坊市卫生局安排与当时潍坊名医郭谷石建立了师徒关系，并举行了拜师仪式。从师期间，郭老给了我很多教诲、启迪和临床经验，我受益匪浅。

1963 年月 10 月至 1964 年 10 月，我参加了山东中医学院举办的"师资培训班"，实则是中医经典学习班，对我深入学习和研究中医经典有巨大的推动作用。通过学习和进修，我的中医理论基础知识更加充实了。

当时的潍坊市中医院规模虽小，但门诊量很大，全院每天门诊量在 700 人次以上；内、妇科不分，所见病种多；白天看病，晚上翻书，非常有利于对每个病种进行观察、探讨。在此阶段，我对中医内、妇、儿科甚至外科都有所研究。

1967 年春，潍坊市组成以我为主的农村医疗队，到临朐县的辛寨、盘阳一带巡回医疗半年，很受群众欢迎。

由于自己的苦心钻研、热心服务，行医五六年间慕名求医者越来越多，至 20 世纪 70 年代，潍坊地区便已有中医"三王"的说法了。

有了以上的基础之后，我从 1969 年开始研究社会上的多发病、疑难病，以及致残率很高的中风。对中风的发病机理，历来有外风、内风的不同看法，认识不一导致了治法各异。我在查阅古今文献的基础上，理清脉络，去伪存真，拟定初步的治疗方案，验证于临床，取得了理想效果。

例如，1969 年，有病人王某，男，55 岁，体质肥胖，平素嗜酒，患有高血压病。某晚突发跌仆，不省人事，在市立医院诊断为脑出血。因"失语、右侧瘫痪"在市立医院住院 5 天，病情稍稳后要求出院采用中药治疗。在中医院入院时，询问病史得知在发病前一天曾有暴怒。入院查体，血压 170/95 mmHg，神志恍惚、时清时寐，舌謇失语，右侧上下肢瘫痪不用，舌质红、苔薄白，脉弦。中药治以化痰开窍，配以针灸，取廉泉、肩髃、曲池、合谷、环跳、阳陵泉、悬钟等穴。针药并用，服药六剂后语言逐渐恢复，唯说快时仍有迟滞不利；患侧肢体仍瘫痪不用。改用活血通络法，又服六

剂,下肢开始有屈伸活动,肌力Ⅱ级。三十剂药后已能下地活动,上肢活动亦逐渐恢复。前后共服中药六十余剂,语言及肢体功能基本恢复,后又服丸药四料便停药,生活能完全自理。

又例如,1971年,有病人丁某,男,58岁,平日以酒当茶,有病不知。回忆1971年三四月突发中风,昏迷5天,醒后出现右侧肢瘫、失语。在中医院内科住院,诊为脑出血。病人性情安静,配合比较好。中医治以化痰开窍、活血通络为主,亦是针药并用,治疗1个月后语言及肢体功能基本恢复。

我在1972年的《潍坊医药》上发表了题为《中医治疗高血压病和中风后遗症的体会》一文,引起了社会上的广泛关注,都知道(潍坊市)中医院能治中风病了,前来求治的病人也越来越多,内科病房的住院病人中,中风病人占了半数以上。

记得1982~1985年,有病人武某、李某,男,都是已退休的老同志,先后突发中风,都诊为脑出血,出血量都在40 mL以上,病情较重。经与家属商定,都在中医院进行保守治疗,恢复都比较满意,生活都能自理。

1977~1980年,昌潍地区(现潍坊地区)南部几个县暴发流行性出血热。地区卫生局组织了以地区防疫站张进姓站长、人民医院传染病科徐贻芬主任和我为主的中西医结合抢救小组,日夜奔波,组织指导各县的抢救治疗工作。总结这几年的实践,我真正体会到运用中医的温病学说治疗急性热病的辨证规律,先后发表三篇论文:《中西医结合治疗流行性出血热的体会》《舌诊在流行性出血热治疗中的观察》《流行性出血热的中医辨证施治》。

二、1980年后——全面探讨、侧重心脑疾病研究的二十年

1980年,我先后担任了潍坊市中医院内科副主任、主任。1981年,我发表了题为《中医中药治疗中风后遗症70例》的临床报道,初步阐明了中医对中风的认识和临床辨证思路。1983年,中华全国中医学会内科学会中风病组成立,由北京中医学院王永炎院长任组长,连续几年开展了一系列学术活动。在1984年的烟台会议上,我作了长达2小时的即席学术讲座,受到了与会代表的赞许。此后,潍坊市中医院便成为中风病组的成员单位,参与制定了"中风病的中医诊断、疗效评定标准""治疗方案"及"中风病的护理"等多项标准。

1988年,我发表了《辨证治疗急性缺血性脑卒中170例》的论文,表明我对中风病的治疗经验已趋向于成熟。1991年,我又发表了综述性论文《中风病临床防治近况》,结合自己的体会对各种治疗法则进行了评述。

1992年9月,山东中医学会心脑病专业委员会成立,我当选为第一届委员会的副主任委员。

实际上,1980年后,在全面探讨、侧重研究中风病的同时,我也将另一种老年多发病——冠心病,列入了研究重点,在病房、门诊有计划地进行治疗、观察。从临床数据来看,经我们救治的急性心梗病人并发症少,恢复期短,治愈率高,疗效满意。

因此，社会上一部分病人便认为我是专治"心脑血管病"的了。这只是对了一部分，其实我对其他病种的研究也从没有放松过。

三、退休以后——有两件事要做

（一）继续为社会提供服务

岁月不饶人，六十岁退休，意味着进入了老年，该休息了。

但是，国家鼓励"老年人在自愿和量力的情况下"从事各种社会活动，"发挥老年人的专长和作用"。

我现在还有能力为社会提供一些服务，再说社会需要我，病人需要我，所以我还是决定抽出一定时间坐诊、服务。但我的原则是量力而行，适可而止。假若本人几十年的所学，就此废弃不用，岂不可惜？这对社会、对人民都没有好处。

（二）继续学习

我虽年逾古稀，但精力还可以，记忆力也不太坏。因此，我还继续在读书、学习、研究，重点是中医和周易，其次是文、史。

医易相通，学中医不可以不读《周易》，研究《内经》也不可不懂得些古代天文历法，这些都是深入研究中医的必修课。20世纪90年代初，我的《试论六壬式天盘的天文依据》和《烟波钓叟歌串解》曾在《中华易学》连载发表计十余期。1996年10月，在由中国中医药管理局和中医学会联合举办的"国际中医与周易学术研讨会"武汉会议上，我提交了题为《春秋时期周易向哲理化的转变及其意义》的论文，受到与会学者们的好评。大会共设10名金奖（国内3名），我居其一。本文亦在《中华易学》分两期发表。这些都与古代天文和易学有关。

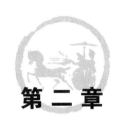

第二章

行医路上，春华秋实

在学医的道路上，我始终秉承蒙师和郭谷石老师的谆谆教导："筑基功夫在于学好经典！这对以后的行医起着重要的指导作用。"蒙师教我学易以解医，郭师教我学好《内经》《伤寒》。

一、筑基功夫在《内经》

我学习《内经》，以张景岳的《类经》为读本，对阴阳、藏象、经络、病机、运气等篇章，反复深入学习，直到现在一些相关章节我还能记诵。经过学习，越来越感到传统文化博大精深，各个门类可以互相渗透。例如，如不懂古代天文历法，要想学好运气七篇就很不容易，所以我下决心攻克这一难关。1981 年前后，我写过《天文历数概论》的论文，并在山东省中医学会年会进行交流。《运气学说入门》是在 1985 年前后完成的。2000 年，我才完成了《史记历术甲子篇的研究》一文。以上都已在《潍坊中医》连载发表。

二、辨证开悟与《伤寒论》

我对张仲景的《伤寒论》非常崇拜，曾经无数遍反复阅读，也曾熟练背诵。让我深有感触的是，不管主观认识如何，每研读一遍《伤寒论》，临床辨证水平都会提高一个层次！但真能使我深入理解的还是古人的注解。

学习《伤寒论》，我的体会是仅仅通过在学校听老师通讲，很难深入理解。我以陈修园的《伤寒论浅注》为主，也参阅张隐庵的《伤寒论集注》、黄竹斋的《伤寒论集注》、柯韵伯的《伤寒来苏集》等。

《伤寒论浅注》在序言、凡例之后，独出心裁地加了一篇"读法"，有如下内容：

（1）《内经热论》中的"六经"与《伤寒论》中的"六经"不是一回事，宜分别读。

（2）六气之本标中气不明，不可以读《伤寒论》。

（3）六经各有提纲证。

（4）病情（病人喜恶）与热型。

（5）太阳主表，又有经之为病、气之为病。

（6）伤寒传经以见证为主。

（7）关于开、合、枢。

（8）正传与邪传（正传不可见，邪传以见证为据）。

（9）传经与直中。

（10）《伤寒论》脉法（重证须参跗阳脉）。

下面着重谈一谈"六气标本中气"和"太阳主表"。

（一）六气标本中气

陈氏研究《伤寒论》，以六气标本中气为理论指导。因此，读《伤寒论浅注》，首先要明白六气的标本中气。他认为，<u>六气之标本中气不明，不可以读《伤寒论》</u>。

1. 六气的标本中气

《素问·六微旨大论》曰："少阳之上，火气治之，中见厥阴；阳明之上，燥气治之，中见太阴；太阳之上，寒气治之，中见少阴。厥阴之上，风气治之，中见少阳；少阴之上，热气治之，中见太阳；太阴之上，湿气治之，中见阳明。所谓本也。本之下，中之见也；见之下，气之标也；本标不同，气应异象。"

表 2 - 1　六气的标本中气

本	风	燥	火	湿	寒	热
中	少阳	太阴	厥阴	阳明	少阴	太阳
标	厥阴	阳明	少阳	太阴	太阳	少阴
从化	从中		从本		从本从标	

由表 2 - 1 可以看出：

（1）六气为本：风燥火湿寒热这六气为本。

（2）三阴三阳为标：三阴三阳为六气的阴阳标识，故曰"标"。

（3）中气：是与标气互为表里的气，又是与本气相关或相反之气。如少阳火的中气是厥阴风木，在自然界是风火相煽、木火相生。阳明燥金的中气是太阴湿土，燥湿二气往往是相反又相济。太阳寒水的中气为少阴热，寒热是相互制约的关系。同理，厥阴风的中气为少阳火，少阴热的中气为太阳寒，太阴湿的中气为阳明燥。所以，六气、标本、中气三者之间是一种正常的"承制"关系。中气的作用是通过与标气的阴阳表里关系对六气进行制约和协调，以维持相对平衡；又与本气有关联，体现六气之间的相辅相成或相反相成的复杂关系。

2. 关于六气的从化、逆化

关于邪气转化的规律，《素问·至真要大论》提出："少阳、太阴从本；少阴、太阳从本从标；阳明、厥阴不从标本，从乎中也。"那么，为什么有从本从标的规律呢？

（1）从化：

其一，是标本同气，少阳与太阴，从本。

标本同气从其本，指本与标的阴阳属性相同。如少阳之标为阳，其本是火也是阳；太阴之标为阴，其本是湿也为阴，是谓标本同气，故其从化也表现本气的特性。

少阳之中，厥阴＝木火同气，木从火化

太阴之中，阳明＝土金相生，燥从湿化

其二，标本异气，或从本，或从标，少阴与太阳。

标本异气，指本与标的阴阳属性相反。如少阴之标为阴，其本却是热属阳；太阳之标为阳，其本却是寒属阴，都是标本异气。故太阳、少阴二经病，按一般规律是或从本或从标，而不从中气。

少阴之中，太阳＝同于本，则异于标

太阳之中，少阴＝同于本，则异于标

其三，水流湿，火就燥，从中气之化，阳明与厥阴。

从乎中气，是指中气对于标与本有调济的关系。如阳明本燥，燥从湿化，故中见之气为太阴湿，燥湿互济。厥阴是风木，中见少阳相火，木从火化，风火相煽，其化热动风皆有可能。

阳明之中，太阴＝燥从湿化

厥阴之中，少阳＝木从火化

五行之气，大致是木遇火则从火化，金遇土则从湿化，总不离《易·乾卦》中"同气相求，水流湿，火就燥"的规律。三阴三阳、六气归纳起来有木从火化、燥从湿化、水火既济这三种从化规律，维系整体的动态平衡，这是正常情况下的"承制"关系，就是上面说的"从化"。

（2）逆化：在病态情况下，病体有阴阳盛衰，六气有太过或不及，可以出现"逆化"的情况，就是"从化"的变局。《伤寒论》曰："伤寒一日，太阳受之……颇欲吐；若躁烦，脉数急者，为传也。"因为少阴有"欲吐不吐"之症，再见少阴之"躁烦，脉数急"，为病由太阳传入少阴之象。这就打破了"太阳不从中化"的规律，出现了"中见之化"。实际上，太阳与少阴、络经腑脏互相络属，其气相通；君火得寒水的封藏，寒水得君火的宣通，水火既济，寒热得以平衡。在病态下，受水火之太过或不及的影响，有寒化证与热化证的表现，是好理解的。他经所见六气逆化，亦以见证为主。陈修园强调说："然六气从化，未必皆为有余。知有余之为病，亦当知其不及之难化也。夫六经之气时有盛衰，气有余则化生太过，气不及则化生不前。从其化者化之常，得其常则化生不息；逆其化者化之变，值其变则强弱为灾。"

六气、标本、中气，结合临床表现，确定其在本、在标，还是中见，从而决定治疗方向，对临床分析病情、判断疾病发展趋势很有指导意义。《素问·至真要大论》曰："夫标本之道，要而博，小而大，可以言一而知病之害。"

（二）太阳主表的思考

太阳主一身之表，人体外感风寒之邪，太阳首当其冲。太阳之表又分几层呢？我看出了四层：毫毛—肤表—肌腠—经腧。

第一层：毫毛。

《灵枢·本脏》曰："三焦膀胱者，腠理毫毛其应。"风寒之邪（尤其是寒邪），侵袭人体，首先侵及皮毛。寒性凝敛，致玄府闭塞；感邪之初，不会深入；若留而不去，可引起皮肤痛麻，甚至头发稍触之亦痛。此症麻黄汤主之。

第二层：肤表。

亦为寒邪所伤，较毫毛深一层。或已发热，或未发热，必为恶寒、体痛、无汗、脉浮紧之伤寒证，麻黄汤主之。

第三层：肌腠。

为风邪所中。风为阳邪，其性舒缓。《伤寒论》第十二条曰："太阳中风，阳浮而阴弱，阳浮者热自发，阴弱者汗自出，啬啬恶寒，淅淅恶风，翕翕发热……桂枝汤主之。"

第四层：经腧。

《内经》曰："邪入于输，腰脊乃强。"太阳之经腧在背，邪客经腧，故有"项背强几几"的特征。其来路有二：

一是风中肌腠，进而伤及经腧者，"太阳病，项背强几几，反汗出恶风者，桂枝加葛根汤主之。"

二是寒伤肤表，进而伤及经输者，"太阳病，项背强几几，无汗恶风者，葛根汤主之。"

（三）治验

1. 寒伤太阳经腧

1970 年，春节刚过，见一病人，男，三十多岁，躺在床上不敢动。自述病情：年前风雨中步行回家，到家就出现恶寒、发热，头疼身痛；三天后退热，而身痛不愈，上自颈项、肩背，下至腰臀部，疼痛不敢动，触之有僵硬感。询其二便调，舌质略带瘀黯、苔白，脉浮紧。

当时诊断就是寒邪伤及太阳经腧，留而不去，致有血脉瘀阻。处方很简单，就是葛根汤加防风、川羌、红花、全蝎：葛根 15 克，桂枝 10 克，生麻黄 10 克，白芍 12 克，防风 10 克，川羌 10 克，红花 10 克，全蝎 10 克，甘草 6 克，生姜 3 片，大枣 3 枚。水煎服。

慎重起见，同时也是为了观察服药以后的效果，我每天都去查看病人。病者自述每次服药后都会出汗。第一次，自颈项至肩上出汗，向下没有，出了汗的地方疼痛消失；第二次服药，出汗的范围向下延伸，到了肩胛下；第三次服药，出汗自肩胛延伸至腰臀部。共服了三剂药，疼痛消失。为巩固疗效，带药三剂回家。

这个病例的治疗过程饶有趣味。太阳之经腧在背，葛根汤治疗寒伤太阳经腧证，给我留下了深刻的印象。

2. 婴幼儿麻疹虚陷一例（少阴证）

1970 年前后，潍坊麻疹流行，前来就诊的麻疹病人不少。我遵照先辈的教导，运用《伤寒论》来指导临床。近代恽铁樵曾提出"麻疹，只病三阳"的看法，我对此不敢苟同。麻疹顺证，病只在三阳；病宜宣透，禁用下法。若是逆证，正气不足，邪毒虚陷，变证蜂起，便是传变或直中。下面便是一例。

1971年一个冬晚，见一患儿，六个月大小，发病已四五天（有麻疹接触史），前两天发热39℃以上，额、耳后、颈部已有疹点发出；体温降至38℃以下一天，但病情反而重了，察其神情默默、不食不乳，身热不扬、面色灰白、口唇略青、手足欠温，舌质偏淡，指纹青淡，脉微细而数。头额部疹点似欲渐渐隐去。

麻疹初期，逆证有三：①气急鼻煽；②面白唇青；③大便泄泻。这三者若见其一，再伴未透的疹点渐渐隐去，甚或疹点忽然没有了，病情必然恶化。

此病例符合第二条。当时的思路是：正气不足，无力托邪外出，以致正虚邪陷，实际就是伤寒论的邪陷少阴证。处方是升麻葛根汤加人参、附子：人参2克，葛根3克，升麻2克，白芍3克，熟附子1克，甘草1克。水煎服。

当晚取药并立即煎服。第二天，患儿面色红润，体温回升，疹点透出，病机逆转，很快恢复。

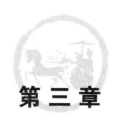

第三章
桂枝汤类方的临床应用

一、桂枝汤的方义与配伍

清代柯琴谓："此为仲景群方之魁，乃滋阴和阳，调和营卫，解肌发汗之总方也。"

桂枝—白芍：桂枝辛温，解肌祛风，宣通卫阳。芍药酸苦微寒，敛阴和营。二药同用，一散一收。①调和营卫：桂枝配芍药是于解肌之中寓敛汗之意，芍药辅桂枝是于和营之中有调卫之功。②温通经脉：和气血，破阴结，除血痹。

桂枝—甘草：甘草甘平，调和诸药。甘草与桂枝相伍，其用有三：①缓和药力；②温阳散寒，化水饮；③利血脉，生助心阳。

桂枝—生姜：生姜辛散，温中和胃。生姜配桂枝：①助桂枝辛散解肌通阳；②温散胃中寒饮。

芍药—甘草：①敛阴和营；②缓急止痛。

芍药—大枣：大枣甘缓，养胃生津。①和中益营；②缓急。

大枣—甘草：益其和缓之功。

生姜—大枣：调脾胃，和营卫。

清代徐忠可云："桂枝汤，外证得之能解肌祛邪气，内证得之能补虚调阴阳。"仲景用以治太阳中风，营卫不和，外证未解诸证。《金匮要略》记其还治产后受风，妊娠恶阻等证。

二、外感证

（一）风寒外感表虚证（桂枝汤本证）

《伤寒论》第十二条云："太阳中风，阳浮而阴弱，阳浮者热自发，阴弱者汗自出，啬啬恶寒，淅淅恶风，翕翕发热，鼻鸣干呕者，桂枝汤主之。"

第十三条云："太阳病，头痛、发热、汗出、恶风，桂枝汤主之。"

（二）风寒轻证（麻黄桂枝各半汤）

《伤寒论》第二十三条云："太阳病，得之八九日如疟状，发热恶寒，热多寒少，其人不呕，清便欲自可，一日二三度发，脉微缓者，为欲愈也。脉微而恶寒者，此阴阳俱虚，不可更发汗、更下、更吐也。面色反有热色者，未欲解也。以其不能得小汗出，身必痒，宜桂枝麻黄各半汤。"

（三）邪入经腧（桂枝加葛根汤）

《伤寒论》第十四条云："太阳病，项背强几几，反汗出恶风者，桂枝汤主之。"

（四）阳虚漏汗证（桂枝加附子汤）

《伤寒论》第二十条云："太阳病发汗，遂漏不止，其人恶风，小便难，四肢微急，难以屈伸者，桂枝加附子汤主之。"

（五）营虚外感证（桂枝加芍药生姜各一两，人参三两，新加汤）

《伤寒论》第六十二条云："发汗后，身疼痛，脉沉迟者，桂枝加芍药生姜各一两，人参三两，新加汤主之。"

（六）表兼里虚证

（1）协热而利——桂枝人参汤。《伤寒论》第一百六十三条云："太阳病，外证未解而数下之，遂协热而利，利下不止，心下痞硬，表里不解者，桂枝人参汤主之。"（理中汤加桂枝）

（2）腹中急痛或心中悸而烦——小建中汤。《伤寒论》第一百条云："伤寒阳脉涩，阴脉弦，法当腹中急痛，先与小建中汤……"（桂枝汤倍芍药，加饴糖）

《伤寒论》第二十三条云："伤寒二三日，心中悸而烦者，小建中汤主之。"

（七）喘家外感（桂枝汤加厚朴杏子）

《伤寒论》第十八条云："喘家作桂枝汤，加厚朴、杏子佳。"

《伤寒论》第四十三条云："太阳病，下之微喘者，表未解故也，桂枝加厚朴杏子汤主之。"

三、内妇科杂病

（一）虚寒腹痛（小建中汤）

《金匮要略》曰："虚劳里急，悸衄，腹中痛，梦失精，四肢酸痛，手足烦热，咽干口燥者，小建中汤主之。虚劳里急，诸不足，黄芪建中汤主之。"

本方系桂枝汤倍芍药加饴糖而成。不以桂枝加味名方，是因其重点不在于解肌，而在于建中。方中饴糖甘温补虚，缓急止痛；配桂枝、甘草能补虚温中；合芍药、甘草缓急止痛；又以姜、枣健脾胃而和营卫。六药相配，能使中气得复，气血得充，荣卫得和，共奏温中补虚、缓急止痛、燮理阴阳、调和肝脾之效。仲景用以治疗伤寒后因土虚木伐而致的腹痛证，和气血素虚之人外感后的心中悸烦证。《金匮要略》还将其用于治疗虚劳里急、黄疸和妇人腹痛等证。现代临床多用于治疗胃或十二指肠溃疡、慢性胃炎、胃下垂、消化不良、慢性肝炎、结核病、贫血等。

（二）血虚有寒（当归四逆汤）

本方系桂枝汤去生姜，重用大枣，加当归、细辛、通草（即今之木通）而成。仲景用以治疗厥阴病的血虚寒凝证，"手足厥寒，脉细欲绝者主之"；"其人内有久寒者"，加吴茱萸、生姜。

现代临床应用较广：

1. 四肢病，以肢节冷痛为特征。代表性疾病如雷诺病，其他如血栓闭塞性脉管炎、风湿病、肩周炎、坐骨神经痛，以及冻疮、手足皲裂、末梢神经炎等。

2. 妇科病，以痛经为代表，以少腹冷痛为特征，如慢性盆腔炎、月经不调、子宫脱垂、不孕症等。

3. 心腹诸痛，以蛔厥为代表，以疼痛发作时伴有手足厥寒为特征。包括胆道蛔虫病、肝胆胰腺的慢性炎症、胃及十二指肠溃疡、心绞痛等。

4. 其他，如疝气及睾丸疾患、小儿麻痹症等。

（三）血痹证（黄芪桂枝五物汤）

血痹，阴阳俱微，寸口关上微，尺中稍紧；外证身体不仁，如风痹状。本方即桂枝汤去甘草加黄芪。

1. 每用本方，加当归、桃仁、红花、防风、秦艽、川羌、大活，上肢加桑枝，下肢加牛膝，治疗风湿病、肌腱劳损引起的四肢关节疼痛，无红肿热等现象者。寒甚加熟附子，痛甚加乳香、蜈蚣。

2. 筋痹（坐骨神经痛）方（桂枝汤加味经验方）：当归18克，白芍15克，桂枝10克，桃仁10克，红花10克，土鳖虫10克，煅自然铜12克，乳香9克，降香10克，秦艽15克，伸筋草30克，蜈蚣2条，甘草6克。水煎服。

这是本人多年的经验方，专治腰椎间盘突出引起的坐骨神经痛，急性期效果最好。需要说明的是，服药在3~5剂之间可能痛得厉害，千万不要停药；服至6剂以后，就不痛了。屡试不爽。

（四）阳虚寒凝腰痛（桂枝加巴戟天，金毛狗脊）

本方白芍、巴戟天、狗脊的用量要大，三药皆在20克以上，效果始著。

症状特点是：腰痛、两腿酸软无力；或见腰间冷痛、下肢畏寒；妇女白带清稀量多，舌质淡，苔白滑，脉沉弱。

我曾于1965年将本方试用于腰痛病人：桂枝五钱，白芍二两，巴戟天一两，狗脊一两，炙甘草三钱。姜枣引，水煎服。病人服药后次日，自述服药后腰痛减轻，但夜尿增多。我想，难道这个方子有利尿作用？后来查阅《神农本草经》，白芍还真有"利小便"的作用。中医经典真是博大精深！

（五）心阳虚悸（桂枝甘草龙骨牡蛎汤）

《伤寒论》第一百一十八条云："火逆下之，因烧针烦躁者，桂枝甘草龙骨牡蛎汤主之。"主要用于由误治致心阳虚烦，心神浮越而烦悸不安者，临床多见于冠心病、心动过缓，或房室传导阻滞者。其特点是心率慢而悸动不安的症状明显，用药后效果较著。

（六）脾络不通之腹痛（桂枝加芍药大黄汤）

《伤寒论》第二百七十九条云："本太阳病，医反下之，因而腹满时痛者，属太阴也。桂枝加芍药汤主之。大实痛者，桂枝加大黄汤主之。"

《伤寒论》第一百七十八条云："伤寒脉浮而缓，手足自温者，系在太阴。太阴当发身黄，若小便自利者，不能发黄。至七八日，虽暴烦，下利日十余行，必自止，以脾家实，腐秽当去故也。"

以上两条，伤寒诸家中唯有清代张隐庵明确提出："乃太阳之邪入于地中，而脾络不通"。既云"脾络"，腹属太阴，太阴主腹。清代唐容川云："腹字，是言肠胃之外、皮肤之内，凡是膏油重叠覆厚，故名曰腹，脾所司也。"这就是说脾络是指腹腔之内、胃肠之外（包括胃肠之外壁系膜）所有膏膜之处的络脉。这一提法，为我们辨证立法开拓了一条思路，本方加桃仁等就是这样来的。

本证成因：①太阳病误治，邪陷太阴；②脾运不及，瘀滞内生；③外伤或扭伤。

辨证要点：①腰腹疼痛，或以腹痛为主，或以腰痛为主，其特点是腹痛连腰，腰痛连腹。②腰腹痛多固定于一侧，疼痛发作时腹部有明显的压痛点，拒按。③疼痛时轻时重，时或平复，多在大便前痛重。④大便不爽，少数有干结不下；即使不干，溏亦不爽。⑤舌质淡，苔白腻或边尖瘀斑，瘀暗，脉沉弦细。

方药应用：即本方（桂枝加芍药、大黄）加桃仁、槟榔、橘核、木香等。

写到这里，我想起了一个病例。1982年，我见过一位女性病人张某，30岁，临床表现为腹痛反复发作，以左下腹、脐周为主，痛时可触及条索状硬块；疼痛剧烈，伴汗出肢冷，不能忍受，一般止痛药无效，必须注射杜冷丁（哌替啶）。青岛某医院诊断是局限性结肠炎，即克罗恩病。多次来潍坊找我就诊，都是用桂枝加芍药、桃仁、大黄治好的，两次都是一周左右止痛，撤掉杜冷丁。第一次回去，半年后复发；第二次治愈，没有复发。

（七）梦遗滑精，自汗盗汗（桂枝加龙骨牡蛎汤）

《金匮要略》云："失精家，少腹弦急，阴头寒，目眩发落，脉虚极芤迟；为清谷亡血失精。脉得诸芤动微紧，男子失精，女子梦交，桂枝加龙骨牡蛎汤主之。"（即桂枝汤加龙牡）

此证是脾肾阴阳两虚，精血不能化生，封闭失职，因而产生一系列症状。临床常用本方治疗以下病症，效果极好：①梦遗滑精，伴少腹急、阴处寒、两足乏力、头晕目花者。②小便白浊，即溲出白液，伴周身乏力目眩等症者。③遗尿症，老幼皆可，屡屡得效。④自汗盗汗症。

上述病症，视情况需要在本方基础上加菟丝子、桑螵蛸、熟附子、五味子等，仅供临床参改。

（八）消水圣愈汤

清代陈修园曰："治水第一方，然必两手脉浮而迟，足跗阳脉浮而数，诊法丝毫不错，一服即验，五服痊愈。"又曰："此方即仲景桂甘姜枣麻辛附子汤加知母一味，主治迥殊，可知经方之变化如龙也。"

本方亦即桂枝汤去芍药加知母、麻黄、熟附子、细辛。临床多用于治疗肺心病、心衰引起的水肿，效果很好。

　　使用本方治疗慢性肺源性心脏病，是受赵锡武先生的启发。当时他的方案是：

　　1. 肺气壅塞，喘咳严重，有痰多、恶寒、发热等证时，先宜小青龙汤散寒祛邪，有里热加石膏。

　　2. 表证轻、心肾阳虚为主者，宜温阳宣肺利水，方用真武汤合越婢汤加减。

　　3. 水肿甚者，可用通阳利水治法，方用消水圣愈汤，即本方。

　　4. 心肾阳虚兼气阴不足者，可用温阳化水、益气生津法，方用真武汤合生肺散。

　　此方验证于临床，可谓得心应手，效若桴鼓。

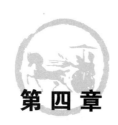

第 四 章

中医中药治疗中风后遗症 70 例

中医学的"中风"即急性脑血管病，包括脑出血、脑血栓形成、脑梗死和脑血管痉挛等。发病急，多突发跌仆昏迷；后遗症以偏瘫、失语为特点。我们自 1972～1977 年应用中医治疗中风后遗症病人 70 例，现总结报告如下。

一、一般临床资料

本组病人 70 例。

（一）性别、年龄

男 49 例，女 21 例。40 岁以下 4 例（其中脑梗死 3 例，脑出血 1 例），41～50 岁 14 例，51～60 岁 20 例，61～70 岁 25 例。

（二）病变类型

脑出血 10 例（14.3%），脑血栓形成 53 例（75.7%），脑血管痉挛 4 例（5.7%），脑梗死 3 例（4.3%）。

（三）病情统计

左侧肢体瘫痪者 32 例（45.7%），右侧肢体瘫痪者 37 例（52.9%），失语者 25 例（35.7%），语言謇涩不利者 30 例（42.9%）。

（四）入院或初诊血压

舒张压在 95 mmHg 以下者 28 例（40%），95～110 mmHg 者 33 例（47.%），120 mmHg 以上 9 例（12.8%）。收缩压在 145 mmHg 以下者 23 例（32.9%），150～170 mmHg 25 例（35.7%），170～200 mmHg 者 17 例（24.3%），200 mmHg 以上者 5 例（7.1%）。

二、辨证和治法

（一）痰浊痹阻型
本组病例中，此型 39 例。

临证特点： 体质肥胖，语言謇涩不利或失语，偏瘫兼见患肢顽麻，肌肤不仁，患肢浮肿。神识已清或时清时寐，或兼见胸闷痰多，心悸头眩。舌苔腻或白，或黄且厚，脉滑或弦滑。

方药（温胆汤加味）： 云苓六钱，清夏四钱，橘红三钱，枳实四钱，竹茹三钱，石菖蒲三钱，胆星三钱，僵蚕三钱，钩藤四钱，桃仁三钱，红花三钱，豨莶草一两，甘草一钱半。水煎服。

加减法：神识不清或时清时寐者，去桃仁、红花、豨莶草，加天竺黄、郁金、莲子心、连召心；或加服安宫牛黄丸。

血压高、眩晕心烦，加莲子心、地龙、玳瑁粉，或白蒺藜、石决明。

失语或语言不利，加天竺黄、竹沥、土鳖虫、丝瓜络。

以偏瘫为主者，加络石藤、秦艽：虫类药可选乌蛇、全蝎、地龙等，病久可用山甲。

苔腻湿重、胸闷痰盛，加佩兰、滑石、威灵仙、桑枝。

苔黄褐而腻，加黄芩、黄连；便秘不爽加川大黄。

（二）气虚血瘀型

本组病例中，此型 25 例。

临证特点：形体瘦弱，面色萎黄或形盛气衰，倦怠神疲；血压不高。以偏瘫为主，患肢缓纵不收或患肢疼痛。舌质淡，苔薄白不腻；边有瘀斑、瘀点或舌体瘀黯或唇色苍白，齿龈暗红或有瘀斑。脉细弱或沉涩。

方药（补阳还五汤加味）：黄芪 1~2 两，归尾四钱，赤芍六钱，川芎三钱，桃仁三钱，红花三钱，地龙三钱，土元三钱，秦艽六钱，豨莶草一两，乌蛇三钱，甘草一钱五分。水煎服

加减法：形气盛实或火旺者去黄芪。脾胃虚寒者去地龙。血压偏高去黄芪加莲子心、钩藤、玳瑁。血压已降，无热象者加桂枝。

（三）风阳窜扰型

本组病人中，此型 6 例。

临证特点：头晕胀痛，颜面潮红，心烦少寐，血压仍甚高。舌强语謇，口目㖞斜或面肌抽搐。偏瘫或患肢强硬拘挛。舌质红，苔薄黄，脉弦有力或弦数。

方药（钩藤饮）：钩藤六钱一两，黄芩四钱，夏枯草四钱，白芍四钱，生地八钱，元参四钱，生牡蛎一两，生石决明一两，地龙三钱，僵蚕三钱，菊花四钱，络石藤六钱，牛膝四钱，甘草一钱五分。水煎服。

加减法：眩晕重加玳瑁，白蒺藜。舌强加石菖蒲、郁金、天竺黄。有痰加竹沥、胆星。面肌抽搐或患肢拘挛或有不由自主抽动，加全蝎、蜈蚣。

本组病人，大部分配合针刺疗法。偏瘫者取肩髃、曲池、合谷、环跳、足三里、阳陵泉、悬钟等穴，失语或语言謇涩不利加廉泉。

三、疗效评价标准

痊愈：经治疗语言清晰，肢体功能恢复接近于正常，可能稍差于健侧，或手指精细动作稍差或患侧下肢有不适感，但可以从事一般的家务劳动。

基本恢复：语言接近于正常，但感迟滞不流利。肢体活动基本恢复，如手指可以屈伸，攥握有力，但持物不准；下肢可以弃杖行走，但步态不稳，但肢体仍欠灵活；

生活可以自理。

好转： 经治疗虽有好转，但恢复不理想，语言謇涩较甚，肢体虽可屈伸，但腕、踝、指、趾关节仍活动不灵活，或仅有微弱活动，生活仍不能自理。

效果不著： 经治疗，语言和肢体功能无明显好转。

四、本组病例疗效

本组 70 例病人，经治疗，痊愈 24 例（34.3%），基本恢复的 26 例（37.2%），好转者 18 例（25.7%），治疗效果不著 2 例（2.8%）（内有发病一年以上脑栓塞 1 例）。其中，痊愈和基本恢复的病人占 71.5%，总有效率为 97.2%。

发病后开始治疗时间平均为 9.6 天。此外有 4 例，发病在半年或一年以上者不计在内。治疗后，开始恢复时间平均为 6.8 天。平均住院（或治疗）天数为 47.7 天。

五、病案举例

案一： 丁某，男，65 岁。病人素有嗜酒史，于 3 天前上午 10 时许，突然头痛眩晕，跌倒一次；1 小时后又眩仆在地，意识不清；继则口眼㖞斜，舌謇失语，右侧上下肢软瘫，舌质红，苔白腻，脉弦滑。血压 170/110 mmHg。诊断为"脑血栓形成"。

中医辨证系风阳挟痰浊上壅，阻痹络脉所致，拟化痰通络法：云苓六钱，半夏四钱，橘红四钱，枳实四钱，竹茹四钱，石菖蒲三钱，胆星三钱，钩藤六钱，莲子心三钱，僵蚕三钱，土鳖虫三钱，桃仁三钱，地龙三钱，豨莶草一两，竹沥一两（冲），甘草五分。水煎服。

服药 6 剂后症状开始好转，言语已可听清，尚謇涩不利，以后肢体活动相继恢复。守方未变，服至 30 剂，语言和患侧肢体活动功能已基本恢复正常，但终不如健侧灵活。后改用丸药治疗。

案二： 黎某，女，54 岁。病人素有高血压病史，于半月前傍晚突然晕倒，醒后左侧上下肢瘫痪不用，言语清楚，无大小便失禁。住院后经腰椎穿刺显示为出血性脑脊液，诊断为"脑出血"。病情稳定后，转来我院。

检查：老年女性，肢体肥胖，神志清楚，左侧鼻唇沟变浅，口角微向右侧斜。心肺（-），肝脾未触及，腹平软。左上下肢，肌张力增强，反射亢进，锥体束征阳性。血压 170/94 mmHg。舌质红，苔黄，脉滑。

中医诊断：中风后遗症，系痰浊瘀血留滞经隧所致。治则：化痰通络佐以活血祛瘀。方用：云苓六钱，清夏四钱，橘红四钱，枳实四钱，竹茹四钱，石菖蒲三钱，胆星三钱，莲子心三钱，钩藤六钱，桃仁三钱，红花三钱，土鳖虫三钱，豨莶草一两，乌蛇三钱，甘草一钱五分。水煎服。

服药 5 剂后，肢体活动开始恢复。入院 15 天，已能扶着他人下床行走；手指已能屈伸，但不能持物。继用原方，略有加减，30 天时肢体功能基本恢复。

案三： 陈某，女，66 岁。病人素有头晕病，因事稍有烦扰即突然仆倒，醒后舌謇失语，左侧上下肢瘫痪，二便尚好，舌质淡红，苔薄白，脉弦细滑。血压 180/120 mmHg。诊为"中风"（脑血栓形成）。

中医治疗先予化痰通络开窍，以恢复失语。处方：云苓四钱，清夏三钱，橘红三钱，枳壳三钱，竹茹三钱，胆星二钱，菖蒲二钱，僵蚕二钱，土鳖虫三钱，桃仁三钱，瓜络三钱，甘草一钱五分，竹沥一两（冲）。水煎服。

3 剂后，语言恢复正常，改用活血通络法以治偏瘫：黄芪一两，归尾四钱，赤芍六钱，川芎三钱，桃仁三钱，红花三钱，秦艽八钱，络石藤四钱，豨莶草一两，土鳖虫三钱，全蝎三钱，甘草一钱五分。水煎服。

服药 6 剂后，上下肢活动开始恢复，至 20 剂左右能自行如厕，唯上肢活动尚不灵便。继续用上方，又服月余，肢体功能基本恢复。

案四：王某，男，55 岁。病人体质肥盛，平素嗜酒并患有高血压病。发病前一天曾有暴怒史，于第二天晚突然跌仆，不省人事，诊断为"脑出血"。住院五天病情稳定后，即出院改用中药治疗。血压 170/95 mmHg，神志时清时寐，舌謇失语，右侧上下肢瘫痪不用，舌质红，苔薄白，脉弦。

中医治疗先治以化痰开窍，以治疗失语。方用：云苓四钱，清夏四钱，橘红四钱，竹茹三钱，胆星二钱，天竺黄三钱，钩藤六钱，菖蒲二钱，土鳖虫三钱，蝉蜕三钱，僵蚕二钱，甘草一钱五分，竹沥一两（冲）。水煎服。

服药 6 剂后，言语逐渐恢复，唯快语时尚觉迟涩不利，患侧肢体仍然瘫痪不用。逐改用活血通络法，以治疗偏瘫。方用：黄芪一两，归尾四钱，赤芍六钱，桃仁三钱，红花三钱，秦艽六钱，石楠藤四钱，土鳖虫三钱，苏木六钱，全蝎三钱，豨莶草一两，甘草一钱五分。水煎服。

又服药 6 剂后，下肢开始有屈伸活动。30 剂后能下地，上肢活动逐渐恢复。共服用 60 余剂，肢体功能基本恢复，唯患侧活动尚迟滞，不如以前灵活。后改用丸料四料，及活动自如，恢复正常。

案五：程某，男，62 岁。原有高血压、动脉硬化、颈椎病病史。病人突感眩晕呕吐不能支持；当时血压 190/100 mmHg。后继续加重，因"眩晕，呕吐加重 20 余日"于 1976 年 11 月 21 日入院。自述眩晕甚剧，头不可转，眼不能睁，卧床不能动，语言謇涩不清，吞咽呛逆，饮食不能进，进则呕吐加重，病后饮食未进，频吐黏涎，大便秘结，肢体尚能活动但不灵活。

检查：老年男性，肥胖体形，颜面潮红，闭目不语。右侧鼻唇沟变浅，右咽反射低下，转颈（右）侧眩晕加重，心肺（−），肝脾未及。右上肢肌力减低，握力减弱，巴宾斯基征（＋），眼底动脉反光强且变细，视盘正常。颈椎 X 线片示颈椎生理性弯曲消失，骨质增生。血压 190/100 mmHg。舌质红，苔黄厚腻，脉滑弱。

西医诊断：椎—基底动脉血栓形成。

中医辨证：风阳挟痰火上壅，蔽阻清窍，滞碍气机。治则：息风镇静化痰开窍。

方用：云苓六钱，清夏四钱，橘红四钱，枳实四钱，竹茹四钱，石菖蒲三钱，胆星三钱，黄芩四钱，莲子心三钱，僵蚕三钱，钩藤四钱，川贝三钱，生石决明一两，甘草一钱五分，羚羊角粉三分。水煎服。

11月26日，上方2剂后去羚羊角粉加茵陈。药进5剂，症渐平稳，精神好转，已能少量进食；但眩晕呕吐仍重，腹胀不大便。与温胆汤和调胃承气汤一剂大便即通。依上方去羚羊角、川贝、黄芩、石决明，继服；随时加用天竺黄、郁金、白蒺藜、全蝎，或川芎、红花、丹参等药。病情相继好转，眩晕减轻，呕吐亦差，食欲渐已好转，但吞咽仍时有呛逆。

12月6日，病人头眩乏力，动则出汗，床上大小便后易感疲惫不堪；食少、涎唾多，不欲饮水，苔转薄腻，脉弱。是病后日久不食，中气亏乏之象。改用健脾化痰：人参三钱，白术三钱，云苓六钱，泽泻三钱，陈皮三钱，枳实四钱，竹茹四钱，石菖蒲三钱，胆星三钱，钩藤四钱，五味子三钱，僵蚕三钱，白蒺藜三钱，炙甘草三钱。水煎服。

服药4剂，眩晕即止，呕吐呛逆在未发生，语言亦好转；唯不能多食，食少多则满闷不适，大便不爽，苔腻又增。考虑系痰浊蕴结不化，原方去白术、五味子、白蒺藜，加川朴、芒硝、川大黄等，服4剂。

12月14日，病情稳定，唯胸满痞闷不舒，虽已听清，但语言仍不利，苔又转腻，脉滑弱，仍用消痰化湿，清宣开窍法：云苓六钱，清夏四钱，橘红四钱，竹茹四钱，枳实四钱，石菖蒲三钱，胆星三钱，川朴四钱，莲子心三钱，郁金四钱，僵蚕三钱，佩兰四钱，滑石四钱，川连三钱，甘草一钱五分。水煎服。

12月25日，二便通畅，胸腹已畅，食欲亦佳，言语较前清晰，已能下床，站立不稳，需要人扶持。腻苔已退转为薄白薇腻苔，改用化痰通络法。上方去川朴、佩兰、滑石、郁金、川连，加土鳖虫三钱、红花三钱、丹参六钱、白蒺藜四钱、豨莶草一两，继服。后即逐渐恢复而出院。

按：本例椎—基底动脉血栓形成临床较为少见，转来后病情较为严重，已发病20余日；治疗中，处方几经变化，但总不离化痰一法。为时月余，始渐恢复。病案系摘要，由此可见一般而已。

六、讨论

中医学对中风的认识，随着对医学实践的不断丰富和发展，也有一个由表及里、逐步深入的过程。早期的看法之一，认为中风的发生是由外因引起。如《素问·风论》："风之伤人也……或为偏枯""风中五脏六腑之俞……则为偏风"。《灵枢·刺节真邪》："虚邪偏客于身半……发为偏枯"。这一认识为汉代张仲景所发挥，他在《金匮·中风历节篇》中说"夫风之为病，当半身不遂……中风使然"，并认为病机是"络脉空虚，贼邪不泻"。可见"外风入中"一说，是《内经》肇其端，而仲景继其后，并正式将本病定名为"中风"；其后唐、宋诸家悉遵其说。至金元时期，已逐步认识到外因说的错误。李东垣说："中风者，非外来风邪，乃本气病也。"因而提出"气虚"一说。刘河间则曰"心火暴胜"，朱丹溪则认为"痰热生风"。直至明张景岳，著《非风论》力辩外风之谬，提出"真阴亏虚"是致病之本源；缪仲淳相继以"真阴亏而内热甚"立论；清代叶天士则进一步阐明了"肝阳偏亢"的发病机理，认为是"本体先虚，风阳挟痰火上壅，以致营卫脉络失和"而引起中风发病。清代王清任则在前人的基础上，提出"元气亏损，是其本源"其用药以补气为主，佐以活血化瘀。其他各家理论大致不出上述范畴。由此可见，中医学对中风的认识很不一致，因而临证用药也就各循其说：宗外因论者，则曰小续命汤、大秦艽汤；宗内因论者，则补气或化痰或降火或育阴息风。这些不同学术观点的出现，正是历代各家从不同角度对本病的研究和探讨的结果，也为我们今天的临床提供了丰富的参考资料。通过临床实践观察，我们认为在中风后遗症阶段，"瘀血"和"痰浊"是两个重要的因素，而提出了"活血化瘀"和"化痰通络"的两大法则。

（一）关于"瘀血"的问题

中风属于内经的厥证。在《素问·生气通天论》中说："大怒则形气绝（形气绝则经脉不通）而血宛于上，使人薄厥。"《调经论》又说："气之与血并走于上、则为大厥，厥则暴死，气复返则生，不反则死。"这就是说在真阴亏虚、肝阳偏亢（中风前期症状）的基础上进一步发展，有肝阳暴涨，病情发生了突变，导致气之与血并走于上而"宛于上"的结果。上者，巅也，即病在颅脑，凡出血或血栓形成，皆属于这种情况。这就是我们提出的"瘀血"的根据。

《内经》中虽然早就提出本病有瘀血的存在，但古人在外因论的影响下主张活血化瘀者殊不多见，唯清代王清任富于临床实践，提出"补气活血"一法，而重点仍在"元气亏损"。但从补阳还五汤的组方可以看出，活血化瘀药物的用量极轻，已是极其可贵了。我们的经验是补阳还五汤原方，用于虚证及气虚血瘀者最好；而对实证，如形气俱实或肝阳、肝风或内热者，不应加入黄芪，专一活血化瘀、疏通经脉即可收效。据现代实验报道，活血化瘀药物具有扩张血管、降低血管阻力、促进血液循环和抗凝血的作用，因而能促使瘀血和血栓的消散和吸收，使血运再通，所以对本病有肯定的疗效。近年来各地报道和我们的实践也证实了这个问题。本组病例用活血化瘀法治疗25例，占35.7%。

（二）痰与中风

中医学所说的痰，分为狭义和广义两种。狭义的痰，系单指呼吸道的病理性分泌物；广义的痰，是指因机体代谢失调所引起的在某些病变器官和组织间隙积存的黏液性物质。在中风的发病过程中，形成的痰浊是属于后者，在气血逆乱时，可以随风阳而为患，蒙蔽清窍、留滞络脉，所以称为风痰。

1. 痰的形成因素

与体质和饮食的因素有关。《素问·通评虚实论》说："仆击偏枯……肥贵人膏粱粱之疾也"。可见古人已经认识到暴仆如击、半身不遂的中风病，其发生和以下三个方面因素有关系：肥胖体质，易于发病；生活上嗜酒肥甘，膏粱厚味，易于发病；从事脑力劳动，不注意锻炼者，易于发病。这三种因素，都足以促使痰浊内生。"肥人多痰"是一般的规律；膏粱厚味、嗜酒肥甘，尤优可聚湿生痰，并"令人热衷"；不从事体力劳动，又不锻炼，久之则是营卫之行涩，津液留滞而为痰。

以上原因也可导致内脏功能失调。在肝肾阴虚、风火窜扰的病理状态下，形成的下焦阴虚、上焦热盛的所谓"上盛下虚"局面；上焦热盛，即可炼液成痰，即缪仲淳所谓"阴虚痰火"，叶案所谓；"更有风木过动，中土受戕，不能御其所胜，致不寐不食，卫疏汗泄，饮食变痰"。这是肝旺脾虚、津不输布、聚而为痰，亦是中风病中痰浊生成之一途。

这一认识，与动脉粥样硬化过程中类脂质（胆固醇、胆固醇酯及磷脂等）在动脉内膜的沉积极为类似。动脉粥样硬化的形成，是由于人体对类脂质的代谢紊乱以及动脉壁的功能障碍，类脂质沉着在动脉的内膜层；随着病变的进展类脂质越来越多，表面内膜发生纤维增生，深部组织坏死崩解与类脂质混合在一起，形成黄白色的粥样斑块，使动脉管壁变硬，在病变部位最易发生出血。中医说"痰浊留滞经隧"，可以认为动脉内膜沉着的类脂质物质，属于留滞于络脉中的"痰浊"。

2. 痰的病机

《类证治裁》曰："痰则随气升降，遍身皆到"。至其为病，内而脏腑外而络经肤腠，流窜不定，变化多端，故有"怪病多属痰"的说法。

中风的形成，多病积于渐，而人所不觉；或先有眩晕肢麻等症，即《内经》之"忽忽眩冒而巅疾"。古人所谓："凡觉大指次指麻木或不用者，三年内必有大风之患"。当此时是因痰浊留滞，荣卫之运行已形不利，惟病尚轻而渐，未至发生中风而已。病积而久，复有激烈的情绪激动（如大怒）或过度操劳，肝阳暴涨，气血逆乱，风阳挟痰火上壅，蒙蔽清窍，走窜脉络，络破血溢，病每发于猝然之间，如疾风之至，猝倒无知，故谓之"卒中"。卒中有中脏、中腑之分。若猝倒昏迷、不能言语、唇缓涎出者，谓之中脏（重）；若醒后意识恍惚、口㖞舌謇、半身不遂或痰涎壅盛、便溺阻隔者，谓之中腑（轻）。中脏腑症，若见两手握固、牙关紧闭，为闭证；若手撒遗尿、口开眼合有鼾声，是脱证。又或有本气先虚，痰浊瘀血，留滞于经隧之内，由渐而甚；每发病于睡卧之中，人寐而血归于肝，血行力缓之时，不经昏迷，而出现口㖞舌謇、手足不遂、肢体顽麻等症者，是为中经络。或有发病轻浅，虽也有㖞僻不遂等症，而短时间可以恢复，中医认为是小中风。基于上述认识，我们对中风后遗症的治疗提出了"化痰通络"一法，在应用中适当辅以活血药物，经过临床实践的验证取得了满意的效果，本组有 39 例病人（55.7%）应用此法治疗。

七、结语

中医学历来对中风病因的认识不一，治法多端。本文简要回顾了历代各家的不同看法，论述了我们采用活血与化痰二法的理论根据，并重点对"痰"在中风中的病理机制做了探讨，提出了"痰浊留滞经脉"与动脉粥样硬化相关的看法。

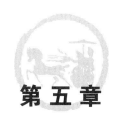

第 五 章

辨证治疗急性缺血性脑卒中 170 例

我们从 1986～1987 年采用辩证治疗急性缺血性脑卒中 170 例，现分析报告于下。

一、案例资料

临床资料： 本组 170 例。

性别年龄： 男性 106 例，女性 64 例。年龄最小 35 岁，最大 84 岁，以 46～69 岁居多。

主要症状： 神志障碍 9 例，语言謇涩 100 例，口舌㖞斜 85 例，左侧瘫 65 例，右侧瘫 91 例，两侧瘫 3 例。

合并疾病： 有高血压者 121 例，冠心病者 25 例，糖尿病者 12 例，肾炎者 10 例，有一过性脑缺血发作者 9 例，两次中风者 4 例。

诊断与疗效评价标准： 均按中华医学协会内科学会制定的标准判定。

二、辨证治疗

（一）痰浊瘀阻（115 例）

症见半身不遂，麻木，失语或语謇，口舌㖞斜或兼体胖眩晕，胸闷不畅，意识反应迟钝。舌质暗淡，苔薄白或白腻，脉弦滑。

治以化痰通络，活血化瘀。

方用涤痰汤加减：云苓 20 克，半夏、橘红、枳实、钩藤各 12 克，竹茹、石菖蒲、南星、僵蚕、桃仁、红花、全蝎各 10 克，豨莶草 30 克，甘草 5 克。

（二）风阳上扰（24 例）

症见半身不遂，麻木，口舌㖞斜，舌强语謇，头目眩晕胀痛，面红目赤或颜目潮红，心烦易怒，二便秘涩。舌质红或红绛、苔薄黄，脉弦有力。

治以滋阴潜阳，平肝息风。

基本方用：生地、生石决明各 30 克，白芍、夏枯草、黄芩、菊花各 12 克，元参、钩藤各 15 克，僵蚕、地龙、牛膝各 10 克，络石藤 20 克，甘草 5 克。

（三）气虚血瘀（15 例）

症见半身不遂、麻木，口舌㖞斜，语言謇涩，气短神疲，面色无华或患肢浮肿。舌质暗淡或有瘀斑，苔薄白，脉弦细或沉细而涩。

治以益气活血，化瘀通络。

方用补阳还五汤加减：黄芪、豨莶草各30克，当归15克，赤芍、川芎、桃仁、红花、地龙、土鳖虫、全蝎各10克，秦艽12克，甘草6克。

（四）阴虚风动（9例）

症见半身不遂，麻木，口舌㖞斜，语言謇涩，烦躁失眠，眩晕耳鸣，两颊潮红，手足心热。舌质红绛或暗红，少苔或光红无苔，脉细弦或数。

治以滋补肝肾，潜阳息风。

方用桑麻地黄汤加减：桑叶、丹皮、泽泻、僵蚕、石菖蒲各10克，黑芝麻、白芍、龟甲、山萸肉各12克，生地、生牡蛎各30克，麦冬、元参各15克，甘草6克。

（五）阴阳两虚（7例）

症见半身不遂、麻木或双下肢萎弱无力而一侧偏重，神识呆钝或迷蒙，唇缓涎出，语言不出，小便频数或遗沥不尽，手足欠温。舌体颤痿难以外伸，舌质淡或红，苔薄白，脉沉弱以两尺尤甚。

治以补肾填精，温养下元。

方用地黄饮子加减：熟地、山药各30克，云苓、山萸肉各15克，巴戟天、肉苁蓉、石斛、麦冬各12克，远志、石菖蒲、五味子、僵蚕、炙草各10克，熟附子9克。

阴虚不著者可用下方：桑叶、丹皮、泽泻、五味子各10克，黑芝麻、首乌、当归、白芍、山萸肉、枸杞子、菊花各12克，山药、生地各30克，云苓18克，甘草6克。

以上各方均可随症加减，水煎服，日一剂。服药15~30天。

治疗效果见表5-1。

表5-1　急性缺血性脑卒中分型与疗效关系

证型	例数	基本痊愈	显效	有效	无效	恶化
痰浊瘀阻	115	72	25	14	3	1
风阳上扰	24	19	2	2	1	
气虚血瘀	15	3	2			
阴虚风动	9	6	2	1		
阴阳两虚	7	4				1
小计	170	114	31	19	4	2

从上表可见，中医治疗总有效率为96.4%；半月治愈61例，占39.9%。

三、讨论与体会

（一）痰与中风发病的关系

在中风发病过程中，痰浊是内脏功能失调的病理性产物。其形成初期与体质和饮食起居有关，如体质肥胖，加之嗜酒肥甘、膏粱厚味，不注意锻炼身体等，都足以促成痰浊内生；后期在肝肾阴虚、风火窜动的病理状态下，形成上盛下虚而煎熬成痰，或肝旺脾虚，津液不能输布，留滞于体内而成痰，以致阻碍气机而血脉瘀滞，外而经络肤腠，蒙蔽清窍，走窜络脉，导致中风病的发生。基于以上认识，故采用化痰通络之法而获良效。

（二）对舌、脉的观察

中风为本虚标实之证，急性期以标实为主，恢复期以本虚为主。本虚有气血、阴阳、肝肾之虚，标实有风、火、痰、瘀。在急性期病情不稳，邪正虚实的变化较快，因此，舌苔、脉象的转化是临床分析病情的可靠依据。如痰浊瘀阻症，初期舌质暗淡、苔薄白或白腻，而在一两天或三五天内，舌质转红，苔变黄或黄腻，这是痰瘀化热，用药后苔渐退为薄白是病情好转。脉象弦滑、弦劲有力，是邪实，为痰浊阻痹，气火升腾之象；用药后弦滑渐减，弦劲渐平是病情缓解。若变为沉滑或滑弱为气血亏虚，弦细而数为肝阴虚的本象。须仔细辨证治疗。

另外，急性期用药可不忌寒凉，但在恢复期切忌过多应用寒凉之品，以免凝滞之弊。当真阴亏虚，疏通经脉时，忌用辛燥升散药。

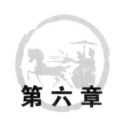

第 六 章
中风病防治的临床概况述评

一、中风病病因的探讨

中医对中风病因的认识，经历了反复实践、反复认识的过程。我们把它分为三个阶段。一是唐宋以前，认为中风由"外风入中"引起。二是金元至明初，提出了内因论，并经过实践逐渐被重视。刘、李、朱三家之说各有发挥，论点虽不同，但都认为中风之"风"非来外风邪，而是内生之风。第三阶段自明代张景岳至清代叶天士等，是中风病因说的成熟阶段：张景岳著《非风论》，力辩外风之谬；叶天士则强调"肝阳化风""风阳挟痰火上壅，以致营卫脉络失和"等。但是，直到近代仍还有人在坚持外风学说，如郑锦芳在介绍"治风八法"时有"祛风通络"一法，主张用大秦艽汤和小续命汤，认为中风病有外风存在。很多专家也介绍了关于应用小续命汤和古今录验续命汤的治疗经验等。但是，对外风说持否定意见者越来越多并占了主导的地位，强调中风之风应理解为内风。北京中医学院王永炎通过十多年的临床研究、500 余病例的系统观察，提出"痰瘀互阻"是中风急证的主要病机，"中风"之"风"主要是指病势而言，说明起病急骤，而痰热血瘀互阻可为生风之源。黄炳山通过对 600 例中风病人的观察，提出痰、火、风、瘀、虚是中风的最基本症候：初期以痰、火、风、瘀为主，中经络以痰、瘀、风多见，中脏腑以痰、火、风多见；后期以虚、瘀为主。并提出应将五个方面有机地结合起来，认识中风的病因病机，并以之辨证论治。此外，何光明著文论气虚与中风的关系有五，如外风易侵、痰湿易生、气不帅血、虚极成脱及病后气虚等，亦一面之论。综合各家所述，我们认为中风的病因可以概括为痰、火、风、瘀、虚五个方面："风"乃水不涵木，肝阳所化之风；"火"乃五志过极，心火暴甚之火；"痰"系为阴虚阳充、上盛下虚、津液凝炼而成，或肥盛之躯，痰湿内生；"瘀"者或因暴怒而血菀于上，或因气滞、气虚血行不畅，或因热盛阴伤，津耗血滞使然；"虚"是正气之自虚，因气虚而生痰，因气虚而血滞，终至阻痹经脉而成中风。其诱因常以情绪紧张、大怒烦劳、醉饱失常多见。笔者于 1981 年在总结经验的基础上曾提出："在中风后遗症阶段，'瘀血'和'痰浊'是两个重要因素，因而'活血通络'和'化痰通络'是两大治疗法则。"

二、中风先兆的诊断与防治

中风先兆在中医古籍中不乏记载。如元代朱丹溪说："眩晕者，中风之渐也。"元代罗天益说："凡大指、次指麻木或不用者，三年中有中风之患。"清代王清任在《医林改错》中更是详细地记录了 34 种中风前驱症状。中风先兆也反映了病变发展的微、渐、著的差异，包括小中风。近几年，全国各地对此进行了不少观察研究。薛芳在《短暂性脑缺血发作与小中风》一文中认为："其症候为反复发作的手足麻木、偏瘫等感觉运动障碍，表现轻微，时间短暂，但多次发作后病情渐重，是中风的先兆。"这与现代医学中短暂性脑缺血发作一症的临床特点基本相同。张鹤年结合现代医学的观察，把中风先兆征归纳为 4 项：①45 岁以上，高血压病史多年，见老年环、眼底视网膜动脉反光增强，或动、静脉交叉压迫征者；②突然起病，或单侧肢体乏力，或口角㖞斜等，但一昼夜内症状改善后又反复发作；③血流动力学指标异常；④人迎脉或寸口脉，左右脉向异常。詹文涛认为："从病理角度看，脏腑阴阳气血虚损病发于前，内生痰、火、风、瘀等实邪继发于后；前者为量变的增减，后者为质变的飞跃。"他把此过程归纳为 4 个时相，并拟定了三项"中风先兆诊断标准"：①年龄在 50 岁以上，或既往有肝阳眩晕或虚损病史。②近期内无外因而出现反复突发性的、一过性的、可逆性的征象（7 小项，略）。③脉弦硬而长，或大于常脉数倍；或暴疾外越，毫无缓和之象；或沉涩坚滞。具备第一、第三项以及第二项中其中之一者，可诊断中风先兆。

至于防治方面，应防微杜渐，根本上须从慎起居、调情志、节饮食三方面着手。

药物防治方面，张鹤年提出：平肝息风，祛瘀通络；祛瘀通腑，清化痰热；益气化瘀；以及养阴生津、化瘀通络四法。詹文涛提出防治八法，包括降逆顺气、镇肝潜阳、清热息风、通腑化痰、活血通脉、疏络蠲痹、安神开窍、滋养填摄等。以上所论，与中风发病后的治法没有多大的差异。薛芳则据历代文献记述，提出治疗本病宜用平和之剂调理，补气、疏风、化痰、活血，或滋补肝肾、育阴潜阳，勿用治中风之方药，否则"病反引而向里"，致病情加重。此说仍有囿于"外风"之处。黄茂生认为，中风前期的防治中，及早治疗高血压和动脉硬化是减少中风发病的重要措施。此外，应注意节制饮食，常服降脂的中草药，如山楂、首乌、毛冬青、灵芝、虎杖、决明子、茵陈、三七、黄精、泽泻等；或采用活血化瘀药（如丹参制剂），或选服桑菊葛茶（桑叶、菊花、葛根各 12 克，茶叶 3 克）、决夏钩白煎（决明子、夏枯草、钩藤、白蒺藜各 15 克）、地蜈二白散（地龙 15 克，蜈蚣 10 条，白芷 40 克，小白附子 50 克；研末为散，每次 3 克）等进行预防。

三、中风病分型治疗

近年来，中医界对中风病的治疗进行了大量的临床观察研究，有很多关于分证、分型、辨证论治的系统观察，也有一法一方加减运用的疗效报道等。我们就 1981 年以来见于文献的、具有代表性的、涉及 1 666 例临床病例的辨证分型治疗报道进行了对照分析（表 6 - 1），结合我们的临床体会，大体谈一谈如下几个方面。

（一）证候的分类和疗效评定

中风的证候分类，在《金匮要略》中就有中络、中经、中腑、中脏的分证方法，直到现在仍普遍为临床所采用。但是，这种分证法仅说明病位的浅深和病情的轻重，可通过动态观察判断预后善恶；而临床需要具体指导立法、处方进行治疗，因此必须明确证的属性（虚实寒热）。中风的分证方法，应该包括病位和病性。近年来，对中风单以络、经、腑、脏分证者，除针灸文献外已不多见，大多是病位、病性，结合病机的综合分证，如"风阳上扰""风痰阻络""痰浊互结，瘀血阻络"等。这种分证法能指导立法处方，缺点是不能确切地表示病位和层次。从表6-1中可以看出，对中风病的临床分型，分证治疗有分三型者4家、分四型者4家、分五型者1家，大多是病位、病性、病机的综合分型，个别偏重于以阴阳气血的虚实分型。我们同意王永炎的意见，在辨别中经络和中脏腑两大类的基础上，再分出中经络四证（风痰瘀血，痹阻脉络证；风痰上扰，痰热腑实证；气虚血瘀证；阴虚风动证），以及中脏腑四证（风火上扰清窍证，痰湿蒙塞心神证，邪热内闭心窍证；元气败脱心神散乱证）。"全国中风病中医诊断及疗效评定标准"在中经络中又加"肝阳暴亢"一证，共成五证，更臻完备。也有主张在中脏腑证类中，分闭证、脱证者。

表6-1　中医中风分证（型）与治疗

作者	例数	分证（型）治疗					基本痊愈（%）	显效（%）	总有效（%）
		1	2	3	4	5			
王永炎	220	风痰瘀血痹阻络脉（钩菊蒌星赤丹）	风痰上扰，痰热腑实（化痰通腑）	气虚血瘀（参芪丹赤鸡血藤）	阴虚风动（地玄麦丹珠蛎）		40.9	29.5	87.7
巫百康	50	风痰中经络（涤痰汤加减）	风痰中腑（通络化痰汤）	风痰中血脉（补阳还五汤）			44	32	100
郝子林	215	肝阳暴涨（镇肝息风汤）	肝热经阻（天麻勾藤饮）	气虚血瘀（补阳还五汤）			39.5	31.2	96.3
刘福春	50	气血两虚（黄芪桂枝五物饮汤）	肝风内动（镇肝息风汤）	肾阳亏虚（地黄饮加减）	痰火内发（清热涤痰汤）		0	32	80
大连中医院	266	风阳上扰（天麻勾藤息风饮）	风痰阻络（半夏天麻白术饮）	气虚血瘀（补阳还五汤）	肝肾阴虚（地黄饮加减）		47.4	21	97.4

（续表）

作者	例数	分证（型）治疗					基本痊愈（%）	显效（%）	总有效（%）
		1	2	3	4	5			
李成军	50	气虚血弱，脉络瘀阻（补阳还五汤加减）	肝阳偏亢，络破血瘀（天麻钩藤饮）	痰血冻结，瘀阻脉络（桃红四物温胆汤）		44	28	86	
孙中云	135	阴虚阳亢，腑气不通（育阴通腑三甲）	气虚血瘀，经脉失养（益气通脉汤）	阴虚血瘀，经脉阻滞（滋阴活络汤）	阳虚血瘀，经脉失养（温阳通脉汤）	阴阳两虚，血瘀阻络（阴阳双补方）	25.2	20	81.5
张子明	240	风痰痹阻，络脉瘀滞（大秦艽汤加减）	阴虚阳亢，肝热络阻（天麻钩藤饮加减）	痰浊互结，瘀血阻络（涤痰汤加减）	恢复期亦分三种情况治疗		40.8	33.4	97.5
邵生宽	440	肝阳暴涨，肝风内动（天麻钩藤饮加减）	痰浊壅盛，经络阻滞（涤痰汤加减）	气虚血瘀，脉络阻闭（补阳还五汤加减）	脉络空虚，风邪直中（大秦艽汤加减）		25.5	24.5	78
总计	1 666			分三型（四家）	分四型（四家）	分五型（一家）	38.4	28	89.4

至于疗效评定，目前大多采取四级分法，即：1级，基本痊愈；2级，显效（或显著进步）；3级，好转（或有效、进步）；4级，无效（包括死亡）。有的用五级分法，即后加一级"恶化或死亡"；有的则只统计了显效、有效、无效三级。同时，各家所定每级的评定标准也不尽一致。为了统一，我们同意1986年10月"全国中风病中医诊断及疗效评定标准"鉴定会通过的计分评定方法，即将神志、语言、肩关节、指关节、髋关节、趾关节及综合功能七项，分4~0分进行五级计分，满分48分，起点最高不超过18分。最后疗效评定为五级：1级，恶化（病情加重、评分减少或死亡）；2级，无效（评分增加不足4分）；3级，有效（评分增加超过4分）；4级，显效（评分增加超过10分）；5级，基本痊愈（评分达24分以上）。这种方法能比较详细地反映病人情况，便于对不同治疗方法疗效进行对照比较。

（二）治法概述

据李赓韶在《治疗中风病用药规律探讨》一文中的统计，去掉重复者，历代治疗中风病使用药物（包括兼证用药）共约350种，常用药100种左右；从方剂用药统计，使用较多的是甘草、人参、当归、防风等，其次是川芎、白芍、地黄、麻黄、独活等，另外还有附子、肉桂等。1949 年以前的病案用药品种和使用规律与历代方剂用药统计结果相似，不同的是半夏、茯苓、陈皮、竹沥、生姜（汁）、橘红、瓜蒌、南星等使用较多，防风、羌活、麻黄等明显较少。1949 年后的医案中，当归、白芍、钩藤、生地、天麻、菊花等使用较多，石决明、牡蛎的使用也增多。从辨证论治的报道来看，丹参、赤芍、地龙、牛膝、川芎、桃仁、红花、鸡血藤等用得较多。另外，菖蒲、瓜蒌、胆星、半夏、茯苓也较多。在上述四种用药统计中，黄芪使用的频率居第十位。用药规律的演变，充分反映了人们对中风病认识的不断更新和深化，从外风学说逐渐转移到以肝阳上亢、痰瘀为主的病机认识上来，也是学术发展的必然规律。现就见于报道较多的几种治法概述如下。

1. 益气活血法

近年来，随着实验研究的不断开展，活血化瘀法引起了中医学界的普遍重视。中风气虚血瘀证是因虚致瘀，也是中风的重要病机之一；临床通过益气活血药物的辨证应用，达到化瘀通络的目的。表 6-1 中，我们统计了 9 篇报道，其中就有 6 家直接采用王清任的补阳还五汤加减，2 家另选益气活血药物组合成方，都取得了较好的疗效。此外，专以补阳还五汤为主治疗中风病的临床报道也屡见不鲜，有的片面强调此方适应证的普遍性，有的则比较客观地提出了本方的适应证。我们认为中医治病离不开辨证，"活血化瘀"虽妙，设非其证而用之亦足以坏事。张锡纯亦有"偏枯者不可轻用王勋臣补阳还五汤"之训。我们的体会是：本方适应证为急性期过后，神识转清，以半身不遂为主，兼之有神疲气短乏力、面色无华，或见患肢浮肿，舌质淡或有瘀斑，苔薄白，脉弦细、沉细或沉弱细涩者。若属中脏腑证，万不可用。他如阴虚阳亢、风阳上扰、痰浊阻痹，以及症见头目胀痛、烦躁不安，苔厚腻或黄燥，脉弦劲滑数，血压高者，亦不可轻投。

2. 平肝息风法

在阴虚阳亢、风火上扰一类证候中，表 6-1 中统计的 9 篇报道中，有 6 篇直接选用了天麻钩藤饮或镇肝息风汤加减。郝子林认为，肝阳暴涨和肝热经阻两型中，前者用镇肝息风汤以镇肝息风、育阴潜阳，后者用天麻钩藤饮以息风潜阳、清热活血，并认为后者应该有昏睡、肤热、脉弦数、舌质红、苔黄腻等主症。我们认为，风阳上扰一型，除了中风的特征性症状外，应该有头胀眩晕或头目胀痛、面红目赤或颜面潮红、心烦易怒、二便秘涩、舌赤苔黄、脉弦数有力等风阳上扰症状，才是育阴滋潜、平肝息风法的适应证。王永炎对属于风痰瘀血、痹阻络脉的缺血性脑卒中者，治以平肝息风、化痰通络，药用钩藤、菊花、瓜蒌、胆星、丹参、赤芍、鸡血藤等随症加减；对阴虚风动证，拟育阴息风为主，药用生地、玄参、麦冬、珍珠母、生牡蛎、丹参等随症加减；对出血性风火上扰清窍者，亦用清肝息风、滋阴潜阳法，药选羚羊角粉、钩藤、夏枯草、生地、白芍、牡蛎、石决明、丹皮、大黄等。诸家辨证各有心得，用药各有千秋。我们对此证常用的药物有天麻、钩藤、黄芩、枯草、生地、白芍、元参、生牡蛎、生石决明、地龙、僵蚕、菊花、络石藤、牛膝、甘草。

3. 化痰通络法

对风痰阻络一证，临床确实应该引起重视。我们曾于 1998 年发表了 170 例临床病例的统计结果，其中属痰浊瘀阻络脉者有 115 例。表 6 - 1 中的 9 篇统计报道中，有 7 篇重视痰浊为患，其中 4 篇以涤痰汤加减治疗，2 篇痰浊瘀血并治，1 篇采用半夏白术天麻汤加减，看来治疗思路大有共同之处。"痰"的形成，固然有体质和饮食的因素，更重要的是在病变发生过程中内脏功能失调。一旦气血逆乱，可以随风阳而上壅，蒙闭清窍，阻滞脉络。我们的体会是：本法适用于中风病失语（或语言謇涩）和半身不遂，以失语为主；中风失语及早应用化痰通络法（涤痰汤加减），效果明显优于单纯的活血化瘀。不过失语与偏瘫多同时存在，我们在应用时也适当加入活血化瘀药物，以加强通络功效。

4. 通腑泻浊法

脑卒中的急性期，痰热见症确实不少，而兼腑实者更为多见。各家辨证治疗，虽在方剂加减中有所顾及，但明确提出"痰热腑实"一证，并做了大量临床观察的，当首推王永炎。他们在 312 例急性缺血性脑卒中的治疗中，通过辨证、舌诊、脉诊，证实 158 例属痰热腑实、风痰上扰证，并认为便干便秘、苔黄腻、脉弦滑为本证三大特征，用化痰通腑饮［全瓜蒌 30 ~ 40 克，胆星 6 ~ 10 克，生大黄 10 ~ 15 克（后下），芒硝 10 ~ 15 克（分冲）］治疗；同时，对如何正确运用化痰通腑法等问题，从理论结合实践的角度进行了阐明。他们认为本方一可使腑气通畅，气血得以敷布，以通痹达络，促进半身不遂等症的好转；二可使阻于胃肠的痰热积滞得以降除，浊邪不得上扰心神，克服气血逆乱，以防内闭；三可急下存阴，以防阴劫于内，阳脱于外，发生抽搐戴阳等变证。此外，全国各地对通腑法用于中风临床也做了大量观察研究，如王俊国用通腑化痰法治疗中风 30 例，基本痊愈 16 例，明显好转 10 例，有效 4 例；汤宗明发表了《通腑法在急性脑血管病中的应用（附 72 例报告）》；曹大方发表了《缺血性脑卒中证候转归与腑气不通的关系（附 184 例临床观察）》，发现大便正常组病人的病情明显轻于重度便秘组，病程亦较短，疗效亦较好。总之，在脑卒中，急性期应将通腑泻浊法视为重要的治疗法则之一。

5. 滋补肝肾法

表 6 - 1 中的 9 篇报道中，有 4 篇列有"阴虚风动""肾阴亏虚""肝肾阴亏"和"阴阳两虚"等证，2 篇直接用地黄饮予以治疗，2 篇采用自拟方药。中风后期肢体功能的恢复，一般上肢较下肢差，远端较近端差，手指精细动作恢复更差。"肾者，作强之官，技巧出焉"；肝主筋，为"罢极之本"，因此当责之于肝肾；补肾填精，温养下元，自为对症之法。我们的体会是地黄饮的适应证有：神识昏蒙，呆钝，唇缓涎流，语暗不出，小便频数或遗沥不尽，双下肢痿软无力或一侧偏重，站立不稳，手足欠温，舌质淡或红，舌体颤痿不能外伸，苔薄白，脉象沉弱，两尺尤甚。采用阴阳双补确有良效。如若常服，宜去桂、附，加菟丝子、淫羊藿。若症偏于肝肾阴亏、眩晕耳鸣、烦躁失眠、手足心热、舌质红绛、少苔或无苔、脉细弦或细数，则又当滋养肝肾、育

阴息风。王永炎用生地、元参、麦冬、珍珠母、生牡蛎、丹参等，我们用桑麻首乌地黄汤加减，效果亦满意。

6. 开窍法

开窍法有凉开、温开的不同，适用于中脏腑的阳闭和阴闭证。阳闭宜选凉开法，先用至宝丹或安宫牛黄丸一粒灌服或鼻饲，继用羚羊钩藤汤或天麻钩藤汤加减，以清降平肝、息风开窍。阴闭宜选温开法，先送服苏合香丸一粒，继以涤痰汤加减，以豁痰息风、开窍。王永炎对邪热内闭心窍者，治以清心泻肝、辛凉开窍，药用丹参、丹皮、大黄、羚羊角粉、麦冬、远志、钩藤、菊花等，同时灌服或鼻饲安宫牛黄丸，或静滴清开灵注射液 20～40 mL；对于痰浊蒙蔽心神者，治以豁痰降浊、辛温开窍，药选半夏、茯苓、制南星、川朴、附子、陈皮、菖蒲、郁金等，同时灌服或鼻饲苏合香丸。詹文涛提出安神开窍法，自拟安神开窍汤，方用半夏、南星、郁金、菖蒲、远志、五味子、枣仁、丹参。

7. 固脱法

固脱，即回阳固脱，适用于中脏腑之脱证。王永炎提出，凡见突然神志昏愦、肢体瘫软、手撒肢冷、汗多、二便自遗、舌痿、质紫暗、舌苔白腻滑、脉沉微，属元气败脱、心神散乱，治拟回阳固脱。应予以大剂参附汤，急煎灌服或鼻饲；同时，可将生脉散注射液 20～40 mL 加入 10% 葡萄糖液 250 mL，静滴，每日 2～3 次。我们的体会是：此时病人有阳气脱绝的危险，在没有中药静脉制剂的情况下，可以中西药并用，可以大剂参附龙牡、五味子浓煎频灌；病情稳定后，再用参附汤合大补元煎加减，以巩固疗效。

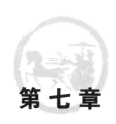

第七章
中风病以风火痰瘀虚立论

　　我自20世纪70年代就开始中风病的中医治疗研究。当时，中风是多发病，致残率很高，治疗又茫无头绪。翻阅古今各家著作，《素问·风论》云："风之伤人也……或为偏枯""风中五脏六腑之输……则为偏风"。这一认识为汉代张仲景所发挥，他在《金匮要略·中风历节篇》说："夫风之为病，当半身不遂……中风使然"。可见"外风入中"一说，是《内经》肇其端；而仲景继其后，并正式将其定名为"中风"。唐宋诸家悉遵其说；直至金元时代，才逐渐认识到"外因"说的错误。金代刘河间曰"心火暴胜"，元代李东垣提出"气虚"，元代朱丹溪则认为"痰热生风"。至明代，张景岳著《非风论》大声疾呼，力辩外风之谬；缪仲淳以"真阴亏而内热甚"立论。清代叶天士进一步阐明了"肝阳偏亢"的发病机理，认为是"本气先虚，风阳挟痰火上壅，以致营卫脉络失和"而引起的中风发病。顺着这个路子探索下去，最后才归结为"风、火、痰、瘀、虚"的结论。

　　明确了病因、病机，就可以分型拟定治疗方案了。经过多年的分型治疗、临床观察，发现证属"风火"者，多在发病前或发病初的急性期，或与痰热并见，多见于出血性脑卒中、出血量较大者。"痰瘀"证则多见于缺血性脑卒中而血压相对平稳者，急性期也可能兼有风火征象，而整个病程中以痰瘀为主。

　　如此看来，中风病临床上、大概又可分为"风火"与"痰瘀"两大类别。证属"风火"者，后期每有阴虚征象（肝阴虚、肾阴虚）。证属"痰瘀"类者，病久可有气虚证（气虚、血虚、脾虚）。临床所见，"痰瘀"类型占大多数，我根据自己积累的240例临床资料进行统计分析，"痰""瘀"两者约占70%。

一、痰瘀证

　　症见半身不遂，或偏身麻木，失语或语言謇涩，口眼㖞斜（中枢性面瘫），兼见眩晕、胸闷、体肥，意识反应迟钝，舌质黯或有瘀斑，苔白腻或薄白，脉弦。

　　治以涤痰汤加味：云苓20克，清夏12克，橘红12克，枳壳12克，竹茹10克，石菖蒲10克，胆星10克，僵蚕10克，蝉蜕10克，钩藤15克，桃仁10克，红花10克，全蝎10克，豨莶草30克，甘草6克。水煎服。

　　痰不重而血瘀明显者，补阳还五汤加土鳖虫、水蛭、全蝎、豨莶草。

二、风火证

每有头痛眩晕，面红目赤，烦躁不安；偏身麻木或偏瘫，口舌㖞斜，舌质红赤，苔黄或无苔，脉弦数或弦滑。

羚羊勾藤汤加减（去桑叶，加桑枝、地龙、黄芩、夏枯草、玄参、生牡蛎）：羚羊粉 5 克（冲），钩藤 20 克，菊花 12 克，竹茹 10 克，川贝 10 克，生地 30 克，白芍 12克，枯草 20 克，黄芩 12 克，元参 20 克，地龙 10 克，桑枝 30 克，生牡蛎 30 克，茯神 20 克，甘草 6 克。水煎服。

由上不难看出，中风病与"风火痰瘀"的关系密切，尤其是"痰、瘀"两者，在整个病程及后遗症期，更为重要。

北京王永炎提出，"痰瘀互阻是中风病急症的主要病机"，这与我们多年来的临床所体验的"痰浊和瘀血"不谋而合。关于"瘀血"的论述和临床治验报道颇多，兹不赘述。仅就痰的形成与中风的关系谈如下看法。

"痰"有狭义和广义两种。狭义的痰系单指呼吸道的病理性分泌物，广义的痰是指因机体代谢失调所引起的某些病变器官和组织间积存的黏液性物质。在中风的发病过程中，形成的痰浊属于后者。这种痰浊形成的起始因素，多与体质及饮食起居有关，如体质肥胖，加之嗜酒肥甘、膏粱厚味，不注意身体锻炼等，都足以促成痰浊的内生。所以，《素问·通评虚实论》云："仆击偏枯……则肥贵人膏粱之疾也。"在肝肾阴虚、风火窜扰的病理状态下，形成了下焦阴虚、上焦热盛的所谓"上盛下虚"局面；上焦热盛，即可炼液成痰。或如叶天士所谓："风木过动，中土受戕……饮食变痰"。这又是肝旺脾虚，津液不能输布，留滞于体内所成之痰。痰浊形成以渐，留滞于体内，阻碍气机运行，亦可导致血脉瘀滞。当气机逆乱之时，又可随风阳而为患，内而脏腑，外而络经肤腠，蒙蔽清窍，走窜络脉，导致中风病的发生。

基于上述认识，我们在中风病的治疗中重视"化痰通络"一法，在临床上也取得了较好的疗效。先辈程门雪先生亦谓："豁痰通络、宣通机窍之法，是治疗中风全过程中的一种重要手段。"可谓感受相同了。

三、中风暴盲治验实例

中风病常伴偏瘫、失语，而"中风暴盲"却不多见，在我行医五六十年的过程中只见过 4 例。第一例是在 1974 年，病人为一女性，40 岁左右，突发双目失明，眼科检查未见异常，治疗半年不见好转。后来经 CT 确诊是由颅脑枕叶脑梗死引起的。就诊于我，服药 30 剂不见好转，只好放弃。以后又遇到 2 例，未敢接手。

2015 年 8 月 22 日接诊 1 例，具体过程如下。

付某，男，69 岁，主诉左目突发失明 41 天。病人有高血压病史四五年，于 2015年 7 月 12 日晨 6 时许，突然发现左目失明，光感全无，不红不肿，外观无异常。就诊于潍坊某医院，经 CT 检查证实双侧额叶、顶叶及右侧基底节区多发性腔隙性脑梗死，左侧颈内动脉狭窄或闭塞。治疗1个月没有明显效果。后曾到北京就诊，也无功而返。

初诊：病人形体胖大，身高约1.8米，体重100 kg。自述左目失明，全无光感；外观双目无异常。面容忧伤惨淡，时有头痛头晕，亦不甚重。二便调，舌质红略黯、苔白，脉弦细。血压110/80 mmHg（自述日常血压150/95 mmHg，可能与服降压药有关）。

当时诊断：肝肾阴虚，风火上扰，挟痰挟瘀，壅塞络脉所致。

方剂：柴胡10克，赤芍20克，归尾20克，川芎20克，枳实12克，桃仁10克，红花10克，泽兰15克，苏木15克，木贼20克，蝉蜕10克，水蛭10克，全蝎10克，车前子30克，甘草6克。水煎服，12剂。

2015年9月5日复诊：左目视力开始有好转，视野周围已有光感，渐渐透亮，视野中心部进展慢；仍有头痛晕胀，舌质黯红苔白，脉弦滑。血压150/95 mmHg。

上方加黄芩、夏枯草、元参、生牡蛎、五味子：柴胡10克，黄芩15克，夏枯草30克，元参20克，生牡蛎30克，归尾20克，赤芍20克，桃仁10克，红花10克，水蛭10克，苏木15克，木贼草20克，蝉蜕10克，全蝎10克，车前子30克，甘草6克。水煎服，14剂。

后面几次复诊略。

2015年12月1日复诊（已服药九十剂）：视力逐渐恢复，从周围视野开始。服药30剂时，距离30 cm可辨清五指，并且逐渐清晰；唯视野中心残留黑影，也随着好转逐渐缩小。近日左耳上方有攻冲感。舌质红苔白，脉弦滑。

依上方继服，至一百五十剂时，左目视力已基本恢复正常。现健在。

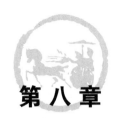

第八章

流行性出血热的辨证治疗

流行性出血热是一种发病急骤、病情多变、病死率较高的自然疫源性急性传染病，在中医学中属于温热病范畴。发病季节从 10 月至来年的 1 月，以 11 月和 12 月为发病高峰期。按其发病季节和临床表现，颇似伏暑晚发或冬温；因其有出血倾向（出血点、瘀斑和腔道出血）和病势凶险的情况，又似疫疹或疫毒发斑。本病于 1976～1979 年在昌潍地区（今潍坊市）东南几个县（胶南、胶县、五莲、诸城）暴发流行。地区卫生局成立了抢救小组（成员包括张进甡、徐贻芬和我）指导预防，参与抢救。

现结合多年来的临床经验谈谈对本病的辨证治疗。

一、病机特点

出血热属于中医的温热病，致病因素是温热病毒或疫疠之气。温热病的发病又有新感与伏邪的不同。

新感是指感受外邪之后即时而发的一类疾病，如冬令有非时之暖，酝酿而成温热病毒，人受之而新感温邪，多浸淫肌表，发病由表入里，循卫、气、营、血依次内传。

伏邪，是感邪后不即病，过时而发。由于热伏于内，发病后邪由里出表，虽多有新感诱发，但初起即有内热炽盛征象，并多有发斑、动血情况。一般认为邪伏膜原者，多发出少阳与阳明；邪伏少阴者，多溃于营血。

戾气，又名疫气，是自然界中不同于六淫之邪的另一种致病因素，明代吴又可认为是方土疫疠之毒气，可以引起烈性疫病的流行。清代张石顽说："时疫之邪，皆从湿土郁蒸而发；土为受盛之区，平时污秽之物，无所不容。适当邪气蒸腾，不异瘴雾之气，或发于山川原陆，或发于河井沟渠……人触之者，皆从口鼻流入膜原而入阳明之经。"可见，疫疠之邪多自口鼻吸受，直趋中道，发病迅速，每有胃肠道症状。

以上是外因。感邪之后发病与否及病势的轻重，尚视内因如何而为转移。《内经》说："邪之所凑，其气必虚。"温热疫气侵袭人体引起发病，多在劳倦内伤或正气亏乏之时乘虚而入。

结合流行性出血热的临床表现，我认为本证是新感引动，伏热内发；或温热疫毒，外淫肌表，内犯肠胃，充斥于肺胃，弥漫于三焦，以致表里同病。本证火邪炽盛，最易伤阴动血，内犯心肾（少阴）。整个病程以发热、出血及肾损为临床特点。

二、辨证施治

（一）邪在卫气及气血两燔阶段（发热期）

【临床表现】 多起病急骤，恶寒发热，头痛、眼眶痛、腰痛（三痛）；全身困痛，无汗或微汗，口干或渴，纳呆乏力，颜面、颈、胸潮红（三红、醉酒貌）；球结膜充血水肿，心烦懊侬，恶心呕吐，腹痛，便秘或腹泻尿黄，舌质边尖赤，苔薄白或黄，脉浮数、滑数或弦数。

【病机分析】 本证或因温热病毒，外淫肌表，或伏邪为新感所诱发，或夹杂疫疠之气透膜原而直入三焦。初起多有卫分症状，但恶寒为时不久，迅即化热入里而恶寒自罢。以少阳三焦同司相火，少阳之气由肝胆而升，流行三焦即名相火。邪入三焦，热盛于里，少火悉成壮火，而表里上下充斥肆逆，上冲则头痛、目痛、面红目赤，甚则头痛如劈；热灼下焦，则小便黄赤；内犯胃肠而上冲下迫则心烦懊侬，频频干呕，或腹痛、腹泻。腰为肾之府，清代余霖云："淫热之气，已流于肾经。"所以腰痛，甚则痛如被杖。若灼伤脉络则见斑疹隐隐，多见于腋下及少腹两侧，系肝阴受灼之征。本证发热后期，每见两目昏瞀一症，乃毒热消灼真阴，阴精不能上乘或气脱所致。此种情况，邪热内陷较速，是病势危重之征，临床尤当注意。脉象浮数、滑数，热尚在表，势犹向外；若见弦数，渐至弦细而数，则预示病势向内发展，邪将内陷，可早为处置。因本病变化之速，往往一剂未尽而证候已变，必须密切观察病情的发展趋势，随机应变，时时注意，做到预防性治疗。今将发热期见证分列如下：

邪在卫分： 发病之初，邪尚在卫，当有恶寒；他如头痛、发热、身疼、腰痛、面目略红，无汗或微汗不畅，口干、心烦、溺赤、舌红苔薄白、脉浮数。此乃外有表邪、内有伏热之证，宜辛凉解表，兼清里热。

方用银翘散加减：银花30克，连翘18克，栀子12克，淡豆豉12克，薄荷9克，竹叶9克，板蓝根30克，白茅根30克，甘草5克。水煎服。

加减法：①恶寒重者加荆芥9克；②咽痛咳嗽加杏仁9克，牛蒡子9克；③心烦懊侬、呕恶、加黄连9克，竹茹12克；④胸肤斑疹隐现，去薄荷、豆豉，加生地30克，丹皮10克，大青叶30克；⑤里热已盛，症见高热、口渴、脉滑数，加生石膏30克，知母12克。

热在气分： 恶寒已罢，病人壮热口渴，汗出气粗，两目红赤，小便黄、大便干结，唇焦咽干，舌赤苔黄，脉滑数洪大。此乃热盛于阳明气分，宜辛凉清气，泄热解毒。

方用银翘白虎汤加减：银花30克，连翘18克，生石膏60克（先煎），知母18克，栀子12克，滑石18克，竹叶9克，大青叶30克，白茅根30克，甘草5克。水煎服。

本方以石膏知母之辛寒苦润，清阳明气分之热，上清肺胃，下泄肾火，兼护阴液；银花、连翘、大青叶清热解毒；栀子、滑石、竹叶清热而导火下行；栀子、白茅根凉血生津，亦利小便，意在使气分之邪热从小便而出。

加减法：①兼大便秘结、脐腹胀痛、谵语烦躁，是热结胃肠，加大黄9克，芒硝12克（冲），亦可用增液承气汤（生地、元参、大黄、芒硝）；②本病发展迅速，每在气分阶段，邪热已累及营分，出现斑疹隐隐、鼻衄等症，宜早加凉血散血益阴之品，如生地、丹皮、元参。一旦入营动血，生地用量宜大。

气血两燔： 气分之邪未尽而营分之热已炽。症见舌质红绛，上罩黄苔燥裂，壮热口渴，烦躁不宁，斑疹已现，吐血、衄血，此时当气血两清，凉血解毒。

化斑汤加减：生石膏60克（先煎），知母12克，元参12克，生地30克，麦冬18克，犀角粉6克（冲），大青叶30克，丹皮12克，栀子12克，甘草5克。水煎服。

疫毒重症： 其来势急骤，多几期重叠出现。初起畏寒壮热，头痛如劈，腰如被杖，两目昏瞀，烦躁谵妄，甚则吐衄发斑，口干唇焦，舌生芒刺，上呕下泻，肢冷脉伏（或沉细）。此系火毒充斥于表里三焦，气血两燔，五液被煎，病势至为危急。此时无复营卫气血可辨，急宜凉血解毒的复方重剂。

清瘟败毒饮加减：犀角粉6~9克，生石膏60~120克（先煎），川连12克，栀子12克，知母18克，元参18克，连翘18克，黄芩12克，丹皮12克，生地30克，竹叶9克，大青叶30克，白茅根30克，草河车10克，甘草5克。水煎服。

本方系合白虎汤、犀角地黄汤、黄连解毒汤加减而成，功能泻火解毒，凉血化斑。此处去桔梗、赤芍，加大青叶、白茅根，功能凉血解毒、益阴生津；草河车治"惊痫热气"，入肝经，功能清热解毒，散瘀止血；三味加强清热解毒，凉血散瘀的作用。

案一： 芦某，男，23岁。主诉发热4天，伴头痛、腰痛。头痛尤以眼眶痛为著，腰痛明显，全身酸痛无力，发热开始有寒战，今已不恶寒，无汗出，腰痛呕吐等症状；少尿半天，色黄赤，大便干。

查体： 体温40℃，血压140/100 mmHg，神志清，醉酒面容，右腋下、胸前有散在出血点、球结膜明显充血、轻度水肿，咽部充血，舌质深红，苔薄黄，脉洪数。

实验室检查： 血常规检查示白细胞9.6×10^9/L，中性粒细胞占24%，淋巴细胞占90%；血红蛋白150 g/L，血小板50×10^9/L。尿蛋白（＋），尿红细胞（＋）。

诊断： 流行性出血热（发热期）。

病属热在气分且已灼伤营阴，邪热虽以累及营分，但仍热盛于气分为主。清代叶天士云："入营尤可透热转气。"治宜辛凉清气，泄热解毒，兼以清利。

银翘白虎汤加减：银花45克，连翘18克，生石膏60克（先煎），知母15克，滑石18克，竹叶9克，栀子10克，木通9克，大青叶30克，白茅根30克，川大黄9克，甘草5克。水煎服。

服药一剂后，体温降至37℃左右，原方去川大黄继服。第三日，复又发热至39℃左右，查：舌红苔黄、尿赤、脉洪数，汗出溱溱，不恶寒，口苦干。此系余热未清，气分之热复炽，阴分已伤，仍宜甘寒清气，原方去白茅根、川大黄，加白薇30克，丹皮12克，元参18克。两剂热退病情稳定，继服四剂，痊愈出院。

（二）**热入营血及内闭外脱阶段**（低血压，休克期）

【临床表现】本期多在病后 4～6 天出现，体温渐降而病情加重（多在热退前 1～2 天出现）。血压波动，收缩压在 90 mmHg 以下、脉压低于 20 mmHg 时即进入低血压休克期。病人热退或身热夜甚，斑疹多或青斑成片，吐血衄血或二便下血，烦躁不安或谵语狂躁，甚至神志昏迷，舌謇肢厥，舌质深绛而干或深绛而黯，苔老黄或燥褐色，脉象细数。此时多为低血压阶段。

若见神志昏愦，面色青惨、唇指发绀、肢冷汗出、息促而浅，躁扰不宁，脉细欲绝或沉伏不见，多为休克重症。

【病机分析】本证临床表现包括邪热深入营血证和厥证。《温病条辨》论热厥有三：有邪入心包者，有邪在阳明上犯心包者，有日久、邪少阴亏而厥者。我们认为本证有邪盛和正虚两个方面。

邪盛：在气分之邪热不解，深入营血，舌质必深绛而干，口不甚渴，血分热盛迫血妄行，则出血倾向加重；热灼神明则烦躁谵妄，甚则神志昏迷；邪入心包则舌謇肢厥。此时血分之毒热正盛，或迫血妄行，或逼乱神明，或陷入厥阴，仍当以清营泄热凉血解毒为急务，兼以透邪开窍，宜清营汤加服安宫牛黄丸。

清营汤加味：犀角粉 6 克（冲），生地 30 克，元参 15 克，麦冬 18 克，黄连 10 克，丹参 12 克，银花 30 克，连翘 18 克，竹叶 9 克，大青叶 30 克，白茅根 30 克，甘草 5 克。水煎服。

安宫牛黄丸一粒，或抗热牛黄散 1.2 克，四小时一次，常规服。

正虚：阴液为邪热消耗已甚，血因热迫，而妄行外溢致使营阴内竭，真气无所依附，此时温毒内陷、正气不支，必致内闭外脱而神志昏愦，面色青惨，汗出肢冷，脉伏欲绝；若躁扰不宁，尤为阴阳离决之危象。

若伏热正盛，真阴欲竭，则有心中烦不得卧，谵语，循衣摸床，舌质红绛而干，脉沉细数，病在少阴，宜育阴清热兼清心开窍。

黄连阿胶鸡子黄汤：黄连 12 克，黄芩 12 克，阿胶（烊化）12 克，白芍 9 克，生地 24 克，麦冬 18 克，元参 12 克，莲子心 9 克，竹叶 9 克。水煎，候药温入鸡子黄 2 枚，搅令相得服。

安宫牛黄丸或散，用量服法同前；紫雪丹亦可，每次 1.2 克，四小时一次服。

若真阴内竭，正气外脱，则有心中震震，舌强神昏，肢冷汗出，面色青惨，脉伏不见，急宜益气固脱，用生脉散或加减复脉汤加人参以救之：人参 10～15 克，麦冬 30 克，五味子 10 克。水煎服。

加减复脉汤方（加人参、五味子）：人参 10 克，生地 30 克，白芍 12 克，阿胶（烊化）12 克，麦冬 18 克，五味子 10 克，麻仁 10 克，炙甘草 15 克。水煎服。

本期治疗要特别注意中西医的紧密配合，在现代医学扩容、纠酸、抗休克的支持下，根据中医临床辨证大胆用药，而且用量要足；尽量采取口服给药，不能口服时可保留灌肠。

案二：薛某，男，4 岁。病后高热头痛，颜面、胸、颈红赤，渐至胸腹四肢，均呈猩红热样。皮肤充血，球结膜充血水肿，右腋后有条索状出血点，伴有恶心、微咳。左肺底部可闻及干啰音，心率 78 次/分，律整，血压正常。实验室检查：血常规示白细胞 9.6×10^9/L，淋巴细胞占 32%；血小板 56×10^9/L；尿蛋白（－）。

疑诊：猩红热或金葡菌败血症观察。

至发病后第七日，查尿蛋白（＋），白细胞少许，颗粒管型（＋），NPN 36 mg%，$CO_2 - CP$ 224 mL%，血压为 70/40 mmHg。确诊为流行性出血并已进入休克期。

临床诸症同上，病人神志清醒，体温仍达 39.5℃，腹痛呕恶，五日来未大便，小便黄赤，口干唇焦，舌质干绛无苔，脉虚细数。

中医辨证为温邪入营，耗伤气阴，治以清热解毒、凉血养阴法：生地 30 克，麦冬 18 克，元参 18 克，白薇 30 克，大青叶 30 克，紫草 12 克，丹皮 10 克，玉竹 30 克，滑石 24 克，竹叶 10 克，甘草 5 克。水煎服，日两剂。

同时，给予平衡盐液、低分子右旋糖酐、氯霉素、间羟胺、过氧化氢等。

发病后第八日，病人体温略退（38.5℃），但神识恍惚，汗出烦躁，时有谵语；频呕少量咖啡样物，大便两次，呈咖啡水样；皮肤出血点增多；血压不稳（60/50 mmHg）；舌质干绛，但较昨日透出淡灰气，脉象沉伏不起。心率 100 次/分，心音低钝，双肺干啰音。实验室检查：血常规示白细胞 22×10^9/L，中性粒细胞占 84%，淋巴细胞占 16%；血小板 42×10^9/L，NPN 52 mg%，$CO_2 - CP$ 40.3 mL%。尿常规示尿蛋白（＋＋＋＋），红细胞（＋＋＋＋），白细胞少许，管型少许。中医诊断：正不胜邪，温毒内陷。治以凉血解毒，益气固脱并用：人参 10 克，麦冬 24 克，五味子 10 克，生地 45 克，元参 24 克，玉竹 30 克，白薇 30 克，大青叶 30 克，滑石 18 克，竹叶 10 克，甘草 5 克。水煎服，日两剂。

同时，给予犀角粉 6 克、羚羊角粉 3 克，分 4 次冲服，4 小时一次。其他用药基本同前。输新鲜血 200 mL，706 代血浆（羟甲淀粉）1 瓶。

发病后第九日，病人血压基本稳定（90/60 mmHg），体温降至 37.4℃。病人安静，但神识仍不清，时有谵妄，烦渴欲饮，频频呕恶，颜面潮红，时轻时重，口干唇裂，舌质干绛，脉象细数。化验：血常规示白细胞 8×10^9/L，中性粒细胞 68%，淋巴细胞 32%，血小板 36×10^9/L，NPN 40 mg%，$CO_2 - CP$ 44.8 mL%；尿常规示尿蛋白（＋＋＋），红细胞（＋），白细胞少许。

中医诊断：热盛伤阴，津液不足之象。治以清热凉血，养阴生津之法。方用：生地 60 克，麦冬 30 克，元参 30 克，天花粉 30 克，枳实 15 克，白茅根 30 克，竹茹 30 克（先煎代水煎药）。

发病后第十日，病情稳定，体温正常，舌质绛色转淡，并且润泽有津，中有薄黑苔，不燥，呼吸平静，心音有力，大便两次，但仍神志恍惚，时有烦躁，脉细弱而数。因其心营余热未清，治以凉血养阴、清心开窍、泄热导滞之法，方用：生地 60 克，麦冬 30 克，元参 30 克，石菖蒲 10 克，竹叶 10 克，莲子心 10 克，连翘心 10 克，天花粉

30 克，枳实 15 克，川大黄 10 克，羚羊角粉 2 克（冲）。水煎服。

抗热牛黄散 1.2 克，4 小时一次。

病者逐渐好转，至发病后第 12 日完全清醒，血压体温正常，尿蛋白（－），进入恢复期。

（三）邪入下焦阶段（少尿期）

【临床表现】病后 6～8 天，若病人 24 小时尿量少于 1 000 mL，或每小时平均尿量少于 40 mL，提示进入少尿期（一般 24 小时尿量少于 400 mL 称为少尿，少于 50 mL 称为尿闭）。病人极度衰竭，神疲嗜睡，厌食口干，恶心呕吐，呃逆不止，甚至吐衄下血、烦躁不安，谵妄惊厥，或胸闷息促，咯痰色红；小便短少，甚则尿闭，尿中有膜状物排出，严重者唇干焦裂，齿如枯骨，舌质干绛，甚则舌本卷缩，无苔或有苔黄褐或灰黑，脉弦数、细数。

【病机分析】以中医学的观点看，本期为邪入下焦阶段，病在少阴与厥阴，病机特点有阴竭与热结两个方面。

温热之邪最易伤阴。病五六日后，阴液之消耗已甚，邪入下焦，进一步消烁肝肾真阴，少阴阴亏气乏，则有神思疲惫、欲寐的征象；少阴阴虚热扰，则见烦躁谵妄；厥阴热盛则动风惊厥，齿如枯骨尤为肾阴枯涸之象。舌本卷缩是为厥阴阴燥之候，阴分之邪热不减，所以仍唇焦舌绛，吐衄下血。肾阴枯竭、化源欲绝，则小便短少，甚至点滴具无。呃逆一症，古称为哕，在久病为胃气虚败之危候。温病之哕，有中焦实证之哕，哕必连声紧促；有下焦冲虚之哕，是邪入厥阴，既厥且哕，哕必或断或续。本症的哕逆属于下焦，故多见于休克、少尿期，较顽固。

本期病变，尚有热结一种因素。热结下焦，有结于下焦气分，热与水结和热与血结之分。吴鞠通云："温热之小便不通……皆上游（小肠）热结与肺气不化而然也。"肾移热于膀胱或心移热于小肠，使小肠热结，泌别失司，膀胱气化无权而成癃闭；或下焦之血因热瘀，复与热结，痹阻肾中络脉，致肾失其主水之功，亦可引起少尿尿闭。

吴鞠通云："热病有余于火，不足于水，惟以滋水泻火为急务。"在本病的治疗中常参合凉血解毒、活血化瘀通利小便之品；若热结重者，尚需泄热通结，急下存阴。

伤阴重者，则有神疲嗜睡，舌绛而干，齿如枯骨，脉沉细数。治以滋肾丸合增液汤加味：生地 30 克，麦冬 18 克，元参 12 克，黄柏 9 克，知母 12 克，肉桂 1 克，阿胶 12 克，白芍 12 克，栀子 9 克，白茅根 30 克。水煎服。

少阴热甚者，则有心烦不安，入夜尤甚或有谵妄，吐血衄血。治以导赤清心汤加减：生地 45 克，丹皮 12 克，麦冬 18 克，栀子 12 克，白茅根 45 克，木通 9 克，滑石 30 克，莲子心 9 克，元参 12 克，竹叶 9 克，甘草 5 克。水煎服。若下焦热结较重，大便秘，脉弦数者，加黄柏 12 克，大黄 10 克（后下），芒硝 12 克（冲）。

热结重者，则有大便秘结或便如柏油，腹胀腹痛，其人善忘，舌绛而黯，脉弦或沉弦。治以桃仁承气汤加减：桃仁 10 克，大黄 10 克（后入），芒硝 12 克（冲），白芍 12 克，生地 30 克，丹皮 12 克，栀子 12 克，泽泻 12 克，竹叶 9 克，甘草 5 克。水煎服。加减法：腹胀痛者，热伤气滞，络脉不通，加枳实，亦可少佐桂枝。若阴伤热瘀、水热互结兼渴欲饮水，口干舌燥，心烦不得眠者，亦可合猪苓汤用之。

案三：王某，男，58 岁。因发烧、头痛、腰痛、恶心呕吐 4 天，少尿 1 天，于 1976 年 12 月 8 日入院。

查体：病人神志恍惚，谵语抓空，顽固性呃逆，眼睑及球结膜明显水肿，面部、上胸、软腭有出血点，两腋下有条索状出血点。心肺（－），肾区叩痛明显。

实验室检查：血常规示白细胞 40×10^9/L，血小板 28×10^9/L，异常淋巴细胞占 5%，NPN 120 mg%。

入院后给甘露醇、呋塞米、利尿合剂、能量合剂等，仍无尿。12 月 9 日 NPN 上升至 192 mg%，$CO_2 - CP$ 29.12 mL%。病人仍烦躁不安，谵语，顽固性呃逆。

给予导赤清心汤：白茅根 45 克，生地 45 克，丹皮 12 克，麦冬 18 克，栀子 12 克，木通 9 克，滑石 30 克，莲子心 10 克，元参 12 克，竹叶 9 克，甘草 5 克。水煎服，日两剂。

上药煎后，因呕吐拒服，用原药保留灌肠一次。于晚八点半，即小便一次，约 500 mL，随查尿蛋白（＋＋＋＋）。

12 月 10 日，病人仍有谵妄，呃逆，无大便，又给中药保留灌肠。用桃仁承气汤加减：川大黄 18 克，玄明粉 30 克，枳实 15 克，车前子 30 克，通草 9 克，丹皮 18 克，赤芍 15 克，桃仁 12 克。水煎 500 mL，保留灌肠。

12 月 11 日，病人安静，神志清醒、尿量增多、尿蛋白（＋＋）。后即逐渐恢复，住院 21 天后痊愈出院。

以上病例说明，本病给药途径以口服为主，但对少尿期病情严重者，因多伴有恶心、呕吐、意识不清，烦躁不安，不能口服，此时保留灌肠亦可收到满意的效果。

案四：李某，男，44 岁。

初诊：发病 6 天入院。日尿量 200 mL 左右，呈血水样，有膜状物，伴腹痛、呃逆、呕恶；昨日用硝黄导泻未效。今仍频频作呕，吐血沫，心烦谵语、少尿；双肺发现湿啰音，舌绛苔苍老，脉弦。实验室检查：血常规示白细胞 10.4×10^9/L，血红蛋白 90 g/L，血小板 80×10^9/L，NPN 78 mg%，$CO_2 - CP$ 30 mL%。尿常规示尿蛋白（＋＋＋），白细胞（＋），红细胞（＋＋＋＋）。

中医辨证：温毒内陷，热伤营血，消灼阴液。治以清营凉血，泻火解毒。治以清瘟败毒饮加减：犀角 15 克，生地 60 克，元参 60 克，丹参 60 克，丹皮 15 克，紫草 15 克，黄芩 15 克，栀子 15 克，川连 10 克，黄柏 15 克，生石膏 120 克，知母 24 克，麦冬 30 克，芦根 120 克。水煎服，并用于结肠透析。

二诊：病人安静，似有尿液潴留不下，血压偏高，呼吸气促，舌绛转淡，边有瘀斑，苔苍老，脉滑。

治以滋阴利水，猪苓汤加味：猪苓 30 克，云苓 30 克，泽泻 30 克，阿胶 12 克（烊化），滑石 30 克，白茅根 30 克。水煎服。

三诊：用药后尿量增多，一般情况好，各种实验室检查结果正常，舌质暗红有津，边尖瘀斑尚隐约可见，脉虚大无力。考虑邪退正虚，气阴两伤，下元虚惫，摄纳无权，已进入多尿期，给予麦味地黄汤加减，用药后痊愈出院。

【关于出血的辨证治疗】 出血热以出血倾向为其特点，对生命威胁最大的是腔道内大出血，在各期中都可出现，尤多发生在低血压休克期和少尿尿闭期。中医学认为，本证的出血，是温热病毒，伤及络脉；热迫营血，血热妄行。《内经》上说，阳络伤则血外溢，血外溢则衄血；阴络伤则血内溢，血内溢则后血（即便血）。临床体会，伤及阴络之出血，往往血因热瘀，最易瘀滞于肠胃之间、络脉之中，瘀血不去则新血不生；瘀血痹阻络脉，血行不能安于故道，继续妄行外溢，致使出血倾向加重。故对本证的出血，于凉血止血一法之外，更当注意活血化瘀。

曾有2例病人都有明显的出血倾向。一例便血而有腹痛、呕哕、烦躁、舌绛、脉弦等症，是为热伤阴络，瘀热在里，故初期单用凉血止血不应，后易桃核承气汤加味，活血逐瘀而效。血止后，诸症亦相继好转而痊愈。一例为热入营血、迫血妄行、伤阳络而上走清窍，衄血甚多，用清营汤清营凉血而愈。

【关于导泻法的应用】 本期病人可以出现高血容量综合征、尿毒症、酸中毒，病人表现高血压、脉压大、烦躁不安、恶心呕吐、神志恍惚、口大渴、尿闭便结；唇舌干裂，齿如枯骨，舌绛而干甚则色如猪肝，舌謇语涩，舌本卷缩，可见黑苔或灰苔，脉沉实；球结膜水肿加重，颈及体表静脉显露，皮肤黏膜出血及瘀斑加重。若不及时处理，可发生心衰、肺水肿（水气凌心射肺）。在尚未有明显胃肠道出血的时候，可及早使用中药导泄，如能及时达到导泄目的，可以从肠道中排出大量水液和代谢产物，缓解高血容量，减轻尿毒症、酸中毒、高血钾症，防止肺水肿、脑水肿的发生；同时，可以减轻肾水肿，改善肾脏的血循环，有利于肾功能的恢复。常用大黄30~60克，泡水冲服芒硝15克，每小时一次，可连服两次，第二次可给半量。成功的病例多在一天之内出现排尿。中医认为本症是热结阴伤，所以用急下存阴是有效的。其他也可用番泻叶或三物白散导泻，兹不赘述。

（四）邪退正虚阶段（多尿期）

【临床表现】 病后9~12天出现。24小时尿量在3 000 mL以上即为进入多尿期。多数有明显的夜尿现象，病人头目昏眩、腰酸腿软、肌肉瘦削、皮毛干枯、口渴喜饮、鼻干少涕，舌质干红或淡红，少苔或无苔，脉多虚大或细数。

【病机分析】 本期为邪退正虚阶段。在上文已经讨论过，邪入下焦，消烁肾阴太甚，但在伤阴的过程中，肾阳亦必随之耗散，故后期多阴虚及阳，肾中真阴真阳皆为之伤残。本期邪气已退而正气未复，固摄无权而表现为日夜多尿，气阴本虚多尿，亦使气液两伤；肺主气，为水之上源，合皮毛开窍于鼻，肺不能化气生津，所以皮毛干枯，鼻干涕少；胃阴虚燥，所以口渴喜饮。本期虽属邪气已退而各种症状亦相继好转，但由于气阴两虚，肾损较重，下元精气皆亏，亦易发生虚脱或继发其他疾病，临床不可大意。

本期治则为益气养阴，固肾汤加味：党参24克，黄芪30克，熟地30克，麦冬20克，天冬20克，补骨脂12克，益智仁12克，巴戟天12克，覆盆子12克，五味子10克。水煎服。

案五： 刘某，男，27岁。

初诊：病者进入多尿期已6天，一昼夜尿量仍达11 700 mL，夜尿尤多，曾服固肾汤4剂，未见明显效果。面目肢体仍有轻度浮肿，口干，舌质淡而胖，苔薄白，脉弦弱。

实验室检查：血常规示白细胞8×10^9/L，中性粒细胞占68%，淋巴细胞占32%，红细胞320×10^9/L，血红蛋白85 g/L。尿常规示尿比重1.000，尿蛋白（＋），白细胞（＋）。

给予：山药30克，菟丝子30克，枸杞子12克，芡实18克，车前子12克，云苓18克，白术9克，熟附子45克，桑螵蛸12克，益智仁9克，煅龙牡各30克，炙甘草9克。共三剂，日一剂，水煎服。

二诊：尿量已减至7 000 mL，浮肿亦有减轻，一般情况可，但还有夜间咽干微痛。舌脉同上。温病后须防温燥太过，宜温养收功，给予：熟地24克，山药30克，枸杞子12克，覆盆子15克，菟丝子30克，车前子12克，五味子9克，益智仁9克，桑螵蛸9克，煅龙牡各30克，炙甘草9克。水煎服，日服一剂。

三诊：尿量递减，前天3 050 mL，昨天2 650 mL；尿蛋白微量，比重1.007。今天尿量2 000 mL，比重1.017。浮肿已消退。提示病人进入恢复期，随后痊愈出院。

（五）善后（恢复期）

本期尿量逐渐恢复正常（1 500~2 000 mL）。主要表现尚有精气不足，气阴未复的症状，如头昏耳鸣、腰膝酸软乏力、自汗盗汗、手足麻木等症。

治疗须注意药饵饮食，调养善后。如肾气未复表现有上述症状，可选用六味地黄丸合生脉散。如脾胃虚弱，食少便溏，倦怠乏力，可用六君子汤加味。如神思倦怠，懒言声颤，心中震震，惕而不安，面白无华，舌淡脉弱，是病后气血大虚，可用归脾汤加味治之。

治疗宜忌： 本症初起，虽有表证，恶寒将自罢，只可清解，禁用辛温发散之品，如麻、桂、羌、防之类；亦不可用他法发汗，发汗亦不能退本症之热，徒伤阴液，致病加剧。《内经》云："病温者，汗出辄复热而脉燥疾，不为汗衰狂言不能食，名阴阳交，交者死。"即指此类疾病而言。

温毒发斑，禁用提透，如举斑汤及柴胡、升麻、羌、防、葛根之类。叶天士认为，"急急透斑"不过凉血清热解毒，救肾水以济心火，托斑而出，如犀角、元参等；非指发表而言，切不可误解。而且本证乃火毒燔灼血分之证，一经表散则其焰愈烈，不可不慎。

温热病自利不可妄行补涩。尤其邪入阳明气分之证，下利亦为邪热的出路之一，但亦不可令其大泻下。因此在本症的治疗中，保持其大便通利很重要。薛生白云："阳明之邪，仍假阳明为出路也。"

叶天士云："热病救阴犹易，通阳最难，救阴不在血，而在津与汗，通阳不在温，而在利小便。"但本证毒热炽盛灼阴动血，救阴不易；而后期尿闭，通阳亦难。因此，早期治疗和预防性治疗就显得更为重要。应在发热期用大剂清热解毒，以杀其邪势；继用清营凉血，以救护其阴液。同时可早加清利药品，如滑石、竹叶、木通、栀子之类，一则可导热下行，从小便而出，加强其清热解毒的作用；二则也是针对少尿期的预防性治疗。以上数点，临证应望留心为是。

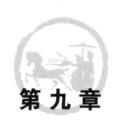

第九章
舌诊在流行性出血热治疗过程中的观察

舌诊用于临床辨证有着悠久的历史。《素问·刺热篇》就有："肺热病者……舌上黄"的记载；《伤寒论》也有："心下懊恼，舌上苔者，栀子豉汤主之""渴欲饮水、口干舌燥者，白虎加人参汤主之""舌上苔滑者，不可攻"等论述，但皆略而不详。自元代的《敖氏伤寒金镜录》以后，《辨舌》《舌鉴》等书相继问世，舌诊的研究逐渐得到重视。清代，随着温病学说的形成，舌诊在临床上提到了极为重要的地位；尤其在温热病程中，内热壅盛，伤耗气液，间有脉道阻滞，往往致脉不足凭，此时就须察舌之润燥荣枯，以辨邪正虚实，作为指导临床立法处方的重要依据之一。叶天士在这方面积累了丰富的经验，其著作《温热论》是重要的参考资料。

在医学不断发展的今天，辨舌仍然是中医重要的诊断方法之一；尤其是对急性热病（温热病）的治疗，它还是立法遣方的重要依据。我们对不同病期的流行性出血热病人进行了观察，现介绍如下。

一、临床统计资料

本组选择临床病期不同、记录资料较完整的 25 例病人，进行了 30 人次的统计。

（一）年龄与性别

本组 25 例病人，男 22 例，女 3 例；10～20 岁 4 例，21～30 岁 7 例，31～40 岁 8 例，41 岁以上 6 例。

（二）舌象变化与临床病期的关系

见表 9－1。

表9-1 舌象变化与临床病期

舌		现代医学分期									中医辨证							
质	苔	例数	I	I II	II	II III	III	III I II	IV	V	卫	卫气	气	气营	营	营血	下焦	邪退正虚
红	白或微黄	10	5	2				3			3	2	2	3				
	黄	4	1	2		1						2	1				1	
	无苔	3					2		1							1	2	
绛及紫暗	黄燥	5			1		3	1						3		2		
	燥褐	4					2		1	1						1	3	
	无苔	2		1		1									1	1		
淡	少苔	2							1	1								2

表9-1中,舌质可分为几种类型,即红舌、绛舌、紫暗舌和淡舌。17例红舌病人中,舌苔薄白者4例,都是发热期病人;黄白苔6例,为I期,I、II期重叠或I、II、III期重叠的病人;黄腻苔1例,为发热期;黄燥苔3例,I、II期重叠2例,II、III期重叠1例。舌红无苔者3例,III期2例,IV期1例。17例中,有发热期症状者13例,占76.5%。中医辨证:17例中,在卫气阶段者10例(59%),在营气者3例(17.5%),在营血者1例(5.9%),在下焦者3例(17.5%)。

11例绛舌病人中,兼黄苔者1例,为III期病人;黄燥苔3例中,2例为III期,1例为II期;黄褐苔1例,为I、II、III期重叠病人;苔燥褐芒刺2例,皆为III期;舌绛无苔2例,I、II期重叠1例,II、III期重叠1例;舌绛燥痿1例,属多尿期;紫暗燥褐1例,属少尿期。11例中,伴发热者仅2例,占18.2%。中医辨证:属气营或营血者8例,占72.7%;在下焦3例,占27.3%。

舌淡少苔2例,属IV、V期各1例,皆为邪退正虚。

由此可以看出,随着舌质和舌苔的演变,病期也逐渐后移。发热期病人多见舌质红或深红;而绛舌病例中,除I、II期重叠,或I、II、III重叠外,大部分则属于II期或III期。

(三)各种舌象所见症状体征

从各种舌象的症状表现看,舌质红者17例中,发热的13例,占76.5%;有精神症状者3例,占17.6%;伴腔道出血者6例,占54.55%。

(四)各种舌象的实验室检查结果

见表9-2。

表9-2　各种舌象的实验室检查结果

质	苔	例数	蛋白 +	蛋白 ++	蛋白 +++	蛋白 ++++	红细胞 +	红细胞 ++	红细胞 +++	红细胞 ++++	白细胞 <10	白细胞 (10~30)	白细胞 >30	血小板 <0.5	血小板 0.5~1	血小板 1~1.5	NPN 正常	NPN 升高	CO_2-CP 正常	CO_2-CP 降低	CO_2-CP 升高
红	白或微黄	10	7	2	1		3			1	8	2		1	6	3	4	1	1	4	1
红	黄	4	1	2	1			1			2	2		1	1	2	1	2	1	2	
红	无苔	3	1		2		2	1	2		1	2		1	1	1			3	2	1
绛及紫暗	黄燥	5		1	4		1	2	2			4	1	4	1			4			5
绛及紫暗	燥褐	4		3	1		4	1	1		3			2	2		4	1	3		
绛及紫暗	无苔	2		1	1		1	1			2			1	1		2	1	1		
淡	少苔	3		1				1				1		1	1					1	

注：表中血液生化检查合计数少于例数者，提示有未做检查者

从实验室检查结果来看，舌质红、苔薄白4例，尿蛋白皆为（+），血常规检查白细胞都在 $10×10^9/L$ 以内；3例血小板在 $100×10^9/L$ 以下，1例在 $100×10^9/L$ 以上。苔黄白与黄腻的7例，尿蛋白（+）的有4例（57%），（++）2例，（+++）1例；血常规检查白细胞在 $10×10^9/L$ 以内者为5例（71.5%），（10~30）$×10^9/L$ 者2例（28.5%）；血小板在 $100×10^9/L$ 以下4例，$100×10^9/L$ 以上3例。黄燥与无苔者6例，尿蛋白（+）的有3例（50%），（++）的有2例；血常规检查白细胞在（10~30）$×10^9/L$ 者有4例，$10×10^9/L$ 以内者有2例；血小板在 $100×10^9/L$ 以下4例，$100×10^9/L$ 以上2例。总的来看，红舌17例中，尿蛋白（+）~（++）的有13例，占76.5%；而（+++）者仅为4例，占23.5%。血常规检查白细胞在 $10×10^9/L$ 以内者为11例，占64.7%；（10~30）$×10^9/L$ 者为6例，占35.3%；（30~50）$×10^9/L$ 者为3例，占17.7%；（50~100）$×10^9/L$ 者8例，占47%；$100×10^9/L$ 以上者6例，占35.3%。

绛舌11例中，尿蛋白（++）者为4例（36.4%），（+++）~（++++）者7例（63.6%）；血常规检查白细胞在（100~30）$×10^9/L$ 者9例（81.8%），（300~500）$×10^9/L$ 者为7例（63.6%），（500~1000）$×10^9/L$ 者3例（27.3%），$1000×10^9/L$ 以上者仅1例（9.1%）。

由此可见，随着舌象的演变，病人肾功能受损情况逐渐加重，血象偏高，而血小

板也逐渐减少。

二、讨论

（一）舌的变化和临床病期

舌诊是我们祖先在长期与疾病做斗争的过程中，逐渐认识、总结而形成的一套独特诊法。根据中医学理论，舌为心之苗窍，而肝、脾、肾等经脉皆挟、绕或连于舌本。舌与内脏的关系极为密切，且舌体娇嫩，反映内在变化迅速，所以可以从舌象的变化测知病变的趋势和邪正的虚实。

辨舌包括辨舌苔和辨舌质两部分，苔是指舌面的苔垢，质是指舌体本身。舌苔主要反应卫分气分之邪，当从苔色、润燥、厚薄上分别；舌质则候营分血分之病，当辨其颜色的深浅、舌面的润燥与荣枯老嫩。以下就根据中医辨证，将流行性出血热病程中所见各种舌象进行简述。

1. 邪在卫分：舌质边尖红，苔薄白欠润

舌质本是红色，而且全舌红活，浓淡均匀，不浅不深，才是正常。这里所说的红，是比正常深一些。由于病变初起，病邪轻浅，所以红仅见于边尖部分。白苔主表，以候卫分之邪，若舌不红赤便非温热，所以出血热初起，便多见边尖红，苔薄白。本组 4 例，都于卫分。苔若白而干者津已伤；白而厚者有湿不化；白苔绛底又为湿遏热伏，在出血热中多是前二期或三期重叠的病人。

案一：刘某，男，21 岁，1978 年 1 月 9 日入院。发病 3 天始有发热恶寒，头痛身疼乏力。今恶寒已差，仍发热 38℃。微有汗出，口干、咳嗽，今晨起鼻衄 2 次，出血约 20 mL。神志清，面潮红，球结膜无充血水肿；胸颈部"V"字形充血，右背部有少数可疑出血点；咽部轻度充血，扁桃体不肿大；心率 92 次/分，律整无杂音；双肺（－）；小便黄；舌边尖红赤，苔薄白，脉浮数。

实验室检查：血常规检查白细胞 4.2×10^9/L，中性粒细胞 49%，淋巴细胞 50%，嗜酸细胞 1%；血小板 92×10^9/L。尿常规检查尿蛋白微量，红细胞 0 ~ 2/HP，白细胞少许，小圆上皮细胞（＋）。

诊断：流行性出血热，发热期（非典型）。

中医辨证：卫分之邪未罢，气分之热渐盛。

治以银翘散加减：金银花 30 克，连翘 18 克，桔梗 9 克，牛蒡子 9 克，杏仁 12 克，滑石 18 克，竹叶 9 克，薄荷 9 克，大青叶 30 克，白茅根 30 克，生石膏 30 克，甘草 6 克。水煎服，日两剂。

二诊：体温降至 36.5℃，诸症悉退，唯觉头昏微痛不适，轻度咳嗽，给予轻宣数剂，痊愈出院。

2. 邪入气分：舌质红、苔黄

此时舌质之红不仅限于舌边尖部分而延及全舌，颜色较正常为深。黄苔主里，候气分之邪，若黄白相兼，是邪在卫气之间，邪热虽有里结于气分之势，而卫分之邪犹未尽撤；黄而润者津未伤，若见黄燥为热盛伤；再视其质地坚敛，紧贴于舌面，或老黄、灰黄，或如沉香色，燥裂有断纹者，是里结于阳明，都是可下的指征。

案二：芦某，男，23岁。发热4天，伴有头痛，尤以眼眶痛为著，腰疼重，全身酸楚无力。发病开始有寒战，今已不恶寒，亦无汗出、腹痛、呕恶等。近半天少尿，色黄赤；大便干。查体：体温40℃，血压140/100 mmHg；神志清，醉酒面容；右胸前腋下有出血点，球结膜充血，轻度水肿，咽充血；心肺（－）；舌质深红，苔薄黄，脉洪数。实验室检查：血常规检查白细胞9.6×10^9/L，中性粒细胞24%，淋巴细胞76%（异型淋巴细胞占90%）；血红蛋白50 g/L，血小板500×10^9/L。尿常规检查尿蛋白（＋＋），红细胞（＋）。

诊断：流行性出血热（发热期）。

临床用平衡盐液静滴并对症处理。

中医辨证：热盛于气分，且已灼及营阴。叶天士云："入营犹可热转气"，治疗仍以气分为主，拟银翘白虎汤加减：银花30克，连翘18克，生石膏60克（先煎），知母15克，滑石18克，竹叶9克，栀子9克，木通9克，大青叶30克，白茅根30克，川大黄9克，甘草6克。水煎服。

服一剂后，体温降至37℃左右，原方去川大黄继服。第三日，复又发热，体温达39℃，查舌红、苔黄、脉洪数，汗出溱溱，不恶寒，口苦干。考虑系余热未清，气分之热复炽，但阴已伤；治宜甘寒清气，原方去川大黄、茅根，加白薇30克，丹皮12克，元参18克。两剂热退，病情稳定，继服四剂痊愈出院。

3. 邪热入营：舌色必绛

舌质由红转绛，是邪热由气入营的指征。伏气温病，初起就有绛舌；由气分迅入营分者，必兼燥苔垢。若苔兼黄白，是邪初传营而气分之邪未尽，病在气营之间。舌绛鲜泽是邪在营血或热入心包。舌绛而干燥者为火邪劫烁营阴。舌绛而光亮者，为胃津告竭。

案三：徐某，女，13岁。发病6天，仍高热（40℃）不退，伴呕吐，大便呈柏油样。查体：颜面潮红，神志恍惚，时有烦操，发惊，言语不清，两腋下有散在出血点，球结膜水肿；心前可闻Ⅱ级Sm杂音，心率120次/分，有早搏（期前收缩）2~3次/分，血压不稳（85/65 mmHg）；小便少，口唇干裂，舌质绛，苔黄褐而燥，脉细数。

实验室检查：血常规检查白细胞5.8×10^9/L，中性粒细胞52%，淋巴细胞48%；血小板23×10^9/L，NPN 31.2 mg%，$CO_2 - CP$47 mL%。尿常规检查尿蛋白（＋＋），红、白细胞少许。

诊断：流行性出血热（Ⅰ、Ⅱ、Ⅲ期重叠）。

中医辨证：邪已入营而气热仍盛。治以玉女煎加减：生石膏90克，知母12克，生地30克，元参15克，麦冬15克，赤芍12克，丹皮12克，连翘15克，莲子心12克，竹叶9克，黄芩12克，白茅根30克，甘草6克。水煎服，日两剂。同时保留灌肠。

复诊：患儿安静呈入睡状态，呼之能醒，神识清楚；体温已降至37℃，小便通利，血压 100/60 mmHg，一般情况尚好，舌质转淡，脉弱而数。实验室检查：血常规检查白细胞 7.2×10^9/L，中性粒细胞 68%，淋巴细胞 32%；血小板 110×10^9/L，NPN 27.8 mg%，$CO_2 - CP$ 69 mL%。尿常规检查尿蛋白（＋），白细胞（－），红细胞少许。

治以清营凉血，佐以通利，以撤余热：生地 15 克，丹皮 12 克，赤芍 12 克，元参 12 克，知母 9 克，麦冬 15 克，白茅根 30 克，竹叶 12 克，金银花 30 克，连翘 15 克，木通 9 克，滑石 12 克，车前子 9 克，丹参 9 克，甘草 6 克。水煎服。

两剂后，病情稳定，进入多尿期，以固肾汤治之而愈。

4. 邪入血分：舌质深绛或紫暗

病邪进一步深入，舌质变为深绛或焦紫起刺，这是大热大毒、炽盛于血分之候，也是动血、动风的先兆。若紫而淡暗，摸之潮润，为内有瘀血；若虽绛而晦暗不荣、干枯而痿者，为肾阴枯涸；若舌绛而颤、抵齿难伸出口者，为热盛欲动风之征。

案四：管某，男，51 岁。发病十余天始有发热、头痛、腰痛；热退后，恶心呕哕，腹痛腹泻，大便 4~5 次/日，呈血样便，色鲜红，每次约 50 mL；小便尚可。查体：病人烦躁不安，球结膜充血，眼睑浮肿，面部及颈部潮红、微肿，右臀部有鞭抽样出血，约 20 cm×0.5 cm 大小，并有 20 cm×10 cm 大的瘀斑；心肺（－）；腹平软，下腹部压痛，无反跳痛，肝脾未触及。舌质绛，苔灰黑，脉弦。血压 120/80 mmHg。

实验室检查：大便潜血试验（＋＋＋＋），尿蛋白（＋＋＋），红细胞（－），细胞管型少许。血常规检查白细胞 14.2×10^9/L，中性粒细胞 78%，淋巴细胞 32%，血小板 80×10^9/L，NPN 126 mg%，$CO_2 - CP$ 47.04 mL%。

中医辨证：热入血分，血因热瘀。前用犀角地黄汤未效，以瘀热在下焦故也。改用桃核承气汤：桃仁 12 克，川大黄 9 克，白芍 15 克，桂枝 3 克，芒硝 9 克，甘草 6 克。水煎服。

连进两剂，病情好转，腹痛减轻，大便虽呈柏油状，但量已减少，呕恶亦差。上方加栀子炭、半夏、竹茹、煅瓦楞继服，便血渐止，NPN 逐渐下降，8 天后查 NPN 66.6 mg%，各项化验指标亦渐恢复，痊愈出院。

中医卫气营血辨证，把温热病的病程区别为浅、深、轻、重不同的四个阶段；其划分的指征，除了症状体征之外，舌象的变化是一个重要的依据。卫气营血分之为四，从病理演变角度也可以视为分之为二，即把"卫气"视为第一阶段，"营血"视为第二阶段。《内经》称"卫行脉外"，又称"其浮气之不循经者为卫气。"张景岳认为"卫主气而在外"。卫为人体抵御病邪的最外防线，病毒初感、初病在卫为临床上毒血症的早期阶段，可出现发热恶寒、头痛身疼等症状。"气"乃泛指机体功能而言，《内经》云："上集开发，宣五谷味熏肤充身泽毛，若雾露之溉是谓气。"从伤寒温病关于气分（阳明）的辨证来看，是病未愈于初期阶段，温热病毒漫延滋甚，或病毒感染太盛，机体反应强烈，中毒症状明显，表现为高热汗出、不恶寒、口渴烦躁、腹痛呕恶、便秘、苔燥等症。病在卫气，主要是引起机体功能的改变，而脏器实质的损害并不显著，在这一点上其性质基本相似；但卫之与气、病变部位有浅深之分，病势亦有轻重之异，临床立法处方亦自有所不同。"营""血"在病理特点上，其性质也很相似。古人云："营为血之气，举血可以赅营。"所以邪热入营，实际上是损及血分的早期，入血也就等于损伤了营气；由于营行脉中，"和调于五脏，洒陈于六腑"，所以在营血阶段，血营系统和内脏实质的损害逐渐加重，脏器功能也随之有相应的改变。从表9-2可以看出，与红舌相比，绛舌提示肾损加重，白细胞增高，血小板下降显著。邪入营血，其症状表现主要有：①出血倾向：轻则斑疹隐隐（营），重则瘀斑增多、吐衄便血（血）。②神经系统症状：轻则心烦不寐（营），重则谵语狂躁（血）。③厥证：在营分，有邪陷心包、神迷而舌謇肢厥；在血分，有肝肾阴竭、精血已枯的神倦瘛瘲，或动风痉厥。

结合现代医学的分期，红舌主要见于Ⅰ期，或Ⅰ、Ⅱ期重叠，或Ⅰ、Ⅱ、Ⅲ期重叠的病人，占67.5%；中医辨证也都在卫、气或气营之间，也就是说有的虽已波及营分而气分症状未罢。绛紫舌中，11例临床病例中Ⅲ期为6例，占54.6%；中医辨证在气营4例（36.3%），在营血及下焦的7例（63.7%），可见主要是累及营血及下焦的病人。

中医学对卫、气、营、血的划分，在临床上不是幻灯式的突变，而是一个由量变到质变的演变过程，加之其他内外因素的不同，各期的症状及舌象也会层出叠见，错综复杂。此时，要求我们在临证时要善于观察，细致分析，辨别主次，以确定恰当的治则。

（二）舌的变化与微循环障碍

近十几年来，随着现代医学的发展，对某些急性传染病，尤其是感染性休克的发病机制有了进一步的认识，微循环障碍和瘀滞问题逐渐得到重视。中医学在同急性热病的长期斗争中，也早就重视了这个问题，其卫气营血的辨证纲领，由卫气入营血，就已明确提示血液循环系统的病理状态。正常情况下，有效循环血量的维持，取决于心脏搏血功能、血容量和血管容积三者的平衡与协调，其中任何一个发生明显改变，都可以引起有效循环血量的减少和微循环障碍。"营气者，泌其津液，注之于脉，化以为血。"脉（即血管）的功能是"壅遏营气，令无所避"。只有血管的功能正常，营气才能"和调于五脏，洒陈于六腑"，维持机体的正常生理功能。在急性热病过程中，因某些细菌及其内毒素、病毒、抗原抗体复合物、酸中毒及持续缺氧，致使微血管内皮细胞受损，血管通透性和脆性增加，血液逸出血管，这便是邪热迫血妄行的早期；由于有效循环血量的减少，同时激活了内部凝血机制，形成微血管栓塞，血管周围有出血和炎症细胞的浸润，此时出现皮肤瘀点瘀斑。中医学认为，"斑疹隐隐"是邪热入营的早期表现，此时舌质也由红逐渐变为绛色。出血热是由病毒感染引起的，因此，病变早期即有迅即入营的趋势，随着病程的发展，血液浓缩，血流瘀滞；同时由于神经内分泌系统的应激反应，儿茶酚胺大量释放，微血管痉挛，动—静脉短路开放，毛细血管灌流不足，造成了微循环障碍。此时，由于循环血量的不足出现低血压休克，中医学认为这是邪热入营，耗伤气阴或热入心包。上述情况下，组织缺血缺氧，酸性代谢产物积聚，组织胺等血管活性物质释放，毛细血管继发性扩张，血流缓慢，瘀滞加重，于是形成了弥散性血管内凝血（DIC），便是中医学所说的"耗血"和"血因热瘀"的过程。在 DIC 过程中，大量的凝血酶形成，凝血因子大量消耗，红细胞和血小板的破坏及组织破坏释放大量组织活化素，使纤溶酶原变为纤溶酶，使纤维蛋白溶解，其降解是"动血"，即出血倾向加重，可有吐血、衄血、便血等人体自然腔道出血，皮肤瘀斑增多，或形成大片瘀斑，舌质变为深绛或紫暗。在上述整个过程中，都是热入于营血、迫血妄行和血因热瘀的渐次加重，导致了"耗血"和"动血"的相应结果。

由于条件所限 DIC 的实验室检查并不全面，但从临床观察来看，出血热病人的血小板计数普遍降低，并且随着病程的发展而下降也愈加明显。血小板的消耗，显示了弥散性血管内凝血的进展。从舌质来看，舌质转绛就提示有 DIC 的发生；至深绛或紫暗，则提示凝血异常更加严重，并已至后期继发性纤溶阶段。

综上所述，可见中医学对营血症的观察和现代医学微循环障碍的理论颇为一致，因而在治疗上亦不矛盾，一是针对病原体及毒素的清热解毒，一是对其出血和瘀血的凉血散瘀。

案五：李某，男，29 岁。发病 4 天。今已身热不恶寒，仍头痛身疼，腰痛；面目潮红，眼睑浮肿，球结膜充血水肿，右腋前有出血点；病人口渴欲呕，烦闷气促，大便干，小便短赤，两天来每日尿量约 300 mL。查体：体温 39℃，血压 70/40 mmHg，心率 128 次分，呼吸 36 次/分，舌质深红，苔薄黄，脉细数。

实验室检查：尿蛋白（＋＋），红细胞（＋），白细胞（＋），血小板 36×10^9/L。

诊断：流行性出血热（Ⅰ、Ⅱ、Ⅲ期重叠）。

中医辨证：气分之邪方盛，而有迅入营血之势。拟治以清热解毒，气血两清。银翘白虎汤加减：金银花 30 克，连翘 18 克，生石膏 45 克，知母 12 克，生地 30 克，元参 15 克，丹皮 12 克，大青叶 30 克，滑石 18 克，竹叶 9 克，白茅根 30 克，甘草 6 克。水煎服，日两剂。

其他治疗包括扩容、纠酸，并加用激素和维生素。

第二天，发热略降（晨 37.7℃）而症不减，有胸闷咳嗽，右肺底部呼吸音低、叩浊。4 天未大便。舌质转绛，苔变黄褐，脉细弱而数，此气热正盛而邪又入营。仍用上方加大黄 6 克，两剂。

第三天，大便虽下，但病势未衰，身又壮热（39℃），面目红赤，胸膈如焚，呼吸迫促，大渴喜冷饮，口燥唇焦，舌绛苔老黄，燥裂乏津，小便仍红赤短少，脉沉数。血压继有下降趋势。此乃火热之邪，充斥内外，弥漫三焦，伤阴灼液；虽已入营，但气分之邪热仍炽，为气血两燔之证。仍宜用王孟英白虎生地法，上方加黄芩 15 克，栀子 9 克，两剂。加用青霉素、氯霉素控制感染。

第四天，病人自夜间 2 时许神志恍惚，语言不清，今仍高热不退，烦躁谵妄，面颊、耳后、皮下渗血明显，口燥唇焦而不欲饮水。舌质深绛而干，上罩燥裂褐苔，脉细弱而数。心音低钝，心率146次/分，呼吸42次/分，血压须用药物维持。实验室检查：血常规检查白细胞12×10^9/L，NPN 75 mg%，$CO_2 - CP$ 37 mL%。加用红霉素。

中医辨证：病属气分之邪已罢营分之热炽盛，并且有进一步深入之势。拟治以清营泄热，凉血解毒。清营汤加减：犀角粉5克（冲），生地30克，丹皮12克，元参18克，川连9克，麦冬18克，金银花30克，连翘8克，栀子9克，竹叶9克，大青叶30克，白茅根30克，甘草6克。水煎服，两剂。

下午病情有加重趋势，加抗热牛黄散，每次四分，四小时一次，口服。

第五天，病人自昨晚烦躁加重，神昏谵语，今日循衣摸床，抓空理线、目不识人，呼吸迫促，唇舌紫绛燥裂、上覆血痂，大小便尚通，脉沉细而数。热势虽降（36.8~37.5℃），但病势危重，温热病毒，深入营血，内闭心包。仍拟投以清营开窍凉血解毒之剂：①依上方去白茅根、甘草，加石菖蒲9克，郁金12克，滑石18克。②抗热牛黄散，服法同上。

第六天，上午昏迷仍深，时时谵妄，目不识人，肢体时有抖动，喉间有痰声，舌质紫绛干裂出血，脉细弱无力，为邪陷厥阴动风之征。仍以上方加羚羊粉3克，与犀角粉同研，冲服。至下午六时许，病人意识开始恢复，无烦躁，能认识家属，呼吸均匀，神情安静，但仍有时恍惚谵妄，言语不清，仍继服前药。

第七天，病人神志转清，已能识人，语言亦转清，但语音低微，仍有时清时寐现象，安静听话；自述胸闷烦热，小便通畅。舌质由紫绛转为红泽，面颊耳颈之渗血已成干痂，但脉弱无力，血压不稳，仍需药物维持在100/70 mmHg左右。心音较前有力，心率120次/分，呼吸30次/分。证属营热渐清，而余邪未尽，津伤太过，正气有亏乏之象。拟治以方益气养阴，兼搜余邪：人参9克，麦冬18克，五味子9克，生地30克，丹皮12克，栀子9克，川连9克，元参18克，玉竹30克，大青叶30克，石菖蒲9克，滑石18克，竹叶9克，犀角粉6克，羚羊粉3克，合研冲服。

第八天，病人神识已清，但虚羸少气，不欲饮食，服药欲呕；仍有胸闷憋气，两肺有干湿啰音；舌转红活但干而光红无苔，脉细弱小数。此气阴两伤，余热未清。拟以竹叶石膏汤加减：人参9克，麦冬18克，清夏12克，生石膏24克，玉竹30克，石斛15克，知母12克，川连9克，竹茹15克，竹叶9克，甘草6克。水煎服。下午又输入人白蛋白18克。

第九天，病人血压稳定，神识清楚，一般情况良好，但合并肺部感染，亦用中西药调理而愈。休克时间共持续六天半。

三、小结

本章对流行性出血热的舌象变化做了初步分析，重点提示舌质的演变与病期演变的关系：病在卫气，舌质红，主要是机体应激反应引起的功能变化；病入营血，舌质绛，脏器的实质性损害也逐渐显著而加重。现代医学微循环障碍学说与中医学对营血症的认识基本是一致的。

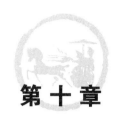

第十章
运气学说入门

运气学说是中医学的重要组部分，在《内经》中占了很大的篇幅；因其文辞古奥、哲理幽深、涉及知识面广，又缺乏系统的参考文献，中青年一代闻而却步、望而生畏。近几年来，随着医学的不断发展，运气学说所包含的合理成分和科学内涵，重新被学术界所重视。北京、天津、沈阳、吉林、辽宁、兰州、郑州、杭州、福建、成都等地区的同仁，根据各地的气象资料和流行病学资料，进行了大量的分析和印证，气象符合率多在60%～77%。郑州地区30年（1951～1980）统计，中运与在泉之气符合率均为100%，司天与六气的符合率分别为96.6%和98.3%。流行病学资料也大多基本相符，有的相符率高达94%。这说明我们应对这份珍贵遗产进行深入的探讨研究，使之为防治疾病服务。

余于运气学说留心已二十余年，探本溯源，揣摩日久，粗有体会。兹编共分三节，第一节是运气学说的基础部分，系统论述阴阳五行、干支甲子和天文历数，有些是过去的运气书所忽略而又必须通晓的内容。熟练地掌握了基础知识，运气就不难学了。第二节论述五运六气的推演方法和运气加临等内容。第三节论五运六气的应用，包括应用法则和气象变化及人体发病规律，并对如何分析一年中的气运变化作了举例说明。后附治则举要，以备临证参阅。

第一节　运气学说基础

一、五行

《素问·脏气法时论》："五行者，金木水火土也。"古人认为这是构成物质世界的五种基本物质，并从这五种物质的属性加以抽象，归纳宇宙一切事物，发现它们之间有相互滋生、相互制约的关系；同时，五行自身又是在不断地运动变化着，所以称之为"五行"。张景岳云："行者，所以行阴阳之气也。"《灵枢·阴阳二十五人》："天地之间，六合之内，不离于五，"明确提出"五行"是宇宙间的普遍规律。《内经》作者认为宇宙的任何事物都是按五行的法则运动变化的，并在《天元纪大论》中说："在天为气，在地成形，形气相感而化生万物矣。"五行之在天为无形之气，但昭然可见者是寒暑燥湿风；五行之在地有形，可睹者为木火土金水。形气相感，阴阳合而化生万物，是古代朴素唯物论的生化论。它不仅肯定了世界是物质的，而且认为气是物质的最基本单位，物质是连续的气与不连续的形的统一，这些都是可以用阴阳五行的法则加以说明的。

自然界的运动变化，在直观形式上多呈现周期性循环，给古人留下了深刻印象，也发现其与五行说的循环往复、动态平衡规律大致相符。故诸凡十干、十二支、岁月日时、五运六气的建立和推演，都不出乎五行之理，或者说是从五行学说衍生出来的。

（一）五行的含义

1. 木

木者，触也（《月令》），冒也（《说文》），是阳气触动、冒地而生的意思。木主东方，应春天，是东方春木之阳气，一经触动于地下，便冒穿地阴之闭藏而现生发之机。如草木萌动，冒地而生，就是春天阳和之气，触动木气，动则冒于阴，呈现"天地俱生，万物以荣"的景象。

2. 火

火者，化也（《月令》），谓能变化万物；又"燬也"（《说文》），火盛貌，是火行之气有化燬之意。火气燬然而盛，可使万物发生变化，如物经于火非熟即炭，夏暑则万物华实，盛极则草木焦枯，都是化的意思。火的特点是阳在上、阴在下，阳在上则火焰上升而生辉，阴在下则灯火根浊而下沉；亦离火之阳爻在外，阴爻在中之象。火无正体，丽木则明，亦木所生也。主于南方，应于夏天。

3. 金

金者，禁也（《月令》），有禁制、止住之意。刘温舒曰："阴气始，禁止万物而擘敛。"就是说金行阴气始动，阳气束敛，抑制了万物的生发之机。万物生于春而长于夏，至秋金阴当令，其气肃杀。欧阳子《秋声赋》："草拂之而色变，木遭之而叶脱，其所以摧败零落者，乃一气之余烈。"金主西方，应于秋天。

4. 水

水者，润也。《书经·洪范注》："水以润下。"刘温舒："阴气濡润，任养万物也。"（任同妊）是说水阴之气，可以濡润以任养万物。任养是养育之意。水主北方，应冬天。水属北方之阴，但阴中含有一阳之气，为坎卦"☵"之象。其所以能任养万物，实与此一阳之气有关。

5. 土

土者，吐也，谓"含吐万物，将生者出，将死者归，为万物家。"万物土中生，死后还归土。土主中央，不主时，寄旺于四季之末；其独盛于长夏者，是火气之所生也。

以上是五行各自的含义，未涉及其相互关系等问题。在中国古代哲学发展史上，最早一个朴素唯物论的哲学派别是"万物本源阴阳说"，见于《易经·系辞》："阴阳交媾，万物化生。"其后又发现万物的生长发展都离不开水，不论动物、植物，其胎元初结都是水（呈水状），因而又提出水是生成万物的本源，如《管子·水地篇》："水者何也，万物之本源也。"其后又有人提出："物实之初结，味皆苦者寓有火气也。"这是物之初生便具有水、火二气的象征。《内经·天元纪大论》："水火者，阴阳之征兆也；金木者生成之始终也。"是说阴阳之征兆，见于水火；水、火二气的妙用，见于寒暑。所以阴阳之往复，五行之变化，于天时四季最可显而易见。木应春，其气发扬而万物生；金应秋，其气收敛而万物成。因此古人于五行之中，按其作用主次，排列为：一水、二火、三木、四金、五土。这是五行本身所含的数字系统。

（二）五行的生克制化

五行生克承侮，已在"中医基础"中阐明，这里重申五行制化问题。

《素问·六微旨大论》："相火之下，水气承之；水位之下，土气承之；土位之下，风气承之；风位之下，金气承之；金位之下，火气承之；君火之下，阴精承之……亢则害，承乃制，制则生化……害则败乱……"承者相承，亦犹随也。张景岳云："承之义有二：一曰常，二曰变。常者如六气各专一令，一极则一生，循环相承，无所间断。故于六位盛极之下，各有相制之气，随之以生，由生而化，由微而著，更相承袭，时序乃成。所谓阳盛之极，则阴生承之；阴盛之极，则阳生承之……此岁气不易之令，故谓之常。常者四时之序也。变者，如六微旨大论所谓：少阳所至为火生，终为蒸溽，水承相火之象也。水发而雹雪，土气承水之象也。土发而飘骤，风气承土之象也。木发而毁折，金气承木之象也。金发而清明，火气承金之象也。火发而熏昧，阴精承君火之象也。此则因亢而制，因胜而复，承制不常，故谓之变。变者非时之邪也。然曰常曰变，虽若相殊，总之防其太过，而成乎造化之用，理则一耳。"他从四时气候正常与反常的变化说明了五行之气的承制关系、胜复之理，这是五行说法则的核心，略而不谈便陷入循环模式的机械论中，失掉五行说的精华部分。如火气太盛，可以刑金，但金之子，起而为母复仇，承而制之，使火气得平，不致为害过烈；但复气亦不可起而过胜，有胜必复。《内经》云："胜至则复""有余而往，不足随之；不足而往，有余随之。"这种胜复的往来，实际上是建立在运动基础上的相互制约的关系，能使五行之保持动态的均势、相对的平衡，是事物的正常生化必不可少的条件。所以，张景岳在《类经图异》中说："造化之机，不可无生，亦不可无制。无生则发育无由，无制则亢而为害。生克循环，运行不息，而天地之道，斯无穷已。"

二、十干

《内经·阴阳应象大论》："积阳为天，积阴为地。"《六微旨大论》："天气始于甲，地气始于子。"天是无形之气道，十干是五行的阴阳二气所分成，也是阴阳在天无形之气运行的具体体现。甲为十干之首，是天气之气始。十二支是地气之居于四方四隅的阴阳二气所分成，所以十二支属地气。子为十二支之首，是地气之所始。

轻清的阳气上浮为天，重浊的阴气下沉为地；天地者，万物之上下也；阴阳之气在天为气，在地成形。古人立十干、十二支以推演天地阴阳运行变化的规律和妙用，所以十干、十二支的每一干、每一支都代表着宇宙间事物发展过程的某一阶段。

（一）十干的含义

1. 甲

乃阳在外而阴尚包之之象。《史记·律书》云："言万物剖符甲而出也。"甲虽属阳，尚有阴气包之；阳虽发生，尚为阴气所屈抑，以致气不得伸。古文甲字如图所示，象是草木之初生，剖符甲而出，顶上尚冠有包皮，这个带包皮的萌芽，便是甲的象征；其时阳气已从内部发生，但尚有阴气之包蔽。

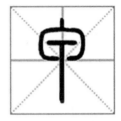

2. 乙

乙者，屈也。《汉书·律历志》："奋轧于乙。"阳气由甲进一步发展，从其所包之阴中冒出，但阴尚未褪尽，阳气仍为所抑而不能尽伸，乙便是象征阳气的屈曲之状。古文乙字如图所示，是上面的包皮已去，只有"丁"的阳象了，但为阴气所抑，屈曲而成"乀"状。

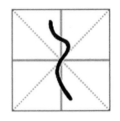

甲乙属木，其位东方，应春天。

3. 丙

丙属阳火，是阳上而阴下，阴内而阳外。丙字从"一"，从"入"，从"冂"。"一"是阳气上发之象，阳火外发，照耀万方，是阳在外；"入"与"冂"是阴气在下，入内之象。阳气自生而盛，由甲而丙，始"阳道著明"（《史记·律书》）；也就是说，此时万物得阳盛气充，生长显著，皆"炳然而明"。

4. 丁

《玉篇》："丁，强也。"《尔雅》："丁者，当也。"《史记·律书》："万物之丁壮也。"就是说，阳气至丁，由盛而转强，可以和阴气相丁，而不为阴气所损、所抑制。天道至此，万物丁壮。

丙丁：其位南方，属火，应夏天。炎暑蒸腾，井底反凉，这是丙的阳上阴下之象；万物华实，繁荣茂盛，是阳强而与阴气相丁、阴阳相当的气象。

5. 戊

戊者，茂也。《汉书·律历志》曰："丰楙于戊。"是万物越发茂盛之意。但须注意，戊为阳土，土者万物所生，万物所归；生而出之，伐而入之，都是阳土之用。辰三月的万物发生壮茂，是戊土；戌九月，万物枯萎，生机归根，亦为戊土。

6. 己

己者，已也，有止的意思。《汉书·律历志》："理纪于己，"是万物生长已到极点，止不再进，或者说万物已成熟之极之意。

戊己属土，于四季之末，各十八日寄旺。草木万物，于土中含秀，所以四时万物之生化，必须借助于土的作用。

7. 庚

庚者，更也。《韵会》曰："庚，续也。"《史记·律书》曰："阴气庚万物。"《汉书·律历志》："敛更于庚。"至庚，阴气始著，于阳气出现收敛景象；万物生机束敛，生命将从此而更换。续者，断也，是说从此由阳转阴，以阴继阳之意。

8. 辛

辛者，新也。《汉书·律历志》："悉新于辛。"是说万物成熟辛杀之后，新的生机又潜伏起来了。自庚之以阴继阳，至辛而阴气已盛，自然界万物凋零，生机潜伏。刘温舒说："乃阳在下，阴在上，阴干阳，极于此。"

庚辛属金，位于西方，应秋天。

9. 壬

壬者，妊也，是说又在妊养着新的生命。至壬，阴气已极，一阳初生。壬中之阴是母，壬中之一阳是胎，阴外阳内，有坎卦（☵）之象，故《史记·律书》说："阳气妊养万物于下也。"

10. 癸

癸者，揆度也。天令至此万物在盛阴闭藏之下，而阳气怀妊其中，揆度时宜，待时而发，意味着第二代生命又将开始。

壬癸属水，位于北方，应冬天。

（二）十干阴阳五行所属所主

表 10⁻-1 十干阴阳五行所属所主

五行	木	火	土	金	水
五阳干	甲	丙	戊	庚	壬
五阴干	乙	丁	己	辛	癸
五方	东	南	中央	西	北
五季	春	夏	长夏	秋	冬

五行之数五，而十干之数十，每一行有两干并居者，是五行各有一阴一阳也（表 10-1）。如甲乙同属木，但甲为阳木而乙为阴木；丙丁同属火，丙为阳火，丁为阴火；戊己同属土，戊为阳土，己为阴土；庚辛同属金，庚为阳金，辛为阴金；壬癸同属水，壬为阳水，癸为阴水。《易·系辞》曰："一阴一阳之谓道。"这就是指宇宙内事物有规律的运动，必有对立统一的两个方面。至于十干阴阳之分，实源于奇偶之序，"甲丙戊庚壬奇数也，乙丁己辛癸偶数也；奇数为阳，偶数为阴也。"

（三）十干合化

《素问·五运行大论》："土主甲己，金主乙庚，水主丙辛，木主丁壬，火主戊癸。"甲为阳木，己为阴土，甲与己合化为土运；乙为阴木，庚为阳金，乙与庚合，化为金运；丙为阳火，辛为阴金，丙辛相合，化为水运；丁为阴火，壬为阳水，丁与壬合，化为木运；戊为阳土，癸为阴水，戊与癸合，化为火运。这便是十干建运的依据。为了便于记忆，俚为歌曰：

甲己化土乙庚金，丙辛之上水淋淋。

丁壬之方林木茂，戊癸临处火焰侵。

为什么合化后十干五行与上述五行十干的阴阳配合不同呢？这源于古人的占天望气（占天，是测候天气；望气，即望五天之气色）。古人对天地运行的观察，是用干支八卦以定方位，借助于二十八宿以定天度（又称宿度）的，如图 10 - 1（此图见张介宾《类经图异》）所示。

《素问·五运行大论》："臣览太始天元册文：丹天之气，经于牛女戊分；黅天之气，经于心尾己分；苍天之气，经于危室柳鬼；素天之气，经于亢氐昂毕；玄天之气，经于张翼娄胃。所谓戊己分者，奎壁角轸，则天地之门户也。夫候之所始，道之所生，不可不通也。"

此言五行之化运，始于五方之天象。丹，赤色，火之气也，经于牛女奎壁，适当戊癸之位；黅，黄色，土之气也，经于心尾角轸，适当甲己之位；素，白色，金之气也，经于亢氐昂毕，适当乙庚之位；苍，青色，木之气也，经于危室柳鬼，适当丁壬之位；玄，黑色，水

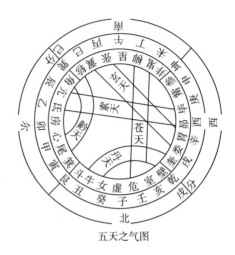

五天之气图

图 10 - 1 张介宾《类经图异》

之气也，经于张翼娄胃，适当丙辛之位。五天之气，现于天体，据云："似云非云，似雾非雾，实为云气之余烟。"张志聪："男玉师曰，在天绷缊之气色。"上经于二十八宿，下临于十干方位，当本气旺时，较为显露。这便是十干化运的来历。

至于天门、地户，即天地阴阳出入之门户的意思。张景岳从天体运行、四时阴阳的消长进行解释，较为明晰。他在《类经图翼·奎壁角轸天地之门户说》中说："周天七政躔度，则春分二月中，日躔壁初，以次而南，三月入奎娄，四月入胃昂毕，五月入角参，六月入井鬼，七月入柳星张。秋分八月中，日躔翼末，以交于轸，循次而北，九月入角亢，十月入氐房心，十一月入尾箕，十二月入斗牛，正月入女虚危，至二月复交于春分而入奎壁矣。是日之长也，时之暖也，<u>万物之生发也</u>，<u>皆从奎壁始</u>；日之短也，时之寒也，<u>万物之收敛也</u>，<u>皆从角轸始</u>。故曰春分司启，秋分司闭。夫既司启闭，要非门户而何？自奎壁而南，日就阳道，故曰天门；角轸而北，日就阴道，故曰地户。"

三、十二支

张介宾曰："十二支以应月，地之五行也。"刘温舒云："浊阴为地，八方定而十二支分。"八方，指四方四隅。四方阴阳分而为八，合四隅，共成十二，此地之方隅所属。《尔雅》："寅至丑为十二辰。"所谓十二辰，即十二支之异名。又《韵会》："辰，时也。"于一岁之中，斗柄所指之方位，即节气所在之处。斗柄，即北斗七星之"摇光"也，如图 10 - 2 所示。

斗柄，正月指寅，二月指卯，三月指辰，四月指巳，五月指午，六月指未，七月指申，八月指酉，九月指戌，十月指亥，十一月指子，十二月指丑，当在每晚戌时观察。十二辰，又称岁阴、月建，可见十二支原是用以纪月的，进而用于纪岁、纪日、纪时。十二支五行合于三阴三阳，推演十二支阴阳，可以了解月令的气气，及一岁之司天、在泉所主。

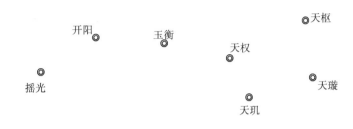

图 10 - 2　北斗七星

（一）十二支的含义

1. 子

《汉书·律历志》："孳萌于子。"子为北方至阴寒水之位，阴盛至极，阴极则阳生，而为一阳肇生之始，古人之"壬而为胎，子之为子"者谓此。于时为仲冬十一月，此时地下之初阳渐旺，万物的幼芽已开始从地下孳生，即"孳萌于子"之义也。

2. 丑

《说文》："丑，纽也。"刘温舒曰："阴尚执而纽之。"子一阳生，丑二阳生，但此时阴气尚盛，阴气执纽阳气不使发出；或者说此时阳气已动，新的生命已将解脱阴纽而出土。《汉书·律历志》所谓"纽牙于丑"也。于时为十二月。

3. 寅

《史记·律书》："万物始生蚑然也。""寅，演也。"刘温舒曰："阳已在上，阴已在下。"丑二阳生，寅三阳生，此时三阴三阳之气，有阳气上浮、阴气下沉之势，所谓三阳开泰，万物生机已俨然活泼了。于时为孟春正月。

4. 卯

卯者，茂也。《史记·律书》："言万物茂也。"于一日之中，适当平旦日出之时，为"显明"之位。古文卯字如图所示，有阴开阳出之象。于时为仲春二月，阳气方盛，万物孳茂也。孳者，有情之生息乳化也；茂者，无情之草木，欣欣向荣也。

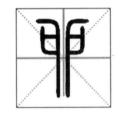

5. 辰

《五行大义》曰："辰者，震也。震动奋迅，去其故体也。"是说此时阳气已生长过半，万物悉皆发生，震动而见生长。震动是发动的意思。或者说春阳震动，万物茂美。时为季春三月。

6. 巳

巳者，已也，起也。《汉书·律历志》："巳盛于巳。"言至巳，六阳已备，纯阳无阴,万物毕尽其品,尽起生长之象。可见阳气从子至巳,渐次而盛,前者犹带阴气,至巳则阳气全部发生而不带阴气;从而天地之间,造化之用,阳气独用其事了。于时为四月。

7. 午

《史记·律书》:"阴阳交故曰午。"此时阳气尚盛而未屈,一阴之气始生,故曰阴阳交。又有"午,长也,大也。"于时为五月。万物蕚繁叶布,盈满长大也。

8. 未

未者,味也,谓物成而有味。未主六月,此时二阴已生,于阴阳会合之下,为生物成熟而有滋味的时令。《史记·律书》:"万物皆成,有滋味也。"

9. 申

申者,申也,害也,于阴气为申,于物候为害也。时主七月,三阴生而三阳退,阴气申而阳气退;三阴之气通于上下,申贼万物,白露繁降,草黄叶落,呈现初秋景象,所谓"一叶落而天下知秋"。

10. 酉

《史记·律书》:"万物之老也。"又《说文》:"酉,绺也,谓万物皆绺缩收敛也。"一岁之中,于时为八月,此时四阴已生,仅存二阳,阴气益盛,阳气益衰,阴气闭藏而阳不升发,呈现收藏之象;于一日之中为日入而夜阴降临之时。

11. 戌

《说文》:"戌,灭也。"于四时为九月。此时五阴用事,而一阳不展。阳气潜藏于戌土之中,阴杀之气盛行而阳气的生发微弱,万物皆趋衰灭。《史记·律书》云:"万物尽灭。"戌字乃戊字加"一"者,实为一阳之气,潜藏于戌土中之象也。

12. 亥

《晋书》:"亥,劾也。"劾是害与杀的意思,言此时六阴悉见,纯阴用事,劾杀万物也。《史记·律书》:"言阳气藏于下者,此时阴气独盛于外,而阳气潜藏于内,犹如冬季草木之根核,藏于地下,而内含发育之机也。"于四时为十月。

十二支的次第和含义,在于说明事物发展的生、长、壮、老、已的过程,而且有纪岁、纪月、分主四时的作用。岁、月、日、时,"五运相袭,而皆治之,"无不有阴阳五行、生生化化的道理存乎其中,因此古人亦运用十二支以观察一岁、四时、十二月、二十四节气的阴阳五行变化关系,以分析气候变化的规律。

(二)十二支阴阳五行所属

十二支为地之道,以地之方隅言之,其阴阳分属合于五行,曰:亥子北方水,亥为阴水,子为阳水。寅卯东方木,寅为阳木,卯为阴木。巳午南方火,巳火阴火,午为阳火。申酉西方金,申为阳金,酉为阴金。土居四维,旺于四季之末,有四,辰戌为阳土,丑未为阴土;而辰居东南,戌居东北,丑居东北,未居西南隅也。其旺于四季之末者,正当三月(辰)、六月(未)、九月(戌)、十二月(丑),在立春、立夏、立秋、立冬节前各十八天,为土寄旺之期。正如《素问·太阴阳明论》所说:"脾者土也，治中央，常以四时长五脏，各以十八日寄治。"

十二支的阴阳分属（图10-3），仍合于奇偶之数。子寅辰午申戌，奇数也，属阳；丑卯巳未酉亥，偶数也，属阴。

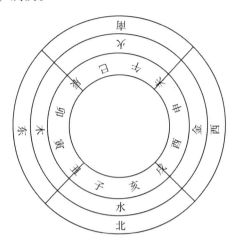

图10-3　十二支五行方隅图

（三）十二支正化对化

《素问·天元纪大论》曰："寒暑燥湿风火，天之阴阳也，三阴三阳上奉之；木火土金水火，地之阴阳也，生长化收藏下应之……应天之气，动而不息。应地之气，静而守位……动静相召，上下相临，阴阳相错，变由生也。"天之六气，分司于地之十二支者，有主有从也。《素问》称为"临御之化"，主者为临，从者为御也，王冰释为"正对之化。"

1. **子与午（少阴君火）**

午为南方火之本位，虽有一阴之生，是君火正化之位。子为北方水位，但在午火当位之时，子与之相对，亦从化于午。所以子是午的对化，同属于少阴君火。

2. **丑与未（太阴湿土）**

土寄旺于西南未宫（坤），所以正化在未，对化在丑，同属于太阴湿土。

3. **寅与申（少阳相火）**

火虽以南方为正位，但午为君火已居之，相火位界于君，取生处居之；火生于寅，故相火正化在寅，对化在申也。

4. **卯与酉（阳明燥金）**

金居西方酉位，故酉为阳明燥金正化，酉与卯遥遥相对，便是对化。

5. **巳与亥（厥阴风木）**

木虽居于东方，但卯巳被阳明对化所取，故亦取生处居之；木生于亥，亥便为厥阴风木之正化，巳为对化。

6. **辰与戌（太阳寒水）**

辰戌本属土，为什么化气为寒水呢？以水行土中，相反相成。戌居西北，为水气渐旺之处。且戌居酉金亥水之间，有金水相生之义，故戌为太阳寒水之正化，辰为之对化。

由此可见，正化者或为五行之本位，或居于本行所生之处，与之相对者便是对化。寅午未酉戌亥，是正化之位；正化者其令实，主有余。子丑卯辰巳申为对化之位；对化者其令虚，主不足。十二支正化对化，是推演客气司天、在泉的主要依据（图10-4）。

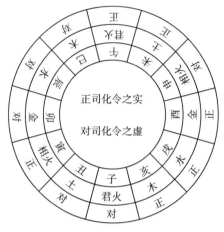

图10-4　十二支化六气正化对化图

四、甲子

《素问·六微旨大论》："天气始于甲，地气始于子，子甲相合，命曰岁立，谨候其时，气可与期。"天气有十干而始于甲，地气有十二支而始于子；干支配合，是天干在上，应天之气，动而不息；地支在下，应地之气，静而守位。始于甲子，终于癸亥，凡六十之数，统称甲子，亦曰六十甲子（表10-2）。

表10-2　六十甲子表

甲子	乙丑	丙寅	丁卯	戊辰	己巳	庚午	辛未	壬申	癸亥
甲戌	乙亥	丙子	丁丑	戊寅	己卯	庚辰	辛巳	壬午	癸未
甲申	乙酉	丙戌	丁亥	戊子	己丑	庚寅	辛卯	壬辰	癸巳
甲辰	乙巳	丙午	丁未	戊申	己酉	庚戌	辛亥	壬子	癸丑
甲寅	乙卯	丙辰	丁巳	戊午	己未	庚申	辛酉	壬戌	癸亥

六十甲子一周，天干往复六次，而地支往复五次，始尽六十之数。故《素问·六节脏象论》曰："天有十日，日六竟而周甲，甲六复而终岁，三百六十日法也。"《天元纪大论》曰："天以六为节，地以五为制。周天气者六……终地纪者五。"又曰："五六相合。"

干支配合的规律，是阳干配阳支，阴干配阴支，也就是甲丙戊庚壬五阳干与子寅辰午申戌六阳支相配，乙丁己辛癸五阴干与丑卯巳未酉亥六阴支相配。

六十甲子建立后，推算岁气的方法亦随之建立，用六十甲子的天干以观察五运的盛衰，用六十甲子的地支以测候六气的胜复淫治。所以候时占气可以通过甲子的推演予以预测，五运六气之法离不开干支甲子。

五、天文历数概论

《内经·素问》对天体的认识，采用了战国秦汉时期比较先进的"混天说"（内经非出于一时一人之手，其中盖天说的影响尚见于他篇，但有关运气篇没有采用）。混天说认为"天地之体，状如鸟卵；天包地外，犹壳裹黄，其形体混然，周旋不已。"据张衡"浑天仪"记载："天地各乘气而立，载水而浮。"而《内经》提出了地处于"太虚之中""大气举之"的更切实际的论点。《素问·天元纪大论》曰："太虚寥廓，肇基化元；万物资始，五运终天；布气真灵，总统坤元；九星悬朗，七曜周旋。"《素问·运气》七篇中，对天体结构、九星、七曜、二十八宿等皆有论述。今结合《六节脏象论》，仅对天体的概念、日月运行和历数等方面进行概述。

《六节脏象论》曰："夫六六之节，九九制会者，所以正天之度、气之数也。天度者所以正日月之行也；气数者所以纪化生之用也。天为阳、地为阴，日为阳、月为阴，行有分纪，周有道理。日行一度，月行十三度而有奇焉。故大小月三百六十五日而成岁，积气余而盈闰矣。"

1. 六六之节

"天有十日，日六竟而周甲，甲六复而终岁，三百六十日法也。"此处，"天"指天干，古人原以天干纪日，故曰"天有十日"；后又以干支配合，形成甲子纪元法，岁月日时皆用之。张景岳云："天地合数则花甲生焉。"甲子一周凡六十日，天干六复而终（十干各往复六次），所以说："日六竟而周甲。"竟者，尽也。这是一周之六六。一岁三百六十日，包括甲子六周，其中三阴三阳凡六气，此一岁之六六也。

2. 九九制会

制，节也，正也。会，会通也。九九制会者，天有四方，方各有九十度而制其会；岁有四季，季各有九十日而制其会；地有九方、九宫，人有九脏（形脏四、神脏五）、九窍等，皆应九数。九九制会与六六之节配合，以说明天地人的相应。凡有气则有度，有度则有数，天度依此而正，气数由此而定，而裁制其会通之妙者则在乎人，故曰："所以正天之度，气之数也"。

3. 天度

天度，即周天三百六十度，所以制（度也）日月之行也。太虚寥廓，本不可测，所可测者，惟依赖于天体的恒星。我国古代天文学家将全天的恒星分为三垣二十八宿和其他星座，以它们作为标志来度量天体的位置。每一星座所占的度数，称为宿度；有宿度，就可以观察日月运行的路线、迟速并找出规律，所以说："制日月之行也"。

4. 气数

气数者，二十四气之常数也。张景岳云："气数无形，本不易察，所可察者，在阴阳往来，见于节序。有节序，则时令相承，万物之消长有期，乃所以纪生化之用也。""纪"通记，标志的意思。

5. 行有分纪，周有道理

这是说，日月在做周天运行时，既有一定的分野纪度，也有一定的路线和轨道。要明白这个问题，就需要懂一些天文学的基本知识，下面分几个问题介绍。

（一）天体的概念

当我们仰望星空时，会感到在我们头上有一个半球形的圆顶，上面布满了无数的星斗；不论我们走到那里，总感到自己处于这个半球的球心。实际天上并没有一个大圆球，只是因为星体距离我们太遥远了，我们的眼睛无法分辨它们的远近，看起来好像它们同样远似的；也就是说，它们好像分布在以观察者为球心的球面上。天文学就把这个假想的球面，作为研究天体的视位置和视运动的辅助工具，称为天球。天体的视位置，就是我们看天体时的视线在这个假想球面上的投影。天球的半径长度是无关紧要的，它可以是以观察者为中心的任意长为半径的一个大球面，上面分布着日月星辰。天球上所有天体的位置，可以用球面上的点和圆来确定，类似地球的经纬度。

地球每天自西向东自转一周，看起来就好像天球每天自东向西绕我们转了一周，日月星辰的东升西落就是这样产生的一种现象。地球的自转轴指向北极星附近的一点，称为北天极；反方向的一点叫南天极。这两点的连线叫天轴。天球就是绕天轴做旋转的。

如图 10－5 所示，通过天球中心和地球赤道面平行的平面，在天球上的投影线称为天赤道；通过天球中心的垂线的两端是天顶和天底，与天顶、天底连线垂直的中心圆圈是地平线。通过天顶、北天极做一个大圆，称为子午线。

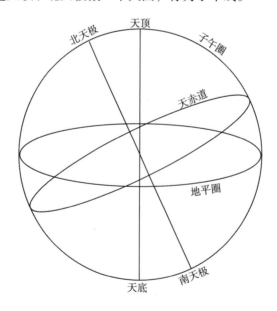

图 10－5　天球上的基本点和圈

通过天球中心做一平面，与地球绕日公转的轨道面平行，称为黄道面；它在天球上截出的大圆，称为黄道。黄道与天赤道的交角，称为黄赤交角，约为23.5°。黄道同天赤道的两个交点，分别是春分点和秋分点（图 10－6）。在地球上看，太阳每年沿黄道在天球上绕行一周。每年阳历的 3 月 21 日，太阳由天赤道以南过春分点而进入天赤道以北；6 月 22 日至最北面的夏至点；9 月 23 日过秋分点而出天赤道以南；12 月 22 日至最南面的冬至点。太阳由春分点起，沿黄道一周，又回到春分点的时间间隔，称为回归年，等于 365.242 46 日（准确值是 365.242 193）。由于不是整数，这就造成了历法的复杂性。

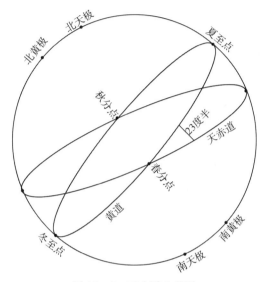

图 10-6　天赤道和黄道

月球绕地球公转的轨道平面，在天球上投影的大圆，称为白道（图 10-7）。从地球上看，月球每月沿白道运行一周。白道与黄道不重合，二者的夹角是 5°9′。月球由黄道以南经升交点而进入黄道以北，然后经降交点又出黄道以南。月球沿白道一周，至同一交点的时间，称为交点月，等于 27.212 23 日。

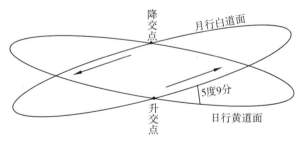

图 10-7　黄道与白道

古人对日月运行的观察，以二十八宿作为观察标志。周天三百六十五又四分之一度，每一星宿都有分度，多者 33°，少进仅 2°。"日行曰躔，谓日躔某宿几度。"星宿分度，据《汉书·律历志·距度》记载如下：

"东方苍龙七宿：角十二，亢九，氐十五，房五，心五，尾十八，箕十一。东七十五度。

北方玄武七宿：斗二十六（又四分之一），牛八，女十二，虚十，危十七，室十六，壁九。北九十八度（又四分之一）。

西方白虎七宿：奎十六，娄十二，胃十四，昂十一，毕十六，觜二，参九。西八十度。

南方朱雀七宿：井三十三，鬼四，柳十五，星七，张十八，翼十八，轸十七。南百十二度。"

（二）日月运行的规律

"行有分纪，周有道理。"已如上述。又曰："日行一度，月行十三度有奇焉。"古代天文学家认为，这是指日月运行的退度。日月循天球运转，俱是自东而西；天行速，日行迟，月行又迟。天体至圆，绕地左旋。所谓日行迟，是说比假设的天体的运行迟；日一日绕地一周，而比天少行一度，积三百六十五日又二十五刻，仍至旧处，与天体的原点相会（称日与天会），是为一岁；实际是地球绕太阳的公转之数，叫岁实，即回归年。确切的数值是365.242 46日。

月的运行，一日绕地一周。所谓又迟，是指比天体的运行少十三度又十九分之七。积二十七天半，与天相会。现代天文学称交点月，确切数值是27.212 23日。这就是说，月的运行比日的运行每天少十二度十九分之七，积二十九天五十三刻，日与月会，这个时间古历称为"朔"。古代把两次日月会合的时间间隔定为一个月，称"朔望月"，准确数值是29.530 588日。积十二个月，实得日数354.37日。一日一百刻，五十三刻约为半日，所以大小月相间，大月30天，小月29天。古历的平年354日。岁与年不同，古历的年是从正月朔到下一个正月朔，而岁实应从冬至日算起。

（三）积气余而盈闰

从上述可知，阴历一年354.37日，较实际的岁实（回归年）365.25日少了10.88日，这就是气余之数。积三年就是32.64日，按一月30日计，一闰而有余；积五年是54.4日，是再闰而不足；积十九年计算得206.72日，用29.53日除之，正好是七个月，不差时刻，所以历法定为十九年七闰。

（四）候、气、时、岁

《六节脏象论》："五日谓之候，三候谓之气，六气谓之时，四时谓之岁，而各从其主治焉。"

1. 五日谓之候

谓阴阳之气，每五天就有变化的征兆可候。天地阴阳之气，五行而已，五日天行五度，于时甲子一周，故可以测候阴阳之气的变化。《月令篇》："立春节，初五日东风解冻；次五日蛰虫始振；后五日鱼上冰……"一候的确切时间是五日七刻十七分五厘。

2. 三候谓之气

三候十五日为一气，也是阴阳气化运行的周期，合于天五行、地五行、万物五行之数，实际应是十五日二十一刻五十二分五厘。古人把从冬至节至下一个冬至节的时间分为24等份，每两个等分点之间的时间为一气，每一个等分点便是一气的开始。历法家又把每月第一个点称为"节"，第二个点称为"中"，也称"中气"，后来通称为二十四节气。

3. 六气谓之时

岁有四时，亦曰四季；季各有六气。大概言之，每季为九十日，详言应为九十一日三十一刻十五分。

4. 四时谓之岁

合四时，共 365.25 日，以成一岁。

凡此候、气、时、岁，皆合于干支阴阳五六之义而各有其所主之期。《素问·六节脏象论》曰："五运相袭而皆治之；终期之日，周而复始；时立气布，如环无端。候亦同法。"

一岁之中五运六气所主时间：

五运：每一运各主七十三日五刻。

六气：每一气各主六十日八十七刻半。

《素问·天元纪大论》曰："五六相合，而七百二十气为一纪，凡三十岁。千四百四十气，凡六十岁，而为一周。不及太过，斯皆见矣。"这是说，在甲子一周的六十年中，由于有了阴阳干支相配合的六十甲子来推演，凡五运六气之太过不及，便均可由此而知了。

第二节　五运六气

一、五运

《素问·六节脏象论》曰："五运相袭，而皆治之，终期之日，周而复始，时立气布，如环无端。"五运即五行之气的运动。袭者，承也；治者，主也。言五运相承，各主其时，以终一岁之日。时立则气布，如每年居恒不变的主运，是春气主木，夏气主火，长夏气主土，秋气主金，冬气主水等，周而复始，如环无端。具体又有中运、主运、客运之分。

（一）中运

何谓中运？以其上有司天（主天气），下有在泉（主地气），岁运居上下之中，气交之分；天气欲降，居中的岁运必先之而降；地气欲升，居中的岁运亦必先之而升，所以称为中运。中运统主一年之岁运，所以又有大运之称。

1. 中运所主和十干统运

中运，统主一年之岁运，就是用来推测气候年变化的小周期规律，如土运值年，湿气较重；金运值年，燥气较重；水运值年，寒气较重；木运值年，风气较重；火运值年，暑气较重。

推每年中运的方法，就是以上所述十干合化的规律，以五运而论曰"十干统运"。

《素问·天元纪大论》曰："甲己之岁，土运统之；乙庚之岁，金运统之；丙辛之岁，水运统之；丁壬之岁，木运统之；戊癸之岁，火运统之。"

2. 五运三纪

《素问·五政常大论》所说"三气之纪"，就是记述五运在太过、不及与平气三种不同年分的气候特征、物候表现及其对人体所产生的影响。此处所称"五运三纪"即指五运的太过、不及与平气。

（1）岁运的太过与不及：太过，即主岁的运气太过而有余。凡年干为甲、丙、戊、庚、壬五阳干，均主岁运有余，是为太过。

不及，即主岁的运气衰少而不足。凡年干为乙、丁、己、辛、癸五阴干，均主岁运衰少，是为不及。

六甲年（甲子、甲戌、甲申、甲午、甲辰、甲寅）为土运太过，则雨湿流行；六己年（己巳、己卯、己丑、己亥、己酉、己未）为土运不及，则木气乘旺，反见风化；六丙年（丙寅、丙子、丙戌、丙申、丙午、丙辰）为水运太过，则寒气流行；六辛年（辛未、辛巳、辛卯、辛丑、辛亥、辛酉）为水运不及，则土气乘旺，反见湿化；六戊年（戊辰、戊寅、戊子、戊戌、戊申、戊午）为火运太过，则热气大行；六癸年（癸酉、癸未、癸巳、癸卯、癸丑、癸亥）为火运不及，则水气乘旺，反见寒化；六庚年（庚午、庚辰、庚寅、庚子、庚戌、庚申）为金运太过，则燥气流行；六乙年（乙丑、乙亥、乙酉、乙未、乙巳、乙卯）为金运不及，则火气乘旺，反见热化；六壬年（壬申、壬午、壬辰、壬寅、壬子、壬戌）为木运太过，则风气大行；六丁年（丁卯、丁丑、丁亥、丁酉、丁未、丁巳）为木运不及，则金气乘旺，则反见燥化。

《素问·六元正纪大论》曰："运有余，其先至；运不及，其后至。此天之道，气之常也。运非有余，非不足，是谓正岁，其至当其时也。"此申明太过、不及、平气之岁，气至有先后也。凡甲丙戊庚壬太过之年，在大寒节前十三日交运，所谓"太过者化先天"也；凡乙丁己辛癸不及之年，在大寒节后十三日交运，所谓"不及者化后天"也。平气之岁，其气当其时而至，故谓之正岁。

（2）平气："平气"，自是运无太过不及之谓。《素问·五政常大论》曰："木曰敷和（敷布和气以生万物），火曰升明（火之性升，其德显明），土曰备化（含吐万物，无所不备，无所不化），金曰审平（金主肃杀，得其平顺，而不妄刑），水主静顺（水体清静，性柔而顺）。"但是十干运非阴即阳，非太过即不及，何以有平气呢？<u>凡运太过而被抑，或不及而得助，则为平气</u>。司天之气克太过的中运之气为相抑，生不及的中运之气为得助，不及的中运之气临于旺方（年支）亦为得助。如戊辰年，中运岁火太过，但太阳寒水司天，水克火，便成为平气。癸巳年，为岁火不及，但厥阴风木司天，木生火为得助；不及的癸火，临于南方巳午位火旺之方，亦为得助，便成平气。辛亥年，水运不及，但遇北方亥水之助，亦可相佐，使水气乃平。

此外，每年交初气于年前的大寒节，若年干与日干或时干相合者，名曰"干德符"。符者，合也，便为平气。也即所谓甲己合、乙庚合、丙辛合、丁壬合、戊癸合是也。若不及的年干与所逢之月干相合，且没有制胜它的，仍可称为平气。总之，平气之岁，不可预纪，须以当年的辰日时干，依法推之，自然可见。

3. 五音建运

五音者，角、徵、宫、商、羽也。古人认为五音亦随阴阳五行之气而发生，所以运气学说中也用以记述五运之太过或不及。《素问·阴阳应象大论》曰："东方生风，风生木，在音为角；南方生热，热生火，在音为徵；中央生湿，湿生土，在音为宫；西方生燥，燥生金，在音为商；北方生寒，寒生水，在音为羽。"角者，触也，象诸阳气触动而发生；徵者，止也，言物盛则止；宫者，中也，谓中和之道，无往而不理；商者，强也，象金性之坚强；羽者，舒也，阴尽阳生，万物孳育而舒发萌生也。

五音建运，在中运，逢阳年（甲丙戊庚壬）则曰"太"（太角、太徵、太宫、太商、太羽），逢迎阴年（乙丁己辛癸）则曰"少"（少角、少徵、少宫、少商、少羽）。若纪主运和客运，则取"太少相生"之法（即太生少、少生太，如太角生少徵，少徵生太宫……）。

总之，天干纪运，是以阴阳分析五行、以五行说明阴阳的具体妙用，以五音太少相生进一步推演气运阴阳变化的方法。

（二）主运

主运，是一年之中五个节令（四季加长夏）气候变化的正常规律，如春温、夏暑、长夏湿、秋燥、冬寒，年年居常不变；五季配以五行，每年初运从木运开始，按五行相生的规律，次第运行，二运火，三运土，四运金，终运水。每年的初运都在大寒日交。每一运所主时间是七十三日零五刻。

1. 五音太少相生

太少相生，是以五音来推演五运阴阳的方法。十干建运有阴阳之别，五音建运亦有阴阳之分。一岁中五步主运各有太少之异。因主运五步，年年不变。初运木必须起于角，但应是太角还是少角呢？要根据当年的中运来决定。如甲年中运为阳土（太宫），依五行相生的规律，太少相生亦相间，逆推至角便得，即生太宫者是少徵（火），生少徵者是太角（木），所以甲年主运的初运是太角（木），太少相生；依此顺推，二运少徵（火），三运太宫（土），四运少商（金），终运太羽（水），余仿此例。

为什么太少相生呢？张介宾曰："盖太者属阳，少者属阴，阴以生阳，阳以生阴，一动一静，乃成易道。故甲以阳土，生乙之少商；乙以阴金，生丙之太羽；丙以阳水，生丁之少角；丁以阴木，生戊之太徵；戊以阳火，生己之少宫；己以阴土，生庚之太商；庚以阳金，生辛之少羽；辛以阴水，生壬之太角；壬以阳木，生癸之少徵；癸以阴火，复生甲之太宫。"如此太少相生，周而复始，如环无端，以衍成气运阴阳的变化。

2. 交司时刻

主运五步，分司于五季，各主时七十三日零五刻（五刻折合现在72′）。总五运之数，共三百六十五日二十五刻，以成一岁。

大要言之，则有：

木为初之运，大寒日交。

火为二之运，春分后十三日交。

土为三之运，芒种后十日交。

金为四之运，处暑后七日交。

水为五之运，立冬后四日交。

有口诀：主运寒春芒处立，大寒、十三、十、七、四。

详论之，则有：

（1）申子辰年：

初运角：大寒日寅初初刻起（3时2分24秒）。

二运徵：春分后十三日寅正一刻起（4时16分48秒）。

三运宫：芒种后十日卯初一刻起（5时16分48秒）。

四运商：处暑后七日卯正三刻起（6时45分36秒）。

五运羽：立冬后四日辰初四刻起（8时）。

（2）巳酉丑年：

初运角：大寒日巳初初刻起（9时2分24秒）。

二运徵：春分后十三日巳正一刻起（10时16分48秒）。

三运宫：芒种后十日午初二刻起（11时31分12秒）。

四运商：处暑后七日午正三刻起（12时45分36秒）。

五运羽：立冬后四日未初四刻起（14时）。

（3）寅午戌年：

初运角：大寒日申初初刻起（15时2分24秒）。

二运徵：春分后十三日申正一刻起（16时16分48秒）。

三运宫：芒种后十日酉初二刻起（17时31分12秒）。

四运商：处暑后七日酉正三刻起（18时45分36秒）。

五运羽：立冬后四日戌初四刻起（20时）。

（4）亥卯未年：

初运角：大寒日亥初初刻起（21时2分24秒）。

二运徵：春分后十三日亥正一刻起（22时16分48秒）。

三运宫：芒种后十日子初二刻起（23时31分12秒）。

四运商：处暑后七日子正三刻起（0时45分36秒）。

五运羽：立冬后四日丑初四刻起（1时45分36秒）。

申子辰、寅午戌、巳酉丑、亥卯未，旧称地支三合，在这些年份，交司时刻是一致的。这是因为"大小月三百六十五日而成岁"，而岁实的日数是三百六十五又四分之一日，积四年是1 461日；而五运所主日数，亦需四年才与此数相等，即73.05×5×4=1 461日。因此每隔四年，逢申子辰、寅午戌、巳酉丑、亥卯未年，其行度相同，又称"岁气会同"。此外，还可以看出如下规律：①阳年初运，起于阳时；阴年初运，起于阴时。②阳年初运，起于三合首字的对冲；阴年初运，起于三合首字的本位。如申子辰年，初运起寅时，寅申相冲也。亥卯未阴年，初运起于亥时，本位也。

（三）客运

客运，是一年之内影响气候发生异常变化的因素之一，以其岁有变更，如客之往来，行于主运之上，故谓之客运。

客运，是以每年的中运作为初运，按五行相生的顺序，五步推移而成。如甲己年，中运为土，土便是客运的初运；依此顺推，则有二运金，三运水，四运木，五运火。每步所主时间也是七十三日零五刻。

客运的太过与不及，同样是用五音太少来表示的，是以当年的中运（即客运的初运）之太或少为基础，太少相生，依次推演而成。如戊年，中运为太徵，客运的初运亦是太徵（火），二运少宫（土），三运太商（金），四运少羽（水），五运太角（木）。余依此类推。

二、六气

六气，就是风、暑、火、湿、燥、寒六种不同的气化，是由四时节气、阴阳五行的运动变化而产生的，也是构成气象变化万千的主要气候因素。六气的变化规律，是运用十二支化气加以推演分析的。每年的六气，有主气、客气两种：主气用以测常，属地气；客气用以测变，属天气；客气加于主气之上，称"客主加临"。

（一）主气

1. 主气六步的规律

主气，就是地气，所谓"应地气而守位"者也。每年的主气，从岁前大寒日始，四个节气一步，二十四个节气分为三阴三阳六步，即厥阴风木→少阴君火→少阳相火→太阴湿土→阳明燥金→太阳寒水，年年固定不变。《素问·六微旨大论》曰："显明之右，君火之位也；君火之右，退行一步，相火治之；复行一步，土气治之；复行一步，金气治之；复行一步，水气治之；复行一步，木气治之；复行一步，君火治之。"张介宾曰："显明者，日出之所，卯正之中，天地平分之处也。"王冰曰："日出谓之显明。"日出之地平方位，四季不同，又因各地出极纬度（即该地北极出地之高度）各异，但取其平均，适当东方卯正之中，于四时为春分。"君火之右，退行一步，相火治之。"所谓"退行"者，古代天文学家认为，天体本顺而左旋，日月似逆而右转；实则日月五星皆循天左行，其所以似右者，乃日不及天，月不及日，并五星之退度也。

主气六步的顺序，还是从五行学说推演而来的。木居东方，日出之位，为阳气发生、气化之始，所以厥阴风木为初之气，主春。木能生火，所以厥阴风木之后，是君火、相火之位；从而春末行温化之令，夏中行暑热之令。君火为火之君，相火为火之相，所以君火位于相火之前。火能生土，四之气太阴湿土用事，行热蒸溽暑之令。土能生金，则阳明燥金为五之气，行秋季清燥之令。一年中的主气，至此一周，根据所主时间，各行不同的化令（图10-8）。

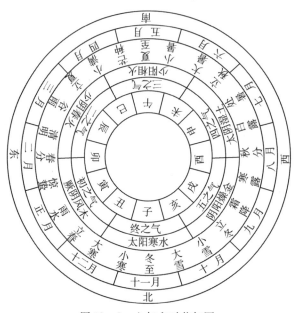

图 10 - 8　六气主时节气图

2. 主气所司时间和气候特点

主气六步,自大寒日起至大寒日止,把一岁 365.25 日六等分,每步各主六十日八十七刻半（60 日 21 时）。

初之气,厥阴风木。自年前大寒日开始,至二月春分。在这段时间内,斗柄所指自丑正而至卯之中。天度至此,风气乃行。

二之气,少阴君火。自春分至小满,斗建自卯正至巳之中。天度至此,行温和暄淑之令。

三之气,少阳相火。自小满至大暑,斗建自巳正至未之中。天度至此,炎暑乃行。

四之气,太阴湿土。自大暑至秋分,斗建自未正至酉之中。天度至此,云雨时行,湿蒸乃作。

五之气,阳明燥金。自秋分至小雪,斗建自酉正至亥之中。天度至此,清气乃行,万物应之枯萎干涸。

六之气（终之气）,太阳寒水。自小雪至大寒,斗建自亥正至丑之中。天度至此,寒气乃行。

详论六气的交司时刻:

·申子辰年:

初之气:大寒日寅初初刻交（3 时 2 分 24 秒）。

二之气:春分日子之正初刻交（0 时 2 分 24 秒）。

三之气:小满日亥初初刻交（21 时 2 分 24 秒）。

四之气:大暑日酉正初刻交（18 时 2 分 24 秒）。

五之气:秋分日申初初刻交（17 时 2 分 24 秒）。

六之气:小雪日午正初刻交（12 时 2 分 24 秒）。

· 巳酉丑年：

初之气：大寒日巳初初刻交（9时2分24秒）。

二之气：春分日卯正初刻交（6时2分24秒）。

三之气：小满日寅初初刻交（3时2分24秒）。

四之气：大暑日子正初刻交（0时2分24秒）。

五之气：秋分日亥初初刻交（21时2分24秒）。

六之气：小雪日酉正初刻交（18时2分24秒）。

· 寅午戌年：

初之气：大寒日申初初刻交（15时2分24秒）。

二之气：春分日午正初刻交（12时2分24秒）。

三之气：小满日巳初初刻交（9时2分24秒）。

四之气：大暑日卯正初刻交（6时2分24秒）。

五之气：秋分日寅初初刻交（3时2分24秒）。

六之气：小雪日子正初刻交（0时2分24秒）。

· 亥卯未年：

初之气：大寒日亥初初刻交（21时2分24秒）。

二之气：春分日酉正初刻交（18时2分24秒）。

三之气：小满日申初初刻交（15时2分24秒）。

四之气：大暑日午正初刻交（12时2分24秒）。

五之气：秋分日巳初初刻交（9时2分24秒）。

六之气：小雪日卯正初刻交（6时2分24秒）。

（二）客气

客气即天气，经曰"应天气动而不息"者也。天为阳主动，所以客气运行于主气之上，随着年支的变更而转移，动而不息。客气往来不定，标志着一年中时令气候的异常变化。

1. 客气六步的规律

客气六步的次序与主气不同。《素问·天元纪大论》曰："寒暑燥湿风火，天之阴阳也，三阴三阳上奉之。"又曰："阴阳之气，各有多少，故曰三阴三阳也。"客气六步的顺序，是按照在天阴阳之气的多少、先后次第排列的，即先三阴、后三阳：

三阴是按：一阴（厥阴）→二阴（少阴）→三阴（太阴）。

三阳是按：一阳（少阳）→二阳（阳明）→三阳（太阳）。

客气六步简单的口诀是："先阴后阳，一二三，一二三"。

何谓步？《六微旨大论》曰："所谓步者，六十度而奇。故二十四步，积盈百刻而成日也。"一日一度，度即日也。周岁三百六十五日二十五刻，以六步分之，则每步六十日又八十七刻半，故曰有奇也。二十四步，四岁也。积二十四个八十七刻半，共得二千一百刻，正是二十一日。60×24＋21＝1 461日，与四岁之日数相合而无盈亏。与前面所说三合会同之气数亦相符，所以说每四岁为一个周期（图10-9）。

2. 司天、在泉和四步间气

客气之六步，又分为司天、在泉和四步间气。其推演方法是：**先定司天，再定在泉，后定四步间气。**

（1）司天：《素问·天元纪大论》曰："子午之岁，上见少阴；丑未之岁，上见太阴；寅申之岁，上见少阳；卯酉之岁，上见到阳明；辰戌之岁，上见太阳；己亥之岁，上见厥阴。"所谓上者，就是司天。可见司天的确定，是根据十二支的正化、对化而来的（详前）。每年

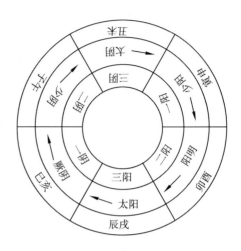

图10-9 客气六步图

的司天加临于主气六步的"三之气"上，这就是客气定位的基础。

（2）在泉：《内经》言："司天、在泉，每谓之上下。天地者，万物之上下也，故天地与上下可互言之。岐伯曰：'所谓上下者，岁上下，见阴阳之所在也。'"上指司天，下指在泉；岁之上下，即三阴三阳迭见之所在。《素问·五运行大论》曰："何谓下？曰：厥阴在上，则少阳在下；少阴在上，则阳明在下；太阴在上，则太阳在下；少阳在上，则厥阴在下；少阳在上，则厥阴在下；阳明在上，则少阴在下；太阳在上，则太阴在下。"

在泉，位于主气六步的六之气（终之气）上，与司天之气遥遥相对。从以上经文，我们还可以找出司天在泉的如下规律：

1）阴对阳，阳对阴，阴阳相对：即阳司天则阴在泉；阴司天则阳在泉。

2）三阴三阳，数字对等：即一对一、二对二、三对三。

厥阴（一阴）与少阳（一阳），互为司天在泉。

少阴（二阴）与阳明（二阳），互为司天在泉。

太阴（三阴）与太阳（三阳），互为司天在泉。

司天、在泉的定位是：司天在上，居于南方；在泉在下，居于北方。司天之位，当主气之三之气；在泉之位，当主气之终之气（六之气）。

（3）四步间气：《素问·至真要大论》曰："间气何谓？曰：司左右者是谓间气也。"司天有左右间气，在泉也有左右间气，合之谓四步间气。所以四步间气，只有在司天和在泉确定下来之后才能推算。司天在泉的定位已如上述，间气的推演有如下步骤。

1）先辨左右：

①司天之左右：《素问·五运行大论》曰："左右者，诸上见厥阴，左少阴、右太阳；见少阴，左太阴、右厥阴；见太阴，左少阳、右少阴；见少阳，左阳明、右太阴；见阳明，左太阳、右少阳；见太阳，左厥阴、右阳明。所谓面南而命其位，言其

见也。"

上，指司天；诸上见者，概以下诸见而言。"面北而命其位"，就是说欲定司天之左右，必须取位南面北的方位，而命其左右之见。因为司天在上居南，在泉居下位北，必须在司天的位置上，面向在泉的北方以分左右，那就是西为左、东为右；司天的左间在西，右间在东。请于前"客气六步图"定准方位，试分左右，其义自现。

②在泉之左右：《素问·五运行大论》曰："少阳在下，左阳明、右太阴；阳明在下，左太阳、右少阳；太阳在下，左厥阴、右阳明；厥阴在下，左少阴、右太阳；少阴在下，左太阴，在厥阴；太阴在下，左少阳，右少阴。所谓面南而命其位，言其见也。"

下，指在泉。"面南而命其位"，就是说欲定在泉之左右，必须取位北面南的方位而命名其左右之见。因为在泉居下，位于北方，必须位于在泉的北方，面向司天的南方，以分左右，那就是东为左、西为右了。故在泉的左间居东，右间居西。

2）次定阴阳：左右既分，位次遂定。在泉的左间为初之气，司天的右间为二之气，司天为三之气，司天的左间为四之气，在泉的右间为五之气，在泉为终之气。按照前面所说"三阴三阳、一二三"的规律安排四步间气，准确无误。

在此，还可以看出，客气六步的次序是顺时针方向运转。从十二支对化的岁岁迁移来看，三阴三阳之气又是逆时针方向运行。以司天来说，左右间气，总是左升右降，阴升则阳降，阳升则阴降。因此说，四步间气随司天在泉的岁岁迁移，还包含了阴阳升降的道理。

推算六步间气，还有简易一法。不是先定司天，而是先找出客气的初之气，顺推至六之气。其诀曰："年支退后二位，顺推客气六步"。例如，甲子年，年支是子，子退后二位是戌，戌在十二支化气为太阳寒水，则太阳寒水就是甲子年客气的初之气，即在泉的左间；顺推亥（厥阴风木）为二之气，即司天的右间；子（少阴君火）为三之气，即司天；丑（太阴湿土）为四之气，即司天的左间；寅（少阳相火）为五之气，即在泉的右间；卯（阳明燥金）为终之气，即在泉也。其余仿此类推。此法更易于掌握，用起来方便。

3. 司天、在泉和四步间气所主

客气以司天、在泉尤为重要，内经称之为"主岁者"也。《素问·六元正纪大论》曰："岁半以前，天气主之；岁半之后，地气主之。"司天者天气，在泉者地气。司天通主上半年，在泉通主下半年。岁半之前，始于十二月中大寒，终于六月初小暑。岁半之后，始于六月中大暑，终于十二月初小寒也。即《至真要大论》："初气终三气，天气主之；四气尽终气，地气主之"之义。

《素问·至真要大论》曰："主岁者纪岁，间气者纪步也。"司天在泉各司半年，共主一岁之气。就是说，二者不仅各主一步，其他时间，也受司天在泉之气的影响。而四步间气，只是各纪各步而已。每一间气只主六十日零八十七刻半。

4. 客气司天的气化规律

（1）一般规律：《素问·至真要大论》曰："厥阴司天，其化以风；少阴司天，其化以热；太阴司天，其化以湿；少阳司天，其化以火；阳明司天，其化以燥；太阳司天，其化以寒。"这是客气司天的一般气化规律。此处的风、热、湿、火、燥、寒不能狭义理解。诸凡和气升扬，发生万物，皆风化之象；宣疏热蒸，万物繁茂，皆君火之化；云雨滋泽，津液充溢，皆湿土之化；炎暑酷烈，阳气盛极，皆相火之化；清明干肃，万物收束，皆燥金之化；阴寒凛冽，万物闭藏，皆寒水之化。

司天所主气化如此，在泉与四步间气如何呢？曰："司天同候，间气皆然。"这是说，在泉之气化与司天同候，四间气也都是一样。司天、在泉与间气，虽所主时间不一且有主次之别，但气化性质并没有不同，在其当令时间对气候的影响是一样的。

（2）客气的胜复：何谓胜复？胜者是淫胜，就是当令之气过强，而无所抑制，肆行无忌。胜气的作用是主动的，一段时间内占主导地位。复是报复之意，即所谓子复母仇。阴阳有盈虚消长，六气有盛衰不常，有所胜必有所复，此亦《六微旨大论》"亢害承制"之理也。《天元纪大论》亦曰："有余而往，不足随之；不足而往，有余从之。"

《素问·至真要大论》曰："胜复之动，时有常乎？气有必乎？曰：时有常位，而气无必也。初气终三气，天气主之，胜之常也；四气尽终气，地气主之，复之常也。有胜则复，无胜则否。胜至则复，无常数也，衰乃止耳。复已而胜，不复则害，此伤生也。"

1）胜复之气的一般规律是：上半年有胜气，则下半年必有复气。上半年司天所主，太过则胜其不胜，不及则胜者来胜，此胜之常也。下半年，在泉所主，太过则承者起而制之，不及则子为母而复之，此复之常也。

2）有胜必有复，无胜则无复：气微者复亦微，胜甚者复亦甚。

3）胜至则复，复已而胜：胜复往来及其胜气、复气持续时间的长短，不能预定，由胜复之气的盛衰来左右。若气有余而胜复微，则气有未尽，不免再胜再复；若胜复皆甚，则彼此气尽而已。故曰："衰乃止耳"。

4）气候因素的胜复，一般是胜至则复，若有胜而无复，则亢而为害，故曰："此伤生也"。

（3）升降不前和不迁正、不退位：这两个问题见于《素问》遗篇《本病论》和《刺法论》，具有一定的参考价值，此处仅简要讨论。所谓"升降不前"是指四步间气而言，"不退位，不迁正"是指前一司天之气，太过而有余，至而不去，当退位而不退，以致后一司天之气，不得迁居正位。三阴三阳六气，有三气在天、三气在地，左升右降，岁岁迁移。司天的左间升为司天，则司天的右间降为在泉的左间。前一岁的司天之气退位于司天右间，则前一岁的司天左间迁正作为司天；在泉也是这样。若气运正常，节候应至而至，至当其时，司天在泉得位所在，乃天地气交，正常的现象。若气交有变，则阴阳失位，变异非常，四时失序，自然就会"万化不常"，人体就会发生相应的疾病。

发生间气升降不前的原因，是"五运太过"，主要是当年的中运之气太过，先天而至，对某一间气的抑制所引起。《素问》遗篇《本病论》曰："但欲升而不得其升，中运抑之；但欲降而不得其降，中运抑之。"例如，甲年土运太过，则能抑制水气之升降；丙年水运太过，则能抑制君相二火之升降；戊年火运太过，则能抑制金气的升降；庚年金运太过，则能抑制木气之升降；壬年木运太过，则能抑制土气之升降。升之不前者，如庚辰、庚戌岁，太阳当迁正于司天，而厥阴风木从上年的在泉右间，当升为今岁司天之左间。但遇庚以阳金中运之气太过，其气先天而至；金能胜木，厥阴风木为其所抑，升而不前，便出现金胜木衰之化，金气肃杀于春，霜露复降；木气被郁，极而必发，后必有大风摧拉之变。其他如辛巳、辛亥，壬子、壬午，辛丑、辛未，戊寅、戊申，己卯、己酉之岁，皆类于此。所谓"降之不下"者，如丙寅、丙申岁，厥阴当迁正在泉；少阴君火从上年司天之右间，当降为今岁在泉之左间，但遇丙年水运太过，先天而至抑制君火；君火欲降，水运承之，所以降之不下；则天时会出现寒水胜火之化，"寒常布雪，凛冽复作，天云凄惨"；日后火郁而发，又多温热之病。他如丁卯、丁酉，丙辰、丙戌，癸巳、癸亥，甲子、甲午，乙丑、乙未之岁，亦有降之不下的情况，可根据气运阴阳五行之理类推之。

不退位，不迁正，也叫迁正不前。其原因主要是岁前之司天，气数有余而不退，已过交司时日，仍行旧岁之令。如《刺法论》曰："子午之岁，天数有余，故少阴不退位也；热行于上，火余化布天"。《本病论》曰："少阴不退位，即温生春冬，蛰虫早至，草木发生。"此言丑未之年，犹行子午之令，湿化不行，君火之热气还对自然界有着比较明显的影响。旧岁司天不退位，则新岁司天不得迁居正位。《本病论》曰："少阴不迁正，即冷气不退，春冷后寒，暄暖不时……木气虽有余，位不过于君火也。"子午年，若岁前己亥厥阴风木不退位，则少阴不迁正，所以春多寒冷，温和暄淑之气不能及时而至；但上年厥阴阴气至今岁初气之末，交于春分，则主客君火皆已得位，木虽有余，也不能过此也。

（三）客主加临

主气，应地之气，静而守位，是每年气化之常；客气，应天之气，动而不息，反映每年的气候之变。《天元纪大论》曰："动静相召，上下相临，阴阳相错而变由生也。"岁岁迁移的客气，轮转于固定的主气之上，称为"客主加临"。两者的关系非常密切，分析两者之间的关系也非常重要。《五运行大论》所谓："上下相遘，寒暑相临"，一岁之中变化顺逆，便可由斯而见。分析客主加临常变顺逆的方法是：

1. 主胜逆，客胜从

《素问·至真要大论》曰："主胜逆，客胜从，天之道也。"主即主气，客即客气；逆是不相得，从是相得或曰顺。这是运用五行生克的原理，结合主客上下的位次来分析两者关系的。总的原则是：<u>客气的力量胜过主气为顺</u>（上胜下）；相反，<u>主气的力量胜过客气为逆</u>（下胜上）。这是什么道理呢？任应秋的解释是："主气是经常的，客气之至是比较短暂的，如经常的主气胜制短暂的客气，则客气将无从司令了。因而便宁使客气制胜主气，不使主气制胜客气。也正由于客气时间短暂，它虽有胜制之气，一转瞬就会过去的，所以'客胜为从'。"

如卯酉年，阳明燥金司天，少阴君火在泉。初之气，客气太阴湿土加临于厥阴风木之上（木克土），为主胜客。二之气，客气少阳相火加临于少阴君火之上，虽为同气，但臣在上而君在下为逆（后详）。三之气，司天阳明燥金加临于少阳相火之上（火克金），为主胜客。四之气，客气太阳寒水加临于主气太阴湿土之上（土克水），为主胜客。五之气，客气厥阴风木加临于主气阳明燥金之上（金克木），为主胜客。终之气，客气少阴君火加临于主气太阳寒水之上（水克火），亦为主胜客。故卯酉年，主客六步加临，皆不相得。

2. 君位臣则顺，臣位君则逆

《素问·六微旨大论》曰："君位臣则顺，臣位君则逆。"君者君火，臣者相火。君位臣者，即少阴之客，加临于少阳主气之上，是君在上而臣在下，为顺；臣位君者，即少阳相火加临于主气少阴之上，是臣在上而君在下，为逆。又曰："逆则其病近，其害速；顺则其病远，其害微。"君相二火，虽为同气，但有位次顺逆、当位不当位之别，故《五运行大论》亦曰："气相得而病者何也？曰：以下临上，不当位也。"如子午岁，少阴君火司天，加临于主气三之气的少阳相火之上，主客同一火气，而君在上臣在下，是为相得，但须防其亢而为害也。余类此。

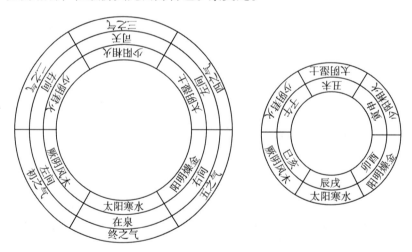

图 10 - 10　客主加临活盘图

客主加临活盘（图10 - 10）由大小两个圆盘结合而成。大盘绘制六步主气和司天、在泉、四间气的定位，如图所示之外三圈。小盘有两圈，外圈是客气六步，内圈是客气司天的年支。用时，旋转小盘，将年支对准外盘的司天（即主气的三之气），六气的客主加临情况便昭然于盘上。

三、运气相临和运气同化

五运和六气，应该说都有客主加临的问题。但《内经》七篇论五运，独重中运和主运；中运乃统主一年之岁运，在分析气候因素上更显得重要。对于客运则仅在《六元正纪大论》中列有程式，未予论述；在分析气化变异和发病，亦未提及。所以对五运的客主加临，一般略而不谈。张介宾曾曰："五运之化有常数，客主之运有逆顺也。盖六气有主客，而五运亦有主客；六气之有六步，而五运之气，岂一主其岁而四皆无用，不行生化者乎？"所以我们在运用中对五运客主之间的生克顺逆，也要全面加以考虑。

六气的客主加临已详于前。以上都是从五运和六气各自单方面分析的；运气相临和运气同化是把五运六气的因素加在一起，去分析自然界气候的变异和对人体的影响的。随后我们着重分析司天、在泉和中运的关系中的几种情况。

（一）运气加临

根据运气相临、互相的生克顺逆，推测气运的盛衰及相互制约的情况，以分析气候的复杂变化及对人体的影响。中运者统主一岁者也，即"甲己之岁，土运统之"是也。司天统主上半年之气，在泉统主下半年之气，即"岁半以前，天气主之；岁半以后，地气主之"者也。六十年中，气运上下相临，有相得，有不相得，主要有顺化、天刑、小逆、不和等。

1. 顺化

司天之气生中运曰"顺化"。司天在上为天气，在泉居下为地气，中运居于上下之中，气交之分；司天生中运，以上生下，为相得之岁，故曰"顺化"。六十年中有以下十二年：

甲（子午）年，少阴司天，中运土，火生土也。

甲（寅申）年，少阳司天，中运土，火生土也。

乙（丑未）年，太阴司天，中运金，土生金也。

辛（卯酉）年，阳明司天，中运水，金生水也。

壬（辰戌）年，太阳司天，中运木，水生木也。

癸（巳亥）年，厥阴司天，中运火，木生火也。

2. 天刑

司天之气克中运，以上克下故曰"天刑"，为不相得之岁。六十年中，有以下十二年：

戊（辰戌）年，太阳司天，中运火，水克火也。

己（巳亥）年，厥阴司天，中运土，木克土也。

庚（子午）年，少阴司天，中运金，火克金也。

庚（寅申）年，少阳司天，中运金，火克金也。

辛（丑未）年，太阴司天，中运水，土克水也。

丁（卯酉）年，阳明司天，中运木，金克木也。

3. 小逆

<u>中运生司天之气，名小逆。</u>运生天气，以下生上，虽为相生，然子居母上，故曰"小逆"，主微病。六十年中有以下十二年：

己（卯酉）年，阳明司天，中运土，土生金也。

庚（辰戌）年，太阳司天，中运金，金生水也。

辛（巳亥）年，厥阴司天，中运水，水生木也。

壬（子午）年，少阴司天，中运木，木生火也。

壬（寅申）年，少阳司天，中运木，木生火也。

癸（丑未）年，太阴司天，中运火，火生土也。

4. 不和

<u>中运克司天之气，名不和。</u>以下克上故也，为不相得之岁，主病甚。六十年中有以下十二年：

甲（辰戌）年，太阳司天，中运土，土克水也。

乙（巳亥）年，厥阴司天，中运金，金克木也。

丙（子午）年，少阴司天，中运水，水克火也。

丙（寅申）年，少阳司天，中运水，水克火也。

丁（丑未）年，太阴司天，中运木，木克土也。

癸（卯酉）年，阳明司天，中运火，火克金也。

（二）运气同化

五运、六气在六十年的变化中，司天、在泉与中运，结合岁支、方位来分析，还有二十四年的同化关系。所谓同化，就是气与运有同一的性质，在天时气化反应上也一致，如木同风化、火同暑热、土同湿化、金同燥化、水同寒化等。《六元正纪大论》曰："风温春化同；热曛昏火夏化同，胜与复同，燥清烟露秋化同，云雨昏暝埃长夏化同，寒气霜雪冰冬化同。此天地五运六气之化，更用盛衰之常也。"就是说气运更迭，化有盛衰，盛衰又有常有变，此言其常也。具体又有同天化、同地化之不同。又曰："太过而同天化者三，不及同天化者亦三；太过而同地化者三，不及而同地化者亦三，凡此二十四岁也。"中运之气，同天化者，太过不及各有三；同地化者，太过不及亦各有三。分为天符、岁会、同天符、同岁会、太乙天符五者，分述如下。

1. 天符

<u>中运与司天同气，名"天符"。</u>《天元纪大论》曰："应天为天符"。符者合也。《六微旨大论》曰："土运之岁，上见太阴；火运之岁，上见少阳、少阴；金运之岁，上见阳明；木运之岁，上见厥阴；水运之岁，上见太阳。曰天之会也。故《天元玉册》曰：天符。"如：

己（丑未）年，土运少宫，上见太阴。

戊（子午）年，火运太徵，上见少阴。

戊（寅申）年，火运太徵，上见少阳。

乙（卯酉）年，金运少商，上见阳明。

丁（巳亥）年，木运少角，上见厥阴。

丙（辰戌）年，水运太羽，上见太阳。

凡此二十年，都是司天之气与主岁的中运相合而同化者也。

2. 岁会

中运之气的五行所属，临于本行之正位，也就是与岁支之气相同，称为"岁会"。五行之气于方位分属于四正四隅，四正者子午卯酉之位，四隅者辰戌丑未也。《六微旨大论》曰："木运临卯（丁卯年，以木运临于东方卯位也）；火运临午（戊午年，以火运临于南方午位也）；土运临四季（甲辰甲戌己丑己未年，以土运临于四隅。曰四季者以四时论，土寄旺于四季之末；以地支方位论为四隅也）；金运临酉（乙酉年，以金运临于西方酉位也）；水运临子（丙子年，以水运临于北方子位也）。"以上凡八年，本运临本气之正位，本气上承于本运也，《天元正纪大论》谓"承岁为岁值"。承者，下奉于上也；直者，会也。年支与岁运，同气相承也，通称为"岁会"。

3. 同天符

凡逢阳年，太过的中运之气，与在泉之气相合，称为"同天符"。因为天符是中运与司天之气相符，而司天与在泉皆为主岁之气，所不同者，一上一下，各主半年而已。中运与在泉合其气化者，实与"天符"有相似之处，而又不尽然，故曰："同天符"也。《天元正纪大论》曰："太过而同地化者三。甲辰、甲戌太宫下加太阴；壬寅、壬申太角下加厥阴；庚子、庚午太商下加阳明。如是者三。"太过谓甲丙戊庚壬阳年，中运之气太过。同地化者，同在泉之气也。下加者中运下加于在泉也。又曰："太过而加同天符，不及而加同岁会也。"

甲（辰戌）年，太阳司天，中运太宫土，太阴在泉。

壬（寅申）年，少阳司天，中运太角木，厥阴在泉。

庚（子午）年，少阴司天，中运太商金，阳明在泉。

4. 同岁会

凡逢阴年，不及的中运之气，与在泉之气相合，称为"同岁会"。岁会是中运之气临于本五行之正位，与岁支之气相同；现在中运之气与在泉之气相合，而在泉虽曰"地气"，终系在天客气所属，是与岁会似同而实异也。《六元正纪大论》曰："不及而同地化者亦三。癸巳、癸亥少徵，下加少阳；辛丑、辛未少羽，下加太阳；癸卯、癸酉少徵，下加少阴。如是者三。"

癸（巳亥）年，厥阴司天，中运少徵火，少阳在泉。

辛（丑未）年，太阴司天，中运少羽水，太阳在泉。

癸（卯酉）年，阳明司天，中运少徵火，少阴在泉。

5. 太乙天符

既是天符，又是岁会，谓之"太乙天符"，是司天、中运、岁支三者之气会合同化，也是难得而可贵的，即《天元纪大论》所谓："三合为治也"。《六微旨大论》曰："天符、岁会何如？曰：太乙天符之会也。"太者，大也，非常也；乙者，一也，一致也；即上中下三气一致之岁也。六十年中共四年。

戊午年，少阴司天，中运少徵火，火运临午也。

乙酉年，阳明司天，中运少商金，金运临酉也。

己（丑未）年，太阴司天，中运少宫土，土运临丑未也。

以上"天符"十二年，"岁会"八年，"同天符"六年，"同岁会"六年，"太乙天符"四年，共三十六年。但"太乙天符"四年（戊午、乙酉、己丑、己未）已在"天符"十二年中，岁会八年亦有四年（与太乙天符相同的四年）在"天符"中，实际只有二十六年。《内经》所谓"二十四岁"是算了"天符"十二年、"同天符"六年、"同岁会"六年，而"岁会"未计在内。在"岁会"八年中，除去与"天符"相同的四年，和"同天符"相同的两年（甲辰、甲戌），只余两年（丁卯、丙子），加前二十四年，共得二十六年。在这二十六年中，天地同化，运气符合，无所克侮，气多纯正。但正因为是同化的纯一之气，尤须防其亢害为灾。故《六微旨大论》曰："天符为执法，岁位为行令，太乙天符为贵人。邪之中也奈何？曰：中执法者，其病速而危；中行令者其病徐而持；中贵人者，其病暴而死。"中执法者，是犯司天之气，在上者也，有执法于上之意。中行令，是犯地支方位之气，在下者也，有奉令而行之意；中贵人是犯天地之合邪也。可见在这些年份，如果过盛之气，亢而为害，其邪气流行于上而起主导作用者，为病速而危；其邪气在下，处于从属地位者，起病徐缓，邪正相持，吉凶参半也。若三气合一，天地合邪，其盛可知，不犯则已，犯之必暴而死也。

第三节　五运六气的应用

一、五运六气的应用法则

《素问·气交变大论》曰："善言天者，必应于人；善言古者，必验于今；善言气者，必彰于物……"这就是说，理论研究必须结合实际。研究古代的科学文化，是为了丰富和发展现代科学；研究自然界气候的变异，是为了探索它对人体的影响及其与发病之间的关系，这是运气学说当今的主要课题。

古代运气学说的理论，是以阴阳五行学说为基础的。古代朴素的唯物论，是把阴阳五行说作为宇宙的普遍规律，认为宇宙间的一切事物（包括人体）都是按照阴阳五行的法则运动变化的，事物与事物之间的相互关系也不能超越这一法则。所以《天元纪大论》曰："夫五运阴阳者，天地之道也，万物之纲纪，变化之父母，生杀之本始，神明之府也。"

《六元正纪大论》曰："先立其年，以明其气，金木水火土，运行之数；寒暑燥湿风火，临御之化，则天道可见，民气可调。"概要言之，运气的推演步骤，是先立其年，如甲子年、乙丑年等，年辰立则岁运岁气自明；通过中运、司天、在泉及间气之间关系的分析，以观察五运之化和六气临御情况，从而天道可以预见，人体生理的适应性变化和发病可以预知，病亦可以预防了。五运六气，上下相临，阴阳相错，气有往复，用有迟速，千变万化，但不外乎太过不及、淫郁胜复诸端，而具体又用五行学说的生克制化理论加以说明。下面就应用中的几个主要的法则和规律给予概要说明。

（一）生克制化

五行的相生相克存在于宇宙间一切事物之中，是事物运动中相互促进、相互制约以维持相对平衡的不可或缺的两个条件。每一行通过"生我"、"我生"，"我克"、"克我"与其他四行发生着密切的联系，因此只注意生克双方的关系是不够的。每一行的变化，必然也影响着其他四行的盛衰状态；因而不管是提到哪一行，都应该着眼于整体，全面考虑。五行的生和克，同时存在于统一体中，所以事物的运动是不平衡的；但五行的每一行既生它又被生，既克它又被克，所以从整体上又保持着相对平衡的动态均势；正是由于这样，事物才能运行不息地正常生化。这种动态的均势一旦遭到破坏（往往是由于五行中某一行的太过或不及引起），事物就会出现变异，如天气反常、人体发病等。我们研究运气学说应该特别注意的是后者。

1. 亢害承制

《素问·六微旨大论》曰："亢则害，承乃制，制则生化。"亢，盛之极也。承，随也。制有制约、抑制、克胜之意。五行的运动规律，一有所亢，则相对平衡的关系便被破坏；有所偏胜，必有偏衰；假使强而无所制，则强者愈强，而弱者愈弱，强弱相残，便危害其所胜之气了。但此时制约的力量便因其强随之而起，通过对过盛一方的抑制，恢复正常的协调关系，事物的运动变化、生化之机才会正常进行，故曰："制则生化"。例如，木亢能够克土，而土又能够生金，金便承之而起以制木；又火亢能克金，而金之子水，便随之而起以制火，使过亢之气归于平衡，这称为"子复母仇"或"子来救母"。运气中的"复气"即指此为母复仇的"子气"而言。这种制约的力量（复气）若无亢盛之气，仅随之而已，虽承而不见；若一有所亢，便起而平之，复气才会表现出来。《六微旨大论》曰："相火之下，水气承之；水位之下，土气承之；土位之下，风气承之；风位之下，金气承之；金位之下，火气承之；君火之下，阴精承之。"就是说六气盛极之下，各有相制之气随之而生，由生而化，由微而著，更相承袭也。气运虽有常有变，但都存在这种承制的规律。

2. 太过不及的乘侮规律

五行的生克承制是相互促进、相互制约的正常关系，而乘侮则是在平衡关系破裂后的反常变化，多是因某一行的太过不及所致。如此，在自然界则灾变至，在人体则疾病生。其规律正如《五运行大论》所说："主岁何如？曰：气有余，则制己所胜，而侮所不胜；其不及，则己所不胜侮而乘之；己所胜，轻而侮之；侮反受邪，寡于畏也。""主岁"，指主岁之气运。"己所胜"，即我所克者。"所不胜"，即克我者也。如若木气有余，不仅制己所胜而土受其克，湿化乃衰；甚至素所不胜之金，反受木侮，而风化大行。若木气不足，不仅己所不胜的金气，乘虚来侮，而素为己所能胜的土，也轻而侮之（反克）。但五行的运动规律是盛极则衰，极必有复，所以胜气到了势极而衰的时候，亦必然受到复气的惩罚，故曰："侮反受邪"。"侮反受邪"是由于此前的肆行无忌所致也。

（二）至有先后

运气之法，是先立岁时，岁时立则气布而节候应之，故《六节脏象论》曰："谨候其时，气可与期"。四时、六气各有所司，知其时，则气化是否应时而至便可观察而得知了。《气交变大论》曰："太过者先天，不及者后天。"是说太过之气运，必先于天时而至；不及之气运，必后于天时而至。《六元正纪大论》亦曰："运有余，其至先；运不及，其至后，此天之道，气之常也。运非有余，非不足是谓正岁，其至当其时也。"正岁者谓平气之岁，时至气亦至，气化与节候相当，是至当其时也。

气运太过不及所造成的后果，要根据五行生克乘侮的规律，全面考虑。《六节脏象论》曰："<u>未至而至</u>，此谓太过，则薄所不胜而乘所胜也，命曰气淫。<u>至而未至</u>，此谓不及，则所胜妄行，而所生受病，所不胜薄之也，命曰气迫。"又有"未至而至""至而不至"两句，前一"至"字指时，后一"至"谓应时之气化也。时未至而气先至，是为太过；时已至而气不至，是不及。薄，是轻薄欺凌之意。"薄所不胜"，是太过之气能欺凌我素不能胜者。例如，木气有余，金不但不能制约它，而木反侮金之类。乘，即乘克，如木盛而土受其克，是木乘其所胜也。淫者，是恃己之强、肆无忌惮、妄行淫虐也，故曰"气淫"。若气运不及，则素为我所胜（我克）者，就妄行无忌，如木不及则土无所畏而妄行，土妄行则水受其克；水，生木者也，故曰"所生受病"。"所生"，指生我者。同时，金气因木气的衰弱不振，对其乘克更甚，有加无已，是所谓"所不胜薄之也，命曰气迫"，迫者因我之不及而受彼侵迫也。

（三）六气胜复

五运有太少，六气有盛衰，阴阳五行的分治规律是有余不足交互出现。《天元纪大论》曰："有余而往，不足随之；不足而往，有余随之。"有余即太过，不足即不及。有余去后，不及随至；不及去后，有余随之而来；这就是气运有迭相消长，有盛必有衰、有胜必有复，往来相因、极而复反的变化规律。

胜，指太过之胜气；复，指报复之气。《至真要大论》曰："有胜则复，无胜则否，复已而胜何如？曰：胜至则复，无常数也，衰乃止耳。复已而胜，不复则害，此伤生也。"气运之盛衰不常，有胜必有复，无胜则无复。"复已而胜"是说既复之后，此复气又由微而著而盛，成为胜气了。"胜至则复"是说有再胜即有再复。如此胜复往来，本无常数，有一胜一复而止的，也有再胜再复而不止的，必待彼此气衰，自然而止。在什么情况下容易出现气未尽或气衰呢？一般是气有余而胜复微，则气有未尽，故不免再胜再复；若胜复皆甚，则彼此气易尽而"衰乃止也"。

这种报复之气的发生，是在胜气来临的时候，便已作为潜伏的因素存在了，只是由于时机未到，未发而已，此正是"成败倚伏生乎动"之理也。所以《至真要大论》又曰："所谓胜至，报气屈伏而未发也。"至于报复之气兴起的时机和微甚程度，本论又曰："复者胜尽而起，得位而甚；胜有微甚，复有多少，胜和而和，胜虚而虚，天之常也。"也就是说，当胜气到了极而衰的时候，复气便随之而起；至其当令的时间，报复的力量也就达到了最大限度；胜甚则复甚，胜微则复微也。

又曰："胜复之动，时有常乎？气有必乎？曰：时有常位而气无必也。初气终三气，天气主之，胜之常也；四气尽终气，地气主之，复之常也。"六气往来，各有其主司的时令，可由推演而知，是所谓"时有常位"也。而胜复之气的有无、微甚，须结合当时当地的各种气候因素和条件而定，常有应胜而不胜、应衰而不衰的情况，故曰："气无必也"。上半年，胜之常；下半年，复之常；胜在前，复在后。俗谓：夏有大热，冬必有大寒，这仅是一般的规律而已。

最后需要说明的是，以上所谓胜复之气是指客气而言。因为主气是分主四时六步，静而守位者也；客气为天之六气，变动不已，气强则胜，时去则已，故多有胜复之变。另外，《至真要大论》曰："客主之气，胜而无复也。"是说客主之间有胜衰、从逆之别，而无复气之来也。

（四）五运之气，郁极乃发

《素问·六元正纪大论》曰："五运之气，亦复岁乎？曰：郁极乃发，待时而作也。"此问五运之气，是否也像六气胜复那样，岁岁交互出现呢？回答是：五运之气，受制则郁。所谓郁气，就是被胜气所克制，郁结不伸之气。受制愈甚，其郁必极，郁极则复；但是胜气不衰，郁气不得伸，必须等待，至其当令旺时，郁气乃发，故曰："待时而作也"。所以说，五郁之发各有其时：火郁待三气火旺时发，土郁待四气土旺时发，金郁待五气金旺时发；惟水郁每发于二火前后（二气、三气）者，以水阴本旺于冬，其气郁，见阳稍退，即进而乘之，所以不待水旺而发也；木郁之发，其化以风，风善行而数变，其气无常，故发亦无常期也。

《运气要诀》（简称《要诀》）曰："水发之征，微者为寒，甚为雹雪；雹雪，寒甚也。土发之征，微者为湿，甚为飘骤；飘骤，暴风雨也。木发之征，微者为风，甚为毁折；毁折，摧拔也。金发之征，微者为燥，甚为清明；清明，冷肃也。火发之征，微者为热，甚为曛昧；曛昧，昏翳也。"《要诀》对五发征兆、五气微甚作了纲要性的说明，若论其详，请参阅《素问·六元正纪大论》。

（五）运气的应用要结合当时当地的天气因素

这一法则是北宋自然科学家沈括提出的，他在《梦溪笔谈》中说："大凡物理，有常有变。运气所主者常也；异夫所主者皆变也，常则如本气，变则无所不至，而各有所占……随其所变，疾疠应之，皆视当时当处之候。虽数里之间，但气候不同，而所应全异，岂可胶于一定。熙宁中，京师大旱，祈祷备至。连日重阴，人谓必雨；一日骤晴，炎日赫然。予时因事对，上问雨期，予对曰：雨候已见，期在明日。众以谓频日晦溽，尚且不雨，如此旸燥，岂复有望？次日，果大雨。是时湿土用事，连日阴者，从气已效，但为厥阴所胜，未能成雨；后日骤晴者，燥金入候，厥阴当折，则太阴得伸；明日运气皆顺，以是知其必雨。此亦当处所占也。若他处候别，所占亦异。其造微之妙，间不容发，推而求之，自臻至理。"这段文字，记载了应用"运气学说"测候天气变化的一个生动事例，并且提出了因时、因地、灵活运用的重要原则。这就是不仅要熟谙由推演所知的岁运六气常规变化，还要运用五运六气的理论，具体分析当时当地天气变化中的各种气候因素，以观察气运主客的从逆、太过、不及和淫郁胜复情况，综合分析，判断气候的发展趋势，才能力求准确无误。这一点，只有熟练地掌握了运气知识之后，反复实践，才能达到。所以沈括最后说："其造微之妙，间不容发，推而求之，自臻至理。"

二、五运六气，天应民病

五运六气的应用，一是预测时令气候的变化规律；一是探索在气候因素的影响下，人体的发病和治疗规律。有关这方面的内容，在《内经》运气七篇中占了大量的篇幅，此节据"气交变""六元正纪""至真要"等大论，摘其要点，列表以备查阅。

（一）五运德化政令灾变规律

五运德化政令灾变规律参见表 10 - 3。

表 10 - 3　《气交变大论》之一

五运\异候	木	火	土	金	水
德	敷和 敷布柔和	彰显 彰著昭显	溽蒸 湿热溽蒸	清洁 清凉皎洁	凄沧 凄沧而寒
化	生荣 生发滋荣	蕃茂 蕃秀茂盛	丰备 万物所归	紧敛 紧收敛缩	清谧 清冷静谧
政	舒启 舒展启动	明曜 光明显曜	安静 安静宁谧	劲切 肃劲急切	凝肃 坚凝肃劲
令	风	热	湿	燥	寒
变	振发 振奋飞扬	销烁 火热销烁	骤注 暴雨骤注	肃杀 肃寒霜杀	凛冽 寒气凛冽
灾	散落 飘零散落	燔蒸 燔蒸焦枯	霖溃 霖淫崩溃	苍陨 苍枯凋落	冰雪霜雹 阴寒所凝

（二）五运太过不及，上应天时，下应民病

1. 五运太过

参见表 10 - 4。

表 10 - 4　《气交变大论》之二

岁运	特点	天应，民病
岁木太过（六壬）	风气流行	化气（土气）不正，生气独治，云雾飞动，草木不宁，甚则摇落
	脾土受邪	飧泄、食减、体重、烦冤、肠鸣、腹支满
	木强肝逆	忽忽善怒，眩冒巅疾，反胁痛而吐甚
岁火太过（六戊）	炎暑流行	收气（金气）不行，长气独明，雨水霜雪（复气） 上临二火则火燔热，水泉涸，物焦枯槁
	肺金受邪	病疟、少气咳喘，血溢血泄，注下，嗌燥干耳聋，中热，肩背热
	火盛自病（心）	胸中痛，胁支满、胁痛膺背肩胛间痛，两臂内痛 谵妄狂越，咳喘息鸣，下甚血溢泄不已
岁土太过（六甲）	雨湿流行	化气独治，泉涌河衍，涸泽生鱼，风雨大至，土崩溃，鳞见于陆（木气之复）
	肾水受邪	腹痛，清厥，意不乐，体重烦冤
	土湿自伤（脾）	肌肉萎，足萎不收，行善瘛，脚下痛。饮发中满，食减，四肢不收。腹满溏泄肠鸣，反下甚
岁金太过（六庚）	燥气流行	收气峻，生气下，草木敛，草木凋陨
	肝木受邪	两胁下少腹痛，目赤痛，眦疡，耳无所闻。体重烦冤，胸痛引背，两胁满且痛引少腹，不可转侧
	金胜自病（肺）	咳喘逆气，肩背痛，咳甚而血溢，尻阴股膝髀腨足皆病（母病及子）
岁水太过（六丙）	寒气流行	寒气早至，大雨至，埃雾朦郁。上临太阳，雨冰雪霜不时降，湿气变物
	邪害心火	身热烦心燥悸，阴厥上下中寒。谵语心痛，渴而妄冒
	水胜自病（肾）	腹大胫肿，喘咳寝汗出，憎风。病反腹满肠鸣，溏泄不化

2. 五运不足

参见表 10 - 5。

表 10 - 5 　《气交变大论》之三

岁运	特点		天应，民病
岁木不及 （六丁）	金乘	燥乃大行	生气失时，草木晚荣，肃杀而甚，则刚木辟著、柔萎苍干。凉雨时至，上临阳明，生气失政，草木再荣，化气乃急，白露早降，收杀气行
		肝病	中清，胠胁痛，少腹痛，肠鸣溏泄（木弱火衰）
	火复	炎暑流行	湿者燥，柔脆，草木焦枯，下体再生，华烊齐化
		肺病	心气晚治，上胜肺金，咳而鼽，病寒热疮疡，痱疹痈痤
岁火不及 （六癸）	水乘	寒乃大行	长政不用，物荣而下，凝惨而甚，则阳气不化，乃折荣美
		心病	胸中痛，胁支满痛，膺背肩胛间及两臂内痛。郁冒蒙昧，心痛暴喑，胸腹大，胁下及腰背相引而痛。
	土复	埃郁大雨	埃雾蒙郁，寒雨大至
		肾病（脾）	鹜溏腹满，食饮不下，寒中肠鸣，泄注腹痛，痿痹
岁土不及 （六己）	木乘	风乃大行	化气不令，草木茂荣，飘扬而甚，秀而不实
		脾病	飧泄霍乱，体重腹痛，筋骨摇复，肌肉瞤酸，善怒（肝强）
	金复	收政严峻	名木苍凋
		肝病	胸胁暴痛，下引少腹，善太息
岁金不及 （六乙）	火乘	炎火乃行	生气乃用，长气专胜，庶物以荣，燥烁以行，收气乃后
		肺病	肩背瞀重，鼽嚏，血便注下，其发咳喘
	水复	寒雨暴至	冰雹霜雪杀物
		心病	阴厥且格，阳反上行，头脑户痛，延及脑顶。发热，口疮，甚则心痛
岁水不及 （六辛）	土乘	湿乃大行	长气反用，其化乃速，暴雨数至。上临太阴，则大寒数举，蛰虫早藏；地积坚冰，阳光不治
		肾病	腹满身重濡泄。寒疡流水，腰股痛发，腘腨股膝不便，烦冤，足痿清厥，脚下痛，跗肿，或腹满浮肿
	木复	大风暴发	草偃（仆也），木零（落也）生长不鲜（失时也）
		脾病 （肝强）	面色时变，筋骨并辟（拘挛偏倚），肉瞤瘛，目视䀮䀮，肌肉疹发，气并膈中，痛于心腹

3. 六气正纪

化变胜复与发病参见表10－6。

表10－6　《六元正纪大论》

六气	时化	气化	气变	病候
厥阴	和平	为生为风摇	飘怒大凉	①里急。②支痛（胁肋）。③软戾。④胁痛呕吐
少阴	暄	为荣为形见	大暄寒	①疡疹身热。②惊惑恶寒战栗谵妄。③悲妄衄蔑。④语笑
太阴	埃溽	为化为云雨	雷霆骤注烈风	①积饮否膈。②畜满。③中满霍乱吐下。④身重浮肿
少阳	炎暑	为长为蕃鲜	飘风燔燎霜杀	①嚏呕疮疡。②惊躁瞀昧暴病。③喉痹耳鸣呕涌。④暴注瞤瘛暴死
阳明	清劲	为收为雾露	散落温	①浮虚。②䯏、尻阴股膝髀腨胻足痛。③胁痛皴揭。④䯏嚏
太阳	寒雾	为藏为周密	寒雪冰雹白埃	①屈伸不利。②腰痛。③寝汗、痉。④流泄禁止（二便汗窍）

附注：正纪者、凡六气应化之纪，皆曰"正纪"。"气变"一项，胜气在先，复气在后也。如厥阴，先有飘怒者木亢之变也，后有大凉者，金之承制也。变者变乎常，六气亢极则承者制之；因胜而复，皆非和平之气，故谓之变

4. 司天所主

参见表10－7。

表10－7　《至真要大论》之一

六气司天	天应	民病
厥阴司天（己亥）	风淫所胜（于上）	病本于脾
	太虚埃昏，云雾以扰，寒生春气，流水不冰，蛰虫不出	胃脘当心而痛，上支两胁膈咽不通，饮食不下，舌本强，食则呕，冷泄腹胀溏泄。瘕，水闭
少阴司天（子午）	热淫所胜（于上）	病本于肺
	佛热至，火行其政，大雨且至	胸中烦热，嗌干，右胠满，皮肤痛，寒热咳喘，唾血，血泄。鼽衄，嚏呕，溺色变；甚则疮疡胕肿。肩背臂臑及缺盆中痛。心痛，肺胀、腹大满，膨膨而喘咳
太阴司天（丑未）	湿淫所胜（于上）	病本于肾
	沈阴旦布，雨变枯槁	胕肿，骨痛，阴痹。阴痹者按之不得，腰脊头项痛。时眩，大便难，阴气不用。饥不欲食，咳唾有血，心如悬
少阳司天（寅申）	火淫所胜（于上）	病本于肺
	温气流行，金政不平	头痛发热，恶寒而疟，热上皮肤痛，色变黄赤，传而为水，身黄胕肿，腹满仰息，泄注赤白，疮疡，咳唾血，烦心胸中热，甚则鼽衄

（续表）

六气司天	天应	民病
阳明司天 （卯酉）	燥淫所胜（于上）	病本于肝
	木乃晚荣，草乃晚生，大凉革候，名木敛生，菀于下，草焦上首，蛰虫来现	左胠胁痛，寒清于中，感而疟咳，腹中鸣，注泄鹜溏，心胁暴痛，不可反侧。嗌干面尘，腰痛，丈夫㿉疝，妇人少腹痛，目昧眦疡，疮痤痈
太阳司天 （辰戌）	寒淫所胜（于上）	病本于心
	寒气反至，水且冰，运火炎烈，雨暴乃雹	血变于中，发为痈疡，厥心痛，呕血血泄，鼽衄善悲，时眩仆，胸腹满，手热肘挛，腋肿，心澹澹大动。胸胁胃脘不安。面赤目黄善噫，嗌干甚则色炲，渴而欲饮

5. 六气在泉

参见表 10 – 8。

表 10 – 8 《至真要大论》之二

六气在泉	气淫于内	
	地化所应	民病
厥阴在泉 （寅卯）	风淫所胜	脾胃经病
	地气不明，平野（尘埃飞扬），草木早秀	病洒洒振寒，善呻数欠（阳明胃）。心痛支满，两胁里急（厥阴肝）。饮食不下，膈咽不通，食则呕，腹胀善噫，得后与气则快然如衰，身体皆重（太阴脾）
少阴在泉 （卯酉）	热淫所胜	肺大肠经病
	焰浮川泽，阴处反明，蛰虫不藏	腹中常鸣，气上冲胸，喘不能久立。寒热皮肤痛，目瞑齿痛，（出页）肿，恶寒发热如疟，少腹中痛，腹大
太阴在泉 （辰戌）	湿淫所胜	肾膀胱三焦经病
	草木早荣，埃昏岩谷	食积心痛，耳聋浑浑焞焞，嗌肿喉痹。阴病血见，少腹痛肿，不得小便。病冲头痛，目似脱、项似拔、腰似折，髀不可屈，腘如结、腨如别
少阳在泉 （己亥）	火淫所胜	同少阴在泉
	焰明郊野，寒热更至	注泄赤白，少腹痛，溺赤，甚则便血（热在下焦伤血分气分）。其余与少阴在泉同候
阳明在泉 （子午）	燥淫所胜	肝胆经病
	大雾清瞑	喜呕，呕有苦，善太息；心胁痛不能反侧。甚则嗌干面尘，身无膏泽，足外反热
太阳在泉 （丑未）	寒淫所胜	心小肠经病及水脏自病
	凝肃惨栗	少腹控睾，引腰脊，上冲心痛。血见、嗌痛、颌肿

三、司天在泉，客胜主胜的发病

（一）六气司天，客胜主胜的发病

参见表 10 - 9。

表 10 - 9　　《至真要大论》之三

司天	胜者	发病
厥阴	客	耳鸣掉眩，甚则咳
	主	胸胁痛，舌难以言
少阴	客	鼽衄，颈项强，肩背瞀热，头痛少气发热。耳聋，目瞑，甚则胕肿血溢，疮疡，咳喘
	主	心热、烦躁，甚则胁痛支满
太阴	客	首面浮肿，呼吸气喘
	主	胸腹满，食已而瞀
少阳	客	丹疹外发，及为丹熛疮疡，呕逆喉痹，头痛嗌肿，耳聋血溢，内为瘈疭
	主	胸满咳仰息，甚而有血，身热
阳明	客	阳明金加于三气木火之上，客不胜主
	主	清复内余，则咳衄嗌塞，心膈中热，咳不止，而白血出者死（皆肺金受伤之病）
太阳	客	胸中不利，出清涕，感寒而咳
	主	喉嗌中鸣

（二）六气在泉，客胜主胜的发病

参见表 10 - 10。

表 10 - 10　　《至真要大论》之四

在泉	胜者	发病
厥阴	客	大关节不利，内为痉强拘瘛，外为不便
	主	筋骨摇并，腰腹时痛
少阴	客	腰痛、尻股膝髀腨胻足病，瞀热以酸，胕肿不能久立，溲便变
	主	厥气上行，心痛发热，膈中众痹皆作，发于胠胁，魄汗不藏，四逆而起
太阴	客	足痿下重，便溲不时，湿客下焦，发而濡泄，及为肿、隐曲之疾
	主	寒气逆满，饮食不下，甚则为疝

（续表）

在泉	胜者	发病
少阳	客	腰腹痛而反恶寒，甚则下白、溺白
	主	热反上行而客于心，心痛发热，格中而呕。与少阴同候
阳明	客	清气动下，少腹坚满，而数便泄
	主	腰重腹痛，少腹生寒，下为鹜溏，则寒厥于肠。上冲胸中，甚则喘不能久立
太阳	客	以寒水之客加于金水之主，水居水位，重阴气盛
	主	寒复内余，则腰尻痛，屈伸不利，股胫足膝中痛

四、六气之复

六气之所谓"复气"，与胜气相同，唯"胜"言司天，"复"言在泉。司天者气淫于上，在泉者气淫于内，为患稍有差异而已。如厥阴风木之复，内应肝气，脾土受邪，食痹而吐。少阴之复，燠热内作，火盛于中而炎于上，内乱神明，肺金受邪，咳而鼻渊。太阴之复，湿盛自伤，甚则入肾而窍泄无度。少阳之复，大热将至而火气内发，灼津动血，甚则入肺，咳而血泄。阳明之复，清气大举，木郁火衰，阳气不达，甚则入肝而惊咳筋挛。太阳之复，厥气上行，心胃生寒，甚则入心。

五、五运六气的综合分析

由上述可以看出，为了深刻地把握大气运动过程中的对立统一和常变规律，运气学说坚持了多因论的观点；把年周期变化的气象因素分为五运和六气两个系统，它们各自又包含了若干个分系统；每一系统和分系统都是一个有维持相对平衡能力的结构整体，但又不是孤立的，系统之内和系统之间都有相互联系、相互影响、相互制约的关系。这就反映了气象变化中的复杂性。

一岁之中，五运和六气，一以五分法，一以六分法，把一年分为五段和六段。五运的每步各主七十三日零五刻，六气的每步各主六十日八十七刻半。五运的每步较六气的每步多出十二日十七刻半。如此，气运加临，各步不相重合，便产生了"上下相临，阴阳相错"的情况。从主运和主气各步所主的时间看，初之气厥阴和初运木，皆始于大寒日；二之气少阴和三之气少阳的君相二火，是起自春分、终于大暑的一百二十天；二运之火起自春分后十三日，终于芒种后十日，即大暑前三十五天；四之气太阴湿土，始自大暑，终于秋分；三运之土，始于芒种后十日，终于处暑后七日，前段与少阳相火重叠三十五天，后段与太阴湿土重叠三十七天。火土交错相加的时期，正处于长夏和初秋，符合时令的特点。五之气阳明燥金，始于秋分，较四运之金推迟了二十三天；五运之水在立冬后四日交，较终之气的太阳寒水又早了十一日（图10-11）。

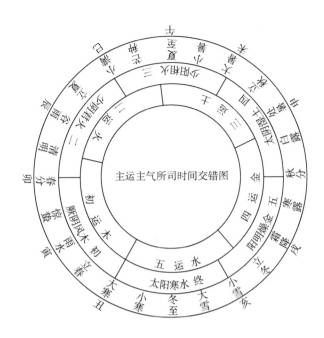

图 10 - 11　主运主气所司时间交错图

这种气运的交错相临，充分揭示了气候常规变化的渐变性和各种气象因素的互相渗透。在综合分析五运六气的时候，必须充分注意气运各步所主时间上的差异。

视一年中气运的盛衰，预测其气候变化的特点：

第一步，先看当年主岁之气运的盛衰情况，进行大体分析；主岁之气运，即司天、在泉与中运。

第二步，再分析各步气运的加临情况，如此则一岁之中天气变化和人体发病规律便大致可见了。

以甲子年为例：司天（少阴君火），中运（太宫土），在泉（阳明燥金）。

本年少阴君火司天，阳明燥金在泉，中运太宫阳土，为土运太过之年。从运气相临角度看，司天少阴君火，生中运之土，为顺化之年，但土有太过之虞；甲年得太宫之正化，其化为柔润时雨；其变为风木之飘骤。

1984 年甲子，气运在去年癸亥十一月（丙子）大寒日（己未）交，日干与今年年干相合（甲与己合）又属阳年，气化运行先天，节候应时早至。本年少阴司天，阳明在泉，上火下寒；发病特点为热生于上，寒生于下，寒热交争于中。

再从逐步气运分析：

初之气，太阳寒水之客，加于主气厥阴风木之上；客运是土，主运是木。上一年少阳在泉为终之气，至此已尽；太阳寒水用事，当有春寒和阳郁。但本年是少阴君火司天，主气二之气又当其位，故春寒之后，继之以炎暑将起。发病特点是外淫于寒，阳气内郁。

二之气，为风木之客加于君火之主，阳布风行，春行正令。春分后十三日，客运之金加临于主运火之上，被二火所制，有寒气时至，不致为害，民气和平。其发病特点在心与小肠，或气郁上而为热。

三之气，司天之君火，加于主气相火之上，于时主大热炎暑，但火极则水复，防有寒气时至。二火交炽，民病气厥、心痛、目赤；火气刑金，则有寒热、咳喘。

四之气，客主之气皆为太阴湿土，且在芒种后十日已交主运之土、客运之水；但二火之余气未消，故本阶段主有溽暑大雨，发病为湿热。

五之气，客气少阳相火加临于主气阳明燥金之上，阳气当敛不敛，温暑反至，当有伏暑温病。

终之气，在泉之阳明燥金，加于主气太阳寒水之上，至此金气之收令大行，五气之余火内格；在天时寒水当令，虽有客运之火，但为主运之水克制，没有大的影响。"寒气数举"是其时令特征，影响人体多肺金与肝木发病。

又以丁卯年为例：司天（阳明燥金），中运（少角木），在泉（少阴君火）。

本年丁为少角木，木运临卯，为岁会之年；但上有阳明燥金所克，又为天刑不相得之年。木主风化，木运不及则有燥金乘胜之清化，有清化就不会有火气来复之热，故《六元正纪大论》曰："其运风、清、热"。本年五运，主客相同，是为委和之纪。

丁卯阴年，岁气不及，气化运行后天。上为燥金，下为君火；天气地气，金火相持，故有胜复互作，阴阳扰乱之气，发于三、四气相交之际。

初之气，太阴湿土之客，加于厥阴风木主气之上。阳明燥金司天，此时阳气未伸，仍是阴凝肃寒。太阴用事主湿，厥阴当令主风，其发病多风挟湿，脾肾受伤。

二之气，客气之少阳相火，加临于主气少阴君火之上，二火交炽，且臣位于君之上。《六微旨大论》曰："臣位君则逆，逆则其病近，其害速。"五运主客亦属火当其令，于时有"燔焫焦枯"之象，于人体则谨防有疫疠之病传染和暴病之疾。

三之气，司天之气的阳明燥金，加临于主气少阳相火之上。司天燥金用事，但主气相火当令，故此期燥热交合。前期二之气是四火交炽，到二气之末，已有火极水复的可能。三气之初，芒种后十天，已交五运主客之土，虽不足以胜天地燥热之气，但湿土之气已潜在萌运，待至三气之末以交四气之时，湿土与寒水用事，则有"燥极而泽"之变了。本气当阳盛之时，时有金凉之气，民病寒热。

四之气，下半年为在泉少阴君火所主。但太阳寒水之客，加临于主气湿土之上，在自然界为寒雨时降；在人体则水火相犯，心肾二经发病，多为暴仆心痛之疾。

五之气，客气为厥阴风木，主气是阳明燥金；燥金为在泉的君火所制，使厥阴风木得以用事，又得君火之温，故此时反行春令，民气和平。

终之气，虽在主气寒水当令之时，但在泉之少阴君火用事，使阳气得布，气候反温；于人体虽曰"康平"，其发多为温病。

六、运气治则举要

中医治病，在《素问·五政常大论》中提出了一句名言，曰："必先岁气，无伐天和。"五运六气所推演的就是岁气的逐年常变情况，设若不知岁气的变迁，呼寒称热，道说虚实,起码是没有把气象变化对人体的影响这一因素考虑进去,遣方用药未免就有可能"犯岁气"而"伤天和"了。

《素问·六元政纪大论》提出了"热无犯热,寒无犯寒"的总原则。又曰:"司气以热,用热无犯;司气以寒,用寒无犯;司气以凉,用凉无犯;司气以温,用温无犯"。司气,是指司天、在泉之气。就是说:凡用热药者,不要犯司气之热;用寒药者,不要犯司气之寒。至于四步间气,则曰:"间气同其主无犯,异其主则小犯之。"这是说客气的四步间气,与主气同寒同热者,其气甚,不可犯;"异其主"是主寒客热,或主热客寒,其气不同,其邪不一,可以因其势而小犯之,以平为期而不可过。

(一)五脏苦欲(五味补泻)

肝苦急,急食甘以缓之。肝欲散,急食辛以散之;用辛补之,酸泻之。

心苦缓,急食酸以收之。心欲软,急食咸以软之;用咸补之,甘泻之。

脾苦湿,急食苦以燥之。脾欲缓,急食甘以缓之;用苦泻之,甘补之。

肺苦气上逆,急食苦以泻之。肺欲收,急食酸以收之;用酸补之,辛泻之。

肾苦燥,急食辛以润之,开腠理、致津液、通气也。肾欲坚,急食苦以坚之;用苦补之,咸泻之。

(二)五郁治法

天地五运之气,受胜气所制则郁,如金胜则木郁,水胜则火郁,木胜则土郁,火胜则金郁,土胜则水郁。在人体,五脏之气以应之,郁则气结聚不行,当升不升,当降不降,当化不化则病生矣。其郁有在气在血、在表在里之不同,故治法亦各异。

1. **木郁达之**

木郁之病,在脏应肝胆,其伤在脾胃与血分。达者,畅达也;木喜条畅,在表则疏其经,在里则疏其脏,使气通行畅达则病自愈。

2. **火郁发之**

火郁之病,为阳热郁伏,其脏应心、小肠、三焦与络脉,其伤在阴分。凡郁伏之火,治不宜抑遏,当因其势而解之、散之、升之、扬之,皆属"发"之义也。

3. **土郁夺之**

凡土郁之病,为湿邪郁滞之属,其脏应脾胃,外应肌肉四肢,其伤在胸腹。凡滞于上者,吐以夺之;滞于中者,消以夺之;滞于下者,泻以夺之。

4. **金郁泄之**

泄者,疏利也。金郁之病,其特点是为敛、为燥。在脏应肺与大肠,其外应皮毛、声息,其伤在气分。在外者解其表,在肺者宣其痹,在下者通其便,使气机疏利而病愈。

5. **水郁折之**

折者,调也,利也。凡水郁之病,为寒,为水。其脏在肾,上源在肺,其制在脾;其伤在阳分而最易反侮脾胃。至于"折之"之法,调肺气以通调水道,实脾土可以制水,壮命门火可以化水,利膀胱以泄水,补肾气则水有所主,凡此种种,皆所谓

"折之"之法也。

（三）六气治法

关于六气的治法，在《素问·至真要大论》中，分司天、在泉、司于地、化于天、胜、复、主、客等八种情况，论述可谓至细至微。今按六气，集其要点，以备临证参考。

1. 厥阴风木

（1）司天之气：风淫所胜，平以辛凉，佐以苦甘；以甘缓之，以酸泄之（注：诸气司天，皆曰气淫于上或上淫于下。厥阴未为盛热，故以凉药平之）。

（2）在泉：风淫于内，治以辛凉，佐以苦甘，以甘缓之，以辛散之（注：诸气在泉，皆曰气淫于内。木苦急，以甘缓之；木苦抑，以辛散之）。

（3）风司于地：清反胜之，治以酸温，佐以苦甘，以辛平之（注：司于地，化于天，皆以邪气反胜言之，即天地之气有不足，则间气乘虚为邪而反胜之也。下同）。

（4）风化于天：清反胜之，治以酸温，佐以苦甘。

（5）厥阴之胜：治以甘清，佐以苦辛，以酸泄之（注：胜者，六气互有强弱，乘虚相胜，胜气为邪而侮所不胜也）。

（6）厥阴之复：治以酸寒，佐以甘辛，以酸泄之，以甘缓之（注：复，谓报复之气。六气胜衰不常，有胜必有复）。

（7）木位之主：其泄以酸，其补以辛（注：主者，主气也。木之主气为初之气，惟火位之主有二，当六气之二气、三气）。

（8）厥阴之客：以辛补之，以酸泄之，以甘缓之（注：客者，客气之为病也）。

2. 少阴君火

（1）司天：热淫所胜，平以咸寒，佐以苦甘，以酸收之（注：热淫于内，治以咸寒；热甚于表，以苦发之；不尽，复寒治之；寒治不尽，复苦发之，以酸收之）。

（2）在泉：热淫于内，治以咸寒，佐以甘苦，以酸收之，以苦发之。

（3）热司于地，寒反胜之：治以甘热，佐以苦辛，以咸平之。

（4）热化于天，寒反胜之：治以甘温，佐以苦酸辛。

（5）少阴之胜：治以辛寒，佐以苦咸，以甘泄之。

（6）少阴之复：治以咸寒，佐以苦辛，以甘泻之，以酸收之，辛苦发之，以咸软之。

（7）火位之主：其泻以甘，其补以咸（先甘后咸）。

（8）少阴之客：以咸补之，以甘泻之，以酸收之。

3. 太阴湿土

（1）司天：湿淫所胜，平以苦热，佐以酸辛，以苦燥之，以淡泄之。湿上甚而热，治以苦温，佐以甘辛，以汗为故而止（注：谓湿郁于上而成热者，燥之以苦温，散之以甘辛，则热宜以得汗而解）。

（2）在泉：湿淫于内，治以苦热，佐以酸淡，以苦燥之，以淡泄之。

（3）湿司于地，热反胜之：治以苦冷，佐以咸甘，以苦平之。

（4）湿化于天，热反胜之：治以苦寒，佐以苦酸。

（5）太阴之胜：治以咸热，佐以辛甘，以苦泄之。

（6）太阴之复：治以苦热，佐以酸辛，以苦泄之，燥之泄之。

（7）土位之主：其泄以苦，其补以甘（先苦后甘）。

（8）太阴之客：以甘补之，以苦泻之，以甘缓之。

4. 少阳相火

（1）司天：火淫所胜，平以咸冷，佐以苦甘，以酸收之，以苦发之，以酸复之。热淫同（注：热伤气、心虚气散不敛，则以酸收；热太甚则以苦发之；汗已犹热，是邪未尽，则以酸复之。此与在泉热淫之治相同）。

（2）在泉：火淫于内，治以咸冷，佐以苦辛，以酸收之，以苦发之。

（3）火司于地，寒反胜之：治以甘热，佐以苦辛，以咸平之。

（4）火化于天，寒反胜之：治以甘热，佐以苦辛。

（5）少阳之胜：治以辛寒，佐以甘咸，以甘泻之。

（6）少阳之复：治以咸冷，佐以苦辛，以咸软之，以酸收之，辛苦发之。发不远热，无犯温凉。少阴同法。

（7）火位之主：与少阴同。

（8）少阳之客：以咸补之，以甘泻之，以咸软之。

5. 阳明燥金

（1）司天：燥淫所胜，平以苦温，佐以酸辛，以苦下之（注：制燥之法以苦温，宜下必以苦，宜补必以酸，宜泻必以辛）。

（2）在泉：燥淫于内，治以苦温，佐以甘辛，以苦下之（注：甘辛当是酸辛）。

（3）燥司于地，热反胜之：治以辛寒，佐以苦甘，以酸平之。

（4）燥化于天，热反胜之：治以辛寒，佐以苦甘。

（5）阳明之胜：治以酸温，佐以辛甘，以苦泻之。

（6）阳明之复：治以辛温，佐以苦甘，以苦泻之，以苦下之，以酸补之。

（7）金位之主：其泻以辛，其补以酸（先辛后酸）。

（8）阳明之客：以酸补之，以辛泻之，以苦泄之。

6. 太阳寒水

（1）司天：寒淫所胜，平以甘热，佐以甘苦，以咸泻之。

（2）在泉：寒淫于内，治以甘热，佐以苦辛，以咸泻之，以辛润之，以苦坚之。

（3）寒司于地，热反胜之：治以咸冷，佐以甘辛，以苦平之。

（4）寒化于天，热反胜之：治以咸冷，佐以苦辛。

（5）太阳之胜：治以甘热，佐以辛酸，以咸泻之。

（6）太阳之复：治以咸热，佐以甘辛，以苦坚之。

（7）水位之主：其泻以寒，其补以苦（先咸后苦）。

（8）太阳之客：以苦补之，以咸泻之，以苦坚之，以辛润之。开发腠理，致津液，通气也。

六气治法，是中医学在以五行理论指导下的藏象学说，结合药物性味在临床上的具体运用。综观其大义，不外制其胜、安其复，补泻疏导，抑强扶弱，防患未然等诸法的综合运用；然其五味之用主次分明，先后缓急，不容稍忽。如厥阴风木之治，曰"治以辛凉"者，以辛味属金，能胜木邪也。曰"佐以苦甘"者，因木胜乘土，火为木之子土之母，导之以补火之味，以开木气生发之路，使之不郁；又逆之以甘味，扶土益气也。曰"以甘缓之"者，即《脏气法时论》："肝苦急，急食甘以缓之"之意。曰"以辛散之、补之"者，即"肝欲散，急食辛以散之"；且辛味顺肝之性，助其生发之气，故又为补也。曰"以酸泻之"者，酸本木之正味，但木性升发，酸则反其性而敛之，故为泻也。然金旺木退，土寡于畏，又恐其克水，须兼之以补水之味，以滋木之元神，使不致有反侮之患，此为治当令胜气之法。至若邪气反胜之治，为不当令之虚邪，彼反胜则此必郁，郁之发也必暴，尤须防之。复气类乎郁气之发，其治当按六气胜复，邪气反胜之治，审其脉证而调之可也。

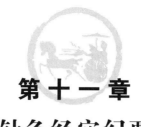

第十一章
针灸经穴纪要

　　针灸是中医学中的宝贵遗产，也是中医临床施治的重要手段。《内经》由《素问》和《灵枢》两部分组成，《灵枢》又名《针经》，是专门讨论针灸治病的；《素问》中专论刺法和腧穴的篇章也在十五篇以上，与腧穴有关的内容占了《内经》的一半以上。中医治病，动则曰"脏腑经络辨证"、六气、六经、十二脏、十四经，何尝须臾不用。

　　作为一名中医，针灸是必须熟练掌握的，根据本人的学习过程和临床体验，总结其要点有：①熟记十四经脉循行路线；②熟记十四经脉腧穴歌；③经穴的应用法则。其后便是临床实践与深化了。

第一节　十四经脉循行原文和腧穴歌简注

　　此歌始见于李梴的《医学入门》，杨继洲收入《针灸大成》，此处略有改动。

一、手太阴肺经（图 11 – 1）

（一）原文

　　肺手太阴之脉，起中焦，下络大肠，还循胃口，上膈属肺，从肺系横出腋下，下循臑内，行少阴、心主之前，下肘中，循臂内上骨下廉，入寸口，上循鱼际，出大指之端；其支者，从腕后直出次指内廉，出其端。

　　手三阴经从胸走手，行于上肢内侧面，太阴居前，起于中府，终于少商。

（二）腧穴歌简注（手太阴肺经穴歌，11 穴）

　　歌曰：手太阴肺十一穴，中府云门天府诀，侠白尺泽孔最存，列缺经渠太渊涉，鱼际少商如韭叶，络走食指大肠接。

　　中府：乳上三肋间隙中，（即第 1 肋间隙），距前正中线 6 寸。

　　云门：中府上方，锁骨外端下方陷中。

　　以上两穴主治胸肺疾患。

　　天府：腋下三寸，当腋纹头与肘横纹（尺泽）连线的上 1/3 处取穴。

　　侠白：天府穴下一寸。

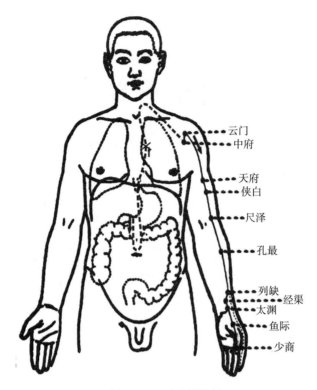

云门
中府
天府
侠白
尺泽
孔最
列缺
经渠
太渊
鱼际
少商

图 11-1　手太阴肺经

尺泽：肘横纹动脉中，在肱二头肌腱桡侧。微屈肘取之。

孔最：腕上七寸，当尺泽与太渊穴连线上取之。

列缺：去腕上一寸五分，两手交叉，食指尽处，陷中是穴。

经渠：去腕横纹一寸，寸口动脉陷中。

太渊：在腕横纹上，桡动脉桡侧陷中。

鱼际：在手大指本节后，赤白肉际中点取穴。

少商：手大指端内侧，去爪甲角一分许。

以上九穴，主治咽喉、胸、肺疾患，热病。

二、手阳明大肠经（图 11-2）

（一）原文

大肠手阳明之脉，起于大指次指之端，循指上廉，出合谷两骨之间，上入两筋之间，循臂上廉，入肘外廉，上臑外前廉，上肩，出髃骨之前廉，上出于柱骨之会上，下入缺盆，络肺，下膈，属大肠；其支者，从缺盆上颈，贯颊，入下齿中，还出挟口，交人中、左之右，右之左，上挟鼻孔。

手之三阳从手走头，行于上肢外侧面，阳明居前，起于商阳，终于迎香。

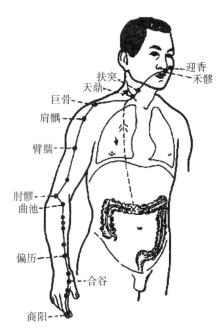

图 11 - 2　手阳明大肠经

（二）腧穴歌简注（手阳明大肠经穴歌，20 穴）

歌曰：手阳明穴起商阳，二间三间合谷藏，阳溪偏历复温溜，下廉上廉三里长，曲池肘髎迎五里，臂臑肩髎巨骨当，天鼎浮突禾髎接，鼻旁五分是迎香。

商阳：食指端内侧，去爪甲角居一分许。

二间：食指本节前内侧陷中，握拳取。

三间：食指本节后内侧陷中，握拳取。

合谷：在第一、二掌骨之间，约当第二掌骨横侧之中点，凹陷处取穴。

阳溪：腕关节桡侧，两筋间隙中。

偏历：腕后三寸，位于阳溪与曲池的连线上。

温溜：侧拳屈肘，腕后五寸。

下廉：曲池下四寸。

上廉：曲池下三寸。

手三里：曲池下二寸。

曲池：屈肘，当肘横纹外端凹陷中。

以上手肘部穴位，主治头面目耳鼻口齿疾病、热病。

肘髎：曲池外上方一寸，肱骨边缘取之。

手五里：曲池上三寸，位于曲池与肩髃连线上。

臂臑：曲池上七寸，三角肌下端。

肩髃：在肩端，举臂陷中。或垂臂于三角肌上部中央，肩峰与肱骨大结节间取穴。

巨骨：在肩端上，锁骨肩峰端与肩胛冈之间凹陷中取穴。

以上上臂、肩部穴位，以治疗局部疾患为主。

天鼎：位于扶突直下两横指，当胸锁乳突肌后缘取穴。

扶突：平人迎后一寸五分，位于胸锁乳突肌的胸骨头与锁骨头之间。

以上两穴，主治咽喉疾患。

禾髎：在鼻孔外缘下方，平人中取穴。

迎香：在鼻孔旁，鼻翼外鼻唇沟内。

以上两穴，治鼻疾患。

三、足阳明胃经（图11-3）

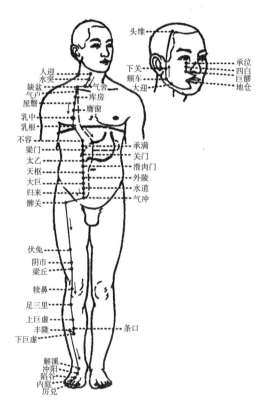

图 11-3　足阳明胃经

（一）原文

胃足阳明之脉，起于鼻，交頞中，旁约太阳之脉，下循鼻外，上入齿中，还出挟口，环唇，下交承浆，却循颐后下廉，出大迎，循颊车，上耳前，过客主人，循发际，至额颅；其支者，从大迎前，下人迎，循喉咙，入缺盆，下膈，属胃络脾；其直者，从缺盆下乳内廉，下挟脐，入气街中；其支者，起于胃口，下循腹里，下至气街中而合，以下髀关，抵伏兔，下膝膑中，下循胫外廉，下足跗，入中指内间。

其支者，下廉三寸而别，下入中指外间；其支者，别跗上，入大指间，出其端。

（二）腧穴歌简注（足阳明胃经穴歌，45穴）

足之三阳从头走足，足阳明经循身面之前，经于下肢外侧前缘至足，穴起于承泣，终于历兑。

歌曰：四十五穴足阳明，承泣四白巨髎行，地仓大迎颊车对，下关头维和人迎，水突气舍连缺盆，气户库方屋翳屯，膺窗乳中延乳根，不容承满及梁门，关门太乙滑肉门，天枢外陵大巨存，水道归来气冲次，髀关伏兔走阴市，梁丘犊鼻足三里，上巨虚连条口位，下巨虚穴上丰隆，解溪冲阳陷谷中，下行内庭厉兑穴，次趾外端经穴终。

承泣：正视，当瞳孔下七分，于眼球与眶下缘之间取穴。

四白：目下一寸，正对瞳孔，在眶下孔凹陷部。

巨髎：平鼻翼下缘旁八分，直对瞳孔。

地仓：挟口旁四分，巨髎直下方。

大迎：曲颌前一寸三分，闭口鼓气陷中，有颈总动脉应手。

颊车：下颌角前下方，咬牙隆起，开口有空。

下关：在颧弓下缘凹陷中，合口有空，开口即闭。

头维：额角入发际五分，神庭旁四寸五分取穴。

以上头面部穴位，主治头面目鼻口齿病。

人迎：平喉结旁，当颈总动脉之后，胸锁乳突肌前缘取之。

水突：在人迎与气舍之间，当胸锁乳突肌前缘。

气舍：直对人迎，挟天突陷中，在胸锁乳突肌的胸骨头与锁骨头之间。

缺盆：乳线直上，锁骨上窝之中点，天突穴旁四寸。

气户：锁骨中点之下缘，乳中线上。

库房：乳中线上，第一肋间取之。

屋翳：乳中线上，第二肋间取之。

膺窗：乳中线上，第三肋间取之。

乳中：当乳中是穴（禁用灸刺）

乳根：乳中直下，第五肋间取之。

以上颈胸部穴位，主治喉、胸、肺部疾患。

不容：脐上六寸，（巨阙）旁开二寸取穴。

承满：不容下一寸，脐上五寸，旁开二寸，平上脘。

梁门：承满下一寸，脐上四寸，旁开二寸，平中脘。

关门：脐上三寸，旁开二寸，平建里。

太乙：脐上二寸，旁开二寸，平下脘。

滑肉门：脐上一寸，旁开二寸，平水分。

天枢：平脐中，旁开二寸。

以上上腹部穴位，主治胃肠病及神志病。

外陵：天枢下一寸，阴交旁开二寸。

大巨：天枢下二寸，石门旁开二寸。

水道：天枢下三寸，关元旁开二寸。

归来：天枢下四寸，中极旁开二寸。

气冲：归来下一寸，当腹股沟上方，股动脉内侧，曲骨旁二寸。

以上下腹部穴位，主治生育、小溲疾患。

髀关：屈股，当髂前上棘直下，与承扶相对取穴。

伏兔：膝上六寸，当髂前上棘与膝盖骨外上缘之连线上取之。

阴市：膝上三寸，当膝髌外上缘与伏兔连线之中点取之。

梁丘：膝髌之外上缘上两寸，两筋间陷中。

犊鼻：即膝眼，屈膝或直角与髌骨下髌韧带外侧陷中取之。

以上大腿部穴位，主治下肢局部疾患。

足三里：当犊鼻下三寸，距胫骨前嵴一横指。

上巨虚：（又名上廉）足三里下三寸取之。

条口：膝下八寸，下廉上一寸，当犊鼻与解溪连线之中点取之。

下巨虚：（又名下廉）犊鼻下九寸，条口下一寸，距胫骨前嵴约一横指。

丰隆：外踝上八寸，平条口后方约一横指。

以上小腿部穴位，主治胃肠病及神志病。

解溪：冲阳后一寸五分，足背与小腿交界横纹中，两筋间陷中取穴。

冲阳：足跗上五寸，解溪下当第二、三跖骨与楔状骨间陷中取穴。

陷谷：大趾次趾外侧，本节后陷中，当二、三跖骨结合部之前凹陷中取穴。

内庭：足大趾次趾外间，当第二跖趾关节前外方陷中取之。

厉兑：足大趾次趾外侧，距爪甲角一分许。

以上足部穴位，主治头面目鼻口齿病、胃肠病、神志病。

四、足太阴脾经（图11-4）

（一）原文

脾足太阴之脉，起于大趾之端，循趾内侧白肉际，过核骨后，上内踝前廉，上端内，循胫骨后，交出厥阴之前，上膝股内前廉，入腹属脾络胃，上膈，挟咽，连舌本，散舌下；其支者，复从胃，别上膈，注心中。

（二）腧穴歌简注（足太阴脾经穴歌，21穴）

足之三阴，从足走腹，行于下肢内侧。足太阴经应行于下肢内侧前线，但本经在踝上八寸以下行于足厥阴之后，上踝八寸，始交出足厥阴之前，起于隐白，终于大包。

歌曰：二十一穴脾中州，隐白在足大趾头，大都太白公孙盛，商丘三阴交可求，漏谷地机阴陵泉，血海期门冲门走，府舍腹结大横排，腹哀食窦天溪连，胸乡周荣大包开，挟咽连舌注心怀。

隐白：足大趾内侧端，去爪甲后一分许。

大都：大趾内侧，本节前陷中，赤白肉际取之。

太白：大趾内侧，本节（骨）后陷中，赤白肉际取之。

公孙：大趾本节后一寸，在第一跖骨基底之前下缘凹陷处，赤白肉际取之。

商丘：内踝前下方凹陷处，当舟骨结节与内踝尖连线之中点取之。

三阴交：内踝尖上三寸，胫骨后缘取之。

漏谷：内踝尖上六寸，胫骨后缘取之。

地机：膝下五寸，阴陵泉下三寸，阴陵泉至内踝尖连线上取之。

阴陵泉：于胫骨内髁下缘之凹陷部取之，与阳陵泉相对，稍高约一寸。

血海：屈膝，髌骨内上缘上二寸，当股内肌隆起部。

期门：血海上六寸，在血海与冲门连线上，当缝匠肌内侧，动脉应手。

以上下肢部穴位，主治胃肠疾患，以及生育、小溲疾患。

冲门：平耻骨联合上缘，曲骨旁开三寸半，当股动脉外侧，腹股沟外端上缘取之。

府舍：于冲门上七分，任脉旁开四寸取之。

腹结：大横下一寸三分。

大横：脐中旁开四寸，腹直肌外侧取之。

腹哀：大横上三寸，建里旁四寸处取之。

以上腹部穴位，主治胃肠病。

食窦：任脉旁开六寸，即乳中线外二寸，在第五肋间隙中取之。

天溪：食窦上一肋，当第四肋间旁开六寸取之。

胸乡：天溪上一肋，当第三肋间，旁开六寸取之。

周荣：胸乡上一肋，当第二肋间，旁开六寸取之。

大包：在渊腋下三寸，腋中线上第六肋间隙中取之。

以上胸部穴位，主治胸肺部疾患。

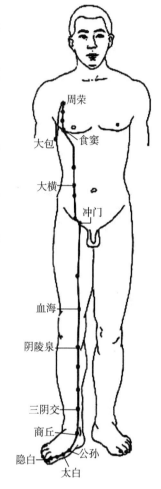

图 11-4　足太阴脾经

五、手少阴心经（图 11-5）

（一）原文

心手少阴之脉，起于心中，出属心系，下膈络小肠；其支者，从心系上挟咽，系目系，其直者，复从心系却上肺，下出腋下，下循臑内后廉，行太阴，心主之后，下肘内，循臂内后廉，抵掌后锐骨之端，入掌内后廉，循小指之内，出其端。

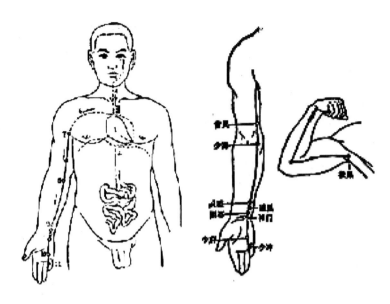

图 11 - 5 手少阴心经

（二）腧穴歌简注（手少阴心经穴歌，9 穴）

手少阴经脉，行于上肢内侧后线，穴起于极泉，终于少冲。

歌曰：九穴心经手少阴，极泉青灵少海深，灵道通里阴郄邃，神门少府少冲寻。

极泉：上臂外展，在腋窝正中，腋动脉内侧取之，

青灵：少海上三寸，于少海与极泉连线上取之。

少海：屈肘成直角，在肘关节内侧横纹头与肱骨内上髁之间，凹陷中取之。

灵道：腕横纹上一寸半。

通里：腕横纹后一寸。

阴郄：腕横纹后五分。

神门：掌后锐骨之端陷中。当尺侧腕屈肌腱之桡侧，腕横纹上尺侧凹陷中取之。

少府：在小指本节后陷中，仰掌屈指，于无名指与小指之间，当四、五掌骨间取之。

少冲：在小指桡侧端，距爪甲角后一分许。

本经穴位，主治胸心病、神志病、热病。

六、手太阳小肠经（图 11 - 6）

（一）原文

小肠手太阳之脉，起于小指之端，循手外侧上腕，出腕中，直循臂骨下廉，出肘内侧两骨之间，上循外后廉，出肩解，绕肩胛，交肩上，入缺盆，络心，循咽下膈，抵胃，属小肠；其支者，从缺盆循颈，上颊，至目锐眦，却入耳中；其支者，别颊上抵鼻，至目内眦，斜络于颧。

（二）腧穴歌简注（手太阳小肠经穴歌，19 穴）

手太阳经脉，走于手，循上肢外侧后线上行头面，起于少泽，终于听宫。

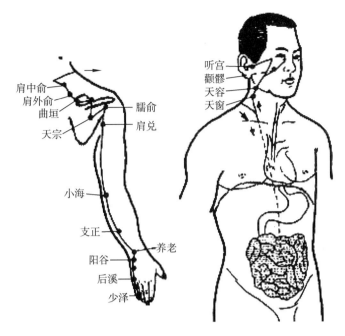

图 11-6 手太阳小肠经

歌曰：手太阳穴一十九，少泽前谷后溪薮，腕骨阳谷养老穴，支正小海外辅肘，肩贞臑俞接天宗，髎外秉风曲垣首，肩外俞连肩中俞，天窗乃与天容偶，锐骨之端上颧髎，听宫耳前珠上走。

少泽：小指尺侧端，距爪甲角后一分许。

前谷：在小指内侧，本节前陷中。握拳时当节前横纹头，赤白肉际取之。

后溪：在小指外侧，本节后陷中。当节后横纹头赤白肉际，握拳取之。

腕骨：在手外侧腕前，起骨下陷中，当第五掌骨之基底与三角骨之间，赤白肉际取之。

阳谷：腕关节尺侧，当豌豆骨与尺骨茎突之间，凹陷处取之。

养老：腕后一寸，手髁骨上，转腕有空。

支正：腕后五寸，当阳谷与小海连线上取之。

小海：在肘关节后，屈肘当尺骨鹰嘴与肱骨内上髁之间取之。

以上手肘部穴位，主治头项耳目鼻喉疾患，以及热病、神志病。

肩贞：在肩关节下方，上臂内收，于腋后横纹头上一寸处取之。

臑俞：上臂内收，肩贞直上，当肩胛骨肩峰突起之后，下际凹陷中取之。

天宗：在肩胛冈下窝的中央，约与臑腧、肩贞呈三角形处取之。

秉风：天宗直上，在肩胛冈上窝之中点，举臂有空。

曲垣：在肩胛冈上窝之内侧端，陷中，约在臑俞与第二胸椎棘突连线之中点。

肩外俞：第一胸椎棘突下，陶道旁开三寸。

肩中俞：第七棘突下，大椎旁开二寸。

以上肩胛部穴位，主治局部病变。

天窗：在扶突后，当胸锁乳突肌后缘，动脉应手陷中。

天容：在下颌角后方，胸锁乳突肌前缘陷中。

以上颈部两穴，主治喉、耳病。

颧髎：外眼角直下，当颧骨下缘中央凹陷中取之。

听宫：在耳屏与下颌关节之间，微张口凹陷处。

以上面部两穴，主治口齿耳病。

七、足太阳膀胱经（图11-7）

（一）原文

膀胱足太阳之脉，起于目内眦，上额，交巅；其支者，从巅至耳上角；其直者，从巅入络脑，还出别下项，循肩髆内，挟脊抵腰中，入循膂，络肾，属膀胱；其支者，从腰中，下挟脊，贯臀，入腘中；其支者，从髆内左右，别下贯胛，挟脊内，过髀枢，循髀外从后廉下合腘中，以下贯踹内，循外踝后，循京骨，至小指外侧。

（二）腧穴歌简注（足太阳膀胱经穴歌，67穴）

足太阳经脉，起于目内眦，上巅下项，循身之背，下入腘中，循小腿外侧后线，至小趾外侧。起于睛明，终于至阴。

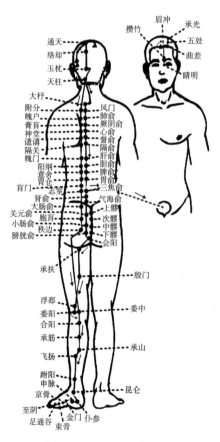

图11-7　足太阳膀胱经

歌曰：足太阳穴六十七，睛明目内红肉藏，攒竹眉冲与曲差，五处寸半上承光，通天络却玉枕昂，天柱后际大筋旁，下行背部各为二，大杼挟脊第一行，风门肺俞厥阴四，心俞督俞膈俞七，肝胆脾胃俱挨次，三焦肾气海大肠，关元小肠到膀胱，中膂白环仔细量，上髎次髎中复下，一空二空腰髁当，会阳阴尾骨外取，附分挟脊第二行，魄户膏肓与神堂，譩譆膈关魂门九，阳纲意舍及胃仓，肓门志室胞肓续，二十一椎秩边分，承扶臀横纹中央，殷门浮郄到委阳，委中合阳承筋是，承山飞扬踝跗阳，昆仑仆参申脉忙，金门京骨束骨接，通谷至阴小指旁。

睛明：鼻根两旁，目内眦之内上方陷中取之。

攒竹：睛明直上，眉头陷中。

眉冲：眉头直上入发际，在神庭与曲差之间。

曲差：挟神庭旁开一寸五分。

五处：曲差直上入发际一寸，上星旁一寸五分。

承光：五处后一寸五分，当五处与通天之间取之。

通天：承光后一寸五分，在承光与络却之间。

络却：通天后一寸五分，入前发际五寸五分，督脉旁开一寸五分取之。

玉枕：络却后一寸五分，挟脑户旁一寸三分，当枕外粗隆上缘之外侧取之。

天柱：挟项后发际，哑门旁开一寸三分，当大筋外廉陷中取之。

以上头项部穴位，主治头、项、目、鼻疾患，神志病。

足太阳膀胱经在背部的穴位，挟督脉旁各有两行，第一行距中线（督脉）一寸五分，第二行距中线三寸。

大杼：第一椎下（即第一胸椎棘突下）旁开一寸五分。

风门：第二椎下，旁开一寸五分。

肺俞：第三椎下，旁开一寸五分。

厥阴俞：第四椎下，旁开一寸五分。

心俞：第五椎下，旁开一寸五分。

督俞：第六椎下，旁开一寸五分。

膈俞：第七椎下，旁开一寸五分。

以上1~7椎侧第一行，主治胸肺疾患及相应的内脏病。

肝俞：第九椎下，旁开一寸五分。

胆俞：第十椎下，旁开一寸五分。

脾俞：第十一椎下，旁开一寸五分。

胃俞：第十二椎下，旁开一寸五分。

三焦俞：第十三椎下，旁开一寸五分。

以上9~13椎侧第一行，主治胃肠疾患，以及胸肺疾患和相应内脏病变。

肾俞：第十四椎下，旁开一寸五分。

气海俞：第十五椎下，旁开一寸五分。

大肠俞：第十六椎下，旁开一寸五分。

关元俞：第十七椎下，旁开一寸五分。

小肠俞：第十八椎下，旁开一寸五分。

膀胱俞：第十九椎下，旁开一寸五分。

中膂俞：第二十椎下，旁开一寸五分。

白环俞：第二十一椎下，旁开一寸五分。

上髎：在第一骶后孔中，约当髂后上棘与督脉之中点。

次髎：在第二骶后孔中，约当髂后上棘下与督脉之中点。

中髎：在第三骶后孔中，约当中膂俞与督脉之中点。

下髎：在第四骶后孔中，约当白环俞与督脉之中点。

会阳：在尾骨下端志两旁，督脉旁五分。

以上 14 至臀部侧第一行，主治肠及生育、小溲病。

附分：以下背部挟脊两旁第二行，距中线（督脉）各三寸。附分在第二椎下，旁开各三寸。

魄户：第三椎下，旁开三寸。

膏肓：第四椎下，旁开三寸。

神堂：第五椎下，旁开三寸。

譩譆：第六椎下，旁开三寸。

膈关：第七椎下，旁开三寸。

以上 1～7 椎侧第二行，主治胸肺疾患。

魂门：第九椎下，旁开三寸。

阳纲：第十椎下，旁开三寸。

意舍：第十一椎下，旁开三寸。

胃仓：第十二椎下，旁开三寸。

肓门：第十三椎下，旁开三寸。

以上 9～13 椎侧第二行，主治胃肠疾患。

志室：第十四椎下，旁开三寸。

胞肓：第十九椎下，旁开三寸。

秩边：第二十一椎下，旁开三寸陷中。

以上 14～21 椎侧第二行，主治肠及生育、小溲疾患。

承扶：臀下横纹正中。

殷门：承扶下六寸，在承扶与委中连线上。

浮郄：在委阳上一寸。

委阳：在腘窝外侧，两筋间，与委中平。

委中：在腘窝横纹中央，动脉陷中。

腿部腘以上穴位，主治局部疾患及肠疾患。

合阳：委中直下二寸，在委中与承山连线上。

承筋：在合阳与承山连线之中点，当腓肠肌肌腹中央取之。

承山：腓肠肌肌腹下，伸腿出现交角处取之。

飞阳：承山外侧下方，昆仑上七寸。

跗阳：昆仑直上三寸。

昆仑：在外踝与跟腱之中央，凹陷部取之。

仆参：昆仑直下，当跟骨凹陷中，当赤白肉际取之。

申脉：外踝正下方凹陷中。

金门：申脉前下方，当骰骨外侧凹陷处取之。

京骨：足跗外侧，第五跖骨粗隆下，赤白肉际取之。

束骨：足小趾外侧，本节后陷中。

通谷：足小趾外侧，本节前陷中。

至阴：足小趾外侧，距爪甲角后一分许。

腿部腘以下穴位，主治头项目背腰病、肠痔、神志病以及下肢后侧疾患。

八、足少阴肾经（图 11 - 8）

（一）原文

肾足少阴之脉，起于足小趾之下，斜走足心，出于然谷之下，循内踝之后，别入跟中，以上踹内，出腘内廉，上股内后廉，贯脊属肾络膀胱；其直者，从肾上贯肝膈，入肺中，循喉咙，挟舌本；其支者，从肺出络心，注胸中。

（二）腧穴歌简注（足少阴肾经经穴歌，27 穴）

足少阴经脉，起于小趾下，走足心，循下肢内侧后线，上腹入肺，注胸中。穴起于涌泉，终于俞府。

歌曰：足少阴穴二十七，涌泉然谷太溪溢，大钟水泉通照海，复溜交信筑宾实，阴谷膝内辅骨后，以上从足走至膝，横骨大赫连气穴，四满中注肓俞脐，商曲石关阴都密，通谷幽门二寸辟，步廊神封又灵墟，神藏彧中俞府毕。

涌泉：足底前1/3处，跷趾时凹陷中。

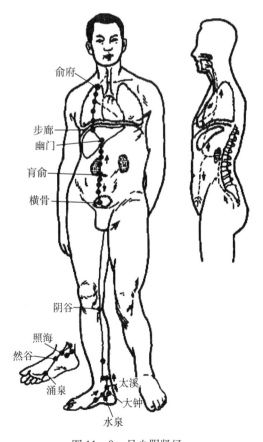

图 11 - 8　足少阴肾经

然谷：内踝前起大骨下（即舟骨粗隆下缘）陷中。

太溪：内踝与跟腱之间陷中，平内踝尖。

大钟：内踝后下方，当跟腱附着部内侧陷中。

水泉：太溪直下方一寸。

照海：在内踝正下缘之凹陷中取之。

以上足部穴位，主治生育、小溲、肠及胸肺、咽喉疾患。

复溜：太溪上二寸，当跟腱之前缘取之。

交信：太溪上二寸，当复溜与胫骨之间取之。

筑宾：当腓肠肌内侧肌腹下端，于太溪与银谷之连线上取之。

阴谷：在腘窝内侧，辅骨后，大筋下，小筋上，屈膝取之。

以上小腿部穴位，主治生育、小溲、肠疾患。

横骨：在下腹部，平耻骨联合上缘，曲骨旁五分。

大赫：横骨上一寸，中极旁开五分。

气穴：横骨上二寸，关元旁开五分。

四满：横骨上三寸，石门旁五分。

中注：横骨上四寸，阴交旁五分。

以上下腹部穴位，主治生育、小溲、肠疾患。

肓俞：与神阙相平，任脉旁开五分。

商曲：脐上二寸，下脘旁五分。

石关：脐上三寸，建里旁五分。

阴都：脐上四寸，中脘旁五分。

通谷：脐上五寸，上脘旁五分。

幽门：脐上六寸，巨阙旁五分。

以上上腹部穴位，主治胃肠疾患。

步廊：在第五肋间隙，任脉旁开二寸，当胸骨中线与乳中线之间取之。

神封：在第四肋间隙，任脉旁开二寸。

灵墟：在第三肋间隙，任脉旁开二寸。

神藏：在第二肋间隙，任脉旁开二寸。

或中：在第一肋间隙，任脉旁开二寸。

俞府：在锁骨下缘，任脉旁开二寸。

以上胸部穴位，主治胸、肺疾患。

九、手厥阴心包经（图11-9）

（一）原文

心主手厥阴心包络之脉，起于胸中，出属心包络，下膈，历络三焦，其支者，循胸出胁，下腋三寸，上抵腋，循臑内，行太阴、少阴之间，入肘中，下臂，行两筋之间，入掌中，循中指，出其端；其支者，别掌中，循小指次指出其端。

（二）腧穴歌简注（手厥阴心包经穴歌，9穴）

手厥阴经脉，起于胸中，出循上肢内侧中线至中指端。穴起于天池，终于中冲。

歌曰：九穴心包手厥阴，天池天泉曲泽深，郗门间使内关对，大陵劳宫中冲寻。

天池：乳头外侧一寸，第四肋间隙陷中取之。

天泉：腋纹头下二寸，在肱二头肌的两头之间。

以上胸、上臂两穴，主治胸、心疾患。

曲泽：肘内横纹中，大筋内侧缘（尺侧）取之。

郗门：腕后五寸，于曲泽与大陵连线上取之。

间使：腕横纹上三寸，两筋间。

内关：腕横纹上二寸，两筋间。

大陵：腕横纹正中，两筋间陷中。

劳宫：在掌心中，握拳于中指与无名指指尖之间取之。

中冲：在中指尖端之中尖取之。

以上手臂部穴位，主治胸部、心胃病，神志病，热病。

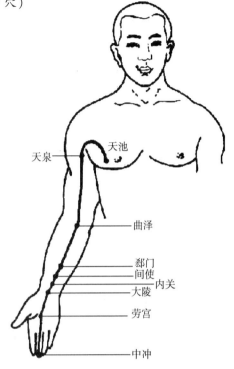

图 11-9 手厥阴心包经

十、手少阳三焦经（图 11-10）

（一）原文

三焦手少阳之脉，起于小指次指之端，上出两指之间，循手表腕，出臂外两骨之间，上贯肘，循臑外上肩，而交出足少阳之后，入缺盆，布膻中，散络心包，下膈，循属三焦；其支者，从膻中上出缺盆，上项，系耳后，直上出耳上角，以屈下颊至（出页）；其支者，从耳后入耳中，出走耳前，过客主人，前交颊，至目锐眦。

（二）腧穴歌简注（手少阳三焦经穴歌，23穴）

手少阳经脉，起于无名指端，循上肢外侧中线，上肩项，绕耳后，至目外眦。穴起于关冲，终于丝竹空。

歌曰：二十三穴手少阳，关冲液门中渚旁，阳池外关支沟正，会宗三阳四渎长，天井清冷渊消泺，臑会肩髎天髎堂，天牖翳风瘈脉青，颅息角孙耳门乡，和髎前行丝竹空，三焦经穴西推详。

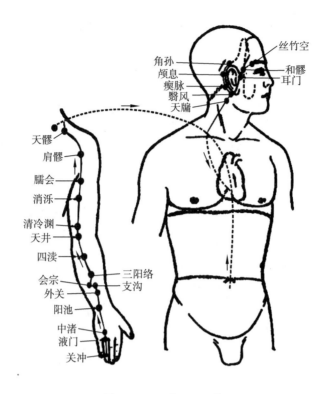

图 11 - 10   手少阳三焦经

关冲：无名指外侧端，去爪甲角后一分许。

液门：第四、五指间本节前陷中，握拳取之。

中渚：液门后一寸，在四、五指本节后陷中，握拳取之。

阳池：手腕上，四、五掌骨间直上，指总伸肌腱的尺侧凹陷中。

外关：阳池上二寸，尺、桡两骨间。

支沟：阳池上三寸，尺，桡两骨间，指总伸肌桡侧取之。

会宗：在腕后三寸，于支沟尺侧约一横指取之。

三阳络：阳池上四寸，尺桡两骨间取之。

四渎：肘尖前五寸，尺桡两骨间。

天井：尺骨鹰嘴后上方，屈肘凹陷中。

以上手肘部穴位，主治耳病，以及头、目、喉病和热病。

清冷渊：尺骨鹰嘴后上方，屈肘取之。

消泺：在肩髎与尺骨鹰嘴连线上，当清冷渊与臑会之中点取之。

臑会：肩髎下三寸，三角肌后缘取之。

肩髎：在肩峰后下方，肩髃后寸许陷中。

天髎：肩胛骨上角处，当肩井（足少阳）与曲垣（手太阳）连线之中点取穴。

以上肩臂部穴位，主治局部疾患。

天牖：乳突后下部，胸锁乳突肌后缘，平天容（手太阳）、天柱（足太阳）二穴之间。

翳风：耳垂后，下颌角与乳突之间陷中。

瘈脉：在乳突中点，当翳风与角孙沿耳翼连线的下 1/3 处。

颅息：在耳后，当翳风与角孙沿耳翼连线的上 1/3 处。

角孙：耳尖正上方，入发际处，开口有空。

耳门：耳屏上切迹之前方凹陷处，开口取穴。

和髎：在耳门前上方，平耳郭根鬓发后缘，当颞浅动脉后方取穴。

丝竹空：眉毛外端凹陷处。

以上颈侧头部穴位，主治耳部疾患，以及头目口齿疾患。

十一、足少阳胆经（图 11 – 11）

（一）原文

胆足少阳之脉，起于目锐眦，上抵头角，下耳后，循颈，行手少阳之前，至肩上，却交出手少阳之后，入缺盆；其支者，从耳后入耳中，出走耳前，至目锐后；其支者，别锐眦，下大迎，合手少阳，抵于（出页），下加颊车，下颈，合缺盆；以下胸中，贯膈，络肝，属胆，循胁里，出气街，绕毛际，横入髀厌中。

其直者，从缺盆下腋，循胸，过季胁，下合髀厌中，以下循髀阳，出膝外廉，下外辅骨之前，直下抵绝骨之端，下出外踝之前，循足跗上，入小指次指之间；其支者，别跗上，入大指之间，循大指歧骨内，出其端，还贯爪甲，出三毛。

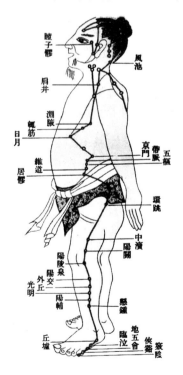

图 11 – 11　足少阳胆经

（二）腧穴歌简注（足少阳胆经穴歌，44穴）

足少阳经脉，起于目外眦，饶头颞耳后，循身之侧，行下肢外侧中线，至足第四趾外侧端。起于瞳子髎，终于窍阴。

歌曰：足少阳经瞳子髎，四十四穴行迢迢，听会上关颔厌入，悬颅悬厘曲鬓翘，率谷天冲浮白次，窍阴完骨本神邈，阳白临泣目窗辟，正营承灵脑空摇，风池肩井渊腋部，辄筋曰月京门标，带脉五枢维道续，居髎环跳市中招，中渎阳关阳陵穴，阳交外丘光明霄，阳辅悬钟丘墟外，临泣地五侠溪饶，第四指端窍阴毕，头目胁痛细推敲。

瞳子髎：目外去眦五分，眶骨外缘陷中。

听会：在耳屏下，屏间切迹前方，下颌关节突之后缘，张口有空。

上关：耳前，颧骨弓上缘，下关直上，开口有空。

颔厌：在鬓发中，当头维与曲鬓连线的上1/2段的中点取穴。

悬颅：在鬓发中，当头维与曲鬓之间，沿鬓发弧形连线的中点取穴。

悬厘：在鬓角上际，悬颅至曲鬓之中点。

曲鬓：耳前上方，发际内陷中，当角孙前一横指处取之。

率谷：耳尖直上，入发际一寸五分。

天冲：耳根后上方，入发际二寸，率谷后约五分。

浮白：耳后入发际一寸，乳突后下方，天冲与头窍阴弧形连线的中点。

头窍阴：完骨上，枕骨下，动摇有空，当浮白至完骨穴之中点取之。

完骨：耳后入发际四分，乳突后下方凹陷中。

本神：前额入发际五分，神庭旁三寸。于神庭与头维连线上，中1/3交接处取之。

阳白：眉上一寸（眉心至前发际三寸），直对瞳孔。

头临泣：阳白直上，入发际五分。

目窗：临泣后一寸，在临泣与风池连线上。（下同）

正营：临泣后二寸。

承灵：临泣后三寸五分。

脑空：承灵后一寸五分，风池直上，平脑户玉枕取穴。

以上侧头部穴位，根据不同部位，主治侧头部及附近部疾患，以及耳、目等病。

风池：耳后发际陷中，在风府两旁，当斜方肌与胸锁乳突肌上端之间凹陷中。

肩井：缺盆后，肩上陷中，约当大椎与肩峰连线之中点。

以上两穴，主治头项、肩部疾患。

渊腋：腋下三寸，腋中线上，第四肋间。

辄筋：渊腋前一寸，腋中线上，第四肋间。

日月：乳头直下，七八肋软骨间。

以上三穴，主治胸胁疾患。

京门：侧腹季肋下，当十二肋游离端下际。

带脉：十一肋端与十二肋端连线之中点下，与脐平，侧外取之。

五枢：带脉下三寸，当髂前上棘前五分，平脐下三寸取之。

维道：章门下五寸三分，当髂骨前五分，五枢前下五分。

以上季肋下侧腹部穴位，主治生育、小溲、肠疾患。

居髎：章门下八寸三分，等髂前上棘与大转子最高点连线之中点凹陷处取之。

环跳：髀枢后陷中，侧卧，伸下足，屈上足取之。当大转子最高点与骶椎下际连线的中1/3与外1/3交接处取之。

风市：大腿外侧中线上，腘横纹上七寸，直立垂手中指尽处是穴。

中渎：大腿外侧，膝上五分，当股外侧肌与股二头肌间取之。

阳关：阳陵泉直上三寸，犊鼻外，股骨外上髁的上方凹陷中。

以上髀枢至膝穴位，主治腰腿疾患。

阳陵泉：膝下一寸，在腓骨小头之前下方凹陷中。

阳交：外踝尖上七寸，腓骨前端，在外踝尖与阳陵泉的连线上。

外丘：外踝上七寸，阳交后一横指，腓骨后缘。

光明：外踝尖上五寸，腓骨前缘。

阳辅：外踝上四寸，腓骨前缘。

悬钟：外踝上三寸，当腓骨后缘与腓骨长短肌腱之间。

丘墟：外踝前下缘，凹陷中。

足临泣：侠溪后一寸五分，在第四、五跖骨结合前方凹陷中。

地五会：四、五趾间，本节后陷中。

侠溪：四、五趾缝间，本节前陷中。

足窍阴：第四趾外侧端，去爪甲角后一分许。

以上膝以下穴位，主治头目喉耳胸胁部疾患及热病。

十二、足厥阴肝经（图11-12）

（一）原文

肝足厥阴之脉，起于大指丛毛之际，上循足跗上廉，去内踝一寸，上踝八寸，交出太阴之后，上腘内廉，循股阴入毛中，环阴器，抵小腹，挟胃属肝络胆，上贯膈，布胁肋，循喉咙之后，上入颃颡，连目系，上出额，与督脉会于巅；其支者，从目系下颊里，环唇内；其支者，复从肝别贯膈，上注肺。

（二）腧穴歌简注（足厥阴肝经穴歌，14穴）

足厥阴经脉，起于大趾，行于下肢内侧，踝上八寸以下，行于前线，八寸以上行于中线，过阴器，抵少腹，挟胃，上膈，布肋，循喉连目，上巅。穴起于大敦，终于期门。

歌曰：**一十四穴足厥阴，大敦行间太冲侵，中封蠡沟中都近，膝关曲泉阴包临，五里阴廉连急脉，章门常对期门深。**

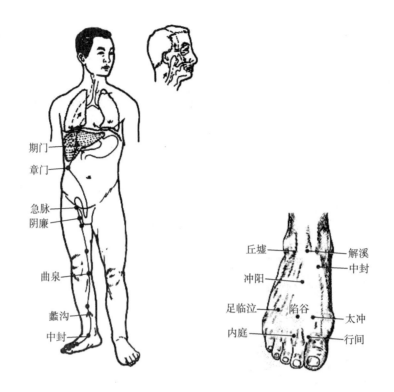

图 11 – 12　足厥阴肝经

大敦：足大趾外侧，在外侧爪甲根与趾关节之间。

行间：一、二趾缝间，趾蹼缘后五分。

太冲：大趾本节后二寸，一、二跖骨结合部之前陷中。

中封：内踝前一寸，当商丘与解溪之间，胫骨前肌腱之内侧陷中。

蠡沟：内踝尖上五寸，胫骨内侧缘处。

中都：内踝上七寸，胫骨内侧缘处。

膝关：犊鼻下二寸，阴陵泉后一寸陷中，屈膝取之。

曲泉：膝内侧，屈膝，横纹头上方，胫骨内踝之后，大筋上，小筋下陷中。

阴包：股骨内上髁四寸，当股内肌与缝匠肌之间取穴。

五里：气冲（足阳明经）下三寸，阴股中动脉应手。

阴廉：气冲下二寸，动脉中。

以上下肢部穴位，主治生育、小溲疾患，以及肠疾患。

急脉：耻骨结节之下外侧，距中线二寸，当气冲之外下方腹股沟处。

章门：平脐侧腹部，十一浮肋游离端之下际取之。

期门：乳头直下二肋，当第六肋间隙取之。

以上肋腹部穴位，主治胃肠疾患，以及生育疾患。

十三、督脉（图 11 – 13）

（一）原文

督脉起于下极之腧（会阴），后行脊里，上至风府，入脑上巅，循额至鼻柱。穴起于长强，终于龈交。

督脉者，起于下极之输，并于脊里，上至风府，入属于脑。

（二）腧穴歌简注（督脉经穴歌，28 穴）

歌曰：督脉十八行于脊，长强腰俞阳关密，命门悬枢接脊中，中枢筋缩至阳逸，灵台神道身柱长，陶道大椎平肩列，哑门风府上脑户，强间后顶百会悉，铅锭息会下上星，神庭素髎水沟系，兑端开口唇中央，龈交唇内齿缝里。

长强：尾骨端与肛门之中点。

腰俞：第二十一椎下宛之中。

阳关：第十六椎下，平髂嵴，当第四腰椎棘下凹陷中。

命门：第十四椎下（第二腰椎下）。

以上 21～14 椎穴位，主治神志病、肠病以及生育、小溲病。

悬枢：第十三椎下。

脊中：第十一椎下。

中枢：第十椎下。

筋缩：第九椎下。

以上 13～9 椎穴位，主治神志病及胃肠病。

至阳：第七椎下。

灵台：第六椎下。

神道：第五椎下。

身柱：第三椎下。

陶道：第一胸椎下。

大椎：第一胸椎之上与第七颈椎之间。

以上 7～1 椎穴位，主治神志病、肺病及热病。

哑门：项后正中，风府下五分，入发际凹陷中。

风府：项后正中，入发际一寸，枕骨下缘凹陷中。

以上项部两穴，主治头项鼻舌喉病及神志病。

脑户：风府上一寸五分，枕骨粗隆上缘。

强间：脑户上一寸五分，当风府与百会之中点。

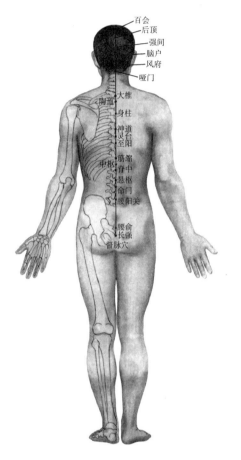

图 11 – 13　督脉

后顶：强间上一寸五分，百会后一寸五分。

百会：后发际上七寸，两耳郭尖连线之中点。

前顶：百会前一寸五分，当百会与囟会之间。

息会：百会前三寸，上星后一寸，骨间凹陷中。

上星：百会前四寸，入前发际一寸。

神庭：头部正中线，入前发际五分。

以上头部穴位，主治头目鼻耳病及神志病。

素髎：鼻尖端中央。

水沟：即人中，于鼻唇沟的上 1/3 与中 1/3 连接处取之。

兑端：上唇尖端，当鼻唇沟与口唇连线处取穴。

龈交：上唇与上齿龈之间，上唇系带处。

以上口鼻部穴位，主治神志病与鼻、口齿病。

十四、任脉（图 11 - 14）

（一）原文

任脉起于中极（穴）之下，出于会阴，以上毛际，循腹里，沿中线，至咽喉，上颐，循面，入目。穴起于会阴，终于承浆。

（二）腧穴歌简注（任脉经穴歌，24 穴）

歌曰：任脉廿四起会阴，曲骨中极关元针，石门气海阴交生，神阙一寸上水分，下脘建里中上脘，巨阙连鸠步中庭，膻中玉堂连紫宫，华盖璇玑天突缝，廉泉承浆任脉终。

会阴：前后两阴间正中。

曲骨：脐下五寸，耻骨联合上缘，毛际陷中。

中极：脐下四寸，正中线上。

关元：脐下三寸，正中线上。

石门：脐下二寸，正中线上。

气海：脐下一寸五分，正中线上。

阴交：脐下一寸，正中线上。

以上下腹部穴位，主治生育、小溲与肠疾患（气海、关元有全身强壮作用）。

神阙：脐窝正中，仰卧取之。

水分：脐上一寸，正中线上。

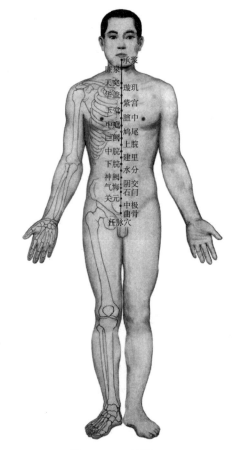

图 11 - 14　任脉

下脘：脐上二寸，正中线上。

建里：脐上三寸。

中脘：脐上四寸，当脐与胸骨之中点。

上脘：脐上五寸。

巨阙：脐上六寸。

鸠尾：亦名屋翳，脐上七寸，骨下五分。

以上上腹部穴位，主治胃肠疾患，其次为神志病。

中庭：膻中下一寸六分，平第五肋间隙取之。

膻中：胸骨中线上，平第四肋间隙，适当两乳之间，仰卧取之。

玉堂：膻中上一寸六分，平第三肋间隙。

紫宫：玉堂上一寸六分，平第二肋间隙。

华盖：璇玑下一寸，胸骨角处陷中。

璇玑：天突下一寸，胸骨柄中央，天突与华盖之间。

以上胸部穴位，主治胸肺疾患，以及为食管疾患。

天突：胸骨上窝正中。

廉泉：喉结上方，甲状软骨上缘凹陷中。

承浆：在颏唇沟正中凹陷中取穴。

十五、常用经外奇穴

太阳：在眉梢与目外眦之间，向后约一横指处取穴。主治偏头痛，目赤肿痛。

印堂：取穴在两眉头的正中间。主治头痛，小儿惊风，产妇血晕。

鱼腰：眉毛中央取穴。主治眉棱骨痛，眼睑瞤动、目翳，目赤。

喘息：第七颈椎旁开一寸取穴。主治呼吸困难，风疹。

气喘：第七颈椎旁开二寸取穴。主治哮喘（灸）。

腰眼：第四、五腰椎之间两侧微凹处取穴。主治虚劳羸瘦，腰痛，妇科病（灸）。

腰奇：尾骨尖端直上二寸凹陷处取穴。主治癫证（沿皮向上刺）。

三角灸以病人两口角之距离，作为边三角形一边，上角至脐心，下边水平至脐下，两端尽处是穴。主治奔豚，疝气。

十宣：两手十指尖端去爪甲一分处取穴。主治咽喉肿痛，发热，中风昏迷。

八邪：两手指缝间、趾蹼缘上五分处取穴。主治手背麻木肿痛，头痛，牙痛。

四缝：手指掌面，食、中、环、小、四指，一、二指骨关节的横纹正中处取穴。主治小儿疳积（潜刺后挤出黄白透明黏液）。

大小骨空：取穴在拇指和小指背侧，当屈指一、二指骨关节微凹处，拇指曰大骨空，小指曰小骨空。主治目疾（灸）。

百虫窝：膝内廉上三寸，血海上一寸处取穴。主治虫积，风邪痒疹，下部生疮。

鹤顶：屈膝垂足，膝髌上缘正中处取穴。主治瘫痪，膝痛，下肢乏力。

膝眼：膝髌下缘下筋两旁陷中处取穴。主治膝冷痛，脚气，中风，瘫痪。

八风：足五趾缝间，趾蹼上方取穴。主治脚气，足背红肿。

阑尾：足三里下二寸取穴。主治阑尾炎，胃痛，瘫痪。

新建：在股骨大粗隆与髂崤连线的中点处取穴。主治股臀部疼痛。

独阴：足掌面，当第二趾，一、二趾骨关节横纹处取穴。主治疝气，胎衣不下，月经不调，女子干哕（灸）。

第二节　经穴的应用

一、针灸取穴法则

（一）循经取穴

循经取是针灸处方的基本原则。以经络脏腑理论为指导，"经之所至，主治所及"，根据病机和证候，在其所属经脉上选取穴位。又有远距离取穴和近距离取穴之分。远距离取穴，即头面、躯干及内脏疾患，取用本经肘膝以下的穴位，如肺经咳嗽取列缺、胃经牙痛取内庭等。近距离取穴，即在邻近病灶的部位取用在经穴位，如肝郁胁痛取章门、腰痛取肾俞、肩痛取肩髃等。

此外，在经有病，取其表里经，四肢肘膝以下的穴位治疗，也是循经取穴的一个方面，如胃痛取足太阴公孙、遗尿取足少阴太溪等。

（二）局部取穴

局部取穴，就是根据病变所在部位取用本经、邻经、阿是穴。穴位一般具有局部治疗功能，如肘痛取曲池、尺泽，膝痛取膝眼，眼病取睛明、承泣，鼻病取迎香，胃病取中脘、梁门、胃俞，痛经取关元、中极、次髎等。

（三）五输取穴法

五输穴（表11-1）就是十二经脉是四肢肘膝以下的井、荥、输、经、合五个输穴，古人用水流的大小来形容这五类穴位的作用特点。

所出为井——如刚从地下涌出的泉水，在四肢末端；所溜为荥——泉水始出，流而不大，位于指掌（或跖趾）关节附近；所注为输——脉气渐大，有灌注、运输的作用，位于腕、踝关节附近；所行为经——脉气于此大盛，如流水畅行，穴在前臂或小腿；所入为合——脉气至此，渐为收藏而入于内。

表 11 - 1　五输穴表

五腧	肺	脾	心	肾	心包	肝	
井（木）	少商	隐白	少冲	涌泉	中冲	大敦	所出
荥（火）	鱼际	大都	少府	然谷	劳宫	行间	所溜
输（土）	太渊	太白	神门	太溪	大陵	太冲	所注
经（金）	经渠	商丘	灵道	复溜	间使	中封	所行
合（水）	尺泽	阴陵泉	少海	阴谷	曲泽	曲泉	所入
经五腧	大肠	胃	小肠	膀胱	三焦	胆	病
井（金）	商阳	厉兑	少泽	至阴	关冲	窍阴	下满
荥（水）	二间	内庭	前谷	通谷	液门	侠溪	身热
输（土）	三间	陷谷	后溪	束骨	中渚	临泣	体重痛
经（火）	阳溪	解溪	阳谷	昆仑	支沟	阳辅	喘疾热
合（土）	曲池	三里	小海	委中	天井	阳陵泉	逆气泄

各脏腑经络有病，都可取用五输穴，可根据其主病而应用，如取井穴治心下满，取荥穴治身热，取输穴治体重节痛，去经穴治气喘咳嗽，取合穴治气逆而泄等；亦可按内脏、五输、五行的关系而应用。例如，肝经属木，肝实证，泻行间，行间为荥火，是实则泻其子；肝虚补曲泉，曲泉为合水，是虚则补其母等。

宋元以后流行一种"逐日按时开穴"和"子午流注法"，这里不详细介绍。

（四）主客原络取穴法

在六阳经中，排列在五输穴的"输穴"之后，而六阴经则以"输穴"为原穴（表11-2）。原穴是人体原气驻留的地方，而三焦为原气之别使。即人体原气资始于肾间动气，通过三焦散布于五脏六腑，十二经脉，其气集中的部位就是原穴。针刺原穴，能通达三焦原气，调整内脏功能，所以内经指出"五脏有疾，取之十二原"。

表 11 - 2　原穴、络穴表

原穴	太渊	神门	大陵	太白	太溪	太冲	腕骨	阳池	合谷	京骨	丘墟	冲阳		
经名	肺	心	心包	脾	肾	肝	小肠	三焦	大肠	膀胱	胆	胃	督	任	脾
络穴	列缺	通里	内关	公孙	大钟	蠡沟	支正	外关	偏历	飞扬	光明	丰隆	长强	鸠尾	大包

主客原络取穴法，就是在十二经脉及其所居脏腑出现疾病时，取本经原穴（主），并配以表里经的络穴（客）来治疗。例如，手阳明经之头痛、牙痛、口眼㖞斜，先取手阳明之原穴合谷为主，后取手太阴之络穴列缺为客；又如肺经先病，大肠经后病，则以太渊为主，偏历为客等。

（五）俞募取穴法

五脏六腑皆有俞穴和募穴，脏腑的募穴都在腹部脏腑的附近，是脏腑经络之气结聚之处；脏腑的俞穴都在背部的足太阳经上，是督脉之气通于足太阳经并输注于内脏的部位。脏腑发生病变时，每在俞募穴上出现敏感压痛现象，所以某一脏腑有病，可用其所属之俞穴和募穴治疗，如胃病取胃俞、中脘，膀胱病取膀胱俞、中极等。在运用上亦有所侧重，即五脏有病多取俞穴，六腑有病多用募穴。这些穴位不仅适用于脏腑本身的病变，特别是背部五脏俞穴，还能治疗与该脏腑相应器官的病症，如肝俞治目疾，肾俞治耳聋等（表11-3）。

表11-3 俞募取穴

俞	肝俞	心俞	厥阴俞	脾俞	肺俞	肾俞	大肠俞	小肠俞	三焦俞	胆俞	胃俞	膀胱俞
脏腑	肝	心	心包	脾	肺	肾	大肠	小肠	三焦	胆	胃	膀胱
募	期门	巨阙	膻中	章门	中府	京门	天枢	关元	石门	日月	中脘	中极

（六）八脉交会配穴法

表11-4 八脉交会配穴

奇经	穴名	主治
冲	公孙	胃、心、胸
阴维	内关	
带	临泣	目外眦、耳后、肩、颈、颊
阳维	外关	
督	后溪	目内眦、颊、项、耳、肩
阳跷	申脉	
任	列缺	胸、膈、喉咙、肺系
阴跷	照海	

奇经八脉配穴法，是根据八脉交会之穴位而形成的，如胸腹胀满、脘痛、纳少等症，取内关、公孙，因阴维通于内关，冲脉通于公孙，而阴经与冲脉又会合于心、胸、胃之故，余同此（表11-3）。

歌诀：内关公孙胃心胸，外关临泣锐眦通，列缺照海膈喉肺，后溪申脉内眦颈。

（七）其他特定穴

1. 八会穴

八会穴是人体脏、腑、气、血、筋、脉、骨、髓八者之气聚会之处。临床上，上述八者之病变，都可取其相应的穴位治疗，如血病取膈俞，腑病取中脘，气病取膻中等（表11-5）。

表11-5 八会穴

脏	腑	气	血	筋	脉	骨	髓
章门	中脘	膻中	膈俞	阳陵泉	太渊	大杼	悬钟

2. 郄穴

郄是空隙的意思，其位置常与经脉成曲线，因而是经络气血，汇聚深入的所在。多用来治疗本经所属脏腑的急性病痛，也是经络诊法的要穴（表11-6）。

表11-6 郄穴

手太阴	手阳明	足阳明	足太阴	手少阴	手太阳	足太阳	足少阴	足厥阴	手少阳	足少阳	足厥阴	阴跷	阳跷	阴维	阳维
孔最	温溜	梁丘	地机	阴郄	养老	金门	水泉	郄门	会宗	外丘	中都	交信	跗阳	筑宾	阳交

3. 六腑下合穴

足三阳经的合穴，加上手三阳经在下肢的三个"下合穴"，总称为"六腑下合穴"，专治六腑的病症，如肠痛为大肠腑病，取太阳下合穴上巨虚治疗等。

二、随症选穴举例

（一）病因治疗

风寒：外关，风池，风府，风门，合谷。

暑：曲泽，委中，尺泽，十宣（放血）。

湿：阴陵泉，三阴交，足三里，复溜，合谷。

火（热）：大椎，曲池，合谷，陷谷，内庭。

内风：行间，太冲，风池。

内寒：关元，中极，命门。

内湿：脾俞，足三里，公孙，三阴交。

内火：大陵，行间，然谷，支沟，劳宫。

精：志室，关元，中极，太溪。

神：大陵，间使，神门，神庭，心俞，神堂。

气：上焦—膻中、太渊、列缺、间使。

中焦：中脘，脾俞，足三里，公孙。

下焦：关元，气海，神阙。

血：膈俞，血海，三阴交，公孙。

痰：丰隆，内关，中脘，巨阙。

水：水分，阴陵泉，复溜。

郁：内关，行间，太冲，肝俞。

结：支沟，照海，大横。

（二）症状治疗

发热：大椎，曲池，合谷。

昏迷：人中，十宣，涌泉。

休克：灸百会、脐中、关元，针足三里。

多汗或无汗：合谷，复溜。

盗汗：阴郄，后溪。

失眠：神门，太溪，三阴交，安眠。

多梦：心俞，神门，太冲。

喑哑：扶突，间使，合谷。

口噤：下关，颊车，合谷。

失语：哑门，廉泉，合谷。

流涎：人中，颊车，合谷。

心悸：内关，间使，郄门。

心区痛：膻中，内关。

咳嗽：天突，肺俞，列缺。

咽下困难：天突，内关。

胸闷：中脘，内关。

恶心呕吐：内关，足三里。

呃逆：膈俞，内关，劳宫。

腹胀：天枢，气海，足三里，公孙。

胁痛：支沟，丘墟。

消化不良：足三里，公孙，脾俞，然谷。

尿潴留：三阴交，阴陵泉，中极（灸）。

尿失禁：曲骨，三阴交。

遗精，阳痿，早泄：关元，中极，三阴交。

便秘：天枢，支沟，照海，丰隆。

脱肛：长强，承山。

腓肠肌痉挛：承筋，承山。

皮肤瘙痒：曲池，血海，三阴交，神门。

虚弱：关元，足三里。

以上举例仅为临床常见之病症，临床可根据经络学说的理论指导和上述取穴原则，辨证施治，选穴配方。

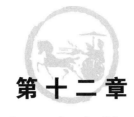

第十二章
子午流注算法

子午流注是古人在"天人相应"的思想指导下，经过长期的临床实践而建立的一种定时取穴的针灸方法，值得我们进一步研究和探封。因其演算方法较难掌握，每使初学者望而生畏。本人对此曾在应用中加以探索，初步总结为日干定主经、时干定客经和次第相生定开穴等五个推算步骤。若能按法推之，某时应开某穴，瞬间可得，久之得心应手，较为便利。

一、基本知识

（一）天干
甲乙丙丁戊己庚辛壬癸十个字，叫天干。

1. 天干阴阳

甲丙戊庚壬，为五阳干；乙丁己辛癸，为五阴干。

2. 天干五行

甲乙属木，丙丁属火，戊己属土，庚辛属金，壬癸属水。

3. 十干合化

甲己相合化土，乙庚相合化金，丙辛相合化水，丁壬相合化木，戊癸相合化火。

歌诀：甲己化土乙庚金，丙辛之上水淋淋，丁壬之乡林木茂，戊癸到处火炎侵。

4. 配合脏腑

甲配胆，乙配肝，丙配小肠，丁配心，戊配胃，己配脾，庚配大肠，辛配肺，壬配膀胱、三焦，癸配肾与心包。

歌诀：甲胆乙肝丙小肠，丁心戊胃己脾乡。庚属大肠辛属肺，壬属膀胱癸肾脏。三焦亦向壬中寄，包络同归入癸方。

（二）地支
子丑寅卯辰巳午未申酉戌亥十二个字，称为地支。

1. 地支阴阳

子寅辰午申戌为六阳支，丑卯巳未酉亥为六阴支。干支阴阳皆以单数为阳，双数为阴；又以干支相对来说，天干属阳，地支属阴。

2. 地支五行

亥子属水，寅卯属木，巳午属火，辰戌丑未属土，申酉属金。

3. 分配时间

一昼夜间,地支所分属的时间是:23～1点为子时,1～3点为丑时,3～5点为寅时,5～7点为卯时,7～9点为辰时,9～11点为巳时,11～13点为午时,13～15点为未时,15～17点为申时,17～19时为酉时,19～21时为戌时,21～23点为亥时,周而复始。可以把一天之中的十二时辰,按定于掌上,以便推算(见后)。

(三)甲子纪时

十干和十二支相互配合,阳干配阳支,阴干配阴支,始于甲子,终于癸亥,正得六十之数,故又称为"六十甲子"。在古代历书的年月日时上面,都有两个干支字(上一个为天干,下二个为地支),作为纪时之用,如甲子年、乙丑月、丙寅日、丁卯时等。一日十二时,五日六十个时辰,正好甲子一周。但日干有十个,五日之干仅得其半,需十日,一百二十时,日干阴阳方历一周。在此,用到的是日干与时干。

1. 推算日干

可以查看历书(从略)。

2. 推算时干

时干在子午流注中时刻要用,尤为重要。其算法是先定每日子时天干,顺序推至所用时辰,即得该时天干。例如,甲日或己日,子时天干是甲,顺推乙丑;乙日或庚日,子时天干是丙,顺推丁丑;丙日或辛日,子时天干是戊,顺推己丑;丁日或壬日,子时天干是庚,顺推辛丑;戊日或癸日,子时天干是壬,顺推癸丑。

歌诀:甲己还生甲,乙庚丙作初,丙辛生戊子,丁壬庚子居,戊癸是壬手,时元从子推。

(四)井荣俞经合的阴阳五行所属

六阳经的井荣俞经合皆属阳,六阴经的井荣俞经合皆属阴。六阳经的井荣俞经合:井属金,荣属水,俞属木,经属火,合属土。六阴经的井荣俞经合:井属木,荣属火,俞属土,经属金,合属水。大要记住"阳井金而阴井木",按照五行相生的规律,顺序推之即得(表12-1)。

表12-1　阴经五俞穴分属五行表(阴经无原,以俞代原)

五俞	井	荣	俞	原	经	合
	木	火	土		金	水
肝	大敦	行间	太冲		中封	曲泉
心	少冲	少府	神门		灵道	少海
脾	隐白	大都	太白		商丘	阴陵泉
肺	少商	鱼际	太渊		经渠	尺泽
肾	涌泉	然谷	太溪		复溜	阴谷
心包	中冲	劳宫	大陵		间使	曲泽

阳经五俞穴分属五行表（续）

五俞	井	荥	俞	原	经	合
	金	水	木		火	土
胆	窍阴	侠溪	临泣	丘虚	阳辅	阳陵泉
小肠	少泽	前谷	后溪	腕骨	阳谷	小海
大肠	商阳	二间	三间	合谷	阳溪	曲池
胃	历兑	内庭	陷谷	冲阳	解溪	足三里
膀胱	至阴	通谷	束骨	京骨	昆仑	委中
三焦	关冲	液门	中渚	阳池	支沟	天井

二、推算步骤

（一）日干定主经

值日之经，谓之主经；每日一经，即日干所属之经。一阳肇始，足少阳胆经起于甲日甲戌时；因为甲为十干之始，戌乃阳支之终，阳进阴退而变化生，就按照这一规律（阳进阴退的规律），顺序下推。例如：肝经起于乙日乙酉时，小肠经起于丙日丙申时；心经起于丁日丁未时等（表12-2）。天干属阳，甲乙丙丁……顺序向前数；地支属阴，戌酉申未……依次向后退，所以说"阳进阴退"。由此我们可以得出以下规律：①每日所开的主经，是本日天干所属的经脉。②主经开穴时间的时干，也是本经所配合的天干，即与日干相同。③十经（三焦经与包络经除外）在十天内轮流值日，其开穴时间已成定例，如表12-2所示。④五行俞穴之中，脉之所出为井，因此井穴为一经流注之始，所以主经所开都是井穴（请参考掌诀图）。

表12-2　每日主经开穴时间表

主经	胆	肝	小肠	心	胃	脾	大肠	肺	膀胱	肾
日干	甲	乙	丙	丁	戊	己	庚	辛	壬	癸
时干	甲	乙	丙	丁	戊	己	庚	辛	壬	癸
时支	戌	酉	申	未	午	巳	辰	卯	寅	亥

注：每日一经，每经值日十一个时辰，十日之终，尚余十时，故癸日肾经不起于癸丑，而前移十个时辰起于癸亥，以补其差。

（二）时干定客经

每日主经定时开穴之后，其余五阳经或五阴经轮次开穴，这些经谓之"客经"。客经开穴的规律是：阳日阳时则阳经穴开，阴日阴时则阴经穴开；所开之客经，一定是该时天干所属之经。例如，乙时肝经穴开，丙时小肠经穴开，丁时心经穴开等。

（三）次第相生定开穴

从上述可知，子午流注的推算，应首先定主经，而主经所开之穴都是井穴，比较容易推算。例如，甲日甲戌时胆经井穴窍阴开，乙日乙酉时肝经井穴大敦开，丙日丙申时小肠经井穴少泽开等。但确定客经之后，究竟具体开哪一个穴位呢？这就必须先计算出所用时辰距主经开穴时间是第几个阳时或阴时，是第几个阳时或阴时，就是五行俞穴的第几个穴位开。例如，以丙日的第二天辰时为例，因为丙日丙申时主经井穴开，自申历子至辰，已经是第二天的时间，申至辰（申—戌—子—寅—辰）为主经开穴后的第五个阳时；也就是说当开五行俞穴的第五个穴位（合穴）。至此，有两种推算法：

1. 辰时为丁日（却丙日的第二天）的时间。歌云："丁壬庚子居"。丁日的子时是庚子，顺推至辰为甲辰。时干是甲，所以此时客经是足少阳胆经，五行俞穴的第五个穴位是"合穴"，胆经的合穴是阳陵泉。因此，丁日辰时当开阳陵泉。

2. 时干是甲，可以确定此时当开胆经的穴位。因为主经起于丙日，丙日为阳日，甲辰时为阳时，"阳日阳时阳经穴开""阳井金"，从金顺生至第五（金—水—木—火—土）是土，也可以确定此时当为五行俞穴的土穴开；胆经土穴是阳陵泉，因此当开阳陵泉。以上两法皆可应用。

（四）返本还原

"本"是指值日主经，"原"是主经的"原穴"。原穴为十二经出入之门，阳经有原，必须"逢俞开原"，就是说凡阳经开"俞穴"的时候，必须同时开值日主经的"原穴"，所以叫"返本还原"。阴经没有原穴，以俞穴代替原穴，则不在此例。例如，丙日是小肠经值日，庚子时开大肠经"俞穴"三间，同时要开小肠经的"原穴"腕骨等。

（五）气纳三焦，血纳包络

按照十干配合十二经，尚余三焦和包络两经。三焦乃阳气之父，包络乃阴血之母，二经虽寄于壬癸，但亦统辖于十干。所以在井荣俞原经合，按次开完之后，逢重见时（十干配合在每天的十二个时辰中，起于甲，必重见甲；起于乙，必重见乙。如甲日起于甲戌时，而终于乙日的甲申时；甲见甲，甲申时即是重见时，也就是主经开穴时的时干重见）。若甲丙戊庚壬五阳干重见者，阳干注腑，阳经必须取"气纳三焦"，用"他生我"的规律；若乙丁己辛癸五阴干重见者，阴干注脏，阴经必须取"血纳包络"，用"我生他"的规律。所谓"我"，是指值日主经；"他"是指三焦经或包络经的某一个五行俞穴。例如，丁日丁未时，心经井穴少冲开，至戊日丁巳时为重见时（丁见丁）；心、手少阴经，阴经用"血纳包络"和"我生他"的规律；心配丁，丁属火，火生土，故当开包络经土穴（俞穴大陵）。

又如，甲日甲戌时胆经井穴窍阴开，至乙日甲申时为重见时（甲见甲）；阳经用"气纳三焦"和"他生我"的规律，胆配甲，甲属木，生木者是水，故当开三焦经水穴（荣穴液门）。

三、五门十变、闭穴和掌诀图

（一）五门十变和闭穴

一日十二时，十日一百二十时，配合六十六穴，除去六个与俞穴同时并开的原穴，实有六十穴，为时数的一半，尚有六十个时辰无穴可开。为了弥补这个缺陷和扩大应用范围，当阳日迁阴时或阴日迁阳时，前穴已闭，则取其合穴针之。根据前面所述，即甲与己合、乙与庚合、丙与辛合、丁与壬合、戊与癸合的化生规律，甲日可以开用己日同时间的穴，己日也可以开用甲日同时间的穴等。凡天干相合之日，可以相互通用，即所谓"五门十变"。这样，彼此之间，就有三十六个穴可以通用。原空六十个时辰，现在就只有二十四个时辰无穴可开，这二十四个时辰谓之"闭穴"。

（二）掌诀图

在子午流注的运用过程中，若能熟练利用掌诀，可以带来很大的方便，现用图 12 - 1 简要说明如下。

1. 十二地支属阴，分定于掌上十二节，永恒不动，以象地之静。须熟记：无名指根节定为子，中指根节定丑；食指根节定寅，食指二节定卯，食指三节定辰，食指尖端定巳；中指尖端定午；无名指端定未；小指之端定申，小指三节定酉，小指二节定戌，小指根节定亥。十干属阳，象天，于掌上动无定位，轮转于十二地支之上；但必须阳干配阳支，阴干配阴支，始于甲子，终于癸亥，配合而成六十甲子。

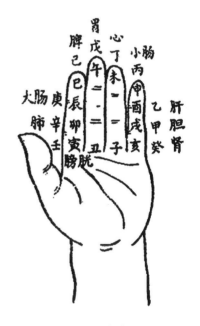

图 12 - 1　掌诀图

2. 推算时干时，可将歌中所记子时天干，加于掌中"子"上，以次推至所用时辰却得。例如，乙日或庚日，歌云"乙庚丙作初"，就将"丙"字，加于"子"上，顺推丑时是丁，寅时是戊，卯时是己……

3. 欲定主经，如图 12 - 1 掌诀外围所记，把"甲"加于"戌"上，定为胆经值日所起时辰；余经所起时间，自甲戌开始，地支逆数，天干顺推，即得乙酉（肝）、丙申（小肠）、丁未（心）、戊午（胃）、己巳（脾）、庚辰（大肠）、辛卯（肺）、壬寅（膀胱）、癸亥（肾）。凡此时干与日干相同者，就是该日主经开穴时间。例如，丙日，丙属小肠，知是小肠经值日，何时开穴呢？就从甲戌开始，按上法推之；乙酉、丙申，丙在申，就确定丙日丙申时，小肠经井穴少泽开。余皆仿此类推。

（三）子午流注开穴规律

子午流注开穴规律如表 12 - 3 所示。

表 12 - 3　子午流注开穴规律

系别＼五输	井（1）	荥（2）	俞（3）	原（4）	经（5）	合（6）	三焦心包（7）
甲日（胆）	甲戌 窍阴	丙子 前谷	戊寅 陷谷	邱虚	庚辰 阳溪	壬午 委中	甲申 液门
乙日（肝系）	乙酉 大敦	丁亥 少府	己丑 太白	太冲	辛卯 经渠	癸巳 阴谷	乙未 劳宫
丙日（小肠）	丙申 少泽	戊戌 内庭	庚子 三间	腕骨	壬寅 昆仑	甲辰 阳陵	丙午 中渚
丁日（心系）	丁未 少冲	己酉 大都	辛亥 太渊	神门	癸丑 复溜	乙卯 曲泉	丁巳 大陵
戊日（胃系）	戊午 历兑	庚申 二间	壬戌 束骨	冲阳	甲子 阳辅	丙寅 小海	戊辰 支沟
己日（脾系）	己巳 隐白	辛未 鱼际	癸酉 太溪	太白	乙亥 中封	丁丑 少海	己卯 间使
庚日（大肠）	庚辰 商阳	壬午 通谷	甲申 临泣	合谷	丙戌 阳谷	戊子 三里	庚寅 天井
辛日（肺系）	辛卯 少商	癸巳 然谷	乙未 太冲	太渊	丁酉 灵道	己亥 阴陵	辛丑 曲泽
壬日（膀胱）	壬寅 至阴	甲辰 侠溪	丙午 后溪	京骨阳池	戊申 解溪	庚戌 曲池	壬子 关冲
癸日（肾系）	癸亥 涌泉	乙丑 行间	丁卯 神门	太溪大陵	己巳 商丘	辛未 尺泽	癸丑 中冲

宝光易医文

中篇　易学研究（一）

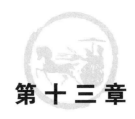

第十三章

春秋时期《周易》向哲理化的转变及其意义

第一节 概述

在解《易》的《十翼》出现以前，中医的奠基之作《内经》也还没有成书，在这段时间内《周易》由卜筮之书向哲理化转变。

通过史籍的考证，伏羲氏距今约6 500年，而孔子生活的年代距今约2 500年。从孔子所处的春秋时期上溯至伏羲时代，有近4 000年的时间。华夏祖先在这漫长的岁月中，从开始有阴阳概念的出现，渐渐有了阴阳的表意符号，形成了"天地人"三才的概念；到伏羲时代，阴阳与三才的结合而产生八卦。神农时代（距今约5 200年）出现重卦，曰《连山》。黄帝轩辕氏时代（距今约4 700年）又出现另一种重卦，曰《归藏》。直到西周，还是连、归、周三易并存。华夏先民数千年的智慧结晶，创造出举世瞩目的《易经》。

一、《周易》中所蕴含的基本哲理

包括一阴一阳之谓道；刚柔相推，变在其中；穷上反下，物极必反；天地人三才一体观；《易》与天地准等。

二、春秋时期《周易》向哲理化转变的情况

本文列举了《左传》中不经卜筮而引用《周易》来分析论证的5个事例，都具有比较明确的哲理申述，并且都在公元前603～前510年间，也就是孔子生活时代前后一百年左右。孔子也发出了"不占而已"的倡议，这在中国思想史上起了很重要的导向作用。五例概要是：①《左传·宣六年》，郑公子曼满，无德而贪，自取灭亡；②《左传·宣十二年》，知庄子申明"师出以律"，彘子违之，造成丧师、杀身、灭族；③《左传·襄二十八年》，游吉论楚康王恃强凌弱，傲慢无礼的做法，"必不能免于祸"；④医和论疾：晋侯沉溺女色，丧失心志，是蛊惑得病，"疾不可为也"；⑤《左传·昭三十二年》，通过鲁昭公的下场，说明君位唯有德者居之，否则就会常有变化。

此外，"穆姜"和"南蒯"两例，虽筮得吉卦，但通过分析，皆以凶断，实际是

进行哲理的阐述。

三、历史意义

1. 《易经》哲理化后，被纳入为正统的儒家哲学，对中华思想史、文化史、文明昌盛及科技发展等都有不可轻估的历史作用。

2. 为同步兴起发展中的中医提供了坚实的理论基础。中医理论全面体现了《周易》的本体论、认识论和方法论，是《周易》在生命科学中最成功的运用。

3. 《左传》的用法对后世象数预测中的简易演卦法是很好的启示，梅花易数的端法起卦和奇门演卦就是例证。卦虽吉而以凶断，也在六壬断法中屡有体现。

第二节　向哲理化的转变及其意义

一、《周易》所蕴含的基本哲理

《易》为载道之书，以其蕴含着丰富的哲理，为古今贤哲所推崇；而其原本又是卜筮之书，这也是学术界所公认的事实。《朱子语类》云："易本卜筮之书"，并说当初伏羲画卦之时并无文字，后文王为之作彖辞，周公为之作爻辞；其书的内容，不仅卦象，就是卦辞和爻辞，也都是为卜筮而写的。

关于卦爻象的起源，甚至卦画符号的形成，近代学者提出过种种推测和考证，其中影响较大的是结合考古发现，屈万里提出易卦起源于龟卜，张政烺先生提出易卦源于数字卦。考证和探讨都是有益的，但都还不能圆满地解释《周易》（包括《八经卦》和《六十四别卦》）的结构形成问题。

《周易》以其理贯三才、道通天地、深奥玄妙的特点，被誉为"世界文化史上的一部天书"，但这绝非是所谓"外星人"的恩赐，而是华夏祖先智慧的结晶。据考证，伏羲至今已有6 500余年，而孔子（前551年～前479年）所生活的年代至今约2 500余年。人所共知，华夏号称"五千年文明史"，自孔子所处的春秋时代上溯2 500余年，再上溯至伏羲时代，还有1 500余年呢！

假使我们的祖先在远古（伏羲时代以前）就已逐渐形成了阴阳的概念，其后又逐渐有了单画为阳、双画为阴的阴阳表意符号。至伏羲时代，先民们已经形成了"唯天、唯地、唯人"可以概括一切的三才观念，在伏羲时代出现八卦是可能的；因为阴阳符号和三才观的结合，只能出现八种形象。至于重卦，神农时代出现《连山卦》，距今约5 200年；黄帝轩辕氏时期出现《归藏卦》，距今约4 700年。《周礼》载："大卜掌三易之法。"说明在西周时期还是连、归、周三易并存。又曰："其经卦皆八，其别皆六十有四。"完成以上易卦结构的形成过程，经历了三千多年的时间。华夏先民勤于观察，同时具有善于分析的思辨能力，创立并完善《易经》在情理之中。

关于卦爻辞的来历，据《周礼·春官》载："凡卜、筮，既事，则系币以比其命；岁终，则计其占之中否。"是说每次卜筮之后，太卜或筮人要将所得之兆象和占断之辞记录下来，收藏于府库，至年终时作统计比较，看其应验率是多少；把已应验的整理出来，作为以后占筮的参考和依据。《周易》的卦辞和爻辞就是这样反复挑选出来的。

随着历史的积淀，到春秋时代，《易经》已经凝聚了古人丰富的智慧，蕴蓄了华夏先人对自然界事物发生、发展规律认识的无穷哲理。朱熹认为它说尽天下后世无穷无尽事理。几乎哲学所涉及的各种问题，都能在《易经》中找到它的原形，如本体的性质、本体与现象的关系、生命本源、天人关系、宇宙运行规律等本体论以及方法论、认识论等问题。所以黄寿祺、张善文先生认为："《周易》的'经'的部分，虽以卜筮为表，实以哲学为里，应当视为一部独具体系的哲学著作。"金景芳、吕绍纲先生也持类似看法。

春秋战国时期《十翼》的出现，是对《易经》的一次学术性总结，而不全是《易传》作者个人的创见与发挥。这次总结至关重要，不仅在于使周易卜筮的理论化，更重要的是完成了《周易》从卜筮到哲理的创造性转化，这在易学史上起到了承前启后的作用。《十翼》在阐释《易经》哲理时，是以太极演化论作为一条主线展开的。太极是指天地阴阳未分之前的混沌状态。《系辞·上》云："是故'易'有太极，是生两仪，两仪生四象，四象生八卦……"八卦以象万物，重为六十四卦，以象万物错综复杂的关系。其对《周易》基本原理的论述，可概括为以下几个方面：

（一）"一阴一阳之谓道"

"阴阳"是宇宙间一切事物的两种属性，从微观意义上是指构成万物的两种对立的物质基因。"道"是"一阴一阳"的对立统一，是事物运动变化的内在根据与动力。《系辞·下》云："阴阳合德而刚柔有体，以体天地之撰，以通神明之德。"

（二）刚柔相推，变在其中

《系辞·下》："天地纲蕴，万物化醇。""刚柔相推，变在其中矣。"天地感而万物化生，阴阳交通，刚柔二气的相摩相推，相互作用，促成了万物的新陈代谢、新故更替，造成了宇宙间事物的生生不已，变化万千。

（三）穷上反下，物极必反

整个《易经》的结构和卦爻辞的安排，都反映了事物的盈虚消长、向对立面转化的思想。六十四卦始于乾坤之至纯，终于既济未济之至杂，终而复始；所以未济既是旧过程的终结，又是新过程的萌生。这是全《易》六十四卦的循环往复。

最明显的有乾、坤、剥、复等卦。如乾卦："上九，亢龙有悔。"《象》曰："亢龙有悔，盈不可久也。"《正义》云："上居天位，久而亢极，物极则反，故有悔也。"这是说上爻表示发展到极点，必然要走向反面。又坤卦："上六，龙战于野，其血玄黄。"《象》曰："龙战于野，其道穷也。"上六为阴之极盛，故与阳战，有血雨腥风遍天地之象也。复卦之象五阴在上，一阳在下，象阴气凝重，一阳已潜在萌生，为阳气初复之象，故卦辞曰："反复其道"。《杂卦》曰："复，反也。"《序卦》："剥者，剥也。物不可以终尽剥，穷上反下，故受之以复。""困于上者必反下……"都是这种穷上反下、物极必反事物转化论思想的具体描述。

（四）天地人"三才"统一观

《系辞·下》："易之为书也，广大悉备。有天道焉，有人道焉，有地道焉，兼三才而两之故六；六非它也，三才之道也。"这是把天地人"三才"纳入一个统一体中来认识的。这一原理为历代思想家所重视，成为东方特有的思维模式。天道、地道、人道相统一，构成了天人之际的三纲，包括了宇宙演化、人际社会等广泛思想内容。这种天人一体的"三才"统一观，在世界思想史上具有极大的独特性。

（五）《易》与天地准

《系辞·上》："易与天地准，故能弥纶天地之道。""准，等也，平也。""弥纶者，包罗、容涵也。"这是说《周易》模拟天地惟妙惟肖，以致可以与天地等同，所以它能包容天地、宇宙变化的法则；也就是说《周易》中的刚柔往来上下屈伸的变化，同自然界的幽明生灭以及生命的变化是一致的。《易》理源于自然、效法自然的，观物取象，是对天地万物的模拟，所以天地自然的运行变化与《易》理是不相违背的。《文言》亦云："先天而天弗违也。"

二、春秋时期对《周易》的哲理化应用

这里所说对《周易》的哲理化应用是指不通过卜筮的形式，而应用《周易》所提供的原理、思维方法来认识事物，分析事物的发生、发展，论证事物结局的成败和吉凶善恶。《周易》这种由卜筮向哲理化的转变，在其本身是一个飞跃，在东方思想史上是一个伟大的转折：它标志着《周易》哲学的日趋成熟，为统治阶级上层和广大知识界所接受，并广泛应用以指导和规范人们的行为。

这个转化，在春秋战国时期已经表现的比较突出。我们考证了《左传》所记录的"虽不筮而以易断"例子共5例，都发生在前603年～前510年间，也是孔子生活时代前后一百年左右。此时，解经的《十翼》还没有出现；更值得注意的是，中医的奠基之作《内经》也还没有成书。孔子在当时已经发现了这个趋势，在总结、评价《易》理的同时，发出了"不占"的倡议。这个倡议在中国思想史上起了非常重要的导向作用，其后"义理派"的兴起，不能说与此无关。

（一）孔子的"不占而已"

《论语·子路》："子曰：南人有言曰：人而无恒，不可以作巫医。善夫！'不恒其德、或承之羞'。子曰：不占而已矣。"

《周易》恒卦、九三爻辞说：不能永恒持久的保持一个人的美德，那么，羞辱之事会常常随之而来。虽未经占筮，其结果也必然符合《周易》的论断。《正义》云："无恒之人，有凶无吉，故云'或承之羞、贞吝'。吝者，羞也。惟无恒，虽贞而终吝。"所以不用占筮，就可以知道它的结局，故云"不占而已矣。"

较孔子生活时代稍晚，战国末期的荀况（前313年～前238年）继承了孔子的思

想，在《荀子·大略》中也提出"善为易者不占"的呼吁。这两处的"不占"，都是在强调《周易》所蕴含的哲理，可以供人探索、玩味、体会、实行，取用之无穷。这两人在当时都是有影响的伟大思想家，同时也是治易大家，对《易经》中的卦辞爻辞可以随手拈来，印证事实。孔子的"不占而已矣"绝不能作为后世某些人不学易的借口。荀子的提法是以"善"为前提的，对《易经》造诣达到了"善"的程度，才是荀子所说的"善为易者"；因此，也不能把"不占"视作为精通易学的盾牌。

（二）《左传》中的"不筮以易断"例

1. 无德而贪，丰䷶之离䷝

《左传·宣公六年》（公元前603年）："郑公子曼满与王子伯廖语欲为卿，伯廖告人曰：无德而贪，其在《周易》丰（䷶）之离（䷝），弗过之矣。间一岁，郑人杀之"。

丰（䷶）变为离（䷝），是上六爻变。杜预注云："周易论变，故虽不筮必以变言其义。"这是王子伯廖暗引《周易》丰卦、上六爻辞来推测郑公子曼满必然遭祸。"丰，上六：丰其屋，蔀其家，窥其户，阒其无人，三岁不觌，凶"。杜注因本爻辞而申其义曰："义取无德而大其屋，不过三岁必灭亡。"结果，隔了一年，曼满即被郑人所杀。

2. 师出以律，师䷆之临䷒

《左传·宣公十二年》（前597年）："晋师救郑。荀林父（桓子）将中军，先縠（hú）（即彘子）佐之……及河，闻郑既及楚平，桓子欲还……彘子曰：不可……以中军佐济。知庄子（即荀首，为下军大夫）曰：此师殆哉！《周易》有之，在师（䷆）之临（䷒），曰：'师出以律，否臧凶。'执事顺成为臧，逆为否，众散为弱，川壅为泽。有律以如己也，故曰律。否臧且律竭也。盈而以竭，夭且不整，所以凶也。不行之谓临，有帅而不从，临孰甚焉，此之谓也。果遇必败，彘子尸之；虽免而归，必有大咎。"

以上是公元前597年晋楚郑之战的片段，说的是晋中军副帅彘子不服从主帅的指挥，带领自己所统帅的军队渡河作战。知庄子举《周易》中的"师之临"来说明这支队伍的处境太危险了。师卦是上坤下坎，初六爻由阴变阳为临卦是上坤下兑。师卦的初六爻辞是："师出以律，否臧凶。""臧"，善也；"否臧"，不善也。军队出征，必须有严明的纪律，统一行动；若军纪不善、主帅无威，有令不行，必遭凶败。下面知庄子又从卦象的演变作了进一步分析：师变为临，是由于坎变为兑，坎象征众（《国语·晋语》）；兑为少女，为柔弱，因此坎变为兑是众变弱之象。坎为水、为大川，兑为泽；坎变为兑，又象征着流动的川水因壅塞而变成沼泽。大川的水是满的，变为泽就容易枯竭；大川的流是整的，一被壅塞，就将散漫。这就像军队，有法制号令，指挥三军如同指挥自己，所以叫纪律；若法制号令失去了作用，散漫不整，不成其为军队，所以凶也。临卦的卦象是由于坎变为兑，即川壅塞而为泽，亦泽居地下，土来壅泽，水不能行之象，故曰："不行之谓临"。不服从主帅之令，使军中号令不行，这是最严重的"临"。若与敌人遭遇必败，这个罪责由巟子承担；即使这次能侥幸不死而逃回，也必有大祸。结果次年，晋国因郯水之败而杀巟子，并灭其族，应了"必有大咎"的预言。

3. 楚子将死，复 ䷗ 之颐 ䷚

《左传·襄公二十八年》（前545年）："郑伯使游吉如楚，及汉，楚人还之……子大叔归，复命，告子展曰：楚子将死矣。不修其政德，而贪昧于诸侯，以逞其愿；欲久，得乎？《周易》有之，在复（䷗）之颐（䷚），曰：'迷复凶'。其楚子之谓乎欲复其愿，而弃其本，复归无所，是谓迷复，能无凶乎！"

郑国派游吉朝楚，到了汉水，楚对郑伯没来而不满，游吉被赶回来了。游吉就此事引用《周易》推断楚康王恃强凌弱、贪图诸侯之奉己，以满足其欲望，如此必不能久于人世了。"迷复凶"是复卦上六爻辞，复卦上爻由阴变阳，则成为颐卦，此云"在复之颐"，故用复卦上六爻辞断。"迷复"是迷了路才想回来，希望回到自己所喜爱的地方，然而又忘掉了原来的路径，结果是无处所归。楚康王不修德政而忘本，因此不能免于祸（楚康王死于本年）。

4. 医和论疾，蛊 ䷑

《左传·昭公元年》（前541年）："晋侯求医于秦，秦伯使医和视之，曰：疾不可为也，是谓近女室，疾如蛊。非鬼非食，惑以丧志。良臣将死，天命不佑。公曰：女不可近乎？对曰：节之……今君不节、不时，能无及此乎？赵孟曰何谓蛊？对曰：淫溺惑乱之所生也。于文，皿虫为蛊，谷之飞亦为蛊。在《周易》女惑男，风落山谓之《蛊》（䷑）。皆同物也。"

这是医和论晋侯之疾，病因是过度沉溺于女色、不节不时、丧失心志，通过所谓蛊惑得病。医和先解释"蛊"字的含义，"皿虫为蛊"，即器皿里生虫称为蛊，谷物积久所生飞虫也叫蛊。进而引《周易》蛊卦针对病机进行解释：蛊卦是䷑上艮下巽，艮为山，巽为风，是风吹落山木之象；又艮为少男，巽为长女，少男长女是女人迷惑男人之象。物腐生虫与蛊惑得病，是一样的道理，故曰："皆同物也"（杜注："物犹类也"）。

医和在议论中还提出："天有六气，降生五味，发为五色，征为五声"，以及"四时""五节"和"六气""过则为灾""淫生六疾"的发病机理，使我们大体可以窥见

早期发展形成中的东方医学理论体系的端倪。

5. 君臣无常位，有德者居之，大壮 ䷡

《左传·昭公三十二年》（前 510 年）："公薨于乾侯……赵简子问于史墨曰：季氏出其君，而民服焉，诸侯与之；君死于外而莫之或罪，何也？对曰……社稷无常奉，君臣无常位，自古以然……三后之姓，于今为庶，主所知也。在《易》卦，雷乘乾曰大壮（䷡），天之道也。"

鲁昭公被季氏赶出去，于公于前 510 年死于流亡之地乾侯（今河北成安东南）。赵简子与史墨通过问答形式对这件事作了评论。史墨认为：社稷没有固定不变的祭祀者，君与臣、贵族与庶人的地位，也常常不断转化，古来就是如此。但是有根本的一条，即"民为邦本"，君位唯有德者居之。所以杜注曰："奉之无常人，言唯德也。"这种局面的出现是"鲁君世纵其失，季氏世修其勤；民忘君矣，虽死于外，其谁矜之！"的结果，并进一步引用《周易》的大壮卦卦象来论证这件事：大壮卦是乾下震上，震在乾上 ䷡，故曰"雷乘乾"。乾为天，为刚；震为雷，为动。天以刚而动，动则为雷，是壮之大也。又后出的《说卦传》有"乾为君""震为长子"，但震卦的卦辞即有"震惊百里"一语，声百里之内，而有震曜之威，是诸侯之象也。今诸侯居于天子之上，就是君臣易位的象征，故曰天之道也（"天道无亲，唯德是授"）。

以上是《左传》中不经占筮而根据事情的性质，引用《周易》进行分析论证的事例。此外，我们从春秋时代对卦爻辞的理解和解释，也可明显看出这种向哲理转化的迹象。

《易》之卦辞和爻辞本来都是可以独立用来判断吉凶的，以下两例却大大超出了这个范围。

（1）《左传·襄公九年》（前 564 年）："**穆姜薨于东宫**"。先是宣公之妻、成公之母穆姜在前 575 年与大夫叔孙侨如私通并合谋废立之事，未成，侨如奔齐，穆姜被迁于东宫。当时占了一卦是艮之随 ䷐，后出的《杂卦传》有"随，无故也。"所以史官说："随，其出也。君必速出。"穆姜却根据卦辞："随，元亨利贞，无咎。"作了新的解释，她说：体现了仁，就足以领导别人，才够得上"元"；有嘉德，足以协调礼仪，才够得上"亨"；利物足以总括道义，才够得上"利"；诚信坚操就足以办好事情，才够得上"贞"。"有四德者，随而无咎。我皆无之，岂随也哉？我则取恶，能无咎乎？必死于此，弗得出矣"。故薨于东宫。

（2）《左传·昭公十二年》（前 530 年）：**南蒯筮叛**。遇坤 ䷁ 之比 ䷇，曰：黄裳元吉。以为大吉也……惠伯曰："忠信之事则可，不然必败，……黄，中之色也；裳，下之饰也；元，善之长也。中不忠，不得其色；下不共，不得其饰；事不善，不得其极。

外内俱和为忠，率事以信为共，供养三德为善，非此三者弗当。且夫《易》不可以占险，将何事也?"这已经不是在依据卦象或爻辞来判断吉凶，而是在讲哲理了。

三、《周易》哲理化的意义

(一)《周易》哲学思想的传播，对中华民族的文明昌盛起了决定性的历史作用

《周易》的哲理化进程中，《十翼》的出现标志着其框架体系已基本建立。它融汇了先民们数千年对自然和社会普遍规律的认识，形成一个严密的不可分割的综合系统，从而奠定了中华民族从多侧面、多层次、多角度观察和探讨客观世界的思维传统。《易》由卜筮专书向哲理化的转移，标志着周易哲学趋向于成熟。

经过孔子的倡导及其门人的阐发，《易经》作为孔门六艺之一被奉为五经之首，列为儒生的必修科目，但它不是为卜筮而设，重点是在阐述《易经》所能揭示的宇宙本质、生命本源、天人关系、宇宙运动规律以及伦理价值等一系列哲学内容，目的在于"推天道以明人事"。这成为中华民族认识客观世界、分析事物发展规律的传统思维方法，在中国古代思想史、文化史、文明史以及自然科技发展等各个领域，都发挥了不可估量的作用。

在易学研究本身，后世晋唐间"义理派"的产生和兴起，溯其源是《周易》哲理化的滥觞和偏颇发展。

(二)《周易》哲学观的成熟，为同步兴起、发展形成中的中医提供了坚实的理论基础

中医的起源很早，传说中的"神农氏"和"黄帝轩辕氏"都是尝百草、辨药性、精通医理的，可以说"医"和"易"的起源是同步的。随着先民们对人群疾病的认识和医药知识的积累，伴随着《易经》哲理化进程，《易经》的认识论和思维方法必然影响着中医药知识的总结和升华。所以说，《周易》的哲理化为同步发展形成中的中医理论体系提供了坚实的理论基础。中医受《周易》理论的影响是全面的，中医理论全面体现了《周易》哲学所申明的本体论、认识论和方法论，是《易经》哲学在生命科学领域的具体而且最成功的运用。翻开《内经》和历代医著，用易理对照，如出一辙。例如，中医对宇宙的认识也是运用的太极演化论。阴阳概念作为中医认识事物的基本法则，渗透于生理、病理、诊断、治法、药物等所有领域。五行说见于春秋时期成书的《左传》，也被中医广泛应用于如脏腑分属及其相互关系，内脏与外象的相应，脏腑与四肢百骸、十二经脉、奇经八脉的络属关系等方面；其相生相胜的法则也在生理、病理、治法、方药、天人相应、五运六气中广泛用为基本的说理方法。三才一体观，同样在三焦分属、病邪侵入人体层次的观察以及六经辨证、三焦辨证中都有突出的体现。总之，《医》与《易》的认识论、方法论是一致的，只是医学在应用中又根据人体生命这一特点有诸多方面的发挥而已。张介宾说："易具医之理，医得易之用""医易相通、理无二致"，一语尽之。

江永《乙癸同源说》："医家言肝肾之病同治，因推乙癸同源，不过谓肝肾同在下

焦耳，究不得其理之所以然。今以先天八卦及图、书数推之：肝者巽木，肾者坎水；巽木为二，坎水为七、河图二七同宫，洛书二七相连；而巽、坎之下二画，为阴中之阳，谓之少阳，此水木所以同根。犹之离三为君火，震八为相火，其下二画为阳中之阴，谓之少阴，故二火亦同根也……人知水能生木，不知木亦能生水，同气相求，母生子而子养母，自然之理。"

（三）《左传》用法对象数预测的启示

1. 简易演卦法的形成

古代筮法是用揲蓍求卦法：四营为一变、三变定一爻，"十有八变而成卦"。这个求卦方法太烦琐，以上《左传》五例都是不经揲蓍而根据所遇事物的性质，而直接引用《易》之卦象或卦爻辞来论证分析的，但事情的发展和结局与论证分析完全相符。这给当时或以后形成的各种与象数有关的预测方法，提示了一个简易求卦的思路。试举数例如下。

（1）《梅花易数》的端法起卦：书曰："以物为上卦，方位为下卦，合物卦之数与方卦之数，加时数（除六）以取动爻。"占例："己丑日卯时，偶在途行。一老者往巽方，有忧色。问其何以有忧？曰：无。怪而占之，以老人属乾为上卦，巽方属下卦，是为天风姤。又以乾一巽五之数、加卯时四数，总十数，除六，得四为动爻；是天风姤之九四。《易》曰：'包无鱼，起凶'。辞不吉矣……"

（2）奇门演卦：奇门演卦，其法不一，主要有二：

其一是值符与值使合而成卦。其法是以地盘值符所在之宫为内卦，以天盘值使所在之宫为外卦。例如阳遁一局，甲戌旬辛巳时，地盘值符在坤二宫，天盘值使在离九宫，即演成火地晋卦也。余仿此推。《奇门统宗》曰："此可用以克静应，期时候；进兵对垒即用之以定主客雌雄，阵势得失；或邦国治乱。居之以卜地土安危；访谒出行，以之卜去向通塞。至于捕捉逃亡、行人失物，俱可用此而推焉。"

其二是八门与八方合而成卦，其法以八方定位为内卦，以所临之八门为外卦。如阳遁一局，丁卯时，休门值使至巽四宫，则东南方即水风升卦；死门到坎，则北方为地水师卦……余方可类推成卦。《奇门统宗》曰："一时有八卦，而所用只一卦。如克路应，只看所去方上之卦；卜来人善恶，只看其来方之卦；卜来人灾福，只看其所坐方位之卦；卜自己吉凶……鸦鸣鹊噪，并一切怪异，即看其所在方位之卦也。"

由此可以看出，《左传》是根据事物的性质，取与之有对应关系的卦象或卦爻辞来分析论证的，这需要对卦爻辞的"藏往"熟知不误。后世所用，据《易》"简则易从"的要求，以"象其物宜"的原则取卦，而又加入了时间和方位（时空）的条件，所以它是在先人基础上的完善。

2. 吉卦反以凶断的启示

上文"穆姜"和"南蒯"两例，都是卦辞或爻辞吉，而结合事情的具体分析，却以凶断的例子。这在较早出现的六壬预测术中，就有明确的体现。如《大六壬·毕法赋》有"常问不应逢吉象"一语，就是说诸如龙德、铸印、高盖乘轩、斫轮、官爵、富贵、三光、三奇、三阳等吉泰卦，有官人占之，则为吉兆，或迁官晋职，或面君奏事；若常人占得上项吉卦，恐致灾咎临身，大难临头，必因讼而见官，占病更凶。陈公献《指南》有"课得铸印，占病不吉，三日内必死"例。

《大六壬大全·课经·轩盖课》云："求财大获，疾病难延"。又曰："病者魂游千里"。是说轩盖课统升卦之体，是士子发达之吉课，诸占皆吉，惟占病必危殆不起，应升之上六"冥升"之象。朱熹《本义》云："以阴居升极，昏冥不已者也。"

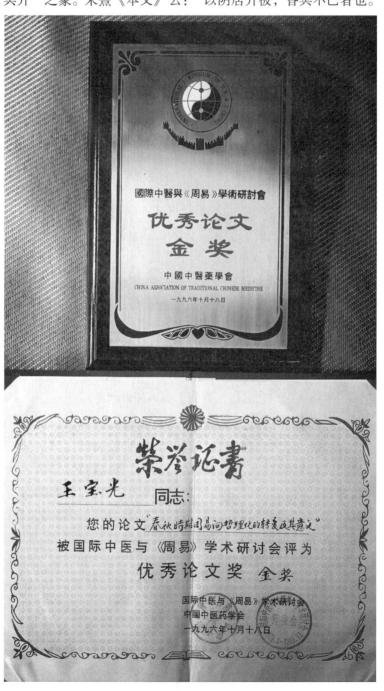

第十四章
中国古代历法《历术甲子篇》的研究

以十一月朔旦冬至得甲子，甲子是阳气干支之首，故以甲子命名历术为篇首，非谓此年岁在甲子也。

古有六历之说。《汉书·律历书》："黄帝造历，元起辛卯，而颛顼用乙卯，殷用甲寅，汉兴承秦，初用乙卯，至武帝元封，元用丁丑。"祖冲之说："古之六术，并用四分。四分之法，久则后天，以食验之，经三百年辄差一日。"经考证，真正见于史书的只有《殷历·甲寅元》和《颛顼·乙卯元》，而后者完全是前者的模仿之作。此《历术甲子篇》就是《殷历·甲寅元》的范例。

古人制历，讲究历元首日，要求以"夜半朔旦冬至"为起始点。结合近代天文学知识，逆推战国时期合朔与冬至同在夜半的年代，并与历书朔旦冬至干支纪时相符，得出的结果是公元前427年合朔冬至同在己酉日夜半0时，从而认定公元前427甲寅年是殷历的近历元，也是殷历甲寅元创制之年（周考王14年）。按四分历章蔀纪元编制，一纪20蔀共1 520年，公元前427年是16己酉蔀的首年，其上元应在（76×15+427）＝前1 567年。

一、《史记·历术甲子篇》

（一）太初元年，岁名"焉逢 ○ 索隐 甲，岁雄也。汉书作"阏逢"，亦音焉，与此音同。

摄提格"， ○ 索隐 寅，岁阴也。此依尔雅甲寅之岁，若据汉志，以为丙子之年。

月名"毕聚"， ○ 索隐 谓月值毕及陬訾也。毕，月雄也。聚，月雌也。日得甲子，○ 索隐 谓十一月冬至朔旦得甲子也。夜半朔旦冬至。○ 索隐 以建子为正，故以夜半为朔；其至与朔同日，故云夜半朔旦冬至。若建寅为正者，则以平旦为朔也。

正北 ○ 索隐 谓蔀首十一月甲子朔旦时加子为冬至，故云"正北"也。然每岁行周天全度外余有四分之一，以十二辰分之，冬至常居四仲，故子年在子，丑年在卯，寅年在午，卯年在酉。至后十九年章首在酉，故云"正西"。其"正南"、"正东"，并准此也。○ 正义 黄钟管子时气应称正北，顺行四仲，所至为正月一日，是岁之始，尽一章。十九年黄钟管应在酉则称"正西"。他皆放此。

十二○索隐岁有十二月，有闰则云十三也。

无大余，无小余；○索隐其岁甲子朔旦，日月合於牵牛之初，余分皆尽，故无大小余也。◎正义无大小余者，以出闰月之岁有三百五十四日三百四十八分，除五甲三百日，余有五十四日三百四十八分，缘未满六十日，故置为来年大小余。亦为太初元年日得甲子朔旦冬至，前年无奇日分，故无大小余也。

无大余，无小余；○索隐上大小余朔之大小余，此谓冬至大小余。冬至亦与朔同日，并无余分，至与朔法异，故重列之。

焉逢摄提格太初元年（甲寅）。○索隐如汉志太初元年岁在丙子，据此，则甲寅岁也。尔雅释天云岁阳者，甲、乙、丙、丁、戊、己、庚、辛、壬、癸十干是也。岁阴者，子、丑、寅、卯、辰、巳、午、未、申、酉、戌、亥十二支是也。岁阳在甲云焉逢，谓岁干也。岁阴在寅云摄提格，谓岁支也。

（二）十二

大余五十四，○索隐岁十二月，六大六小，合三百五十四日，以六除之，五六三十，除三百日，余五十四日，故下云"大余者日也"。◎正义月朔旦甲子日法也。

小余三百四十八；○索隐太初历法，一月之日，二十九日九百四十分日之四百九十九，每两月合成五十九日，余五十八分。今十二月合余六个五十八，得此数，故云"小余者月也"。◎正义未满日之分数也。其分每满九百四十则成一日，即归上，成五十五日矣。大余五十四者，每岁除小月六日，则成三百五十四日，除五甲三百日，犹余五十四日，为未满六十日，故称"大余五十四"也。小余三百四十八者，其大数五十四之外更余分三百四十八，故称"小余三百四十八"也。此大小余是月朔甲子日法，以出闰月之数，一岁则有三百五十四日三百四十八分，每六十日除之，余为未满六十日，故有大小余也。此是太初元年奇日奇分也。置大余五十四算，每年加五十四日，满六十除之，奇算留之；每至闰后一年加二十九算，亦满六十日除之，奇算留之；若才足六十日，明年云无大余，无小余也。又明年以置五十四算，如上法，置小余三百四十八算，每年加三百四十八分，满九百四十分成一日，归上，余算留之；若至闰后一年加八百四十七分，亦满九百四十分成日，归大余，奇留之；明年以加三百四十八算，如上法也。

大余五，○索隐周天三百六十五度四分度之一，日行一度，去岁十一月朔在牵牛初为冬至，今岁十一月十二日又至牵牛初为一周，以六甲除之，六六三十六，除三百六十余五，故云大余五也。◎正义冬至甲子日法也。

小余八；○索隐即四分之一，小余满三十二从大余一，四八三十二，故云小余八。明年又加八得十六，故下云小余十六。次明年又加八得二十四，故下云小余二十四。又明年加八得三十二为满，故下云无小余。此并依太初法行之也。◎正义未满日之分数也。其分每满三十二则成一日，即归上成六日矣。大余五者，每岁三百六十五日，除六甲三百六十日，犹余五日，故称大余五也。小余八者，每岁三百六十五日四分日之一，则一日三十二分，是一岁三百六十五日八分，故称小余八也。此大小余是冬至甲子日法，未出闰月之数，每六十日除之，为未满六十日，故有大小余也。此是太初元年奇日奇分也。置大余五算，每年加五算，满六十日则除之；后年更置五算，如上法。置小余八算，每年加八算，满三十二分为一日，归大余；后年更置八算，如上法。大余者，日也。小余者，日之奇分也。

端蒙单阏二年（乙卯）。◇集解徐广曰："单阏，一作'亶安'。"○索隐端蒙，乙也。尔雅作"旃蒙"。单阏，卯也，丹遏二音，又音蝉焉。二年，岁在乙卯也。◎正义单音丹，又音时连反。阏音乌葛反，又于连反。

（三）闰十三

大余四十八，小余六百九十六；大余十，小余十六；

游兆执徐三年（丙辰）。○索隐游兆，景也。尔雅作"柔兆"。执徐，辰也。三年。◎正义三年，丙辰岁也。

（四）十二

大余十二，小余六百三；大余十五，小余二十四；

彊梧大荒落四年（丁巳）。○索隐强梧，丁也。大荒落，巳也。四年。◎正义梧音语。四年，丁巳岁也。

（五）十二

大余七，小余十一；大余二十一，无小余；

徒维敦牂天汉元年（戊午）。○索隐徒维，戊也。敦牂，午也。天汉元年。◎正义牂音作郎反。天汉元年，戊午岁也。

（六）闰十三

大余一，小余三百五十九；大余二十六，小余八；

祝犁协洽二年（己未）。○索隐祝犁，己也，尔雅作"著雍"。协洽，未也。二年。◎正义二年，己未岁也。

（七）十二

大余二十五，小余二百六十六；大余三十一，小余十六；

商横涒滩三年（庚申）。○索隐商横，庚也；尔雅作"上章"。涒滩，申也。◎正义涒音吐魂反。滩音吐丹反。又作"涒汉"，字音与上同。三年，庚申岁也。

（八）十二

大余十九，小余六百一十四；大余三十六，小余二十四；

昭阳作鄂四年（辛酉）。○ 索隐 昭阳，辛也， 尔雅 作"重光"。作鄂，酉也。四年。◎ 正义 四年，辛酉岁也。

（九）闰十三

大余十四，小余二十二；大余四十二，无小余；

横艾淹茂太始元年（壬戌）。○ 索隐 横艾，壬也， 尔雅 作"玄默"。淹茂，戌也。◎ 正义 太始元年，壬戌岁也。

（十）十二

大余三十七，小余八百六十九；大余四十七，小余八；

尚章大渊献二年（癸亥）。○ 索隐 尚章，癸也， 尔雅 作"昭阳"也。大渊献，亥也。天官书亥为大渊献，尔雅同。二年。◎ 正义 二年，癸亥岁也。

（十一）闰十三

大余三十二，小余二百七十七；大余五十二，小余一十六；

焉逢困敦三年（甲子）。○ 索隐 焉逢，甲也。困敦，子也。天官书子为困敦，与尔雅同。三年也。◎ 正义 敦音顿。三年，甲子岁也。

（十二）十二

大余五十六，小余一百八十四；大余五十七，小余二十四；

端蒙赤奋若四年（乙丑）。○ 索隐 端蒙，乙也。赤奋若，丑也。天官书作"赤奋若"，与尔雅同。四年已后，自太始征和已下讫篇末，其年次甲乙皆准此。并褚先生所续。◎ 正义 四年，乙丑岁也。

（十三）十二

大余五十，小余五百三十二；大余三，无小余；

游兆◇ 集解 徐广曰："作'游桃'。"

摄提格征和元年（丙寅）。◎ 正义 李巡注尔雅云："万物承阳而起，故曰摄提格。格，起也。"孔文祥云："以岁在寅正月出东方，为众星之纪，以摄提宿，故曰摄提；以其为岁月之首，起於孟陬，故云格正也。"

（十四）闰十三

大余四十四，小余八百八十；大余八，小余八；

彊梧单阏二年（丁卯）。◎ 正义 李巡云；"言阳气推万物而起，故曰单阏。"单，尽；阏，止也。

（十五）十二

大余八，小余七百八十七；大余十三，小余十六；

徒维执徐三年（戊辰）。◎正义李巡云："伏蛰之物皆敷舒而出，故云执徐也。"

（十六）十二

大余三，小余一百九十五；大余十八，小余二十四；

祝犁大芒落四年（己巳）。◇集解芒，一作"荒"。◎正义姚察云："言万物皆炽盛而大出，霍然落之，故云荒落也。"

（十七）闰十三

大余五十七，小余五百四十三；大余二十四，无小余；

商横敦牂后元元年（庚午）。◎正义孙炎注尔雅云："敦，盛也。牂，壮也。言万物盛壮也。"

（十八）十二

大余二十一，小余四百五十；大余二十九，小余八；

昭阳汁洽二年（辛未）。◇集解汁，一作"协"。◎正义李巡云："言阴阳化生，万物和合，故曰协洽也。"

（十九）闰十三

大余十五，小余七百九十八；大余三十四，小余十六；

横艾涒滩始元元年（壬申）。◇集解涒滩，一作"芮汉"。◎正义孙炎注尔雅云："涒滩，万物吐秀倾垂之貌也。"

（二十）正西十二

大余三十九，小余七百五；大余三十九，小余二十四；

尚章作噩二年（癸酉）。◇集解噩，一作"鄂"。◎正义李巡云："作鄂，万物皆落枝起之貌也。"

（二十一）十二

大余三十四，小余一百一十三；大余四十五，无小余；

焉逢淹茂三年（甲戌）。◇集解淹，一作"阉"。◎正义李巡云："言万物皆蔽冒，故曰阉茂。阉，蔽也。茂，冒也。"

（二十二）闰十三

大余二十八，小余四百六十一；大余五十，小余八；

端蒙大渊献四年（乙亥）。◎正义孙炎云："渊献，深也。献万物於天，深于藏盖也。"

（二十三）十二

大余五十二，小余三百六十八；大余五十五，小余十六；

游兆困敦五年（丙子）。◎ 正义 孙炎云："困敦，混沌也。言万物初萌，混沌於黄泉之下也。"

（二十四）十二

大余四十六，小余七百一十六；无大余，小余二十四；

疆梧赤奋若六年（丁丑）。◎ 正义 李巡云："阳气奋迅万物而起，无不若其性，故曰赤奋若。赤，阳色；奋，迅也；若，顺也。"

（二十五）闰十三

大余四十一，小余一百二十四；大余六，无小余；

徒维摄提格元凤元年（戊寅）。

（二十六）十二

大余五，小余三十一；大余十一，小余八；

祝犁单阏二年（己卯）。

（二十七）十二

大余五十九，小余三百七十九；大余十六，小余十六；

商横执徐三年（庚辰）。

（二十八）闰十三

大余五十三，小余七百二十七；大余二十一，小余二十四；

昭阳大荒落四年（辛巳）。

（二十九）十二

大余十七，小余六百三十四；大余二十七，无小余；

横艾敦牂五年（壬午）。

（三十）闰十三

大余十二，小余四十二；大余三十二，小余八；

尚章汁洽六年（癸未）。

（三十一）十二

大余三十五，小余八百八十九；大余三十七，小余十六；

焉逢涒滩元平元年（甲）。

（三十二）十二

大余三十，小余二百九十七；大余四十二，小余二十四；

端蒙作噩本始元年（乙酉）。

（三十三）闰十三

大余二十四，小余六百四十五；大余四十八，无小余；

游兆阉茂二年（丙戌）。

（三十四）十二

大余四十八，小余五百五十二；大余五十三，小余八；

彊梧大渊献三年（丁亥）。

（三十五）十二

大余四十二，小余九百；大余五十八，小余十六；

徒维困敦四年（戊子）。

（三十六）闰十三

大余三十七，小余三百八；大余三，小余二十四；

祝犁赤奋若地节元年（己丑）。

（三十七）十二

大余一，小余二百一十五；大余九，无小余；

商横摄提格二年（庚寅）。

（三十八）闰十三

大余五十五，小余五百六十三；大余十四，小余八；

昭阳单阏三年（辛卯）。

（三十九）正南十二

大余十九，小余四百七十；大余十九，小余十六；

横艾执徐四年（壬辰）。

（四十）十二

大余十三，小余八百一十八；大余二十四，小余二十四；

尚章大荒落元康元年（癸巳）。

（四十一）闰十三

大余八，小余二百二十六；大余三十，无小余；

焉逢敦牂二年（甲午）。

（四十二）十二

大余三十二，小余一百三十三；大余三十五，小余八；

端蒙协洽三年（乙未）。

（四十三）十二

大余二十六，小余四百八十一；大余四十，小余十六；

游兆涒滩四年（丙申）。

（四十四）闰十三

大余二十，小余八百二十九；大余四十五，小余二十四；

彊梧作噩神雀元年（丁酉）。

（四十五）十二

大余四十四，小余七百三十六；大余五十一，无小余；

徒维淹茂二年（戊戌）。

（四十六）十二

大余三十九，小余一百四十四；大余五十六，小余八；

祝犁大渊献三年（己亥）。

（四十七）闰十三

大余三十三，小余四百九十二；大余一，小余十六；

商横困敦四年（庚子）。

（四十八）十二

大余五十七，小余三百九十九；大余六，小余二十四；

昭阳赤奋若五凤元年（辛丑）。

（四十九）闰十三

大余五十一，小余七百四十七；大余十二，无小余；

横艾摄提格二年（壬寅）。

（五十）十二

大余十五，小余六百五十四；大余十七，小余八；

尚章单阏三年（癸卯）。

（五十一）十二

大余十，小余六十二；大余二十二，小余十六；

焉逢执徐四年（甲辰）。

（五十二）闰十三

大余四，小余四百一十；大余二十七，小余二十四；

端蒙大荒落甘露元年（乙巳）。

（五十三）十二

大余二十八，小余三百一十七；大余三十三，无小余；

游兆敦牂二年（丙午）。

（五十四）十二

大余二十二，小余六百六十五；大余三十八，小余八；

彊梧协洽三年（丁未）。

（五十五）闰十三

大余十七，小余七十三；大余四十三，小余十六；

徒维涒滩四年（戊申）。

（五十六）十二

大余四十，小余九百二十；大余四十八，小余二十四；

祝犁作噩黄龙元年（己酉）。

（五十七）闰十三

大余三十五，小余三百二十八；大余五十四，无小余；

商横淹茂初元元年（庚戌）。

（五十八）正东十二

大余五十九，小余二百三十五；大余五十九，小余八；

昭阳大渊献二年（辛亥）。

（五十九）十二

大余五十三，小余五百八十三；大余四，小余十六；

横艾困敦三年（壬子）。

（六十）闰十三

大余四十七，小余九百三十一；大余九，小余二十四；

尚章赤奋若四年（癸丑）。

（六十一）十二

大余十一，小余八百三十八；大余十五，无小余；

焉逢摄提格五年（甲寅）。

（六十二）十二

大余六，小余二百四十六；大余二十，小余八；

端蒙单阏永光元年（乙卯）。

（六十三）闰十三

无大余，小余五百九十四；大余二十五，小余十六；

游兆执徐二年（丙辰）。

（六十四）十二

大余二十四，小余五百一；大余三十，小余二十四；

彊梧大荒落三年（丁巳）。

（六十五）十二

大余十八，小余八百四十九；大余三十六，无小余；

徒维敦四年（戊午）。

（六十六）闰十三

大余十三，小余二百五十七；大余四十一，小余八；

祝犁协洽五年（己未）。

（六十七）十二

大余三十七，小余一百六十四；大余四十六，小余十六；

商横建昭元年（庚申）。

（六十八）闰十三

大余三十一，小余五百一十二；大余五十一，小余二十四；

昭阳作噩二年（辛酉）。

（六十九）十二

大余五十五，小余四百一十九；大余五十七，无小余；

横艾阉茂三年（壬戌）。

（七十）十二

大余四十九，小余七百六十七；大余二，小余八；

尚章大渊献四年（癸亥）。

（七十一）闰十三

大余四十四，小余一百七十五；大余七，小余十六；

焉逢困敦五年（甲子）。

（七十二）十二

大余八，小余八十二；大余十二，小余二十四；

端蒙赤奋若竟宁元年（乙丑）。

（七十三）十二

大余二，小余四百三十；大余十八，无小余；

游兆摄提格建始元年（丙寅）。

（七十四）闰十三

大余五十六，小余七百七十八；大余二十三，小余八；

彊梧单阏二年（丁卯）。

（七十五）十二

大余二十，小余六百八十五；大余二十八，小余十六；

徒维执徐三年（戊辰）。

（七十六）闰十三

大余十五，小余九十三；大余三十三，小余二十四；

祝犁大荒落四年（己巳）。

右历书：大余者，日也。小余者，月也。端蒙者，年名也。支：丑名赤奋若，寅名摄提格。干：丙名游兆。正北，冬至加子时；正西，加酉时；正南，加午时；正东，加卯时。◎ 正义 准前解，小余是日之余分也。自"右历书"已下，小余又非是，年名复不周备，恐褚先生没后人所加。

○ 索隐述赞 历数之兴，其来尚矣。重黎是司，容成斯纪。推步天象，消息母子。五胜轮环，三正互起。孟陬贞岁，畴人顺轨。敬授之方，履端为美。

注：以上 76 年，每年之序号及括号内之干支纪年系笔者所加（表 14 - 1）。

表 14 - 1　古代干支异名表

甲	乙	丙	丁	戊	己	庚	辛	壬	癸		
焉逢	端蒙	游兆	强梧	徒维	祝犁	商横	昭阳	横艾	尚章		
子	丑	寅	卯	辰	巳	午	未	申	酉	戌	亥
困敦	赤奋若	摄提格	单阏	执徐	大荒落	敦牂	协洽	涒滩	作恶	淹茂	大渊献

二、《历术甲子篇》考释

（一）《历术甲子篇》导读

《历术甲子篇》是一部历法书，不是起自汉太初元年（公元前 104 年）的编年表。篇中，在焉逢摄提格太初元年之后，逐一列出了天汉元年、太始元年、征和元年等年号、年数，直至汉成帝建始四年（公元前 29 年），因此极容易误解。若以为这是汉太初改历以后的编年表，就错了。深入研究之后，便可发现其中奥妙。

清代张文虎在《史记札记》中说："历术甲子篇，志疑云：此乃当时历家之书，后人谬附增入'太初'等年号、年数，其所说仍古四分之法，非邓平、落下闳更定之'太初历'也。"

《历术甲子篇》每年标出三项内容：

（1）平年或闰年：平年曰"十二"，即十二个朔望月 354 天；闰年曰"闰十三"，即十三个朔望月 384 天。

（2）前后大小余，曰："大余者日也，小余者日之奇分也。"前大余是前子月朔日干支。前小余是合朔日时分。后大余是前子月冬至日干支。后小余是冬至日之时分。

（3）给出了干支纪年的古代干支异名（见上干支异名表）。

篇末，"右历书"以下有"大余者，日也。小余者，日也"，不可解。《正义》已经指出："自'右历书'以下，小余又非是。"应"准前解，小余是日之余分也"。

中国传统历法有两大问题需要解决：

1. 必须阴阳合历

我国古代历法为阴阳合历。上面前大小余是阴历，后大小余是阳历。由于十二个朔望月小于一回归年，十三个朔望月又大于一个回归年。为了更好地调配回归年长度与朔望月的长度，四分历使用了大余年单位：章、蔀、纪、元。

一章：19 年为一章，235 个月（6 939.75 日）。

一蔀：4 章为一蔀，76 年（940 月，27 759 日）。

一纪：20 蔀为一纪，1 520 年。

一元：3 纪为一元，4 560 年。

岁实：$365\dfrac{1}{4}$ 日。

朔策：$29\dfrac{499}{940}$。

欲使朔望月与回归年得到协调，必须采取置闰的办法。实测已知 19 回归年等于 235 个朔望月，则 1 回归年等于 $12\dfrac{7}{19}$ 朔望月；也就是说，以 12 个朔望月为一年（平年）计，必须在 19 年中加入 7 个闰月（闰月 13 个朔望月），才能与 19 回归年的日数相等。19 回归年是一个置闰的完整周期，称为一章。

一章共 $6\,939\frac{3}{4}$ 日，尾数 $\frac{3}{4}$ 日，既不便于推算，又不适于干支纪日，于是就组合 4 章为 1 蔀，以消除分数，得 27 759 日。由此可知：

1 蔀 = 4 章 = 76 回归年 = 940 朔望月。

1 朔望月 = $\frac{27\,759}{940}$ 日 = $29\frac{499}{940}$ 日。

2. 各数据适合于干支计算

我国古代以干支纪日，编制历法中，各种数据的推算，必须与干支配合，才有利于纪日之用。1 蔀之日 27 759 日，而干支以 60 为周期。

27 759 ÷ 60 = 462……39（日）

即 1 蔀之日不是 60 干支的整倍数，尚余 39 日（即 39 干支序数），称之为"蔀余"。也就是说，第一蔀若起自甲子日，则终于壬寅日；第二蔀起自癸卯日……为了调整蔀首日干支的循环周期，使蔀首日重新回到甲子日，必须积二十蔀之日数，除以 60，始无余数。

27 759 × 20 ÷ 60 = 9 253（无余数）

这就是二十蔀的由来（表 14 - 2）。

（1）二十蔀蔀余表：张汝舟先生在表 14 - 2 中立了"蔀余"，这很重要。"蔀余"指的是每蔀后列之数字。《历术甲子篇》只是四分历一元之第一蔀（甲子蔀）七十六年。所余前大余为三十九（即太初第七十七年前大余三十九），进入第二蔀即为癸卯蔀蔀余。以后每蔀递加三十九，就得该蔀之蔀余。如果递加结果超过了一甲数 60，则减去一甲数。

表 14 - 2　二十蔀蔀余表

一	甲子蔀 0	六	己卯蔀 15	十一	甲午蔀 30	十六	己酉蔀 45		
二	癸卯蔀 39	七	戊午蔀 54	十二	癸酉蔀 9	十七	戊子蔀 24		
三	壬午蔀 18	八	丁酉蔀 33	十三	壬子蔀 48	十八	丁卯蔀 3		
四	辛酉蔀 57	九	丙子蔀 12	十四	辛卯蔀 27	十九	丙午蔀 42		
五	庚子蔀 36	十	乙卯蔀 51	十五	庚午蔀 6	二十	乙酉蔀 21		

一纪二十蔀，共 1 520 年，甲子日夜半冬至合朔又回复一次。但 1 520 年还不是干支 60 的整倍数，所以一元辖三纪，4 560 年，才能回到甲寅年甲子月甲子日甲子时（夜半）冬至合朔。这就是一元三纪的来由。

如果我们将二十蔀首年与公元年份配合起来，就是下面的关系：十六蔀己酉，蔀首年是公元前 427 年，又是公元 1094 年（北宋哲宗绍兴元年）。公元 1930 年乃第七戊午蔀首年，公元 2006 年乃第八丁酉蔀首年。推知 2004 年当为戊午蔀第七十五年（表 14 - 3，表 14 - 4）。

（2）二十蔀推算表：二十蔀推算表如表 14 - 3 所示。

表 14 - 3　二十蔀推算表

一甲子蔀 - 1 567 - 47 · 1 474	六己卯蔀 - 1 187 334 · 1 854	十一甲午蔀 - 807 714	十六己酉蔀 - 427 1 094
二癸卯蔀 - 1 491 30 · 1 550	七戊午蔀 - 1 111 410 · 1 930	十二癸酉蔀 - 731 790	十七戊子蔀 - 351 1 170
三壬午蔀 - 1 415 106 · 1 626	八丁酉蔀 - 1 035 486 · 2 006	十三壬子蔀 - 655 866	十八丁卯蔀 - 275 1 246
四辛酉蔀 - 1 339 182 · 1 702	九丙子蔀 - 959 562 · 2 082	十四辛卯蔀 - 579 942	十九丙午蔀 - 199 1 322
五庚子蔀 - 1 263 258 · 1 778	十乙卯蔀 - 883 638	十五庚午蔀 - 503 1 018	二十乙酉蔀 - 123 1 398

（3）**一甲数次表**：一甲数次表如表 14 - 4 所示。

表 14 - 4　一甲数次表

0 甲子	10 甲戌	20 甲申	30 甲午	40 甲辰	50 甲寅
1 乙丑	11 乙亥	21 乙酉	31 乙未	41 乙巳	51 乙卯
2 丙寅	12 丙子	22 丙戌	32 丙申	42 丙午	52 丙辰
3 丁卯	13 丁丑	23 丁亥	33 丁酉	43 丁未	53 丁巳
4 戊辰	14 戊寅	24 戊子	34 戊戌	44 戊申	54 戊午
5 己巳	15 己卯	25 己丑	35 己亥	45 己酉	55 己未
6 庚午	16 庚辰	26 庚寅	36 庚子	46 庚戌	56 庚申

（续表）

7 辛未	17 辛巳	27 辛卯	37 辛丑	47 辛亥	57 辛酉
8 壬申	18 壬午	28 壬辰	38 壬寅	48 壬子	58 壬戌
9 癸酉	19 癸未	29 癸巳	39 癸卯	49 癸丑	59 癸亥

注："一甲数次表"中，甲子的代号数是0而不是1。这是因为中国最早的历法——《甲子历术篇》记载的太初历元甲子朔日与冬至甲子日是用"无大余"表示的。乙丑日用"1"表示，丙寅日用"2"表示。"无大余"就是"0"，0就是甲子的代表数。

（二）《历术甲子篇》原文释例

1.【原文】元年，岁名焉逢摄提格，月名毕聚，日得甲子，夜半朔旦，冬至。

正北，

十二，

无大余，无小余。

无大余，无小余。

焉逢摄提格太初元年（甲寅）。

【浅释】所谓"甲子篇"，即20蔀中的第1蔀甲子蔀，蔀首日甲子。干支序号为0。一蔀76年，以下顺次排列朔闰谱。这里虽只列一蔀朔闰法，其他十九部与之同法同理，所不同者唯蔀余（即蔀首日干支序号）而已。

"元年，岁名焉逢摄提格，""元年"，即四分历甲子蔀第一年，"岁名焉逢摄提格"，即该年名为"甲寅"。此处言"岁名"而不说"岁在"，可知此"岁"字不是岁星之"岁"，而只是指此年，与岁星纪年划清了界线。

"月名毕聚，"《尔雅·释天》："月在甲日毕""正月为陬"。作为历法，是以冬至为起算点，冬至正在夏正十一月（子月），即此历以甲子月（子月）起算。聚与陬、鲰相通，从《次度》可知，鲰訾为寅月，此处"正月为陬"即以寅月为正月。

"日得甲子，夜半朔旦，冬至。""日得甲子"，即甲子蔀首日为甲子；"夜半朔旦冬至"，即这天的夜半子时0点合朔冬至。"旦"字为后人妄加，应删。将子、丑等十二辰配二十四小时，子时分初、正，包括23点到1点两个小时，那是中古以后的事。

上文告诉我们，这部历法的第一蔀开始于甲寅岁甲子月甲子日夜半子时0点合朔冬至。显然这是一个非常理想的时刻，即所谓"历始冬至，月先建子，时平夜半"（《后汉书·律历志》）。

"正北"以十二支配四方，子属正北，卯属正东，午属正南，酉属正西。此年前十一月子时0点合朔冬至，故曰"正北"。

"十二"记这一年为十二个月，无闰月，平年。有闰月的年份为"闰十三"。

"无大余，无小余；无大余，无小余"。"前大余"为年前十一月（子月）朔日干支号；"前小余"为合朔余分（朔余）。"后大余"为年前十一月冬至干支号；"后小余"为冬至余分（气余）。此处前、后、大、小余均无，即说明在甲子日夜半子时 0 点合朔冬至，正与前文相应。

2.【原文】十二

大余五十四，小余三百四十八，

大余五，小余八，

端蒙单阏二年（乙卯）。

【浅释】此年乙卯年。端蒙，乙；单阏，卯。由前文可知，前大余、前小余与年前十一月合朔有关，属于太阴历系统；后大余、后小余与年前十一月冬至有关，属于太阳历系统，两者的结合，就是阴阳合历，这就是中国历法的特点。

前"大余五十四"。如前所述，太阴历一年十二个月，六大六小，$30 \times 6 + 29 \times 6 = 354$（日）。$354 \div 60 = 5 \cdots\cdots 54$（日）。查干支表，54 为戊午，即知此年前十一月戊午朔。

前"小余三百四十八"。按四分历章蔀，一个朔望月为 $29\frac{499}{940}$ 日（朔策），一年十二个月，$29\frac{499}{940} \times 12 + \times 12 = 348 + 6\frac{348}{940} = 354\frac{348}{940}$（日），此处只记分子 348，不记分母 940。

换句话说，大月 30 日 $- 29\frac{499}{940}$ 日 $= \frac{441}{940}$（日），多用了 441 分；小月 29 日，尚余 499 分；一大一小，差为 $499 - 441 = 58$（分）。一年六大月六小月，$58 \times 6 = 348$（分），这就是该年前十一月朔余。

348 分意味着什么呢？化成今天的小时、分、秒、则有：

$\frac{348}{940} \times 24 = 8.885$（小时）

$60 \times 0.885 = 53.1$（分）

$60 \times 0.1 = 6$（秒）

这就是说，该年前十一月戊午日八时五十三分六秒合朔。

后"大余五"。一个回归年 $365\frac{1}{4}$ 日，以 60 干支除之。$365\frac{1}{4} \div 60 = 6 \cdots\cdots 5\frac{1}{4}$（日）。后大余只记冬至日干支号五。查"一甲数次表"五为己巳，即该年前十一月己巳冬至，为十一月十二日（朔为戊午）。

后"小余八"。后大余已记整数五，尚余 $\frac{1}{4}$ 为运算方便将分子分母同时扩大 4 倍，即化 $\frac{1}{4}$ 为 $\frac{8}{32}$，此处只记分子 8，不记分母，即为后小余。$\frac{8}{32} \times 24 = 6$（时），即说明该年前十一月己巳（十二日）六时冬至。

为什么要化 $\frac{1}{4}$ 为 $\frac{8}{32}$ 呢？为了便于推算一年二十四节气。因为当时用平气，冬至已定，其他节气均可推出：

$$365\frac{1}{4} \div 24 = 15\cdots\cdots 余 5\frac{1}{4}（日）$$

$$5\frac{1}{4} = 5\frac{8}{32} = \frac{168}{32}（日）$$

$$168 \div 24（节气） = 7（分）$$

即每个节气均有 15 日 $\frac{7}{32}$ 分之差。从冬至起算逐一叠加，便可算出每个节气的干支和气余，可见四分历创制者是何等聪明智慧、精研巧思。

明白了《历术甲子篇》元年、二年的编制，就可逐月排出朔、气干支了。

由以上推算可知，在推算朔日时，由于大月亏441分，小月盈499分，所以凡朔余大于441分者为大月，小于441分者为小月。因为每两月（一大一小）要盈58分，所以逐月积累，小月朔余大于441分变大月，这就出现所谓"连大月"，如二年之辰月。但二年十二个月仍为六大六小，所以该年总日数并未变。有的年份出现连大月，会使全年十二个月变成七大五小（355日），后面将会遇到。

在节气推算中，后小余（气余）满32进1位干支。每月中气间相隔30日14分，可逐一累加推出。如前所述，一个回归年（$365\frac{1}{4}$日）大于十二个朔望月（354日）$11\frac{1}{4}$日，两年即多出22.5日，所以二年亥月（十月）小雪甲辰，已是该月22日了。到了第三年即多出 $33\frac{1}{4}$ 日，必置闰月加以调整。

3.【原文】

游兆执徐三年（丙辰），闰十三，

大余四十八，小余六百九十六，

大余十，小余十六。

【浅释】此年为丙辰年。

"前大余"。54（二年前大余）＋54（二年日干支余数）＝108。108÷60＝1……余48（壬子）。

"前小余"。348（二年前小余）＋348（二年朔余）＝696（分）。

"后大余"。5（二年后大余）＋5（二年气干支余数）＝10（甲戌）。

"后小余"。8（二年后小余）＋8（二年气余）＝16（分）。

即该年前十一月壬子朔甲戌冬至。此为闰年，可排出三年丙辰朔闰表（表14－5）。

表 14 - 5　丙辰朔闰表

月份　　　朔	余分	中气	余分
子大　壬子　48	696	冬至　甲戌　10	16
丑小　壬午　18	255	大寒　甲辰　40	30
寅大　辛亥　47		惊蛰　乙亥　11	12（44 - 32）
卯小　辛巳　17	313	春分　乙巳　41	26
辰大　庚戌　46		清明　丙子　12	8（40 - 32）
巳小　庚辰　16	371	小满　丙午　42	22
午大　己酉　45		夏至　丁丑　13	4（36 - 32）
未小　己卯　15	429	大暑　丁未　43	18
闰大　戊申　44	928	（无中气）	25
申大　戊寅　14	487（ - 441）	处暑　戊寅　14	0（32 - 32）
酉小　戊申　44	46	秋分　戊申　44	14
戌大　丁丑　13		霜降　戊寅　14	28
亥小　丁未　43	104	小雪　己酉　45	10（42 - 32）

由表 14 - 5 可知，未月之后应为大月戊申朔，该月晦日应为丁丑；而未月中气大暑丁未，下一个中气处暑戊寅，后于丁丑一天，不在该月之内，该月只有节气立秋壬戌而无中气处暑，故设闰月，此为"无中气置闰"。古人最初采用过岁末置闰，即闰月设置在岁末，但卜辞中就有闰在岁中的记载，可见闰在岁中和闰在岁末有一个相当漫长的并用时期。一般认为，汉太初（公元前 104 年）改历后才使用闰在岁中（即无中气置闰法）。

其实，后大余减前大余，也能大致判断出该年闰年、闰月的情况：后大余 10 - 前大余 48 = 70 - 48 = 22，说明该年冬至已到年前十一月二十三日。该年又有回归年与十二朔望月相差的 $11\frac{1}{4}$ 日，说明该年必闰。

$11\frac{1}{4} \div 12 = 0.937\ 5$

二年 22.5 + 0.937 5 × 8 = 30

所以三年从冬至起算的第八月后置闰。

（三）《历术甲子篇》的归纳

表 14 - 6 即按《历术甲子篇》绘制。

表 14－6　朔闰气余表

年次	日数	前大余	小余	后大余	小余	闰月
1	354	0	0	0	0	
2	354	五十四	348	五	8	
3	384	四十八	696	十	16	六大
4	355	十二	603	十五	24	
5	354	七	11	二十一	0	
6	384	一	359	二十六	8	三小
7	354	二十五	266	三十一	16	
8	355	十九	614	三十六	24	
9	383	十四	22	四十二	0	十二小
10	355	三十七	869	四十七	8	
11	384	三十二	277	五十二	16	九小
12	354	五十六	184	五十七	24	
13	354	五十	532	三	0	
14	384	四十四	880	八	8	
15	355	八	787	十三	16	
16	354	三	195	十八	24	
17	384	五十七	543	二十四	0	一小
18	354	二十一	450	二十九	8	
19	384	十五	798	三十四	16	十小
20	355	三十九	705	三十九	24	
21	354	三十四	113	四十五	0	
22	384	二十八	461	五十	8	七小
23	354	五十二	368	五十五	16	
24	355	四十六	716	0	24	
25	384	四十一	124	六	0	三大
26	354	五	31	十一	8	
27	354	五十九	379	十六	16	
28	384	五十三	727	二十一	24	十一小
29	355	十七	634	二十七	0	
30	383	十二	42	三十二	8	八小
31	355	三十五	889	三十七	16	
32	354	三十	297	四十二	24	
33	384	二十四	645	四十八	0	五小

年次	日数	前大余	小余	后大余	小余	闰月
34	354	四十八	552	五十三	8	
35	355	四十二	900	五十八	16	
36	384	三十七	308	三	24	一大
37	354	一	215	九	0	
38	384	五十五	563	十四	8	九小
39	354	十九	470	十九	16	
40	355	十三	818	二十四	24	
41	384	八	226	三十	0	七小
42	354	三十二	133	三十五	8	
43	354	二十六	481	四十	16	
44	384	二十	829	四十五	24	四小
45	355	四十四	736	五十一	0	
46	354	三十九	144	五十六	8	
47	384	三十三	492	一	16	十二大
48	354	五十七	399	六	24	
49	384	五十一	747	十二	0	八小
50	355	十五	654	十七	8	
51	354	十	62	二十二	16	
52	384	四	410	二十七	24	五小
53	354	二十八	317	三十三	0	
54	355	二十二	665	三十八	8	
55	383	十七	73	四十三	16	二小
56	355	四十	920	四十八	24	
57	384	三十五	328	五十四	0	九大
58	354	五十九	235	五十九	8	
59	354	五十三	583	四	16	
60	384	四十七	931	九	24	六小
61	355	十一	838	十五	0	
62	354	六	246	二十	8	
63	384	0	594	二十五	16	三小
64	354	二十四	501	三十	24	
65	355	十八	849	三十六	0	
66	384	十三	257	四十一	8	十二小

（续表）

年次	日数	前大余	小余	后大余	小余	闰月
67	354	三十七	164	四十六	16	
68	384	三十一	512	五十一	24	八大
69	354	五十五	419	五十七	0	
70	355	四十九	767	二	8	
71	384	四十四	175	七	16	四小
72	354	八	82	十二	24	
73	354	二	430	十八	0	
74	384	五十六	778	二十三	8	一小
75	355	二十	685	二十八	16	
76	384	十五	93	三十三	24	十大
77		三十九	0	三十九	0	

三、《历术甲子篇》历法的应用

前"大余"是记年前十一月朔的干支。"无大余"就是那天是零。据"一甲数次表"，零代表甲子，那天是甲子日；"无小余"就是那天零时合朔，也就是甲子时。即：

前大余——年前子月朔日干支。

前小余——合朔时的分数。

后"大余"是年前冬至的干支。"无大余"就是冬至那天是零（即甲子日）；"无小余"就是零时（甲子时）冬至。即：后大余——年前子月冬至日干支；后小余——交冬至时的分数。

具体推算还须加蔀余，即：蔀余 + 前大余 = 合朔日干支；蔀余 + 后大余 = 冬至日干支。

（一）入蔀年的算法

殷历甲寅上元是公元前 1567 年，已知公元前 427 年前十一月己酉日子时会朔为基点的蔀法已是十六蔀，即己酉蔀，蔀余为 45。以此为基点，便可上下推算数千年的朔闰情况。

基本蔀法是：

设 X 为所求年。

（X ± 427）÷ 76 = 商数……余数

1. 求公元前 427 年后至公元前 1 年的所在蔀

（427 − X）÷ 76 = 商数（整数）……余数

①16 + 商数 = × 年所入蔀数。

②余数 + 1 = 入蔀年数（亦曰：余数算外）

例一，贾谊在《鹏鸟赋》中说："单阏之岁兮，四月孟夏，庚子日斜兮，鹏集于舍。""单阏"是"卯"的别名。根据贾谊生活时代推知，卯年即丁卯年。单阏乃"徒维单阏"之省称。这是汉文帝六年，即公元前 174 年丁卯年。

推算：427 - 174 = 253（年）

以蔀法除之

253 ÷ 76 = 3……余 25（算外加 1）

16 + 3 = 19（十九丙午蔀）蔀余 42

该年为丙午蔀第 26 年（前 427 年在己酉蔀，己酉蔀之后三蔀即丙午蔀。算外，入第 26 年）。

查《历术甲子篇》太初二十六年，大余五，小余三十一。

蔀余加前大余：42 + 5 = 47（辛亥）

得知，前 174 年子月辛亥日 31 分合朔。

按月推之：

丑月庚辰，530；

寅月庚戌，89；

卯月己卯，588；

辰月己酉，147；

巳月戊寅，646；

午月戊申，（略）；

巳月（夏历四月）戊寅朔，则二十三日庚子。

贾谊所记乃汉文帝六年（丁卯年）四月二十三日事。

2. 求公元前 427 年以前 × 年所在蔀

（X - 427）÷ 76 = 商数……余数

①16 -（商数 + 1）= 所在蔀。

②76 - 余数 + 1 = 进入某蔀之年数（亦曰算外）。

例二，《史记·晋世家》："五年春，晋文公欲伐曹，假道于卫，卫人弗许……三月丙午，晋师入曹……四月戊辰，宋公、齐将、秦将与晋侯次城濮。乙巳，与楚兵合战……甲午，晋师还至衡雍，作王宫于践土。"

晋文公五年为公元前 632 年：

632 - 427 = 205（距前 427 年年数）

205 ÷ 76 = 2……余 53（年）

76 - 53 = 23（算外 24）

该年入四分历第十三蔀（壬子蔀）第二十四年。蔀余 48。

查《历术甲子篇》，太初二十四年：大余四十六，小余七百一十六。

壬子蔀蔀余加前大余为朔日干支：

48 + 46 = 94（逢 60 去之，34 戊戌）

四分历先天 205 × 3.06 = 627（分）

34.716 + 0.627 = 35.403（日加日，分加分，分数 940 分进一日）

得知，公元前 632 年实际天象：

子月己亥	（35）	403 分	合朔
丑月戊辰	（4）	902 分	合朔
寅月戊戌	（34）	461 分	
卯月戊辰	（4）	20 分	
辰月丁酉	（33）	519 分	
巳月丁卯	（3）	78 分（下略）	

3. 求公元后 × 年的所在蔀

（427 + X）÷ 76 = 商数……余数

①16 + 商数 = × 年所在蔀（如超过 20 则减 20）。

②余数（不加）= 即进入某蔀的年数。

（二）加减浮差

四分历的岁实为 $365\frac{1}{4}$，即一回归年的长度是 365.25 日。但实际一回归年为 365.242 198 78 日（约为 365.242 2 日），误差很小；但久则入后天，约经 300 年而盈一日。

四分历的朔策为 $29\frac{499}{940}$ = 29.530 851 06 日，而实测朔策是 29.530 588 日，二者相差 0.000 263 06 日。

十九年共有 235 个月，实超 0.061 819 10 日，每年实超 0.003 253 64 日。

1 ÷ 0.003 253 64 = 307.348（年）。

按：四分历每经过 307.348 年则差一日；每日以 940 分计，则每年约浮 3.058 分（3.058 422 3）。

因四分历是以公元前 427 年为基点的，所以推算公元前 427 年以前的天象，每年须加 3.58 分；推算公元前 427 年以后的天象，每年当减 3.058 分（约减 3.06 分）（公元前 427 年为基点，前加后减）。

例三，推算公元 1959 年的实际天象。

（1959 + 427）÷ 76 = 31……30

16 + 31 = 47 逾 2 纪减 20 × 2

47 − 20 × 2 = 7

是年入戊午（第七）蔀第 30 年戊午蔀，蔀余为 54。

查《历术甲子篇·子月朔闰气余表》，第 30 年的前大余 12，前小余 42。

54 + 12 = 66，满一甲减 60

$66-60=6$

查《一甲数次表》，6 为庚午的干支数次。

即公元 1959 年前子月（即 1958）年 11 月经朔是庚午 42 分合朔。

⊙是年后天，当减。其实朔应为：

$(1\,958+427)\times 3.06=7\,298$（分）满 940 分进一日。为：

$$7298\div 940=7\frac{718}{940}$$

即 $6\frac{42}{940}-7\frac{718}{940}$ 不够减，加一甲 60 为：

$$60+6\frac{42}{940}-7\frac{718}{940}=58\frac{264}{940}$$

查《一甲数次表》，58 为壬戌的干支数次。

即公元 1959 年前子月（亦即 1958 年十一月）的实朔是壬戌 264 分合朔。

⊙据此，我们可以排出以下各月的朔：

1958 年十一月壬戌日　　264 分合朔

　　十二月辛卯日　　763 分合朔

1959 年正月辛酉日　　322 分合朔

　　二月庚寅日　　821 分合朔

　　三月庚申日　　380 分合朔

　　四月己丑日　　879 分合朔

　　五月己未日　　438 分合朔

　　六月戊子日　　937 分合朔

　　七月戊午日　　496 分台朔

　　八月戊子日　　55 分合朔

　　九月丁巳日　　554 分合朔

　　十月丁亥日　　113 分合朔

　　十一月丙辰日　　619 分合朔

　　十二月丙戌日　　171 分合朔

我们翻开 1959 年的历书一对。发现这十四个月中只有四月和六月似乎相差一天。其实只要我们看看合朔时刻，就会发现四、六这两个月的分数很大，折合现代时间它们都超过大半天。即：

$879:940=x:24$，$x=22$ 时 26 分 5 秒

$937:940=x:24$，$x=23$ 时 55 分

因此，只需稍有加差，则四月朔日己丑就成了庚寅，六月朔日戊子就成了己丑了。

例四，推算公元 1981 年的实际天象。

$(1\,981+427)\div 76=31\cdots\cdots 52$

$16+31=47$

$47 - 20 \times 2 = 7$

是年入戊午第七蔀第 52 年，戊午蔀的蔀余是 54。

查《历术甲子篇子月朔闰气余表》，第 52 年的前大余为 4，前小余 410。

$54 + 4 = 58$

查《一甲数次表》，58 为壬戌的干支数次。即以"四分历术"推得 1981 年前年十一月的经朔是壬戌，合朔时刻是 410 分。因"四分历术""久则后天"，我们推出的经朔还不是它的实际天象。要求实际天象，须推实朔：

$(1\,981 + 427) \times 3.06 = 7\,369$（分）

艰据前加后减的原则。当是：

$$58\frac{410}{940} - \frac{7369}{940} = 50\frac{561}{940}$$

查《一甲数次表》，50 为甲寅的干支数次，即公元 1981 年；前年十一月的实朔是甲寅 561 分合朔。据此，我们可以排出 1981 年全年各月的实际天象（即每月的朔日及合朔时刻）：

子月甲寅日	561 分合朔	十一月甲寅日
丑月甲申日	120 分合朔	十二月甲申日
寅月癸丑日	619 分合朔	正月甲寅日
卯月癸未日	178 分合朔	二月癸未日
展月壬子日	677 分合朔	三月癸丑日
已月壬午日	23S 分合朔	四月壬午日
午月辛亥日	735 分合朔	五月辛亥日
未月辛已日	294 分合朔	六月辛已日
未月庚戌日	793 分合朔	七月庚皮日
酉月庚辰日	352 分合朔	八月己卯日
戌月己酉日	851 分合朔	九月己酉日
亥月己卯日	410 分合朔	十月己卯日
子月戊申日	909 分合朔	十一月戊申日
丑月戊寅日	463 分合朔	十二月戊寅日

以上推算是否正确（是否密近今天的实际），我们用现代科学测定的《朔闰表》（陈垣《二十史朔闰表》）对照（如上，右为现代科学测定）。结果，除正月（寅月）、三月（辰月）和八月（酉月）这三个月不合外，其余全合。而这三个月，也仅仅不到半天之差。如寅月（正月）我们推算该月的朔日是癸丑，似乎比《朔闰表》"正月甲寅"早出一天。但我们推出的合朔时刻是 619 分，化为现代时间，则为：

$940：619 = 24：\times \quad = \frac{619 \times 24}{940} = 15.48$ 分 15 秒

这个合朔时刻，仅比以"甲寅"为朔日的现代测定早八个小时，亦算是比较接近了。

（三）定大小月

决定大小月有一条规定，即前小余的分数小于441分即为小月，大于或等于441分则当月必大。因为一日为940分，少441分，如：440分＋朔余499分＝939分，不足一日；而441分＋499分＝940分，恰为一日，可进一日，是大月。

（四）连大月

四分历，朔策 $29\frac{499}{940}$ 日，大小月相间，每两月余58分。$2 \times 29\frac{499}{940} - (29 + 30) = \frac{58}{940}$ 这个余分，积15个月左右，就会出现两个大月相连的情况。

（五）置闰月

一般常年月分六小六大、354日，比岁实 $365\frac{1}{4}$ 日少 $11\frac{1}{4}$ 日，为每年的气余。以12个月平分，为每月0.937 5日。从子月开始递加0.937 5日，到某月超过了30日或29日，便知某月之后就是置闰之月。

气余 $11\frac{1}{4}$ 日每年递加，由于第三年置闰，又有连大月，全年384日，比平年（354）多了30日。所以 $354 + 33\frac{3}{4} - 384 = 3\frac{3}{4}$ （日）。

$3\frac{3}{4}$ 日是第三年的实际气余。

第四年再加 $11\frac{1}{4}$，得15日，由于第四年七大五小，为355日，比平年多1日，所以 $15 - 1$ 或 $354 + 15 - 355 = 14$ （日），14日便是第四年气余。

根据这个办法，我们可以将一蔀七十六年各年气余推算出来，也就可以据此考虑闰在某月了。

前面说过，平年六大六小，每年气余 $11\frac{1}{4}$ 日。若将它用一年十二个月平分，则每月气余0.937 5日。这样以上年气余为基数，从该年子月开始逐月递加0.937 5日，到某月超过30日或29日（小月），便知某月之后是置闰之月。

如第三年当闰，以上年气余 $22\frac{2}{4}$ 日为基数，从子月起逐月递加0.937 5日，到第八个月便超过30日了。所以四分历是在第八个月之后置一闰月。夏历用寅正，从子月算起到第八个月，则闰六月。

又如第十九年当闰。便以上年气余 $19\frac{1}{2}$ 日为基数，从子月起逐月递加0.937 5，到第十二个月超过了30日，便在此月之后置闰。

《历术甲子篇》是通过后大余/后小余反映二十四节气的。后大余是冬至日干支代号，后小余是冬至时的分数。这个小余的分母是32（分），与前小余分数的分母是940

（分）不同。为什么要化 $\frac{1}{4}$ 为 $\frac{8}{32}$ 这是便于推算一年二十四节气。因为四分历是平气，冬至一定，其他节气便可逐一推出。

$$365\frac{1}{4} \div 24 = 15 \cdots\cdots 5\frac{1}{4} （日）$$

$$5\frac{1}{4} = 5\frac{8}{32} = \frac{168}{32} （日）$$

$$168 \div 24 = 7 （分）$$

即两个节气相距15日7分。分母化为32，才会除尽有余分7。从冬至日算起，顺次累加，可以算出一年二十四个节气的干支和气余。

《历术甲子篇》只列出太初七十六年每年冬至干支及余分，我们可以据此排出七十六年各月的朔、气干支及余分。两个中气相距30日14分，置闰之"法"就反映在朔（前大余）与中气（后大余）的关系上。

由于朔策数据是 $29\frac{499}{940}$，逢小月小余499分，逢大月小余减441分，中气的大小余推演从冬至起每月累加30旦14分。

由于《历术甲子篇》已列出每年年前十一月（子月）朔日及冬至的大小余，便可以每年的十一月（子月）为起算点，推演每月朔旦与中气。

《历术甲子篇》的后大余是冬至日干支，二十四节气由此推演还好理解，太初三年置闰也很明确，只是从何知道必在六月（未月）之后置闰呢？这个闰六月是前大余四十四（戊申朔）与处暑十四（戊寅日处暑）的关系确定下来的，戊申朔，处暑戊寅日必在下月，则此月无中气，依无中气之月置闰的原则，闰在六月后就可以肯定了。

所以，《历术甲子篇》通篇的大余、小余有极其丰富的内容，二十四节气可由此推演，无中气置闰规则也包含其中。

无中气置闰还有另一种推算方法。一岁365 $\frac{1}{4}$ 日，以12除，得30 $\frac{21}{48}$ 日；即两中气间隔30 $\frac{21}{48}$ 日，上月中气加30日21分，得本月中气。到中气日期超过29或30，小月亦应置闰，中气就在下月初了。《殷历朔闰中气表》就是这样编制的，特点是中气日期不用干支序数而用一月内日的序数。这就与荀余不发生关系而自成系统了。

这就是魏晋以前中国古代历法置闰的全部内容。

在四分历中，月有四种情况：①常年例：6大6小，354日。②频大例：7大5小，355日。③闰大例：7大6小，384日。④闰小例：6大7小，383日。

由该年与下一年两个前大余之差，反映了上述四种情况：①（上一年前大余与下一年的前大余）之差为5，则该年为频大例，355日。②其差为6，则该年为常年例，354日。③其差为37，则该年为闰小月，383日。④其差为36，则该年为闰大例，384日。

（六）推中气

四分历规定在"无中气月置闰"，故需推算出每月之中气。

二十四节气，四分历用的是平气，它的推算方法是把一个回归年的长度均分为二十四等份，每份为 $15\frac{7}{32}$ 日（计算式是：$365\frac{1}{4} \times 24 = 15\frac{7}{32}$），这就是一个节气的时间长度，从冬至开始．每过 $15\frac{7}{32}$ 就交一个新节气。

我国的二十四节气就是按照这个办法，以《历术甲子篇》："元年。岁名焉逢摄提格，月名毕聚，日得甲子，夜半朔旦，冬至。正北，十二。无大余。无小余；无大余，无小余。"章首之岁而推定的。四分历术以十九年七闰（即 235 月）为一章，四章（76 年）为一部，二十部为一纪。所谓"甲子篇"就是指二十部中的第一"甲子部"，首日为甲子，甲子的干支数次为"0"；"元年"即甲子部第一年。"岁名焉逢摄提格"就是说这年的干支是甲寅的别名。"月名毕聚"是说该历建子为正……十一月为正月（《尔雅·释天》："月在甲曰毕"。聚，始也。十二地支以"子"为始）。"日得甲子"，即首日为甲子。"夜半朔旦，冬至"，即这天夜半子时零点零分合朔，冬至的交节时刻同在这个时候。"旦"是后人妄加无意义，应予删去。"正北"就是子正。"十二"是说这年是平年，不闰，为十二个月。"无大余，无小余；无大余，无小余。"前一个大余是指朔日的干支数次，小余是合朔时刻［以分数计，分母是（940）；后一个大余是指冬至日的干支数次；小余是交气时刻（以分数计，分母是 32）］。"无大余""无小余"的"无"就是"0"。

《历术甲子篇》以太（泰）初元年为起始顺次排出了 1～76 年为一部的朔闰与气余，并列出了第二部（癸卯部）首年的朔闰与气余："商横敦牂七十七年，正北，十二。大余三十九，无小余大余三十九，无小余"。这就告诉我们，"三十九"即是二十部每部朔日之"余"，也是每部冬至之"余"。

据《历术甲子篇》所提供的数据。我们可以列出三个表，即《一甲数次表》《二十部余表》和《甲子部子月朔闰气余表》。运用这三个表，我们可以推出任何一年的朔闰和二十四节气。不过，这样推出的朔是平朔（或经朔说），所推出的二十四节气也是平气。

例五，试看公元前 366 年正月朔日是否是甲寅？当日早晨是否"立春"？

$427 - 366 = 61$

$61 \div 76 = 0……61$（算外加 1，为 62）

该年入（$16 + 0 = 16$）己酉部，第 62 年。查《二十部部余表》，16 己酉部余为 45。查《甲子部子月朔闰气余表》第 62 年，前大余 6、小余 246；后大余 20、小余 8。（前大余）6 +（己酉部部余）45 = 51。（后大余）20 +（己酉部部余）45 = 65；减一甲 60，则为 $65 - 60 = 5$。查《一甲数次表》，51 为乙卯，5 为己巳。即公元前 366 年前子月乙卯 246 分合朔，己巳 8 分交冬至。

根据朔策（每月 $29\frac{499}{940}$ 日）和每一个节气的时间长度（$15\frac{7}{32}$ 日），我们可以推出：

丑月甲申日 745 分合朔，甲申日 15 分小寒

己亥 22 分大寒

寅月甲寅 304 分合朔，甲寅 29 分立春

304 分化为现代时分为：304：940 = X：24

$$X = \frac{302 \times 24}{940} \quad 7.410\,638 \ （小时）$$

即 7 点 42 分 6 秒。

推算结果为公元前 366 年（寅月）甲寅 7 时 42 分 6 秒合朔。同日甲寅（29 分）21 时 45 分立春（$\frac{29}{32} \times 24 = 21.75$ 小时）。

以上所推的"朔"是平朔，"气"也平气，都须"前加后减"；以公元前 427 年为基点的校订值，朔用浮分 3.06 分，中气用浮分 0.25 分。因为四分历岁差用 365.25，实测 365.242 19，相差 0.007 81 日。1÷0.007 81 = 128（年），即 128 年相差一日，而我们推的平气是以 32 分为一日的。这样 32÷128 = 0.25（分）。在推算实际天象时，须公元前 427 年为基点前加后减这个浮分。

例六，以推 1988 年为例，其推法是：

(1 988 + 427) ÷ 76 = 2 415 ÷ 76 = 31……59

是年（16 + 31）= 47，47 − 20 × 2 = 7（戊午/第 59 年）。查《二十蔀余表》，第 7 戊午蔀蔀余为 54；查《甲子蔀子月朔闰气余表》，第 59 年前大余 53，小余 583；后大余 4，小余 16。

$$(1\,988 + 427) \times 3.06 \div 940 = 7\frac{809}{940} \ （日）$$

$$(1\,988 + 427) \times 0.24 \div 32 = 18\frac{3}{32} \ （日）$$

△是年后天，当减：

$$53\frac{583}{940} + 54 - 7\frac{809}{940} = 99\frac{714}{940}，满一甲减 60 为：$$

$$99\frac{714}{940} - 60 = \boxed{39\frac{714}{940}}$$

$$4\frac{16}{32} + 54 - 18\frac{3}{32} = \boxed{40\frac{13}{32}}$$

查《一甲数次表》，39 为癸卯，40 为甲辰，即公元 1988 年前子月（即 1987 年 11 月）癸卯 714 分合朔；甲辰 13 分交冬至。十一月初一日癸卯，初二便是甲辰。

我们查 1987 年日历，这年冬至确实是阴历十一月初二，与我们的推算完全吻合。如此，我们得到两条规律：

1. 以前子月合朔时刻为基点，推算各月合朔时刻：

前子月合朔时刻（日干支数次）$+ 29\frac{499}{940} \times X =$（满一甲去 60）即所求月合朔

时刻。

2. 以冬至交节时刻为基点，推算各月中气时刻：

冬至时刻（干支用数次）$+15\frac{7}{32} \times X =$（满去60）即所求中气时刻。

例七，《红楼梦》二十七回，黛玉葬花那天是"四月二十六日交芒种节"。据推算是公元1736年，试验证之。

（1 736 + 427）$\div 76 = 2\,163 \div 76 = 28\cdots\cdots35$

是年入（16 + 28）$- 20 \times 2 = 4$

即辛酉蔀第35年。

查《二十蔀蔀余表》第4辛酉蔀，蔀余为57。

查《甲子蔀子月朔闰气余表》第35年，前大余四十二，小余900；后大余五十八，小余16。

（1 736 + 427）$\times 3.06 \div 940 = 7\frac{38}{940}$（日）

（1 736 + 427）$\times 0.24 \div 32 = 16\frac{7}{32}$（日）

⊙是年后天，当减：

$42\frac{900}{940} + 57 - 7\frac{38}{940} = 92\frac{862}{940}$

满一甲，减60：

$92\frac{38}{340} - 60 = 32\frac{862}{940}$（合朔）

⊙$58\frac{16}{32} + 57 - 16\frac{7}{32} = 99\frac{9}{32}$

满一甲，减60：

$99\frac{9}{32} - 60 = 39\frac{9}{32}$（冬至）

查《一甲数次表》，32为丙申，39为癸卯。即公元1736年前子月丙申862分合朔，癸卯9分冬至。据此，我们推出：

丑月丙寅421分合朔，戊午16分小寒

　　　　　　　　　　　癸酉23分大寒

寅月乙未920分合朔，戊子30分立春

　　　　　　　　　　　甲辰5分雨水

卯月乙丑479分合朔，己未12分惊蛰

　　　　　　　　　　　甲戌19分春分

辰月乙未38分合朔，己丑26分清明

　　　　　　　　　　　乙巳1分谷雨

巳月甲子537分合朔，乙亥15分小满

庚寅22分芒种

已月就是夏历四月。甲子537分合朔，转为现代的时刻：537∶940＝X∶24

$$X = \frac{537 \times 24}{940} = 13.71 （小时），亦即 13 点 42 分 6 秒。$$

合朔日刻超过半天，历家视为一天。这样甲子537分合朔就可以视为乙丑零时合朔。

查《一甲数次表》，乙丑的干支数次是1，庚寅（即芒种节）的干支数次是26，则：26－1＋1＝26。

庚寅（芒种节）是四月二十六日，推算结果证明公元1736年四月二十六日交芒种节完全不错。

附：公元前后某年干支的推算

1. 取标准年以公元前427年甲寅为标准年，甲寅数次为"50"。公元4年是甲子，序数为"0"。设所求年为"×"。

2. 求公元前×年的干支

×年干支＝50—［（×－427）÷60］，其余数即是×年干支。

×年干支数次＝60－［（X＋3）÷60］，即其"差"即×年干支数次。

3. 求公元后×年的干支

×年干支＝50＋［（X＋427）÷60］，弃商取余数－1。

×年干支＝（X＋56）÷60，弃商取余数即是。

第十五章
六壬式天盘的天文依据

六壬为古传三式之一，其式盘由天盘和地盘组成。其中，天盘的运用有着严格的天文依据，即日躔宫次和月将的起用。这是本文将要探讨的主要内容。

一、六壬式天盘的基本内容

从安徽、甘肃、上海等省市博物馆所藏的西汉（图15-1）、东汉初（图15-2）两件"髹漆木胎六壬式盘"和"六朝铜制六壬式盘"（图15-3）看，在外的方形为地盘，在内的圆形为天盘。古代六壬式天盘应包括以下三个方面的内容。

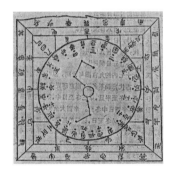

图 15-1　西汉

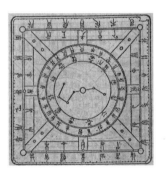

图 15-2　东汉

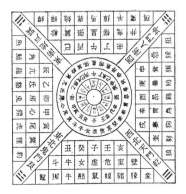

图 15-3　六朝

— 177 —

1. 中央为北斗七星，斗柄指天罡（辰）。图三的天盘中央没有画出北斗七星，而在地盘外层有三十六禽。

2. 向外二层列十二神将名（或作十二辰）。

3. 第三层环列二十八宿。天盘二十八宿的位置，表示天盘转动时，其宿度所在的方位。

《景佑六壬神定经》释造式中说：造式，天中作斗杓，指天罡；次作十二辰；中列二十八宿四维局。所述与古代式盘实物基本一致。壬式天盘中的核心内容是十二支神（或十二辰），也就是所谓的"月将"，后世用式以十二辰代之。

二、十二次及其所含宿度

中国古代把黄道附近由西向东分为：星纪（丑）、玄枵（子）、娵訾（亥）、降娄（戌）、大梁（酉）、实沉（申）、鹑首（未）、鹑火（午）、鹑尾（巳）寿星（辰）、大火（卯）、析木（寅）十二个等份，名曰"十二次"。每次都以二十八宿的某些星宿作为标志，用以观察日、月、五星的周年视运动，测定日躔位次，确定二十四节气的宿度。但是，由于二十八宿所占度数多少不一，多者有 33 度，少者只有 2 度，所以造成了十二次的起止界限和宿度之间的参差。

根据《汉书·律历志》的记载："二十八宿之度，角一十二度，亢九度，氐十五度，房五，心五，尾十八，箕十一（《淮南子·天文训》：箕十一、四分一，当从），东方七十五度（又四分之一度）。斗二十六，牛八，女十二，虚十，危十七，营室十六，壁九，北方九十八度。奎十六，娄十二，胃十四，昴十一，毕十六，觜二，参九，西方八十度。井三十三，鬼四，柳十五，星七，张十八，翼十八，轸十七，南方一百一十二度"。这是周天二十八宿各占的度数，共 $365\frac{1}{4}$ 度。

十二宫次所含的宿度，《汉书·律历志》记载："丑为星纪，初斗十二度，终于婺女七度。子为玄枵，初婺女八度，终于危十五度。亥为娵訾，初危十六度，终于奎四度。戌为降娄，初奎五度，终于胃六度。酉为大梁，初胃七度，终于毕十一度。申为实沉，初毕十二度，终于井十五度。未为鹑首，初井十六度，终于柳八度。午为鹑火，初柳九度，终于张十七度。巳为鹑尾，初张十八度，终于轸十一度。辰为寿星，初轸十二度，终于氐四度。卯为大火，初氐五度，终于尾九度。寅为析木，初尾十度，终于斗十一度。"如图 15-4 所示，图由内向外为：①十二辰。②十二宫次。③二十八宿度数。④十二宫次起止宿度。

宋《景佑六壬神定经》释躔度云："今依三统历次度，与现行历书同，所定并同。"其所用十二次宿度，与汉书律历志所载完全相同。

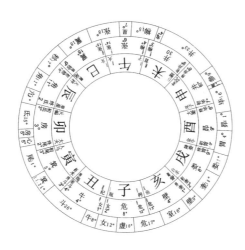

图 15 - 4　十二宫

三、十二月将

月将，就是太阳运行经过十二次的时间，月份以节气为准。关于月将的名义，《景佑六壬神定经》引《金匮经》有解，名曰："正月将登明（亥），二月将天魁（戌），三月将从魁（酉），四月将传送（申），五月将小吉（未），六月将胜光（午），七月将太乙（巳），八月将天罡（辰），九月将太冲（卯），十月将功曹（寅），十一月将大吉（丑），十二月将神后（子）。"十二月将与十二次，名义虽不同，而却完全相对应，即以太阳所躔之宫次为月将。其后有云："天之运转，合宿之所至以立神名。天之十二神，动移无穷，地之十二辰以静而待之；或有相生，或有相克，吉凶之本，不可不知。"

四、月将的起用应准实际日躔过宫

中国科学院严敦杰先生在《式盘综述》一文中说："在六壬式盘中推算十二月将，需要用当时的天文学知识。"他说得很对，这也是六壬用式的关键。换言之，六壬用式应该以当时的天象为依据。

月将，在六壬书中又称为"太阳"，即太阳运行在某一宫次，该宫便为月将。其起用时间，从太阳实际过宫之日起算，即日躔斗十二度，起用大吉；日躔女八度，起用神后；日躔危十六度，起用登明；日躔奎五度，起用天魁；日躔胃七度，起用从魁；日躔毕十二度，起用传送；日躔井十六度，起用小吉；日躔柳九度，起用胜光；日躔张十八度，起用太乙；日躔轸十二度，起用天罡；日躔氐五度，起用太冲；日躔尾十度，起用功曹。

现根据《汉书·律历志》的记载，列表如表 15 - 1。

表 15－1　日躔过宫宿度表

宿度 日躔	初	中	终
星纪	斗十二度	牵牛初	女七度
	大雪	冬至	
玄枵	女八度	危初	危十五度
	小寒	大寒	
娵訾	危十六度	室十四度	奎四度
	立春	雨水	
降娄	奎五度	娄四度	胃六度
	惊蛰	春分	
大梁	胃七度	昴八度	毕十一度
	清明	谷雨	
实沉	毕十二度	井初	井十五度
	立夏	小满	
鹑首	井十六度	井三十一度	柳八度
	芒种	夏至	
鹑火	柳九度	张三度	张十七度
	小暑	大暑	
鹑尾	张十八度	翼十五度	轸十一度
	立秋	处暑	
寿星	轸十二度	角十度	氐四度
	白露	秋分	
大火	氐五度	房五度	尾九度
	寒露	霜降	
析木	尾十度	箕七度	斗十一度
	立冬	小雪	

　　王力先生说，这是"二千多年前的天象"，即太阳运行到星纪初点交大雪，运行到星纪中点交冬至，运行到玄枵初点交小寒，运行到玄枵中点交大寒……总之，在当时太阳运行在十二次之间的过宫时间，正好是每月的交节日，并非是在中气以后或其他时间。这便是"正月将登明，二月将天魁，三月将从魁，四月将传送……"的由来。

　　这是二千四百多年前的天象实测。当时冬至日躔牛宿一度（星纪之中点），正是每月之交节日太阳过宫；也就是太阳运行到斗十二度交大寒节，女八度交小寒节，危十六度交立春节……当时，日躔之宫次恰是月建之所合，唐代李筌在《太白阴经》注中误以"十二月合神为月将"，取月将的依据是太阳所躔宫次。宋代沈括在《梦溪笔谈》

中认为不能用合神，当从太阳过宫；若不用太阳躔次，则当日当时，日月、五星、二十八宿，皆不应天行，以此诀知须用太阳也。

由于春分点的缓慢西移，引起了日躔位置的相应退度，即所谓"岁差"。《中国大百科全书·天文学》释"岁差"说：在太阳和月球的引力作用下，地球自转轴绕着黄道面的垂直轴（黄道轴）旋转，在空间描绘出一个圆锥面，绕行一周约需 26 000 年。在天球上天极绕黄极描绘出一个半径约为 23°5（黄赤夹角）的小圆，即春分点沿黄道每 26 000（实应为 25 800）年旋转一周。这种由太阳和月球引起的地轴的长期运动称为日月岁差。

提出"日躔中气后过宫"一说，当为后世重新测定后所校正，时间在公元 700 年前后，很可能出自唐贞观年间的李淳风和唐开元年间的僧一行，并有《天一太一经》及《太乙局遁甲经》等著作。《旧唐书》载："李淳风著法象志七卷，备载黄道浑仪法。""一行考前代诸家历法，改撰新历，造黄道游仪，以考七曜行度，互相证明。"二人皆精于历象和数术，当时日躔过宫宿度已较原来退行十五度以上，所以更正为中气后过宫是对的。宋代沈括在《梦溪笔谈》也说："盖日度随黄道岁差。今太阳至雨水后方躔娵訾，春分后方躔降娄。若用合神，则须自立春日便用亥将，惊蛰便用戌将。今若用太阳，则不应合神；用合神，则不应太阳……"

元明以降，有清以来，用壬式者可能从应用中体会到用将的差误，因而姚广孝提出了"真月将"，即用所谓"超神法"，把月将的起用提到中气之前、节令之后，仿河图生成数自交节之日起超之，且谓"月将者与月建所合之将也""若到中气后，则落空不合"等；同时，把已经是中气以后过宫的日躔点又人为地提到中气以前，只认为月将与月建是支合的关系，这就更不能与实际日躔宫次相符合，故虽名"真月将"而实非真也。

《景佑六壬神定经》释日度曰："今依大宋崇天历，起自景佑甲戌岁，二十四气日宿次合分璧度数，以定月将，故得用式无差，占事有准。"其后详列当时二十四气的日躔宿度，以供推算日躔过宫的日期之用，并举一例说明曰："假令十一月十五日冬至，在南斗六度；至二十一日在南斗十二度，于辰在丑（按：星纪初斗十二度也），方用大吉（丑）为月将。若二十日以前用式占事，犹用功曹（寅）为月将。余皆仿此。"这里清楚地申明了六壬式月将的起用，必须以当时实际日躔宿度来推算过宫日期，方可"用式无差，占事有准"。该书没有提"中气后过宫"，可能就是因为中气以后已有五天以上的差误。至于"超神"之法，实属前后颠倒，支离更甚矣。所以，凡六壬式起用月将，当以《景佑六壬神定经》之法为准则。

五、日躔宿度的推算

《古微书·尚书微·考灵曜》云："冬至日月在牵牛一度。"《旧唐书》载，开元十二年甲子（公元 724 年），冬至日在斗十度。以上皆有度无分，惟《景佑六壬神定经》采用大宋崇天历，均详载周年二十四节气日躔某宿几度几分（古一度为 100 分）。景佑元年甲戌（公元 1 034 年），冬至在斗六度二十六分。今以此为据，按现代天文学每年岁差 50″256 4 计（现代天文学周天分为 360°，一度 60 分，一分 60 秒），等于 0.013 960 1度，累计约 71.63 年相差一度。按中国古代天文学周天 365 $\frac{1}{4}$ 度计算，则约 70.6 年相差一度。自古代冬到日躔牛宿一度时起，至宋景佑元年冬至日躔斗六度二十六分（1 + 26 – 6.26 = 20.74），已相差 20.74 度。自景佑元年（公元 1034 年）至公元 1990 年共 956 年，又积岁差13.540 401度，二者相加共 34.280 401 度。即自测定冬至日躔牛宿一度时起，至 1990 年冬至，已相差 34 度以上。

$$1 + 26 + 11.25 – 34.280\ 401 = 3.969\ 599$$

即自牛 1 度、加斗 26 度和箕 11.25 度，减去岁差所积度数，得箕宿 3.97 度，就是 1990 年冬至日躔所在宿度。王力在《古代汉语·天文历法》附注中说："现代天象和古代不同，现在的冬至点在人马座（相当于古代的析木）。"这和以上的宿度推算基本一致。近期内周年二十四节气日躔宿度如表 15 – 2 所示。

表 15 – 2 一九九〇年前后节气日躔宿度表

节气	日躔宿度	节气	日躔宿度
立春	女宿 4 度	立秋	柳宿 6 度
雨水	虚宿 7 度	处暑	星宿 6 度
惊蛰	危宿 12 度	白露	张宿 14 度
春分	室宿 11 度	秋分	翼宿 11 度
清明	奎宿 1 度	寒露	轸宿 8 度
谷雨	娄宿 0.47 度	霜降	角宿 7 度
立夏	胃宿 3 度	立冬	氐宿 1 度
小满	昴宿 4 度	小雪	房宿 1 度
芒种	毕宿 9 度	大雪	尾宿 6 度
夏至	参宿 6 度	冬至	箕宿 3 度
小暑	井宿 12 度	小寒	斗宿 7 度
大暑	井宿 27 度	大寒	斗宿 23 度

注：本表节气按周 24 等分（平气法）计算

本表日躔某宿，"度"以下的小数，即不足一度者均未记。这是因为：①随着岁差的递增，其积数逐年皆有不同。②岁差积七十多年才相差一度，对短时期内六壬式月将的应用影响不大。③从节气所在的宿度，推算日躔过宫，用整天数计算即可。所以小数皆略去不计。

六、月将起用日期的推算

月将的起用日期，按二十四节气的日躔宿度，结合十二宫次所含起止宿度来推算；

即从节气所在宿度，推至某宫次所起宿度便是。

例如，庚午年十二月二十日立春（1991.2.4），日躔女宿4度；而星纪（大吉）终于女7度，玄枵始于女8度。从女4度顺推至立春后第四天，即十二月二十四日，日躔玄枵初度，开始起用神后月将。其他月将的起用日期皆用此法推之。现将近期内十二月将的起用日期推列如下：

神后（子）：立春后第四日起用。

登明（亥）：惊蛰后第四日起用。

天魁（戌）：清明后第四日起用。

从魁（酉）：立夏后第四日起用。

传送（申）：芒种后第三日起用。

小吉（未）：小暑后第四日起用。

胜光（午）：立秋后第三日起用。

太乙（巳）：白露后第四日起用。

天罡（辰）：寒露后第四日起用。

太冲（卯）：立冬后第四日起用。

功曹（寅）：大雪后第四日起用。

大吉（丑）：小寒后第五日起用。

这里有个问题，就是历来壬通书中所称的"正月将登明"，现在已成为二月将，而"神后"却进而成为正月将了。这是因为古人在创式定名之时，恰好冬至日躔牛宿一度，正当是星纪（丑宫）的中点，冬至乃十一月之中气。因此，当时的日躔过宫与每月节令相一致，即正月立春节日躔诹訾初，起用登明将；二月惊蛰节日躔降娄初，起用天魁将……十二月小寒节日躔玄枵初，起用神后将等。用岁差上推，这当是二千四百多年前的天象，可能是战国时期甘、石二氏所测定，与现在的天象相差34度有奇。黄道十二宫次，按周天365$\frac{1}{4}$度计，每一宫为30.437 5度，相差了一个宫次还多3.8度。所以现在不仅十二月将退行了一个宫次，而且起用的时间又推延到了每月交节后的四天左右。古历向有"三正"之异，春秋战国时期历法尚不统一，汉武帝元封七年（公元前104年）始以建寅之月为岁首，所以用式者当以节气为准，勿拘于"正月""二月"。

不拘于原来所定"正月将登明，二月将天魁……"而以当时的实际天象为准，宋代《景佑六壬神定经》已经有所体现了。如前所引，宋景佑元年甲戌十一月二十一日起用"大吉"将，就是明确的例证。现在的正月将是"神后"，约在1877年以后（即公元3867年），又将是"大吉"在正月立春日起用了。这是天象演变的规律，无足怪也。

七、指南占验课例的考证

陈公献是明朝末年的一代六壬宗师，其所著《大六壬指南》成为公认的重要典籍。

卷四"占验指南"存有125个课例,世以其"判断简妙"著称。清代程树勋在《壬学琐记》中亦曰:"指南占验,颇足效法……"然陈公在日,"冠盖问奇者,日无虚晷;纵口而谈,无不翩翩奇中。"(周龙随序)可以想见,陈公所占,何止数千计,此仅其所占之一小部分而已。大抵古人所存"占验"与所存"病案"相似,大概属以下几种情况:①所占事关重要,又较典型,为占者所重视。②所占人物,是当政要员(仕宦阶层),社会名流。③当时的记录完整,事后的结果清楚。

《大六壬指南》主张中气后过宫。陈公献生当明末清初1652年。根据岁差推算,日躔宿度在1720年将退足一个宫次,而陈公在日还有不足一度了。

我对照《历代颁行历书》(即《二千五百年历书》),将"指南"中的125个课例,详加考证,对每课所占年月日时、节气前后,作了较详细的统计,如表15-3所示。

表15-3　指南占验月将起用统计表

课码	中气后过宫者	月将	同宫次	课码	符合日躔宫次者	月将	同中气
3	大寒后七天	子		1	谷雨前三天	戌	V
5	小满后十天	申		2	小雪后十二天	丑	X
6	芒种当天	申		4	芒种后十四天	申	V
7	夏至后十天	未		9	小雪后十三天	卯	X
8	夏至后三天	未		10	谷雨后十天	戌	X
12	春分后四天	戌		11	立夏后五天	酉	V
13	芒种前一天	申		15	芒种后七天	申	V
14	处暑后六天	巳		19	雨水后四天	子	X
16	立秋前一天	午		21	春分前四天	亥	V
17	寒露后一天	辰		24	春分前一天	亥	V
29	大雪后一天	寅		25	春分前一天	亥	V
30	冬至后十四天	丑		26	清明后四天	戌	V
39	秋分前三天	巳	V	27	处暑当天	午	V
40	霜降后五天	卯		28	冬至后七天	寅	X
42	清明后三天 (更正为戊辰岁)	戌		31	立夏后十四天	酉	V
43	寒露后七天	辰	V	32	惊蛰后五天	亥	V
46	白露前一天	巳		35	处暑后六天	午	V
50	春分后一天	戌		36	惊蛰后第四天	亥	V
52	小雪后十一天	寅		37	立夏前二天	戌	X
57	癸未雨水后二天	亥		38	处暑后五天	午	X
58	小雪后五天	寅		41	谷雨后两天	戌	X

（续表）

课码	中气后过宫者	月将	同宫次	课码	符合日躔宫次者	月将	同中气
60	霜降后四天	卯		44	立春后十二天	子	V
62	大暑后第二天	午		51	立夏后九天	酉	V
64	惊蛰前一天	亥		53	立秋后十四天	午	V
70	夏至后七天	未		55	立秋后六天	午	V
76	春分后五天	戌		56	清明后十天	戌	V
79	立夏后两天	酉		59	大雪后十一天	寅	V
80	春分后四天	戌		61	惊蛰后七天	亥	V
91	立夏后一天	酉		65	大寒后四天	丑	X
92	谷雨后十二天	酉		66	立秋后八天	午	V
93	立夏第二天	酉		67	秋分后三天	巳	X
96	雨水后十三天	亥		68	清明后九天	戌	V
97	惊蛰前一天	亥		69	小暑后十二天	未	V
98	小雪后十天	寅		71	小满当日	酉	V
101	立夏前一天	酉		72	春分后两天	亥	X
105	立春当日	子		73	冬至后十二天	寅	X
106	芒种当日	申		74	小寒后十天	丑	V
108	小雪后九天	寅		75	立夏后六天	酉	V
114	春分当日	戌		77	清明后四天	戌	V
115	小雪后十四天	寅		81	立夏后八天	酉	V
116	惊蛰前二天	亥		84	芒种后十二天	申	V
117	大暑后八天	午		85	白露后四天	巳	V
120	冬至后九天	丑		87	立夏后十四天	酉	V
123	霜降后两天	卯		88	立冬后九天	卯	V
125	夏至后九天	未		90	芒种后六天	申	V
				94	雨水当日	子	V
				95	小满前一天	酉	V
				99	芒种后十一天	申	V
				100	谷雨后三天	戌	X
				102	大雪后十天	寅	V
				104	小满后十天	酉	X
				107	立秋后四天	午	V
				109	处暑前一天	午	V

（续表）

课码	中气后过宫者	月将	同宫次	课码	符合日躔宫次者	月将	同中气
				110	寒露后十二天	辰	X
				111	立秋后十三天	午	V
				112	大暑后一天	未	X
				113	立春后八天	子	V
				118	白露后七天	巳	V
				119	雨水前二天	子	V
				121	清明后十三天	戌	V
				122	小暑后九天	未	V
				124	白露后九天	巳	V

课码	中气未到而起用者	月将	课码	年月有误 不可考者	月将
18	白露后十二天	辰	23	八月无甲戌	未
20	惊蛰后三天	戌	33	寒露后四天	巳
22	惊蛰后三天	戌	47	戊子六月占，己丑正月起课？	
34	立夏后九天	申	48	正月无丁巳，疑十二月十九日占	
45	春分当日	戌	54	二月十二日占	卯
49	立春后十一天	亥	83	处暑后七天	辰
63	惊蛰后六天	戌	86	年月日有误记，不可考	
78	立秋后十三天	巳			
82	惊蛰后九天	戌			
89	清明后十二天	酉			
103	小满后七天	申			

注：本表课码，按原书课例次序编排

以上 125 课中，月将未到中气而起用者有 11 课，原书年月有误又不可考者 7 课。除此 18 课外，尚有 107 课。考证"指南"课例，参用本文"月将起用日期"时，须退四度（约四天）计算。

107 课中，符合中气后起用月将者有 45 课。其中有些已经非常接近于宫次之末。如 6 课，芒种当天，按中气后过宫用申将，今考证须芒种后三天起用申将。又如 16 课立秋前一天，按中气后过宫用午将，按今考订宫次，须立秋后三天始用午将。其他如 46、64 课等皆有类似情况。

为了便于理解和分析，今将"中气后过宫"和本文考订"日躔宫次"对照如图 15 – 5 所示。

参照上表，便可一目了然。符合本文所考证日躔宫次者有 62 课。在此 62 课中，有

46 课符合中气后过宫的规定；有 16 课符合校订的日躔宫次。前后共有 91 课符合中气后起用月将。

详加分析这 46 个符合"双规"起用月将者，都集中在"下月的中气"之前这段时间内，这是为什么呢？

首先，很可能是在这段时间的月将符合已经改变了的日躔宫次，从而导致应验率高、入选的课例多。

其次，以陈公之学识造诣，不可能不知道日躔宿度在不断改变的问题。所以其所占课例，月将起用基本上都在当时的日躔宫度之内。

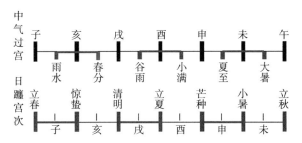

双规：中气前用将相同，中气后用将不同。十二支示月将

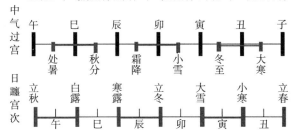

图 15－5　月将考订图表

《四库禁毁丛书·子部》载有大型兵书《登坛必究》，其中 1～5 卷分别是"天文""玉历""太乙""奇门""六壬"。"奇门"中载有"定太阳过宫游二十四节气歌"录于下以供参考：

立春在子雨水壬，惊蛰在亥乾春分；

清明在戌谷雨辛，立夏在酉小满庚；

芒种在申夏至坤，小暑在未大暑丁；

立秋在午处暑丙，白露在巳巽秋分；

寒露在辰霜降乙，立冬小雪卯加甲；

大雪在寅冬至艮；小寒大寒丑癸寻。

《登坛必究》是明代王鸣鹤辑，明万历二十七年（1599 年）刻本成书。可见当时已经有人对"日躔宫次"作过校正了，只是没有引起广泛的重视罢了。

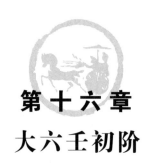

第十六章
大六壬初阶

第一节　大六壬入式篇

一、六壬式盘

（一）式盘概述

六壬式的推演，古人是借助于一种特别的式盘。《史记·龟策传》载宋元王召博士卫平问所梦，卫平乃援式而起，仰天而视月之光，观斗所指，定日处乡……曰："今昔壬子，宿在牵牛。"清代钱大昕在《十驾斋养新录》里说："此遁甲式也。"我意非是，这用的是六壬式；"观斗所指，定日处乡"，就是观察太阳之躔度，定月将之加临。"援式而起"，式即式盘。《汉书·王莽传》中所说"天文郎按式于前，日时加某"，其所用也是六壬式盘。

现在所知道的古代六壬式盘实物共有 7 具，3 具完整，4 具残损。完整的 3 具中，东西汉的两具为鬃漆木胎，全为篆文。六朝一具铜制六壬式盘，清晰完好。式盘的结构分两部分，即天盘和地盘，大而在外的方盘为地盘，在地盘之内的圆盘为天盘。据《景佑六壬神定经·释造式》所说，天盘和地盘的内容应该是：

天盘："中作斗杓，指天罡。次作十二辰，中列二十八宿四维局。"

地盘："列十二辰、八干、五行、三十六禽、天门地户人门鬼路四隅讫。"

六朝铜盘的内容有些不同，天盘上没有刻画出斗杓（北斗七星），有十二神将名，有十二辰，并兼有十干、二十八宿。子午卯酉即代表四维。地盘上有八干十二辰，但不列五行；外列二十八宿及三十六禽。

后世用壬式者日趋简化，多以书代盘。笔者所用乃自制"改良六壬式盘"，由大小不等四层同心圆盘组成：最外一层为地盘，列十二支辰及十干寄宫；内三层为天盘，天盘外一层列十二支辰以表日躔宫次，为月将盘；中层列十二贵神，分顺行逆行，以大字珠书示顺，小字墨书示逆分别之；最内一层顺布十干，用时日干对准日支，则何者空陷、旬丁一目了然。

（二）十干寄宫

地盘中，十二支辰既已排定，还有十干寄宫，务须熟记。歌曰：

甲课在寅乙课辰，丙戊在巳不须论，

丁己在未庚申上，辛戌壬亥是其真，

癸课由来丑上坐，分明不用四正神。

十干寄宫的依据，是十干禄旺之宫。所以五阳干居于禄神之所在；五阴干禄神原在子午卯酉四正，而阴不居正，故五阴干寄宫居于禄神之前一位，如乙不在卯而在辰，丁巳不在午而在未，辛不在酉而戌，癸不在子而在丑也。

二、论月将

（一）月将

月将者，即太阳之所躔宫次也。地盘已明，占时既得。占时居于地盘，月将居于天盘。以月将加占时之上，则无极而太极也；天盘动而生阳，地盘静而生阴，乃太极生两仪也。

考天文律历及壬遁诸书，所云：正月将登明，日躔诹訾之次；二月将河魁，日躔降娄之次；三月将从魁，日躔大梁之次；四月将传送，日躔实沈之次；五月将小吉，日躔鹑首之次；六月将胜光，日躔鹑火之次；七月将太乙，日躔鹑尾之次；八月将天罡，日躔寿星之次；九月将太冲，日躔大火之次；十月将功曹，日躔析木之次；十一月将大吉，日躔星纪之次；十二月将神后，日躔玄枵之次。这是二千四百年前的天象实测。当时冬至日躔牛宿一度，适当每月之交节日太阳过宫；日躔之宫次也恰是月建之所合，所以唐代李筌在《太白阴经》注中误以"十二月合神为月将"。取月将的依据是太阳所躔宫次，宋代沈括在《梦溪笔谈》中说，不能用合神，当从太阳过宫；若不用太阳躔次，则当日当时，日月、五星、二十八宿，皆不应天行，以此诀知须用太阳也。随着岁差的积累，公元700年前后（唐朝）曾已校正为中气后过宫。但自冬至日躔牛宿一度时起至1990年，岁差已积34.28度，相差了一个宫次，还多出3.8度。经考证近期内月将的起用时间如下：

神后：立春后第四日起用。

登明：惊蛰后第四日起用。

天魁：清明后第四日起用。

从魁：立夏后第四日起用。

传送：芒种后第三日起用。

小吉：小暑后第四日起用。

胜光：立秋后第三日起用。

太乙：白露后第四日起用。

天罡：寒露后第四日起用。

太冲：立冬后第四日起用。

功曹：大雪后第四日起用。

大吉：小寒后第五日起用。

（二）天乙贵人

天乙贵人者，取干德之合是也。阳贵起于先天之坤，从子上起甲，顺布十干；阴贵起于后天之坤，从申上起甲，逆布十干。辰戌为天罗地纲，贵人不居；贵人有独无对，故其对冲为天空；亦不重临本位。于此可见，天干之德未足为贵，而以干德之合气为贵也。

阳贵人歌：甲羊戊庚牛，乙猴己鼠求，丙鸡丁猪位，壬兔癸蛇游，六辛逢虎上，阳贵日中俦。

阴贵人歌：甲牛戊庚羊，乙鼠己猴乡，丙猪丁鸡位，壬蛇癸兔藏，六辛逢虎马，阴贵夜时当。

贵人有十二，其次序出《玄女式经》："前一腾蛇，前二朱雀，前三六合，前四勾陈，前五青龙。后一天后，后二太阴，后三玄武，后四太常，后五白虎，后六天空。"推演次序是："贵腾朱六勾青，空白常玄阴后。"

贵人的应用，在时间上有旦暮之分，在空间上有阳方阴方之异。占时以卯酉分旦暮（或以太阳出没地平线为准），旦用阳贵，暮用阴贵；贵人在天盘起，其顺行逆行则视贵人所落地盘何方。自亥至辰属阳，凡阴阳贵人落此皆顺行；自巳至戌属阴，凡阴阳贵人落此皆逆行。

三、四课

起法，先以本月月将加于地盘所占时支之上，顺布十二支。如月将是子，占时是辰，便将子加于地盘辰上，顺布巳上丑、午上寅、未上卯、申上辰、酉上巳、戌上午、亥上未、子上申、丑上酉、寅上戌、卯上亥，这便是天盘。

四课，即日干上二课与日支上二课也。《指南》曰："天干阳也，干上得者曰日；干上阳神为第一课，乃阳中之阳也。地支阴也，支上得者曰辰；支上阳神为第三课，乃阴中之阳也。干上之阴神为第二课，乃阳中之阴也。支上之阴神为第四课，乃阴中之阴也。"天盘既定，便首先以"十干寄宫"法列出干上二课；继而视地盘日支所乘列出支上二课。如甲子日子将辰时占，便先将天盘排定，次将本日干支甲子二字中空一格写在天盘上方，干对地盘申位，支对地盘午位。甲子日起课，"甲课在寅"，即看地盘寅上天盘是何字，此课是戌，便在甲的上方写一戌字，"甲上戌"，便是第一课；再看地盘，"戌上午"，便是第二课。地盘日支子上，天盘是申，"子上申"便是第三课；即支之阳，亦即阴中之阳也。最后看地盘申上辰，"申上辰"就是第四课，即所谓支之阴神，阴中之阴也。

辰	申	午	戌
申	子	戌	甲
四	三	二	一

丑	寅	卯	辰
子			巳
亥			午
戌	酉	申	未

四、九课三传入式

四课既成，乃取三传，其式有九：贼克，比用，涉害，遥克，昂星，别责，八专，伏吟，返吟也。诸凡七百二十课皆由此出，乃六壬之入手工夫，务须精熟。今取古歌详加考究修订、注释于后。

（一）贼克

歌曰：

取课先从下克呼，若无下克上为初，

初传本位明中次，中上相因是末居。

以四课上下审之，若有一下克其上神者，取为初传；虽有二三之上克下不用也，名重审课。若四课中并无下克，唯有一上神克下，取而用之为初传，名元首课。初传即发用也，凡取克为用，不论上克下克，皆取上一字，不取下一字。以初传地盘上所乘之支为中传，以中传地盘上所乘之支为末传，故曰相因也。凡课下克上曰贼、上克下曰克，以一下克或一上克取用，故总称贼克。

1. 重审

如正月甲子日子将辰时占。一课戌甲，甲木贼克上神戌土；而二课午戌、三课申子、四课辰申，皆上生下而无克。即以一课甲上之戌为初传发用，地盘戌上所乘之午为中传，地盘午上所乘之寅为末传；三传戌午寅。因只有一下贼上，须重复审详，故名重审课。

2. 元首

如五月丁丑日申将子时占，一课卯丁、二课亥卯、三课酉丑，俱无克；惟四课巳酉，巳火克酉金，是上克下，即以巳为初传发用；地盘巳上所乘之丑为中传；地盘丑上所乘之酉为末传，三传巳丑酉，只有一上克下为元首课也。

（二）比用

歌曰：

下克或二三四侵，不然上克亦同论，

常将天日相比取，阳日用阳阴用阴。

重审课不过一下贼，而元首课一上克；今四课中贼克纷纷，或有二三四下克，或有二三四上克，便非重审与元首课也。此当取与日干相比者为用。甲丙戊庚壬为阳，子寅辰午申戌为阳辰，阳与阳比，虽有二三四阴不论也。乙丁己辛癸为阴日，丑卯巳未酉亥为阴辰；阴与阴比，虽有二三四阳不论也，故曰比用；又名知一者，盖阳日但知用一阳爻而不知有阴也，阴日但知用一阴爻亦不知有阳也。

如八月戊寅日，得子时，用巳将，布成天盘。一课戊戊不克；二课卯戌，卯木克戌土，但卯与戊不比；三课未寅，寅木克未土，未亦属阴土与戊不比；四课子未，下克上。四课两下贼，一上克，惟第四课之子为阳水与戊日之阳土相比，所以取子为初传；地盘子乘巳，取巳为中传；地盘巳上乘戊，故戊为末传，是为比用课。

（三）涉害

歌曰：

涉害俱比俱不比，度难归家多克取，

孟深仲浅季当休，复等柔辰刚日宜。

凡四课之中，有二三四个下克上，或二三四个上克下，且与日干阴阳俱比俱不比，则以涉害法取之。涉者，渡也，即涉归本家之意；害者，即所受之克害也。凡此则各就受克之处，涉地盘历数，归于本位，取受克多者为发用；有遍历艰难险阻之象，故名涉害。如涉害浅深相等（如俱深），则先取地盘四孟上神为初传，名曰见机。如孟上无可用，便取地盘四仲上神为初传，名曰察微。如孟仲季上神涉害又复相等，则阳日取干上两课之先见者为用；阴日取支上两课之先见者为用，是名缀瑕。涉害课其次序井然有四层，名亦有四。《探原》云："细考之，取受克深发用者，得'涉害'六十三课；涉害俱深，取孟上神发用者，得'见机'九课；涉害俱深，取仲上神发用者，得'察微'二课。涉害俱深，孟仲上神又复相等，取干上神发用者，得'缀瑕'一课，戊辰日、干上子是也。又返吟类'缀瑕'发用者二课，戊辰、戊戌日，干上亥是也。"课经"谓："孟仲季复又相等"云云，似有衍文。后世简法，但取孟上仲上及干支先见者为发用，是只有见机、察微、缀瑕而无涉害也，殊失先贤定之义。据此考究，涉害之三传讹误者共二十四课。发用如此，其中传、末传亦如贼克课之相因。

1. 涉害课

如二月甲辰日，亥将卯时占。一三两课，下克上，与日俱比。一课戊甲，甲木克戊土，是下克上。戊归本位，历有八路，涉卯木为一重克；涉辰中之乙木为二重克；连同加临处的寅木甲木，共四重克。第三课子辰，亦是下克上；子归本位，亦经有八路，涉辰土一重克，巳宫所之戊土为二重克，未土为三重克，未中所寄之己土为四重克，戌土为五重克。较之日上一课戊甲，实多一重克害，此为涉害之深者，故取子为初传，地盘子上之申为中传，申上之辰为末传。

2. 见机课

如二月丙子日亥将辰时占，一课子丙，二课未子，三课未子，四课寅未。此课四上克下，二三两课相同，谓之不备，且未与日干不比。取一、四两课子、寅与日干相比者而论，子由巳上历归本位，经由丙巳午丁四重克；寅由未上历归本位，亦经未己戊丑四重克，是涉害浅深相等。寅加未，子加巳，先取孟上神子为初传，三传相因子未寅，是为见机课（凡涉害课历归本位之上克下克，与四课中之上克下克是一致的）。

3. 察微课

如五月庚午日、申将辰时占，一课子庚，二课辰子，三课戌午，四课寅戌。此四课中，辰土克子水，寅木克戌土，是二上克下，且俱是阳神，与日干相比。以辰由子上涉归本位，经甲寅卯乙四重克。以寅由戌上涉归本位，只有辛一重克，寅又非加孟，当以加仲为用，取子上之辰为用，名察微。中末取同前例。

4. 缀瑕课

如正月戊辰日、子将巳时占，一课子戊，二课未子，三课亥辰，四课午亥，三下克上，而亥与日干不比，即不取。一、四两课之子、午与日干相比，而历归本家又经四重克。子加巳，午加亥，又俱为孟上神，是涉害多少孟上神皆相等。戊系阳日，则取干上先见之子为初传，三传子未寅，是名缀瑕，亦名复等。余仿此。

（四）遥克

歌曰：

四课无克号为遥，日与天神互递召，

先取神遥克其日，日遥克神次后交。

《大全》等诸书谓："天盘月将为十二支神，而贵神为十二天将。"学者务必明乎此，方不致在神将名称上混淆。此处"神"即十二支神，"日"即日干。若四课中，上下全不相贼克，则试以遥克取之。即以日干为主，与二三四课上之支神相对较之；若有一上神克日干者，取为初传，谓之神遥克日，名"蒿矢课"。若二三四课上神不克日干，则视日干遥克二三四课上神否。若有一上神被日干克者，取以为用，谓之日遥克神，名"弹射课"。若有两神克日干，或日干克两神，亦须选择神与日干阴阳相比者为初传，三课之相因亦如贼克之例。

1. 蒿矢课

如八月壬辰日、巳将寅时占，四课俱无上下克，三四两课上神未戌来克日干。壬是阳干，未乃阴支，与日不比。惟戌与日比，则取戌为发用，三传相因戌丑辰。名曰蒿矢课。

2. 弹射课

如二月壬申日、亥将申时占，课中无克，又无上神克日，则取日遥克神为用。日干遥克第二课上神巳火为初传，三传巳申亥，名曰弹射课。

（五）昴星

歌曰：

无遥始向昴星寻，阳仰阴俯酉中神，

刚日先神而后日，柔日先干而后辰。

四课俱备，既无上下贼克，又无遥克，则为昴星课。遥克力轻，己取象于蒿矢、弹射矣。是课遥克亦无，惟天盘地盘之酉金作用，其力尤轻之至也。酉中有昴星团，虽七星相聚，而光芒微弱，虽至明之目不能辨也。

是课，阳日取地盘酉宫上神为初传，支上之神为中传，干上之神为末传，是名虎视转蓬。

阴日则取天盘酉下之神为初传，干上之神为中传，支上之神为末传，是名冬蛇掩目。

1. 虎视转蓬课

如九月戊寅日、辰将子时占，一课酉戊，二课丑酉，三课午寅，四课戌午。四课全备，无上下克，又无遥克，应取昴星。戊乃刚日，仰取地盘本上之丑为初传，中传取支上午，末传取干上之酉。名曰虎视转蓬。

2. 冬蛇掩目课

如八月丁亥日、巳将寅时占。一课戌丁、二课丑戌、三课寅亥、四课巳寅。四课既无上下克，又无遥克。丁为柔日，应俯取天盘酉下之午为初传，取干上之戌为中传，支上之寅为末传。是名冬蛇掩目。

（六）别责

歌曰：

三课无克别责名，刚日先传干合神，

柔日支前三合取，中末都来干上寻。

四课中有二课相同者，实际只有三课，有首尾相同为三课者，有二三课相同为三课者，名曰不备，谓四课不全不完备也。"三课无克"，谓不备课中既无上下贼克，又无遥克，不可复以昴星法取用，盖"四课昴星，三课别责"也。<u>阳日取天干之合位上乘之神为初传</u>，如甲日取己之寄宫未上神为初传，己日取甲之寄宫寅上神为初传，余可类推。<u>若阴日则取地支之三合前一位用之</u>，而不用乘神也；三合前一位者，如巳酉丑、亥卯未，酉日用丑，丑日用巳，未日用亥是也。<u>中传与末传，不论阴阳，并以干上所乘者为之。</u>

如九月丙辰日、辰将卯时占，一课与第四课相同，乃四课不全，无上下克，又无遥克；丙乃刚日，取干之合位上神为用；丙与辛合，辛寄宫在戌，戌上是亥，即以亥为初传，中传、末传都用干上午。三传亥午午也。

又如正月辛酉日、子将丑时占，二课三课同，又无贼克与遥克可取。辛乃阴日，取支三合前一位用之，乃巳酉丑、丑在酉前；即以丑为初传，中传、末传俱用干上酉，三传丑酉酉也。

（七）八专

歌曰：

两课无克号八专，阳日干阳顺行三，

阴日支阴逆三数，中末都来干上眠。

若干支同处一位，则四课只得两课矣，如甲寅日、庚申日、癸丑日、丁未日、己未日等。若二课有上克下克，仍以贼克、比用、涉害三法取之。若无上下克，不复取遥克；盖遥者远也，干支同位，不能谓之远也。此以八专之法用之。<u>阳日则从干之阳神（即第一课上神），在天盘顺数三神为用</u>；如一课上神是子，则顺数子丑寅，以寅为初传，余类此。<u>阴日则从支之阴神（即第四课上神），在天盘逆数三神为用</u>；如四课上神是子，则逆数子亥戌，以戌为初传也。其中传、末传俱用干上所乘之神为之。若顺数、逆数俱同干上之神，则三传归一，是名独足，凡占不利。

1. 如正月甲寅日、子将卯时占，干支同位，上下无克，只得两课，不能取遥克。甲乃阳日，以第一课上亥，在天盘顺数三神至丑，以丑为初传，中末俱用干上亥。

2. 如九月丁未日、辰将丑时占，亦干支同位，只得两课无克。丁乃阴日，以支之阴神，四课上丑在天盘逆数三神至亥，以亥为初传，中末俱用干上戌。

3. 如四月己未日、酉将未时占，两课无克，己乃阴日，从支之阴神第四课上亥，逆数三神至酉，以酉为初传，中末俱用干上酉，三传酉酉酉，是名独足。只此一课。

（八）伏吟（歌诀新订）

歌曰：

阳日伏吟干上发，迤逦三传用三刑，

若遇六甲寅巳申，六丙六戊巳申寅，

六庚申寅巳作传，六阳无克法简明，

惟有六壬别立法，日先辰次末取刑（刚日无克为自任），

六阴无克丁己辛，初取支上后取刑（初刑为中、中刑为末），

初传若在自刑上，中取干上末取刑（中传颠倒日辰用之也，中若无刑，末取冲。柔日无克为自信），

乙日有克发干上，中传支上末刑冲（辰自刑中传有刑取刑、无刑取冲为末），

六癸便寻丑戌未，阴阳取法各不同（乙癸有克曰无虞。若用起自刑，中传支上又自刑，中冲为末曰杜传）。

伏吟者，神居本位，没有动机，所以伏也。有克取克，无克取三刑，遇自刑、则取冲。考六壬伏吟者，一日一课，计有六十课，如下所示：

六阳日

六甲日　寅巳申

丙戊日　巳申寅

六庚日　申寅巳

壬申日　亥申寅

壬午日　亥午子

壬辰日　亥辰戌

壬寅日　亥寅巳

壬子日　亥子卯

壬戌日　亥戌未

六阳日伏吟，初传皆发自干上，如甲日初传寅、丙日初传巳、庚日初传申，且皆以三刑作中末传（即初刑为中、中刑为末也），名"自任"。唯六壬日特殊，虽亦发自干上，但中传上，有刑取刑，无刑取冲为末传。阳日伏吟，名"自任"。

六阴日伏吟，分无克三日丁己辛、和有克二日乙癸二种情况。其丁己辛三日，既无上下克，又不取遥克，发传皆自支上神，继而初刑为中，中刑为末，名"自信"。

凡伏吟课，初传自刑，则阳日取支上神作中传，阴日取干上神作中传；如中又自刑，则取中冲为末传，是名"杜传"。

六阴日伏吟，唯乙癸二日有克（乙日下克上，癸日上克下）。乙日用下贼为初传（干上辰），而初传皆值自刑（辰），必取支上神为中传，中刑为末传；如中传又自刑，则取中冲为末传（法与杜传同）。癸日用上克为初传（干上丑），初刑为中，中刑为末，故三传皆丑戌未也，名曰"不虞"。六阴日伏吟如下所示。

六阴日

丁己辛日		乙癸日	
丁己	卯	卯子午	乙丑	辰丑戌

丁己　卯　卯子午　　乙丑　辰丑戌
丁己　丑　丑戌未　　乙亥　辰亥巳
丁己　亥　亥未丑　　乙酉　辰酉卯
丁己　酉　酉未丑　　乙未　辰未丑
丁己　未　未丑戌　　乙巳　辰巳申
丁己　巳　巳申寅　　乙卯　辰卯子
辛未　　未丑戌　　　癸酉　丑戌未
辛巳　　巳申寅　　　癸未　丑戌未
辛卯　　卯子午　　　癸巳　丑戌未
辛丑　　丑戌未　　　癸卯　丑戌未
辛亥　　亥戌未　　　癸丑　丑戌未
辛酉　　酉戌未　　　癸亥　丑戌未

三刑者，寅刑巳、巳刑申、申刑寅，丑刑戌、戌刑未、未刑丑，子刑卯、卯刑子，辰午酉亥自刑也。

1. 不虞课

如正月癸丑日、子将子时占。一课丑癸，依例取克为用，丑为初传；丑刑戌，戌为中传；戌刑未，未为末传。伏吟课，亦名"不虞"。

2. 自任课

如十一月丙辰日、寅将寅时占。课中无克，丙乃阳日，则取日上巳为初传；巳刑申，申为中传；申刑寅，寅为末传；三传巳申寅，阳日伏吟，名自任课。

3. 自信课

如五月丁丑日、申将申时占。课中无克，丁乃阴日，取支上之丑为初传；丑刑戌，戌为中传；戌刑未，未为末传。阴日伏吟，名曰自信课。

4. 杜传课

如二月壬辰日、亥将亥时占。课中无克，壬为刚日，以干上亥为初传；亥乃自刑，取支上辰为中传；辰又是自刑，则取辰之冲戌为末传。此为杜传格；盖以用起自刑之神，传行杜塞故也。

（九）返吟

歌曰：

返吟有克克初生，理取先冲而后刑，

次传如在自刑上，末求破冲是真情，

无克六日驿马用，中辰末日课中行。

返吟乃天地盘子加午、卯加酉，十二支神各临冲射之位也。此课如贼克少者，仍以重审、元首例取初传；贼克多者以比用、涉害例取初传；而初冲为中，中刑为末；如中遇自刑，末亦取冲，是名"无依"。

无克六日，其中辛未、辛丑、丁丑、己丑四日，以驿马为用。驿马者，申子辰在寅，寅午戌在申，巳酉丑在亥，亥卯未在巳也。如辛未日，驿马在巳，即以巳为初传；中取支上神，末取干上神，是名"无亲"，亦名井栏射。此外，丁未、己未二日，俱以巳为初传，中传末传皆用干上神（丑）者，似属八专；以巳既为驿马，而支阴逆数三位亦巳也。

1. 无依课

如二月庚戌日、亥将巳时占。以一课寅庚，下克上为用，初传寅；寅冲申，申为中传；申刑寅，寅为末传。名"无依课"。

2. 无亲课

如五月辛丑日、申将寅时占。四课无克，取驿马为用。巳酉丑马在亥，以亥为初传；中传用支上未，末传用干上辰，是名"无亲课"。

第二节　六壬断法初阶

一、论五行旺相休囚

木火土金水五行在一年之中，有旺、相、死、囚、休的不同。凡当令者旺，我生者为相，我克者为死，克我者为囚，生我者为休（表16-1，表16-2）。

表 16-1　四时五行休旺

四季 ＼ 休旺	旺	相	死	囚	休
春	木	火	土	金	水
夏	火	土	金	水	木
秋	金	水	木	火	土
冬	水	木	火	土	金

表 16 - 2　十干长生

十干	长生	沐浴	冠带	临官	帝旺	衰	病	死	墓	绝	胎	养
阳顺甲	亥	子	丑	寅	卯	辰	巳	午	未	申	酉	戌
阴逆乙	午	巳	辰	卯	寅	丑	子	亥	戌	酉	申	未

其他：丙长生在寅，丁巳长生在酉，戊长在寅，庚长生在巳，辛长生在子，壬长生在申，癸长生在卯。阳干顺排，阴干逆排。

六壬中多用五行的生旺墓，实亦源于此（表 16 - 3）。

表 16 - 3　五行生旺墓

五行	生	旺	墓
木	亥	卯	未
火土	寅	午	戌
金	巳	酉	丑
水	申	子	辰

四季之末一月土旺，亦同此推。若夫旺气宜求官谋职、相气宜经营利禄、囚气囚系呻吟、死气死亡悲哭、休气疾病淹缠，此乃概论。其实将来者进，是以为相；进而当令者，是为旺；功成者退，是为休；退而无气，是为囚；值司令之杀伐，是为死。必须视占时干支、三传、年命等处，所乘天将；凡喜神欲旺相、不欲休囚；忌煞欲休囚，不宜旺相。然相妙於旺，旺则盛极之气，其退反速；相则方长之气，其进无涯也。休甚於囚，囚则否极之势，必将渐生；休则方退之神，未能遽自暴自复也。死则弃而不论。视其所喜所忌，以此意消息可也。

二、论德

德者，福佑之神也，凡临日入传，能转凶为吉。其名有四，曰天德、月德、日德、支德也。四德入传皆吉，而日德尤吉；俱宜生旺，不宜休囚。忌逢空落空，及神将外战。如德神加干发用为鬼，仍作德断，盖德能化鬼为德也。

天德歌曰：正丁二坤中，三壬四辛同，乾甲癸艮丙，乙巽十二庚。

月德诀曰："月德逐月去，丙甲与壬庚。"即丙甲壬庚、周而复始，顺排十二月也。

日德，即支德；以"阳德自居阴在合"取之。如甲己在寅、乙庚在申、丙辛戊癸在巳、丁壬在亥也。

支德，即子日起巳、顺行十二支是也。

三、论合

合者，和顺之神也。凡临日入传，主有和合成就之喜。盖阴阳配合、奇偶交求，故凡事皆成也。其名有三，曰干合、六合、三合也。

干合即五合，甲己为中正合、乙庚为仁义含、丙辛为威权合、丁壬为淫佚合、戊癸为无情含。

六合即支合，子与丑合、寅与亥合、卯与戌合、辰与酉合、巳与申合、午与未合是也。其中，寅亥为破合、巳申为刑合，主谋事合而不合、成而不成。若得贵人青龙德禄诸神乘之，仍主顺利。

三合者，亥卯未合主烦冗驳杂，寅午戌火合主侣党不正，巳酉丑金合主矫革离异，申子辰水合主流动无滞。

凡取成之期，以三合决之若三合入传缺一神，为虚一待用，必待缺神值日方能成就；若缺神日辰偶足之，名凑合格，主有意外和合之事。凡合与德同入传，百事皆吉，即会凶神亦主凶中和合。凡合入传，谋事皆成；但不能即时了结，不宜占病占讼。凡合逢空落空，又见刑害，主和中藏祸，有德可解。凡合克日或乘蛇虎朱雀，主合中有害，不可托人谋事，合伙经营。三合之中，以干合为主，支合次之；必须与德禄喜神并临乃吉，若乘凶将又与凶合则反凶矣。

四、论鬼

鬼者，贼害之神也。干支之中，阳克阳、阴克阴为鬼。书云："克偏为鬼正为官也"。传中多鬼，事多不美；谋事不成，凶灾及身。凡昼鬼，主公讼是非；夜鬼，主神祇妖祟。若日干旺相，及传中命上见子孙为救神者，亦不为凶。凡鬼发用，又临克日之乡，名攒眉格；占事主有两重不美，即遇救神，亦唯解其一。若发用逢鬼，是支上神，又引中末入于鬼乡，谓之家鬼弄家神，有救无祸，无救祸生。若鬼临日干，得支上神救者，主一切事自外来，要家内人解教。若发用逢鬼而生末传作日干长生者，名鬼脱生格，主一切先凶后吉。若三传会局为鬼，反生起干上神生干者，主一切反凶为吉。若三传脱干，能制暗鬼名借益格；犹有人来赚我，恰值我有祸患，欲借其力，姑遂其意用之，反有益也。

五、论墓

墓者，万物所归、伏没之神也。凡墓神临日入传，主一切暗昧难明，闭塞不通；逢冲则吉，逢合则凶；若年命上神能制之，亦可解救。至于辰未为日墓、戌丑为夜墓，日墓刚速，夜墓柔迟，尤不可不知。若夜墓临日，自暗投明，诸事尚有解救。日墓临夜，自明投暗，一切愈觉模糊。

五行墓于四季，未为木墓、戌为火墓、丑为金墓、辰为水土墓；此单论五行，土寄於坤，不以干之阴阳分顺逆也。壬课重在日，惟从十干墓，不从五行墓。

十干有阴阳生死之分，阳干死地，即阴干生地；阴干死地，即阳干生地。甲长生在亥、禄在寅、墓在未，乙长生在午、禄在卯、墓在戌，丙戊长生在寅、禄在巳、墓在戌，丁己长生在酉、禄在午、墓在丑，庚长生在巳、禄在申、墓在丑，辛长在子、禄在酉、墓在辰，壬长生在申、禄在亥、墓在辰，癸长生在卯、禄在子、墓在未，是未为甲癸之墓、戌为丙戊乙之墓、丑为庚丁己之墓、辰为壬辛之墓也。

壬课有干支坐墓、干支乘墓。毕法云："人宅坐墓甘招晦，干支乘墓各昏迷"是也。墓神覆日即墓临干上，以日入墓即日干坐墓也。凡寅加戌、巳加丑、申加辰、亥加未，为自生入墓，如人坠五里雾中，呼天不应，占病必死，占贼难获，占行人不来。又有日之长生乘墓，如甲乙日未临亥等，主旧事复发。长生处自乘墓，如甲乙日辰临亥等，主新事废。天上长生坐墓，如甲乙日亥临辰，主不能生。年命乘墓坐墓，如年命在子，辰加子为乘墓，子临辰为坐墓；凡生旺入墓，成而后败；墓入生旺，败而后成。墓主暗昧忧郁，若自墓传生，凶中变吉。凡墓神发用，宜日干有气；若日干无气，病讼不宜。中传见墓，百事不顺，进退有悔。末传见墓，百事终无成就。凡墓逢冲则吉，逢合则凶。若年命上神能克制之，便可解救。

六、论破

破者，散也、移也。其法以十二支环列，阳日破后四辰，阴日破前四辰。如午破卯、辰破丑、酉破子、戌破未、亥破寅、申破巳是也。凡破临日入传，唯宜解散。凶事，不宜成就吉事；占事多中辍，有更改，一切主不完全。凡四孟见酉、四仲见巳、四季丑，名破碎煞，占物破损不完。若年命上见破，主有损伤。

七、论害

害者，阻也、斗也。其法以十二支从辰戌两分，自戌至卯横列于下，自酉至辰横加于上，上下相交，即为六害。凡害临日入传，事多阻隔，只宜守旧。酉戌相害、申亥相害、未子相害、午丑相害、巳寅相害、辰卯相害。

八、论刑

刑者，伤也、残也。其类有四：

无礼之刑：子刑卯、卯刑子（亦曰互刑）。

恃势之刑：寅刑巳、巳刑申、申刑寅。

无恩之刑：丑刑戌、戌刑未、未刑丑。

自刑：辰刑辰、午刑午、酉刑酉、亥刑亥。

凡刑入传临日，必主伤残。自刑者自逞自作，以致败落。互刑者无礼无义，大荡小淫，恃势无恩，挟势以威凌。如寅刑巳、刑中有害，举动艰难；丑刑戌、刑中有鬼贵贱相侮。巳刑申、戌刑未，刑中有破，长幼不和，身家零落。凡刑发用，刑干忧男，刑支忧女；干刑应在外速，支刑应在内迟；若又作日鬼，主反复乖戾，公私两忧。

九、论冲

冲者，动也、格也。即予午相冲、卯酉相冲之例。

凡冲皆主动移，反复不宁。岁月干支皆不宜冲；冲岁，岁中不足；冲月，月中不足。吉神尤不宜冲，冲则不吉；凶神宜冲，冲则凶散。冲支三合之第一字，即为驿马，主动。

十、论十二天将

（一）生克视乘神

十二天将即十二贵神。六壬吉凶，全凭生克；万事否泰，皆责贵神。《大全》云："凡壬课吉凶，系于天将。五行虽各有所属，而用者专取天盘乘神决之。如贵人属土，若乘亥子则属水矣，生克皆以水论。生日为吉，虽凶将亦为吉；克日为凶，虽吉将亦为凶，紧要不离生克二字。吉将喜生扶、忌克制；凶将反此。"此处申明，十二贵神论生克，以天将所乘神为断。大抵以生合日干为吉，吉将愈吉；刑克干为凶，凶将愈凶。吉神受制难为吉，凶将临克不为殃也。神将吉凶，固有定拟，而因人因事须当通变也。

（二）体旺看落宫

十二天将乘神既明，更须详察乘神在地盘何宫，以辨其生克、旺相休囚；喜则宜旺相，忌则宜休囚。更有恋生不生者，以生我之辰，自坐於长生之上，它自恋生不来生我也。受克不克者，克我之神，临於受克之方，何暇克我。又有神将坐空落空、吉凶不成等，课成当细辨之。

（三）微妙察阴神

凡神之阳者，见其大象；而其隐微，则又归於阴。盖有阳不能无阴，阴神乃事之归宿；若不详察，何以判断吉凶之底蕴？惟天乙贵人旦暮互为阴神，其余则各以本家所乘者为阴神。如螣蛇乘申临子，则申上之辰即为螣蛇之阴神；朱雀乘酉而临丑，则酉上之巳即为朱雀之阴神。如占谒贵升迁，视贵人之阴神；占惊怪及小儿病，视螣蛇之阴神。占考选及文书口舌事，视朱雀之阴神。占交易、婚姻、子孙，视六合之阴神。占词讼田土，视勾陈之阴。占雨、求财，视青龙之阴。占晴及僧道奴仆，视天空之阴。占道路及死亡疾病，视白虎之阴。占印绶及衣服宴会，视太常之阴。盗窃捕获，视玄武之阴。婢妾阴私，视太阴之阴。占求妻或妇病，视天后之阴。此阴神之大概也，然必见於课传年命之中，旺相不空，而又与日辰德合相生，始可言皆有物，所谋皆通。若刑克日辰年命，虽入课传，亦终失败。若不入课传，谓之类居闲地；如值体囚空亡，谓之无类，所占更少结果也。

十一、论三传

传者，传课之隐微、发课之几蘖也。故课为体，传为用。传吉课凶，事终吉；传凶课吉，事少成。

初传，为发端门。发端者发用也，应事之起始，其力甚大，能左右四课之祸福。若初传神将比和，上下相生，又逢德禄，必举事称心。凡甩在第一二课主外事，如天乙顺行，用在贵前，不问吉凶主事速；若发用在三四课主内事，如天乙逆行，用在贵后，不问吉凶主事迟。发用在第四课，名蓦越，主事蓦然而至。发用逢上克下，主卑幼之灾，事从外来，利男子，利先起。发用逢下克贼上、主尊长之灾，事由内起，利女子，利后应。用逢日财，事因求财；用逢日鬼，动辄得咎；用逢脱气，事属子孙；用逢日比，事属朋比；用逢日印，生栅蓬勃。凡用克日，身危或长上官讼；克辰家宅不宁，克时惊忧叠至；克年命百事难成。用逢长生，谋为发达；若长生临墓，又主旧事断面复续。用逢败死，事必毁坏。用逢墓库，事多迟延，占病死、占人归、占物在、占旧事凶。用绝事了，人来、信至。用刑冲破害，重逢险阻，事难有成。用逢空亡，忧喜不成，谋事出旬可望，托人谨防诈骗。用旺则获名获利，休囚则防灾防讼，而旺相休囚又当分其喜忌。

中传，为移易门，应事之变迁。若初凶中吉，则移凶为吉；初吉中凶，则移吉为凶。母传子则顺，子传母则逆。鬼主事坏；墓主事止；害为腰折，事多阻隔；破主中辍；空为断桥，亦名折腰，皆主事体不成。

末传，为归计门，应事之结果。发用在初，决事在末，最为紧切。若初传受下贼克，而末传能制其贼克者，终可反凶为吉。末克初，为终来克始，远行万里，入水不溺，入火不焚，病苏灾止；若加破害，则有阻隔，吉凶皆不成。逢空亡则事无结果。

三传，初为日之长生，末为日之墓库，则有始无终。初为日之墓库，末为日之长生，则先难后易。初传凶，中末吉能解之；三传凶，行年吉能解之；若三传行年俱凶，则不能也。至於三传神将，若将克神（即十二天将克十二支神）为外战，忧轻，虽凶可解；神克将（支神克天将）为内战，忧重，虽吉有咎。三传皆空，了无一实；两空一实而实处又逢天空，亦作三传空论。如初中空，以末传为主；中末空，以初传为主。

三传自干上发用，传归支上者，名朝支格，主我去求人办事，不得自由。自支上发用，传归干上者，名朝日格，主人来托我办事，易於成合。若三传丕离干支，求物得、谋事遂、行人回、贼不出乡、逃不脱。三传不离四课，名回环，谋事成、吉则吉、凶则凶，忌占病讼产忧。三传生日百事吉，三传克日百事凶。若干克初、初克中、中克末者，求财大获。三传日辰全逢下贼上者，毫无和气、讼必刑、病必死，占事必家法不正、自取其辱。三传三合，为日干全脱全生全鬼全财全兄弟者，俱视天将吉凶及五行制化如何。如全鬼为凶兆，若年命日辰四处有子孙则可制鬼矣。故脱气要见父母，全生不可见财。三传与日辰上下皆合，则不宜妄动；得日月冲破之，方可他求。然吉则宜合，不宜冲破；凶遇冲破，则凶解散矣。

第三节　课经

课序歌：

元首重审知涉排，遥克昂星别责来，

八专伏吟并返吟，三光三阳奇仪泰，

龙德官爵富贵轩，铸印斫轮引从兼，

亨通繁荣庆合美，斩关闭口游交三，
乱首赘婿破淫佚，无淫解离孤度厄，
无禄绝嗣屯福害，刑伤烦祸狱寇纲，
三阴魄化战死奇，灾厄殃咎丑鬼墓，
励德盘珠全局胎，联茹间传六纯物。

一、元首课

元首一上克其下，天地得位品物亨。

象曰："天地得位，品物咸亨；事用君子，忧喜俱真。事从外来，起男子，臣忠子孝；婚姻谐，孕生男；兵讼客胜，贾人获利；官职首擢，利见大人。"如甲子日卯时子将、寅命、行年在未占。

二、重审课

重审一下贼乎上，以臣诤君详审行。

象曰："顺天柔顺利贞；一下逆上，岂无忧惊；贵顺福至，贵逆乱从；事宜后起，祸从内生；用兵主胜，受孕女形；诸般谋望，先难后成。"如丙戌日巳时申将、子命、行年在酉占。

三、知一课

知一上下二相克，择比而用允执中。

象曰："比者为喜，不比为忧；词宜和允，兵利主谋。祸从外起，事向明谋；寻人失物，近处堪求。"如下克上有嫉妒，日辰贵后主迟疑。如壬辰日巳时辰将占。

四、涉害课

涉害俱比俱不比，度难归家浅深逢。

象曰："风波险恶，度涉艰难；谋为名利，多费机关；婚姻有阻，疾病难安；胎孕迟滞，行人未还。"如丁卯日丑时亥将占，庚子日戌时申将占，庚戌日辰时申将占，甲午日辰时午将占。又有用神畏日干所胜，以比和为用，曰比用格。如甲戌日辰加寅。

五、遥克课

遥克神日互相克，蒿矢弹射势为轻。

象曰："始有凶势，愈久愈休；忧喜未实，文书虚谋；外祸干亡，有客为仇；兵利为主，不利他求。"有客不可容；二课俱主远事，虚惊不实，即有成就，亦虚名虚利。如壬辰日申加巳，壬申日亥加申。

六、昴星课

昴星四课无克遥，阴俯掩目阳转篷。

象曰："关梁闭塞，越渡稽留；行人作禁，孕男无忧；事从外起，守静无忧。"如用神凶死、罡乘死气蛇虎入传大凶；或日用旺相，见魁罡龙虎吉，占科举主高中。如戊申日辰加卯，丁丑日丑加辰。

七、别责课

别责无克三课备，刚干柔支合为宗。

象曰："谋为欠正，财物不全；临兵选将，欲渡寻船；求婚别娶，胎孕多延；损而能益，事遇神仙。"凡事依杖他人，借径而行，吉凶多系于人，不能自主也。占家，主闺帏淫乱。如丙辰日辰加卯。

八、八专课

八专二课俱无克，阳日阴辰顺逆从。

象曰："二人同心，其利断金；阳进男喜，阴进女淫；兵资众犍，失物内寻；成功异路，显擢士林。"占忧喜事，俱重叠。如甲寅日丑加辰，丁未日辰加丑，己未日酉加未。

九、伏吟课

伏吟天地俱不动，乙癸有克法不同。

统艮之体，有守旧待新之象。象曰："科举高中，求名荣归；病忧土怪，讼争田庐；律身谨慎，动作无虞。任己刚暴，必成过愆；行人立至，逃亡眼前。信藏伏匿，身不自由；逃亡近觅，盗贼内搜。"伏吟刚日无克，以日辰为用，为自任格；柔日无克，以支神为用为自信格；若用起自刑，传行杜塞，为杜传格。

十、返吟课

返吟有克往来取，井栏丑未丁己辛。

象曰："高岸为谷，深谷为陵；得物尤失，败物反成；事多两途，往返无常；祸自外来，事从下起；来者思去，去者复来；得失未可一定，父子不和睦，亲朋无始终。"如庚戌日寅加申，辛丑日亥加巳。

十一、三光课

三光用神与日辰，时旺将吉万事通。

凡日辰用神旺相、吉神在传，为三光课。日为人，旺相一光；辰为宅，旺相二光；用神为日用动作，三光也。象曰："课入三光，万事吉昌；刑囚释放，疾病安康；市贾得利，谋干俱良。"如神将俱合、相生，初末逢吉将，始终吉庆。如戊寅日午加寅。

十二、三阳课

三阳日辰与用旺，日辰贵前贵顺登。

凡课天乙顺行，日辰有气，居于天乙之前，旺相气发用，为三阳课。象曰："课入三阳，官爵翱翔；讼狱得释，疾病无妨；财喜随意，行人还乡。"孕生贵子。如乙丑日戌加酉、昼占。

十三、三奇课

三奇子戌寻大吉，申午辰寅子亥承。

凡课得旬奇发用，或入传，为三奇课。甲子甲戌旬用丑，甲申甲午旬用子，甲辰甲寅旬用亥，是为旬奇。如己酉日申加未。又有甲戊庚、乙丙丁为遁奇。

十四、六仪课

六仪六甲旬头发，日仪午逆未顺宫。

凡课旬首之仪发用，或入传，为六仪课。如丙辰日未加寅，寅加酉发用。又有日仪，子日在午，丑日在巳逆行；午日在未，未在申顺行为日仪发用。象曰："兆多吉庆，求谋相宜。"

十五、时泰课

时泰发用岁月方，龙合财德最为强。

凡太岁、月建，一发用，一入传；初末乘青龙、六合，作日财德之神，为时泰课。亦曰天恩干支得用，兼青龙天后入传，或在年命是也。泰，天地和畅之象，灾祸消潜，谋为无碍。如子年戌月、戊寅日卯加戌。

十六、龙德课

龙德太岁与月将，天乙发用致福祥。

凡太岁、月将乘贵人发用，为龙德课。象曰："君恩及下，万姓欢欣；罪囚出狱，财喜临身；科名易遂，争讼休陈；官爵超擢，利见大人。"如癸巳年七月、癸酉日巳加酉。

十七、官爵课

官爵岁月与年命，驿马魁常发用香。

凡课传岁、月、年、命之驿马发用，又有天魁、太常入传，名官爵课；或驿马发用、印绶入传，或印绶发用、驿马入传，都要临日辰年命为的。象曰："官爵印绶，得之荣华；财名吉利，病讼堪嗟；访人不在，行者还家；孕生贵子，佳宦尤佳。"如未年二月丁亥日巳时戌将、癸亥命、行年在午。

十八、富贵课

富贵天乙乘旺相，日辰年命相生良。

凡课贵人乘旺相气发用，更临日辰年命，上下相生，为富贵课。象曰："天降福德，万事新鲜；财喜双美，富贵两全；孕生贵子，婚配婵娟；讼狱得理，谋望胜前。"如二月辛巳日戌加丑、寅命，行年在巳。如戌加巳发用，名富贵权印，更吉；贵人临辰戌，名贵人在狱，所占皆凶。毕法曰："富贵干支逢禄马。"

十九、轩盖课

轩盖三传午卯子，正七两月正相当。

凡课胜光发用，中末传为太冲、神后，名轩盖课。三传午卯子也。象曰："课遇高轩，车马皆全；朱轮稳上，诏用荣轩；求财大获，疾病难延；干贵欢会，行者必旋。"如甲子日子加卯。

二十、铸印课

铸印发用戌加巳，戌印巳炉绶太常。

凡课巳火发用、中末传为戌卯，名铸印课。三传巳戌卯也。以巳为炉，戌为印，卯为印模，戌中辛金逢巳中丙火作合，煅铸成印符也。占主符命在手，科甲求官吉；不利庶人，反主官灾刑害，疾病迁愆；主事成迟晚。如丙子日子加未。

二十一、斫轮课

斫轮太冲申上传，卯轮庚斧乙庚欢。

凡课卯加庚辛申酉发用，名斫轮课。三传卯戌巳也。占主禄位高迁，革故鼎新之象；占孕、病、讼，忌之，亦主事成迟晚。如辛丑日亥加辰。

二十二、引从课

引从初末引干支，又有贵拱千年吉。

引从者前引后从也。凡课日上，或辰上之前后上神发用，为初末传，名引从课。此初末传拱干或拱支，又或两贵拱干或拱支；或贵临干支拱年命，干支拱日禄、干支拱贵，亦名引从。占求官求财，出行婚孕皆吉。如壬子日戌加巳。

二十三、亨通课

亨通三传递生日，天生地生有两般。

凡课三传递生日干，或干支俱互生旺，名亨通课。递生有二：初生中，中生末，末生日干，一也；末生中，中生初，初生日干，二也。干上神生干，支上神生支，为俱生格。干上神生支，支上神生干，为互生格。干支各上乘旺神为俱旺格。干支上互乘旺神为互旺格。象曰："三传相生，干支有情；官逢荐举，士获科名；婚姻合和，财利生成；经营诸事，贵人欢迎。"如丙戌日亥加申，癸未日午加寅，辛巳日子加卯，辛巳日酉加辰，甲申日午加巳、午加丑。

二十四、繁昌课

繁昌夫妻年为用，德合旺相卦应成。

夫妻行年干支各相合，各乘本命旺气，且值德合；或夫妻行年为三合，上乘时令旺相气，名繁昌课。象曰："阴阳合和，万物生成；命招贵孕，娠必男形；谋为大利，家道日兴。"如壬申日巳加未，夫行年甲寅，妻行年己亥。

二十五、荣华课

荣华贵旺禄马发，干支年命吉将传。

凡禄马贵人，临干支年命，俱旺相气发用，更乘吉将，为荣华课。象曰："干支吉将，入宅俱利；经营俱亨，动止均美；孕育麟儿，婚姻连理。"若贵人在狱，宜退不宜进。如丙申日子加卯。

二十六、德庆课

德庆天德与月德，干支二德用为先。

凡课德神发用为德庆课，即干德、支德及天月二德也，在年命乘吉将者尤吉。象曰："德神在位，诸煞潜藏；囚狱释放，病危无妨；孕育贤郎，凡谋吉昌。"如戊子日卯加戌。

二十七、合欢课

合欢日上遁干合，吉将三六合用兼。

凡日上神遁干与日干相合，发用又为三合，为合欢课。象曰："人情欢悦，相助事成；交易婚姻吉，惟占孕迟生，占病迟愈；战讼以和为贵，占失脱难获。"如戊申日申加子。

二十八、和美课

和美专言四课事，各各互合皆为欢。

凡日上二课及辰上二课，上下俱成三合六合，三传亦为三合，为合美课。象曰："三合六合，上下欢悦；交易大通，财利不绝；婚姻事成，病危讼屈。"如壬午日丑加巳。

二十九、斩关课

斩关魁罡日辰用，重土塞门斩关行。

凡课魁罡加日辰发用，为斩关课。象曰："关梁逾越，最利逃亡；捕贼难获，出行无殃；病讼凶祸，合药最良。"魁罡为天关，日辰为人，为天关所阻，必须斩关而出，故名。如甲寅日未加亥。甲戌日占，贵人临亥，谓之神藏煞没；六凶神均有所制，辰戌丑未四煞，陷于四维也，主万事顺利。河魁渡亥，主抑塞难通；罡塞鬼户，主谋为顺利。

三十、闭口课

闭口旬尾加旬首，又有武阴逆四从。

凡旬尾加旬首发用，或旬首乘玄武发用，或旬首上神乘玄武发用，名为闭口课。玄武当旬首，连根逆推四位，为玄武阴神。《观月经》曰："阳神作玄武，阴逆四旬同。子为玄武上，从魁作阴神。""贼在阴神下，搜寻此处陈。欲知藏物处，阴神生处寻。"占主禁口不语，事迹难明；寻人失物不见，孕生哑子讼难平。此外又有旬尾加干，旬首加支，支首干尾名一旬周遍格，主事不脱空，所谋皆就；讼宜易处，不宜占病。如甲子日子加卯，乙未日寅加卯。

三十一、游子课

游子季用又乘丁，再遇天马走西东。

凡课三传皆土，遇旬丁或天马发用，名游子课。象曰："丁马加季，奔走西东；出行吉利，坐守困穷；疾病难瘥，官讼多凶；天阴不雨，婚事终空。"如乙巳日酉加午，癸酉日卯加午。

三十二、三交课

三交四仲来加仲，三传皆仲阴合逢。

凡四仲日时占，一交也；三传皆仲，二交也；发用乘太阴或六合，三交也。象曰："交加连累，奸私隐匿；暗昧不明，求财无益；求谋难成，病讼不利。"此课无阴合，名三交不交；年月日时皆仲，名三交不解，凶更甚。如戊子日酉加午，丁卯日午加卯。

三十三、乱首课

乱首支加干克干，干加支上被克同。

支辰加于干上又克干，为上门乱首；日干加于支，辰上又被支克，为自取乱首。干为尊，支为卑，尊上被克，卑下无礼，故云乱首。占主以小害大，以下犯上，家道背逆，不可举事。如庚午日亥加酉，壬戌日寅加丑。

三十四、赘婿课

赘婿支临干被克，干加支上克支通。

凡干临支克支发用，或支临干被克发用，为赘婿课。干为夫，支为妻，干临支以动就静，支临干以静就动；此舍己从人，以身入赘，故名。凡占屈意从人，身不由己；事多牵制，凡事不决；胎孕迟延，行人淹滞；财名可成，病讼未济；大体依人作嫁之象。如丙申日丑加辰，甲戌日亥加卯。

三十五、冲破课

冲破日辰冲为用，更兼岁月破神并。

凡干支之冲神，加破神发用；或用神与岁月时冲破，为冲破课。冲者，动摇也，初虽有德，后必倾覆。破者，解散也，阳破后四辰，阴破前四辰；主事更改，多有中辍。象曰："人情反复，门户不宁；婚姻不遂，胎孕难成；疾病凶散，财利事平；凡有谋望，成而复倾。"如庚子日午加卯。

三十六、淫泆课

淫泆后合乘卯酉，狡童泆女此中情。

凡课初传卯酉发用，初末传将乘后合，名淫泆课。初乘六合，末乘天后，名狡童格；初乘天后，末乘六合，名泆女格。象曰："阴私莫禁，淫乱成风；嫁娶不吉，逃亡无踪。"后合如临男女行年，主先乱后娶。如辛未日辰加申，戊戌日午加辰。

三十七、无淫课

无淫三课有克取，交军克下男女争。

四课缺一而有克，或四课全而日辰交互克下，为无淫课。四课缺一为不备，四课之排列，刚日照旧，柔日则日上二课与辰上二课互易其位置。即刚日从日上起第一课，柔日从辰上起第一课，有阳不备和阴不备之分。象曰："利名碌碌，疾病淹淹；行人未至，征战悉占；阳不备利主，阴不备利客：交互相克，双方不利。"如乙卯日未加午，乙亥日子加巳，甲子日亥加卯。

三十八、解离课

解离日辰互克上，年命互克亦同情。

无淫课中，遇夫妻行年及行年上神，均既冲且克者，名解离课。真解离卦，谓干克支上神，支克干上神，或夫妻行年又值此者尤甚。占者非有断弦之凶，必有反目之兆也。如丁巳日酉加未。

三十九、孤寡课

孤寡四季之前后，如春巳孤丑寡星，
地盘为孤天盘寡，阳孤阴寡三盘呈。

无淫课中，遇孤辰寡宿发用，名孤辰寡宿格。孤辰寡宿有三：一以旬空论，阳空为孤，阴空为寡；二以天地盘论，地盘空为孤，天盘空为寡；三以四季论，季前之辰为孤，季后之辰为寡，如春以巳为孤、丑为寡。三者之中，以四季为要，旬孤寡又并四季孤寡更凶。凡占主孤独，离乡背井；官易位，财空手；婚断弦，孕虚有；出入防盗，日辰无气凶。凡值空亡，忧喜皆不成，托人多虚诈；望近事出旬可图，远事终难；

时空事亦难成，当三传初中末断之，以不空者言吉凶。新病空病，久病空人。如壬午日亥加戌，庚午日未加巳。

四十、度厄课

度厄三课上下克，上下相克长幼惊。

凡三上克下，为幼度厄；三下贼上，为长度厄。幼度厄，若子孙发用，凶神入墓，主卑幼有厄难；长度厄，若父母发用，凶神入墓，主尊长有厄难。占主长幼相厄，骨肉乖离；当以类神言吉凶。如甲子日申加丑，壬申日未加子。

四十一、无禄课

无禄四上来临下，以尊制卑臣子凶。

凡课四上克下，为无禄课。如己巳日酉加寅。

四十二、绝嗣课

绝嗣四下贼乎上，小人无祀乱纵横。

凡课四下俱贼上，为绝嗣课。如庚辰日亥加辰。象曰："上克无禄，下克绝嗣；君臣悖逆，父子分离；求谋不隧，动作多疑；三传有救，方免灾危。"无禄、绝嗣二者课格相似，韦千里颠倒其名义解之，但与"大全"歌意相背。此处姑存其原貌。

四十三、沌福课

沌福八沌兼五福，吉凶参驳此为名。

课得八沌又兼五福，为沌福课。八沌者，八凶也：时令死气发用，一也；用神被地盘旺气所胜，二也；仰见其丘，三也；俯见其仇，四也；乘凶将，五也；刑害中传，六也；下贼上不止一课，七也；日辰上神俱乘凶将，八也。五福者，五吉也：末传旺相，一也；末传乘吉将，二也；日德临日辰或入传，三也；初传鬼，年命上神克之，四也；日辰上神，相生不相克，五也。象曰："八沌并用，殃祸庚至；得病垂危，遭官坐死。五福相逢，变忧为喜。"如癸酉日戌加巳。

四十四、侵害课

侵害日辰六害兼，年命发用最凶残。

日辰上各加害神发用，为侵害课。并临行年者尤甚。象曰："六亲失靠，骨肉刑伤；财利潜害，疾病殴伤；求婚人破，出阵军殃；胎孕防坠，干谒不祥。"若发用乘吉将，且兼德合，事阻而终成。如丙子日卯加申。

四十五、刑伤课

刑伤干支三刑用，又兼本命与行年。

凡课日辰干支之刑神发用，为刑伤课；更居年命者尤的。象曰："偏欹失位，家门不昌；胎孕欲坠，婚姻不良；谋为乖戾，凡事遭殃。"刑干不利人，刑支不利宅。如庚午日子加寅。

四十六、二烦课

二烦日月加四仲，斗系丑未此言凶。

课日月宿为仲神，又加临仲神，且斗（天罡辰也）临丑未名二烦课。日宿临仲，斗系丑未为天烦；月宿临仲，斗系丑未为地烦。日宿即太阳躔宫月将也。月宿者太阴躔宫也。

推月宿法：二十八宿所属宫次：室壁亥宫，奎娄戌宫，胃昴毕酉宫，觜参申宫，井鬼未宫，柳星张午宫，翼轸巳宫，角亢辰宫，氐房心卯宫，尾箕寅宫，斗牛丑宫，女虚危子宫。

推月宿歌：正室二奎三在胃，四毕五参六鬼期，七张八角九月氐，十心一斗十二虚。奎井张翼氐斗日，重数太阴躔宫期。

此是每月初一所在宿度，按二十八宿顺序数至占日，即知月宿所在；惟遇奎井张翼氐斗，则重留一日即得。如九月初三丙午日午时卯将占，寅命行年在午，月将为日宿在氐二度，月宿躔氐五度，太阳太阴俱在卯宫，加午为仲，辰为天罡临未；二者并为天地烦，二烦课也。

四十七、天祸课

天祸四立绝神用，昨日之干加今干。

凡四立日占，得今日干支加昨日干支；或昨日干支临今日干支，为天祸课。四立者，春夏秋冬也；四绝者，四立前一日，如立春木旺、前一日水绝是也。象曰："以新易旧，天降灾祸；身宜谨守，不可妄为；出行死亡，干谒空走。"更视乘神吉凶，应验不出九十日内。如正月甲申日立春，亥时子将占。

四十八、天狱课

天狱墓作死囚用，天罡日本之宫躔。

凡课囚死墓神发用，斗系日本，为天狱课。斗者，天罡辰也。日本者，日干之长生也。占主犯法入狱，病未痊，出行凶，谋为徒然。若发用刑日干，带劫煞等尤凶。如乙酉日春占，酉加乙，未土死气发用，斗罡系亥，有入狱难脱之象也。

四十九、天寇课

天寇分至前一日，月加离辰发用先。

凡分至日（二分二至也），占得月宿加离辰，名天寇课。分至前一日为四离日，离辰即离日之支也。占事破坏，多值乱离；病难瘳，孕无碍，婚拆散，出行凶。如癸卯日春分，前一日壬寅为离辰，月宿亢在辰宫，辰加寅，为天寇课也。

五十、天网课

天网时用俱克日，物孕有损病缠绵。

凡课占时与发用同克日干，名天纲课。时为目前，用为事始，二处皆鬼，如举目见纲，故名。又干前一位为天纲煞，对冲为地纲煞，若同入课传尤凶。象曰："天纲四张，万物俱伤；胎孕损子，逃亡遭殃；战防埋伏，病入膏肓；先凶有救，后获吉祥。"末传及年命有救神克初传，名解纲。如庚辰日辰加午。

五十一、三阴课

三阴贵逆日辰后，死囚玄武时克年。

凡贵人逆布、日辰居后、发用囚死，名三阴课。三阴者：贵人逆治，日辰在后，阴气不顺，一也；用神囚死，动作无光，阴气不振，二也；将乘玄武，时克行年，阴气不利，三也。三者以其晦昧幽暗，故名三阴。占主动脉晦滞沉沦，见官屈伏，病多迍，名位失，财破散，孕生女。如日辰发用带鬼墓克，行年最凶；或逢丧魄、游魂、天鬼伏殃诸煞，占病必死。丧魄：正月起未，逆行四季。游魂：正月起亥，顺行十二。天鬼伏殃：正月起酉，逆行四仲。如癸丑日子加卯，申命，行年在丑，天乙乘巳加申，正月占。

五十二、魄化课

魄化死囚带白虎，干支年用凶祸连。

凡白虎带死神死气，临日辰行年发用，为魄化课。死神、正月起巳，死气、正月起午，俱顺行十二。象曰："人生丧魄，忧患相仍；病多丧死，讼有忧惊；孕产伤子，征战损兵；谋而招祸，切莫远行。"如壬戌日戌加亥发用，行年在亥。

五十三、龙战课

龙战卯酉日兼用，年立卯酉事迍邅。

凡卯酉日占，卯酉为用，名龙战课。占主疑惑反复，门户不宁；合者将离，居者将徙；欲行莫行，欲止莫止；婚姻阻，孕不安，财不聚。若人行年又在卯酉更凶。如丁卯日戌加辰。

五十四、死奇课

死奇月躔天罡用，再遇鬼墓事熬煎。

凡斗（天罡辰也）加日辰阴阳发用，名死奇课。天罡为星宿死奇，凶恶之神；如罡加四课之神，主死亡奇异之事。象曰："辰为天罡，刑狱之曜；疾病死期，征战凶兆；论讼被囚，干贵失靠；婚嫁出行，殃祸自召。"如甲子日巳加丑。

五十五、灾厄课

灾厄丧吊游魂用，丘墓岁虎伏殃边。

凡课丧车、游魂、伏殃、病符、丧吊、丘墓、岁虎发用者，为灾厄课。<u>丧车</u>：正月起未，逆行四季。<u>游魂</u>：正月起亥，顺行十二。<u>伏殃</u>：正月起酉，逆行四仲。<u>病符</u>：旧太岁也。<u>丧吊</u>：岁前二辰为丧门，岁后二辰为吊客也。<u>五墓</u>：金丑、木未之类。<u>三丘</u>：墓库之冲位也。<u>岁虎</u>：岁后四辰是。占主灾厄重重，妖孽为害；疾病死亡，财喜破坏；婚孕多凶，征战大败；行人不归，访人不在。如亥年正月乙亥日亥加卯。

五十六、殃咎课

殃咎三传克日因，神将克战乘墓真。

1. 三传递克日干

有初克中、中克末、末克日干，或末克中、中克初、初克日干之分。

2. 三传神将内战、外战

天将克支神谓之外战，支神克天将谓之内战。

3. 干支乘墓坐墓

干上支上各乘墓神曰乘墓，干上支下各见墓神曰坐墓。

4. 初传遭夹克

下贼上发用，又遇神将外战曰夹克。

象曰："五行克贼，内外凌辱之象；疾病灾危，讼事难息；官遭弹劾，人罹罪过。"递克被人欺，夹克不自由，内外战家法不正，乘墓、坐墓不亨通，人昏昧。如辛酉日卯加戌，丙戌日酉加寅，乙酉日丑加未，甲寅日寅加戌，丙戌日丑加子，甲申日亥加午，戊寅日亥加辰。

五十七、九丑课

九丑子午与卯酉，配合乙戊己辛壬。

凡戊子、戊午、壬子、壬午、乙卯、乙酉、己卯、己酉、辛卯、辛酉十日，占时为四仲，丑加仲神上发用，名九丑课。凡占刚日男凶，柔日女祸；重阳害父，重阴害母；诸事谋为，徒劳身苦；不可嫁娶、移徙、动土、出行。如乙卯日戌加子。

五十八、鬼墓课

鬼墓日辰鬼作墓，鬼克墓克祸宅身。

凡日辰之墓神、兼日鬼发用，为鬼墓课。鬼者，贼也；墓者，蒙昧也。干支上神发用，并为干鬼干墓，或支鬼支墓者是。象曰："五行克贼，死墓之乡；人丁多耗，家宅不昌；行人可至，病者癫狂；谋为迟滞，捕盗深藏。"凡日辰墓神乘蛇虎加卯酉发用，为墓门开格；兼人行年上见死神死气尤甚。如壬戌日子加巳、子命。

五十九、励德课

励德日辰看前后，天乙立在二八门。

凡贵人立在卯酉为励德课。日辰阴阳俱在天乙前为蹉跎格，主小人进职、君子退位；俱在天乙后为微服格，主君子迁官、小人退职。若阳前阴后，君子则吉；阴前阳后，小人得意。象曰："阳神前引，阴神后随，君子则吉，小人则危；阴神前立，阳神后居，小人得意，君子失机。"如戊子日午加申昼。

六十、盘珠课

盘珠岁月与日时，传课俱全此为云。

凡岁月日时及三传，皆在四课之中，为盘珠课。课传皆在年月日时，名天心。三传不离四课，名廻还格。象曰："四课三传，偶合异常；吉则成福，凶则成殃；贼不出境，行人还乡；阴私辨释，事反不良。"如庚戌年十二月甲子日子加丑。

六十一、全局课

全局三合之课是，水火木金土中存。

凡课得三合或全属土，名全局课。三合水为润下格，三合火为炎上格，木为曲直，金为从革，土为稼穑格。象曰："三方会合，得成秀气；吉事必成，凶事难弃；尊长恩荣，常人财喜；利合婚姻，谋为大利。"如庚辰日申加子，辛未日未加卯，丙戌日卯加未，戊戌日丑加酉，癸卯日亥加寅。

六十二、玄胎课

玄胎三传皆是孟，玄中有胎名义深。

凡课孟神发用，传皆四孟，名玄胎课。象曰："三传长生，胎孕成形；官加恩爵，婚获娉婷；病讼淹滞，财利叠兴；道路跋涉，恋生不行。"恋生者，如寅加巳、巳加申、申加亥、亥加寅，为进步长生，主事迟。如用起天后财爻，或值生气胎神发用，主妻有孕，值空亡有伤。如甲寅日巳加寅。

六十三、连珠课

连珠联茹兼进退，间传顺逆此中论。

凡课三传相连续，用神传在一方，或前或后，相连作中末为连珠课；亦曰联茹，连珠可爱而联茹可恶也。指掌赋：课连茹、传逆速而顺则迟。占有山外青山之象，主吉凶各重叠不已；凶则重重，吉亦累累。进连珠事顺，逆连珠事逆。如壬寅日酉加申。

间传课：凡课间位作三传，为间传课。有顺逆各十二格。《指掌赋》曰："越三间，向阳明而向阴暗。"

顺间传：子起顺六阳者：向阳，子寅辰；出阳，寅辰午；登三天，辰午申；出三天，午申戌；涉三渊，申戌子；入三渊，戌子寅。

丑起顺六阴者：出户，丑卯巳；迎阳，卯巳未；变盈，巳未酉；入冥，未酉亥；凝阴，酉亥丑；溟蒙，亥丑卯。

逆间传（名倒拔蛇）：

寅起逆六阳：冥阴，寅子戌；偃蹇，子戌申；悖戾，戌申午；凝阳，申午辰；雇祖，午辰寅；涉疑，辰寅子。

丑起逆六阴：极阴，丑亥酉；时遁，亥酉未；励明，酉未巳；回明，未巳卯；转悖，巳卯丑；断涧，卯丑亥。

顺逆间传，有阴阳升降之象，云行雨施，泽及万物，官职迁动，惟忌空脱。每格命名，具有深义，课成细辨，思过半矣。课例甚多，不举。

六十四、六纯课

六纯十杂兼物类，三课之说最纷纭。

六纯格：凡三传及四课上神俱属阳，或俱属阴，名六纯课。象曰："六阳动达，如登三天；私凶公吉，官升迁。六阴蒙昧，似涉重渊，公凶利私，病患缠延。"如甲午日干上子，悖戾格，初传财，引入中末鬼乡，凡事艰辛。

十杂格：十杂看发用，本性真不真。看发用之辰，暗藏五行真假。

物类课：物类亦取初传用神，以别五行、六亲、物类亲疏、旺相休囚为用。曰："物以声应，方以类聚，六亲俱现，以用为主，旺相吉言，休囚凶断"。

第四节　《毕法赋》简注

凌福之《毕法赋》，程树勋谓其"因用邵彦和断案而作，而复参以心得，故其书从考验中来""最为纯正"，已为后世研习六壬者视为经典，为其作注者不乏高人。《大全》所收已足详尽，几将壬式所及之课式与变化尽皆罗列；欲卒读之，并演其课例，已颇费时日。后更有"精注详解"之类，将百句之《毕法赋》，演成洋洋巨著，仅可作翻阅、查询之工具书耳。

《毕法赋》仅百句，以其简要，提要钩玄，便于学者记诵；在实践中得其句、会其意、知其用，即是登堂入室之阶也。

本文即吾习读《毕法赋》之旁记与夹注整理而成，非吾杜撰，便于观鉴也。

一、前后引从升迁吉

如初传居干或支前为引，末传居干或支后为从；引从天干格利升官，引从地支格必迁居。如庚辰干上丑，壬子日干上辰。

二、首尾相见始终宜

谓干上有旬尾、支上有旬首，名周而复始格，或一旬周遍格；占事不脱，所谋皆成，赴试宜代工，不宜占释放事。

三、帘幕贵人高甲第

帘幕官者，乃昼占是夜贵、夜占是昼贵，占科考专视此神，临年命日干上必中；庶人得林下官扶持，有官人得之主休官。

四、催官使者赴官期

凡占上官赴任，见日鬼乘白虎，加临日干或年命上，名催官使者；若值空亡又是虚信，鬼曜逢虎号催官也。

五、六阳数足须公用

六阳格，谓支干、四课、三传，皆居六阳之位是也。凡占利公干不利私谋。

六、六阴相继尽昏迷

六阴格，谓课传皆居六阴之位是也，凡占利私谋不利公事。

七、旺禄临身徒妄作

谓日之禄神，又作日之旺神，临于干上者，切不可含此而别谋动作。如乙卯日干上卯，若舍此旺禄而就初传之财、中末之生，殊不知皆是旬空也。

八、权摄不正禄临支

谓日干禄神，加临支辰上者，凡占不自尊大，受屈折于他人。如占差迁，主权摄不正，或遥授职禄，或正宜受宅上之禄。如甲子日寅加子。

九、避难逃生须弃旧

三传皆无益，或旬空，或日鬼，或脱气，惟干上尚逢吉星，即避三传之难，而受干支上之生。如丁卯日干上亥，乙卯日干上酉之类。

十、朽木难雕别作为

谓研轮课中、卯为空亡者，故名朽木不可雕也。凡占宜改科易业，别作营生。如庚戌日卯加申，辛亥日卯加辛。

十一、众鬼虽彰全不畏

如壬辰日戌加未，三传戌丑辰，皆是日鬼，诚为凶也；殊不知干上先有寅木，可以敌其三传之土，制鬼不能为害，且发用坐空，鬼力轻终不能为祸也。

十二、须忧狐假虎威仪

如丁未日干上子，其丁火实畏子水所克，反依赖支属土，能制其子水不致来伤丁干也。以丁火喻狐，未土喻虎，故名为狐假虎威仪也。如辛亥日干上亥。

十三、鬼贼当时无畏忌

如春占三传皆木，或三合木局，而为日鬼，诚可畏也；殊不知木至春令而荣旺，既贪荣盛而无意克土，土尚无畏，防至夏秋，其祸乃发。如戊子日干上午。

十四、传财太旺反财亏

三传皆作日之财，其昼夜天将亦财之类，又值财生旺之月，求财反无财也。缘财自贪生旺，不能与我作财，须待身旺之月、财气稍衰，方可取之。

十五、脱上逢脱防虚诈

谓日干生其上神，上神又生天将，故名脱上脱。凡占尽被脱耗，虚诈不实之象也。如六庚日干上子，夜将上乘青龙。

十六、空上乘空事莫追

谓日干上见旬空乘天空者，凡占指空划空，全无实象。如甲申日干上未、昼占。脱空格，谓干上有脱乘天空，凡占皆无中生有，不足信也。如辛卯日干上子，昼占。

十七、进茹空亡宜退步

于进连茹课中，三传皆逢空落空，即应退守，视支干上是否可以依托，以全身远害。如壬子日干上子，向前三传寅卯辰皆空，退步于支干上主子与丑合反有所得。

十八、踏脚空亡进用宜

此谓退连茹课中，三传皆遇空亡，故名踏脚空亡；既退后遇空，则宜进而不宜退也。如戊申日干上辰，三传逆茹、生日，岂宜皆空，寻死格也。

十九、胎财生气妻怀孕

谓日干之胎神作日之妻财，又逢月内之生气者，占妻必孕也。生气：正月起子，顺行十二。胎财生气：水日在午，七月；金日在卯，四月；火土子在正月；木日在酉十月。

二十、胎财死气损胎推

凡胎神作月内之死气，占妇女怀孕主损胎不育。死气：正月起午，顺行十二。胎财死气：水日在午，正月；金曰在卯十月；火土日在子七月；木日在酉四月。

二十一、交车相合交关利

交车者，交叉也。此视第一课与第三课之交互生克刑害情况。有十等：交车长生，交车财，交车脱，交车害，交车空，交车刑，交车克，与冲、合等。

二十二、上下相合两心齐

谓支干上神作六合，地盘支干亦作六合，如乙酉、丙申、戊申、辛卯、壬寅五日伏吟是也。日干与上神作六合者，如乙酉日酉加乙，甲申日干上亥。

二十三、彼求我事支传干

谓初传起于支上，末传归于干上者，凡占必主他人委托我干谋事体，凶吉皆成。占吉就吉，占凶就凶。如癸酉日干上酉。

二十四、我求彼事干传支

谓初传从干上起，末传归于支上者，凡事勉强，不免俯求于人；亦为人抑勒，难自屈伸，旺相尤吉，死囚不安。如丁亥日干上酉作初传，支上丑为末传。

二十五、金日逢丁凶祸动

谓庚辛二日、三传年命日辰、逢旬内六丁神者，平人必主凶动，宣占人行年上神制丁乘神。如有官人占之，则赴任极速，反不欲行年上神克去六丁乘神。

二十六、水日逢丁财动之

谓壬癸二日、三传、年命、日辰六处逢旬内之丁神者，必主财动，或远方财来，或娶妻、别妻之忧。若有行年上神克去六丁乘神则财不动。

二十七、传财化鬼财休觅

谓三传皆作日之财，生起干上日鬼，而伤日干者，必因取财而致祸，或因妻而损财；生起支上鬼者，主破家。如辛亥日干上午。

二十八、传鬼化财财险危

三传俱鬼，或三合课虽作日之鬼，而初中二课俱空、独存一字，中间为财者，乃名全鬼变为财。其财终是从险中出，纵得之，亦不安稳。如丙申干上丑。

二十九、眷属丰盈居狭宅

谓三传生其日干，反脱其支辰是也。值此必人口丰盈而居宅狭窄也。如甲申日干上午。若得此课，乃造化使然，切不可迁居，恐反生灾咎。

三十、屋宅宽广致人衰

谓三传窃盗日干，反生支辰者是也。凡占必宅不容人住，或人口少而居宽广之宅屋，致使人口日渐衰羸，患难俱生。此则速宜迁居。如甲辰日戌加寅。

三十一、三传递生人举荐

三传递生有二：一者初、中、末递生日干；二者末、中、初递生日干。凡占必有人于上位举荐，如欲干官或请举文状，必能成就。如值空亡，则空有此心耳。

三十二、三传互克众人欺

三传互克亦有二等，同上。凡占必有人递相欺凌于我，如被他人围攻状，在位官占此不利。如丙辰日寅加酉。

三十三、有始无终难变易

此句有二：有始无终者，乃初传是日之长生，末传为干之墓是也；事之初，如花似锦，后必无成。难变易者，初为干墓，末为干之长生是也，凡事先难后易。

三十四、苦去甘来乐里悲

苦去甘来者，末、中、递生初传而克日干，诚被初传之苦也，殊不知反赖末传之子孙克制初传之鬼也。乐里悲，干支上见鬼克为凶，传见子孙为救无忧。

三十五、人宅受脱俱招盗

此亦有二，一者干支上皆乘脱气，二者干上脱支、支上脱干。凡占，人被脱赚，家宅被盗。遥克、昴星、别责，乘空落空为初传发用；乘玄，必主失盗。

三十六、干支皆败势倾颓

谓干支上皆逢败气者，占身气血衰败，占宅屋舍崩颓，日渐狼狈全无长进。若告发他人阴事，必牵连我之旧过，彼此皆值衰败也。如甲申日干上子。

三十七、末助初兮三等论

有末传助其初传而生日干者，有末助初而克日干者，有末助初而作日之财者。末助初克日者，欲年命制末则吉，生末凶。如庚午干上午。

三十八、闭口卦体两般推

闭口课：旬尾加旬首发用，如甲申日巳加申；旬首乘玄武发用，如丁酉日午加酉；

旬首上神乘玄武发用，甲子日辰加子。

三十九、太阳照武宜擒贼

谓玄武坐于太阳月将之上，占贼必败；纵太阳月将乘空坐空尤好，缘太阳无云翳遮掩，益光明也。如辛亥日亥将戌时，干上亥，是日之脱气三传丑卯寅。

四十、后合占婚岂用媒

干为夫，支为妻，凡占婚全看此。若支干上乘天后、六合，必应私情。如更女之行年居干上，男之行年居支上，此必婚前已有私情，何用媒乎？如丁卯日干上寅。

四十一、富贵干支逢禄马

谓干上有支驿马，支上有干禄神者，名真富贵格。有官人占之，加官晋爵，富贵双全；常人占之，病讼俱凶，宅移身动。如丙寅日干上申。

四十二、尊崇传内遇三奇

三奇有二：有三传全遇甲戊庚者，有三传全遇乙丙丁者。其取法也有二：有遁旬中之干者，有遁五子者。

四十三、害贵讼直作屈断

四课三传中见贵人受克或害，如占讼，理虽直而必致曲断，事小而必大凶。余占亦皆弄巧成拙，只宜识时而屑就，庶不为大祸。如甲申日未加申。

四十四、课传俱贵转无依

此谓四课三传皆是昼夜贵人，名遍地贵人，贵多反不贵。凡占不归其一，反无依倚，托事无成。如丁酉日干上酉。

四十五、昼夜贵加求两贵

此指六处有旦暮天乙相加者。如占告贵求事，必干涉两贵人而成就；如占谒贵，必不得见，盖贵临贵位乃官见官也；如是同官占之，反宜谒见。如六丁日亥加酉夜占。

四十六、贵人蹉跎事参差

谓昼贵临于夜地，夜贵却临旦方，故名贵人差迭。如占告贵事，多不归一。

四十七、贵虽在狱宜临干

天乙贵人加临地盘辰戌上者，虽名入狱，如是乙辛二日，却是贵人临身，反宜干贵成事。其余八干旦暮贵人坐地盘辰戌上，始名天乙入狱。干官贵怒，惟宜私谋。

四十八、鬼乘天乙乃神祇

六辛日午加干，旦占，虽是日鬼临身，却是贵人，切勿作鬼祟看之。占病是神祇为患，宜修功德，得无咎。

四十九、两贵受克难干贵

凡昼夜贵人皆立受克之方者，切不可告贵用事；缘二贵自受克制，必不能成就我也。不论在传不在传皆如是。如六乙六己日，申加午、子加戌。

五十、二贵皆空虚喜期

此谓旦暮贵人皆值空亡者，如干投贵人事已蒙许诺，后却被人谗越而不成，凡占不免弄巧成拙。有人报喜，终是虚信。如丁丑日干上酉。

五十一、魁度天门关隔定

戌为天魁，亥为天门，凡占戌加亥发用者，谋望作为皆被阻隔。占病多是膈气、食积；占盗贼难获；访人不见；诸占不离关隔二字。如壬午日戌加亥。

五十二、罡塞鬼户任谋为

辰为天罡，寅为鬼户，凡辰加寅为罡塞鬼户。不论在传不在传皆是罡塞鬼户，众鬼不能窥觑也。贵登天门，罡塞鬼户，凡占无不亨利。如己丑日卯加丑。

五十三、两蛇夹墓凶难免

独有丙戌日（戌加巳）及支辰来墓日干，并旦暮天将皆乘蛇，地盘之巳亦是腾蛇之位，故名两蛇夹墓。占病则腹中必有积块，以致不救，年命是戌死尤速。年命有辰冲戌蛇，为破墓主稍延。

五十四、虎视逢虎力难施

旧注谓此"虎视课乃柔日也"，而"课经"则将昂星课分为：刚日"虎视转蓬"，柔日为"冬蛇掩目"。愚意此为虎视课而上乘白虎者，如戊寅日干上酉。

五十五、所谋多拙逢罗网

此指干上乘干前一辰，支上乘支前一辰，名天罗地网。凡得此卦，如罗网缠裹身宅，诸占岂能亨快。进连茹课中多有，如甲申日干上卯。

五十六、天网自裹已招非

如甲申日未加寅，乃墓神覆日；如占人本命又是未生，乃名天网自裹。凡占必是自招其祸，非干他人；不免所作昏晦，如处云雾中，常被揶揄。

五十七、费有余而得不足

谓支干逢生，却是空亡，此为见生不生，不如无生；进而寻三传之财，又是空陷或为破碎。凡占得之不足，费之有余。如丙午日干上寅，壬午日干上申。

五十八、用破身心无所归

总皆财禄俱作鬼空，无实得之意也。初传虽是日财，奈坐克乘虎，又引入中末鬼乡。初传财，却被两蛇夹克，中末空陷。财被夹克，中末鬼空或传墓入墓。干上空财，中脱末空。

五十九、华盖覆日人昏晦

谓支辰之华盖作干之墓神，临于干上发用者是也。凡占身位，多昏多晦，座难明白；或遭冤枉，难分诉；占行人不归，尽在彼处不如意也。如壬申日辰加日。

六十、太阳射宅屋光辉

此支墓临支，又适为月将，返名太阳辉照家宅，其屋必向阳而明，不然常有上人光顾，如太岁贵人、入宅多美；占彼我，利他不利我，以支属他也。如丙午日戌加午。

六十一、干乘墓虎无占病

此唯六辛日、丑加戌，且将乘白虎作墓神。内辛酉日丑作空墓，辛巳日丑作丁神乘虎作墓，尤可畏也，占病必死，且宜提防仇人。

六十二、支乘墓虎有伏尸

干墓临支，或支墓临支，占宅必有伏尸为祸，又以克宅者为的。如乙亥日未加亥，是干墓临支，且乘白虎；丙子日辰加子，乃支墓临支，且占乘虎；卯酉日占为墓门开格。

六十三、彼此全伤防两损

支干各被上神所克者，故名。诸占必两边各有所亏，占讼两败，占身被伤，占宅崩损。如丁亥日干上子。

六十四、夫妇芜淫各有私

干被支上神克，支又被干上神克者，为芜淫卦。夫妇既无好合之情，必各有奸私不协之意。干克支上神，支克干上神，又值男女年命上者，必有解离事。如甲子日干上午。

六十五、干墓并关人宅废

日干之墓，作四季之关神发用者是。关神者，春丑夏辰秋未冬戌。如在日干两课上发用者主人衰，在支辰之两课上发用者主宅废。如乙（丑未酉亥）日干上未秋占。

六十六、支坟财并旅程稽

地支之墓却作日干之财者，凡谋蹇滞不亨通也，必主贩商折本，在路阻程。如甲子日辰加子，乃支之墓神而作干之财为发用也。

六十七、受虎克神为病证

白虎乘神所克者即受病之处也，如虎乘金神是肝受病，当治肺不可治肝，余可类推。虎乘丁鬼格；六辛日，有虎乘丁，克处必痛；辛卯日亥加丑，必头痛。

六十八、制鬼之位乃良医

凡日鬼临于六处，鬼克者即病，如火鬼即肺病，水鬼即心病。制鬼之处，即良医所在。如乙丑日酉加乙，乃鬼临身，赖支上有午火，即是良医所在，或是家人善医。

六十九、虎乘遁鬼殃非浅

白虎加临旬内之遁干，适为日鬼者，凡占为殃非浅，其咎弥深，纵空亡亦不能救。如甲子日干上戌、昼占，乃虎加庚午临戌；又甲子日干上辛虎加庚午在支上。

七十、鬼临三四讼灾随

日干之鬼，临于第三、四课全者，官司病患，继踵而至；惟宜修德作福，庶得稍轻，亦未免病讼二事。如或全值空亡，虽见而后无虑。如乙未日干上巳。

七十一、病符克宅全家患

病符者，旧太岁是也。若病符临支又克支者，主全家病患；更乘天鬼，必是时疫。病符乘白虎，临支克支尤凶。天鬼，正月酉逆行四仲。

七十二、丧吊全逢挂缟衣

岁前二辰为丧门，岁后二辰为吊客。如支干上丧吊全逢，主凶。又占者年命上乘之，其年有孝服。又日鬼作死气，乘太常加临干支，主有内外孝服。

七十三、前后逼迫难进退

此谓进则于三传上皆空，退于支干上又是鬼脱，乃前不可进，后不可退，切不可谋动，否则虚耗百出。如壬寅日干上子，三传辰巳午皆空，支干上卯丑鬼脱。

七十四、空空如也事休追

谓三传皆空亡是也，于进连茹课中多有。三合课中两传空亡，只有一传不空，而上乘天空者，亦是此例。凡占皆指空画空，全无实迹；占病久病者死，新病者安。

七十五、宾主不投刑在上

凡支干上乘有三刑者，凡占未免有相刑之意，所谋交涉之事，必各有异心。一字刑即自刑，二字刑即支干上乘子卯，三字刑即三传寅巳申、丑戌未也。

七十六、彼此猜忌害相随

此例有五：干支上下皆各作六害；支干上神作六害；支干天地盘皆作六害；支干三传作六害；支干上下交互作六害。如甲申日干上巳。

七十七、互生俱生凡事益

互生者，干上神生支、支上神生干是也，如辛卯日干上亥。俱生者，干上神生干、支上神生支是也，如丙寅丁酉日干上寅。此皆各有生意，彼此和顺。

七十八、互旺皆旺坐谋宜

互旺者，干上乃支之旺神，支上乃干之旺神，如甲申日干上酉。皆旺者，干上乘干之旺神，支上乘支之旺神，如甲申日干上卯。谋事顺利，惟宜坐待。

七十九、干支值绝凡谋决

支干上皆乘绝神。绝神作鬼，只宜结绝凶事，亦宜释解官讼，占病痊。绝神作日之财，只宜结绝财物事，不利占妻病。禄神投绝，占病凶。如甲申、甲寅日返吟。

八十、人宅皆死各衰赢

死气：金日子，木日午，水土日卯，火曰酉。干支上互乘死气者，即干上是支之死气，支上是干之死气者。有支干全乘死气者，此万事不宜动谋。

八十一、传墓入墓分憎爱

初传发用，为中传所墓，末传又入墓乡，为传墓入墓。须视初传是何类神言之，是财神、禄神、长生、官星不宜入墓；如是鬼、脱等凶星，却为喜中末之墓也。

八十二、不行传者考初时

不行传，谓初实而中末空亡是也。中末既空，只以初传断其吉凶，言其事类。如甲子日干上巳，初为日鬼，中末长生德禄，岂宜俱空。独足卦己未日干上酉。

八十三、万事喜忻三六合

此谓三合课中，于干上或支上又见一字，与三合之中间一字作六合者。如三传寅午戌，在干上或支上又见未者是。三六相呼见喜忻，纵然带恶不成嗔。

八十四、合中犯煞蜜中砒

三合课中，干支上有一神与三合中一字作刑、害、冲者，名合中犯煞。如三传寅午戌，干支上见午刑、丑害、子冲。惟防好里相欺，笑里藏刀。

八十五、初遭夹克不由己

初传坐于克方，又被天将所伤，故名夹克。凡占身不由己，受人驱策。须详受夹克者是何类言之，是财不由己用；是日之同类，身不由己；是日鬼，当忧不忧。

八十六、将逢内战所谋危

谓方克神，神克将为内战。如六合内战为发用者，主事将成而被人搅扰，如癸巳日干上辰。天后内战为发用者，必妻常不满而多病，如丁卯日戌加卯。若支干三传皆内战，主家法不正。

八十七、人宅坐墓甘招晦

墓者，昧没之神。天盘支干皆坐于地盘墓上者，乃心肯意肯，情愿受其暗昧。凡事自招其祸，切不可怨天尤人。如壬寅日，干上午。干支互坐墓上亦是。

八十八、干支乘墓各昏迷

支干全被上神所墓者，其人如云雾中行，其家宅蔽而自尘。经云："墓覆日辰，人宅昏沉。"如壬申日干上辰。支干上互乘墓神，此彼我互欲昏昧也。如戊寅日干上未。

八十九、任信丁马须言动

任信者，伏吟课也，刚日名自任，柔日名自信。凡三传及支干，年命上有旬内之丁神，或乘天马驿马者，必静而求动；年命上乘魁罡，主动尤速。

九十、来去俱空岂动宜

来去者，返吟卦也。缘初传与末传，初中末往来交互也。返吟主动，但三传皆空亡者，虽有动意而实不动也。宜详其空亡有用无用言之。德丧禄绝乃阳日返吟；若阴日子加巳乃四绝体也。

九十一、虎临干鬼凶速速

日干之鬼,上乘白虎者,凡占凶祸速中又速。如六已日卯加未夜,此虎鬼临干者。宜其虎鬼空亡,或鬼坐鬼方,或生方及其虎之阴神能制虎者,虽有灾后却无畏。

九十二、龙加生气吉迟迟

青龙乘生干之神,又作月内之生气者,虽目下未足峥嵘,却徐徐而发福也。如六丙日寅加已,夜将乘青龙,三月占尤的。

九十三、妄用三传灾福异

壬课关键在于三传,若三传有错误,吉凶灾福应无的验。尤以涉害、择比之中差异甚大,研习者应当注意。如乙酉日亥加辰,三传亥午丑而非午丑申。

九十四、喜惧空亡乃妙机

凡空亡,有要见、不要见之分。其天盘作空亡者为游行空亡,其吉凶有七八分;在地盘作空亡者,为落底空亡,其吉凶十分。凶神宜空,吉神不宜空。

九十五、六爻现卦防其克

财爻现卦忧父母,父母现卦忧子孙,子孙现卦忧官事,官鬼现卦忧兄弟与己身,同类现卦忧妻财。六爻相生而成类者,乃三传生起干上之爻象也。

九十六、旬内空亡逐类推

如甲子旬中空戌亥,甲子乙丑空妻财父母,丙寅丁卯空官鬼暮贵,戊辰己巳空兄弟妻财,庚午辛未空父母子息,壬申癸酉空官鬼兄弟,壬日禄空。余旬类推。

九十七、所筮不入仍凭类

如占失脱,虽玄武并脱气日鬼不在六处,亦宜用此类而言其方所、色目也。其余所占,皆如其法也。

九十八、非占现类勿言之

前贤有诸秘法,用之极验,如白虎临寅在支发用,必宅中有屋梁摧折之惊;但占者问求财,虽得此课,切不可言其屋梁摧折也。

九十九、常问不应逢吉象

诸龙德、铸印、高盖乘轩、斫轮、官爵等吉泰卦,有官人占之,迁官转职;若寻常百姓,既不趋事贵人,又无官禄,见官贵何来,或因讼见官乎?占病见阎王。

一百、已灾凶逃反无疑

凡值丧魂、魄化、天祸、天寇、伏殃、天狱、天网四张、天地二烦诸凶卦，如在己见病讼灾迪之后占得，其灾却有消除之意，反不足为虑。

第五节　大六壬占断要诀

一、考试（选举）

纲目：帘幕从六德天心

帘幕贵逢黄榜策，魁罡将遇青云客，

鬼斗临干魁可论，文华克岁犯时责。

（1）帘幕贵者：日占用阴贵，夜占用阳贵也。如加临日干、年命之上，必中。

（2）魁罡：魁谓河魁，戌也。罡谓斗罡，辰也。天罡为领袖之神，河魁乃文明之宿。如甲戌甲辰两旬，辰戌加临日干、年命者必中。

（3）鬼斗：丑中有斗宿、未中有鬼宿，丑未相加，斗鬼合成魁字，如加日干、年命者必中。

（4）文华：朱雀主文章之神，凡占考试，专看此神。如生太岁、幕贵、日干，且见课传年命上，其文必贴试官之意；如朱雀克太岁，文必不合时宜，亦不合试官之意。

从魁生扶亚魁中，初末来临解首逢，

万里风云看龙奋，一生泉石有蛇封。

（1）从魁：从魁酉也。北斗第一星抵于戌，第二星抵于酉；戌为河魁，酉为从魁也。如加临日干，生合吉将必中。

（2）初末来临者：谓初传末传拱夹干上神，或年命上神，即引从格也。

（3）龙奋：初传蛇、末传龙也。

（4）蛇封：初传龙、末传蛇也。

六阳月将生光辉，两贵拱挟荣名隧，

墓神覆日文理差，罗网缠身书旨晦。

（1）六阳月将：月将即太阳也。此神加临日干，年命上必中，以六阳将为的。

（2）两贵拱夹：即初末传乘昼夜贵人，拱其干神或年命，如壬子日、干上辰，初传巳、末传卯，为两贵拱其干神也。又干支乘昼夜贵人，拱其年命亦是，如丁巳日、干上亥、支上酉，年命在戌是也。

（3）墓神覆日：如甲乙日干上未，丙丁日干上戌是也。

（4）罗网缠身：干前一位为天罗，支前一位为地网，干支上乘罗网，主书不明、文不通。

德入天门中必崇，河魁度亥失登庸，

旬首冠群详五甲，真朱超众忌三凶。

（1）德入天门：谓日德加亥上发用也。

（2）河魁度亥：戌加亥发用也，亦名魁度天门。

（3）旬首即仪神，加临日干、年命上必中。但以五甲为的，不取甲申也。

（4）真朱雀与三凶：朱雀乘午，名真朱雀，惟四季年、六己日、夜贵有之。三凶者，一忌克太岁，二忌克幕贵，三忌榜将出忌乘丁马。

格见天心贵异常，源消根断费商量，

雨露润泽中无虑，刑害空亡取次详。

（1）天心格：即年月日时俱见于三传之中，或四课之上者是也。

（2）源消根断：即四下生上也。

（3）雨露润泽：即四上生下也。

二、访谒

纲目：干谒舍初引日德

访谒之利三六加，彼我两仪欲相洽，

六阳公事和谐看，六阴私谋素亲狎。

（1）三六：访谒利三合，六合也。

（2）两仪：以干为我，以支为彼，宜相生不宜相克，若干支上乘三合六合，不空亡，访之有益。

（3）六阳六阴：课传六阳利公事，六阴利私谋。

舍益就损忌动用，根断源消防耗失。

逼迫旺禄宜守旧，周遍循环所求得。

（1）舍益就损：谓勿因小利而失大也。如壬寅日干上申，不就干上之长生申，愿以壬干加寅而受脱，终不如静守为宜。

（2）根断源消：见考试。

（3）逼迫旺禄：毕法云："前后逼迫难进退""旺禄临身徒妄作"。如干上乘旺神，进一步三传皆空，退一步地下逢空脱，又退一步是鬼贼，此进退不可，惟宜守干上之旺，切不可轻举妄动。如壬寅日干上子，三传辰巳午是也。

（4）周遍循环：干上有旬尾、支上有旬首（支首干尾），名一句周遍格；三传不离四课，名回环格。凡占谋事可成。

初空末吉终有获，首上尾加干何益，

度亥塞鬼二者推，有阻无阻此处绎。

（1）旬尾加旬首发用为闭口课，访谒无益。

（2）度亥：河魁度亥，亦名魁度天门，凡占关隔不通。

（3）塞鬼：罡塞鬼户，毕法："罡塞鬼户，任谋为也。"

引从告谒往必晤，任信寻访定不谐，

二贵合害分轻重，六亲生克吉凶排。

（1）引从：前引后从也。初末传及二贵引从干支、夹拱年命，告谒必成。

（2）任信：伏吟课阳日日自任、阴日日自信，皆静象也。

（3）二贵合害：凡贵人与年合作三六合，谓之合，凡占有助。若与年上神刑冲克害，则不吉。

日德阴神见长短，末传合处是成期，

斫轮空亡须图改，昴星蛇虎安旧宜。

（1）日德阴神：谓视日德之阴神，可知其踪迹也。如壬午日、干上申，亥为日德，阴神见申，申为驿马，昼占乘虎，其人必远出也。余如乘贵人喜悦，乘蛇有口舌，乘朱有文书事，乘合有交易事，乘常有宴会，乘后阴有阴私事等。

（2）斫轮课逢空亡为朽木难雕，昴星乃伏匿课，俱不利动。

三、仕宦

纲目：欲问前程看六三，鬼魁天乙武帝迁

欲问前程有与无，日辰虚实定荣枯，

临官帝旺干支遇，爵禄峥嵘任帝都。

（1）日辰虚实：虚实，即休旺也。谓日辰干支得时令之生助，发用与干支上神得旺相气，则吉；休囚空陷，则凶。

（2）临官帝旺：谓干支临于十二长生禄旺之乡，主爵位荣显；干居贵前主事速，干居贵后主事迟（此处前后以贵人顺行逆行而论，应注意）。

（3）常贵：常贵加于日辰、见遁丁，占官极速；常贵入官乡，作官星亦同。

六阳数足功名显，前后引从卿相荐，

传神互克防诤章，课将遍生声誉遍。

（1）六阳格：干支四课三传，皆居六阳之位，利公。

（2）引从：见前"访谒"。

（3）传神互克：三传递克（三传有自上递克、与自下递克之分），并神将互克，防有参奏弹劾之事。

（4）课将遍生：三传递生曰干，亦有自上递生（初生中、中生末、末生日干）与自下递生（末生中、中生初、初生日干）之分；主众人称颂，誉满朝野。

三传退间蛇倒拔，三传引进龙飞天，

将逢内战官超转，德禄天门名显传。

（1）三传退间：逆间传又名倒拔蛇，如三传午辰寅名雇祖，恐须退职。

（2）三传引进：谓进间传，如登三天等，易有进展。

（3）内战：神克将（十二支神克十二天将）为内战，忧重，非罢职亦主迁转。

（4）德禄天门：日德、日禄临亥发用也，主名声显赫。

鬼曜逢虎号催官，禄神临支当替役，

凶丧罗网反遭迟，常贵日辰丁见疾。

（1）鬼曜逢虎：名催官使者。日鬼乘白虎加临日干、年命上者，占上官赴任极速。

（2）禄神临支：为权摄不正，主有替职之事。

（3）罗网：主有丁艰之事。值干之天罗，主有父服；值支之地网，主有母服。

（4）常贵：常贵加于日辰，见遁丁，占官极速；常贵入官乡，作官星亦同。

魁度天门龙化蛇，贵临鬼户蛇成龙，

吉课殊情分仕庶，大格异用别贤庸。

（1）魁度天门：凡占阻隔，仕途不顺，或有降职之事。

（2）贵临鬼户：贵人临寅也。尤以三传作鬼，若贵人加寅（寅为鬼户），则杜鬼贼不出，万事皆任谋为也。

（3）吉课、大格：凡龙德、铸印、轩盖、斫轮、官爵等大格与吉泰课，有官职的君子占之，为吉兆，或有迁官转职之喜；若常人占得上吉之课，恐有灾咎临身，占病必危也。

天乙卯酉号蹉微，朱雀值鬼防黜落，

六处生旺远大推，凡占墓绝亏官爵。

（1）蹉微：此励德课也，贵人临于卯酉为励德课；日辰阴阳俱在天乙前为蹉跎，俱在天乙后为微服。卯酉为私门，贵人临此，必有私心，事不能成。

（2）朱雀值鬼：此雀鬼格，朱雀作日鬼加干，有官者防弹劾，更不宜上书献策，反被责黜。

（3）六处：谓日辰年命及三传也，六处值互生俱生，互旺皆旺，则前程远大；若干支值死绝、乘墓、坐墓及干支上皆逢败气，则前程不妙。

武视太常文视龙，二神切记怕逢空，

龙常克下鸳班憎，下克龙常灾废生。

龙常：青龙、太常乃占仕途的重要类神，文视青龙，武视太常。如逢旺相之气生合日干，年命上神，则吉；如逢刑克空墓，则不吉。若龙常克下，则下属不满；下克天将龙常，则有灾咎及废黜之事。

帝旺临官日辰上，城吏龙常仕途畅，

迁期干年支月推，内外日用生克量。

（1）城吏龙常：龙常见上。寅为天吏，申为天城，若日辰旺相，城吏龙常俱现课传，乃居官之象，且主仕途畅顺。

（2）干年支月：迁期、升迁之期也。此以干神离龙常几位推年，支神离龙常几位推月也。如文官，丙寅日、干上丑，昼占，辰乘青龙加申，干神丑离龙神辰三位，主越三年；又戊辰日、支上丑、昼占，午为龙神加酉，支神丑离午五位，主越五月也。如龙常临日辰，佳音可翘首而待。

四、求财

纲目：财顺艰兑交鬼奇

财明休旺生官忌，彼我干支害合论，

旺禄受脱名偿债，干财传助号还魂。

（1）财休财旺：三传及天将皆为日之财，且是当令之旺财；财自贪其生旺，不能与我作财，取之防反费己财；只待身旺之时、财气稍衰之月，方可取其财。

（2）彼我：干为我，支为彼，宜乘合互合、上下合，则主客相投；若合中犯煞又乘六害，则不可求也。

（3）偿债：是干上乘旺禄，奈三传全作脱气，是以己财偿债也。如辛丑日、干上酉，三传子亥戌。

（4）还魂债：三传全为脱气、反生起干上财神者，名取还魂债。如六甲日干上戌为财，三传戌午寅是也，大利求财。

顺克非凶递生吉，妻防生计兄争力，

末助初财暗助多，支干相加彼我益。

（1）顺克者，干克初，初克中，中克末也，主求财大获。

（2）递生者，初生中，中生末之财，爻是也。

（3）妻防生计：财生鬼也，如三传皆作日之财，而生起干上日鬼而克干者，必因财致祸。

（4）兄争力：比肩太旺而劫夺其财也。

（5）末助初财：末助初传而作日之财者，有人暗中帮忙。

（6）支干相加：如支财加于干上，是财来就我也。如甲戌日、干上戌，为支财加干，坐受其用也。

艰难避难详坐末，塞户度门验发端，

贵坐生合求财吉，财逢空墓最为难。

（1）艰难：谓初中空陷也。要末传见财禄长生，所谓进步艰难喜末吉也。如丙辰日、干上卯为败，初传丑为脱空，中传亥又日鬼，全无所得；迤逦至末传酉，始得日财。

（2）避难：如传中财禄长生空陷克绝，便看日干下坐财，所谓避难之财坐身下也。如壬午日干上辰发用，墓神覆日，中传酉空，末传寅脱，全无所得；细视之，干下却有午财，为可用也。

（3）塞户、度门：罡塞鬼户、魁度天门，见前。

（4）贵坐生合：贵与日辰年命作三六合，谓之合。贵生日辰年命，谓之生。贵人坐支旺相生日，或合入干支；又太常为财帛之神，如居贵人位上发用，必获财。

（5）财逢空墓：谓财神逢空入墓也。

交车十法损益配，喜遇生合愁破碎，

财乘丁马忌庚辛，壬癸见丁看事类。

（1）交车十法：（见毕法21）谓喜交车生、交车合求财喜，如逢破碎不吉。

（2）财乘丁马：谓财乘旬内丁神也。毕法云："金日逢丁凶祸动，水日逢丁财动之。"水日见丁看事类者，视六丁乘支是何六亲也。

鬼财险出须急求，绝财了结入墓忧，

玄武防失内争畏，龙生值喜徐徐收。

（1）鬼财：有传鬼化财和传财生鬼之分。如丙申日干上丑，三传子申辰，初末空陷，独存中传申金为财，此传鬼化财。其财从险危中出也。又辛未日干上午，三传夕卯亥未财局，反生起干上之午火作日之鬼，是为传财生鬼也。

（2）绝财：谓财坐绝乡也。如丙丁日、申酉为财，坐于寅上是也，只宜结绝财物等事。

（3）财爻入墓：谓财坐于墓地，如戊己日，亥子坐于辰上是也。

（4）玄武、龙生：财乘玄武谨防盗窃及骗局。龙乘生气，则财源永久。

奇仪周遍枯木荣，闭口昂星皆不成，

罗网任信空费力，成期须将末合明。

（1）奇仪：三奇课、六仪课，此指旬奇，或旬仪发用或入传也。

（2）周遍：一旬周遍格，谓干上有旬尾，支上有旬首也。亦名周而复始格。奇仪周遍，万事和合，求谋相宜。

（3）后所列闭口课、昂星课，伏吟无克之自任格、自信格，天网课求财皆不利。

五、婚姻

纲目：夫传欲中财传日　印阳传四

夫问妻姻成不成，财居旬后总无情，

女推夫婿将何断，鬼坐天中同此评。

（1）占婚以官鬼为夫，以财为妻。

（2）旬后、天中，皆指空亡而言。

传将生合百年配，干支刑克朝夕背，

男女年命孰相加，欲其事遂两法对。

（1）生合：生者长生，合者六合，传将喜其逢生逢合，婚姻谐美。

（2）刑克：包括三刑、六害。干上神为支所刑害，支上神为干所刑害，或交车克、交车冲皆主婚姻不顺。

（3）年命：年者行年，命者本命。本命即出生年干支。推行年之法：男一岁起丙寅，顺行。女一岁起壬申，逆行。数至若干岁止。如男命乙丑生，十七岁占；一岁丙寅，十一岁丙子，十七岁壬午也。女命丙寅年生，十六岁占，一岁壬申，十一岁壬戌，十六岁行年在丁巳也。视男女年命上所乘之神生、合、刑、害、空亡否，所乘天将如何。

欲知谐老是何术，全凭财官虚与实，

财乘旬后凤孤飞，官坐空亡鸾失配。

（1）认官鬼为夫，以财为妻。

（2）旬后、天中皆指空之而言。

中不虚兮初末虚，冰人脱骗两头欺，

递生干兮旁人赞，末传合处骗成期。

（1）递生干有二格，一是自上递生，即初生中、中生末、末生日干；二是自下递生，即末生中、中生初、初生日干，并主有人帮助而成其事。

（2）末传合处：取末传之支六合日时为成期。

财常日本必占婚，水逢丁马吉祥新，

河魁度亥风波动，牛女乘常晋合秦。

（1）财常日本：日本谓干之长生，上乘太常或为日之财，加临于干支上也。如六甲日，干上亥，夜占乘常；甲戌日，支上亥，夜占亦乘常；庚午日，干上卯为财，夜占乘常是也。

（2）水逢丁马：谓壬癸二日，六处逢旬丁，驿马也，是丁马为财爻且动也，男占婚姻必成。

（3）牛女乘常：子中有女宿，丑中有牛宿。如子丑相加，上乘太常，加于支上者，占婚必成。

传财生鬼必贪淫，财克生爻侮悍情。

财乘暗鬼官讼起，财克明生夫命倾。

（1）传财生鬼：谓三传财局，生其干上日鬼也。如辛未日、干上午，三传卯亥未是也。

（2）传鬼为财：谓三传官鬼局，叠逢空陷，独留一财爻；此财从凶恶中出，其女性必悍泼也。

（3）暗鬼：谓遁干之鬼也。财乘暗鬼，主婚姻后有官讼。

（4）财克生爻：谓财乘恶将，克干上之生爻也。

（5）财克明生：一谓"财克阳生"，与"财克生爻"之义同。

日辰逢引两不良，后合干支丑行扬，

龙伤支兮妇先殒，后克干兮夫早亡。

（1）日辰逢引：引者引从，即前引后从也。三传初末引从干上辰者，主男有不良之行；三传初末引从支上辰者，主女有不良之行。

（2）后合干支：淫佚课，后合乘卯酉入于课传，必有私合之事。如乙未日、干上子，三传卯亥未，夜占，亥乘合临卯，未乘后临亥是也。

（3）龙后干支：壬课中以干与青龙为夫，以支与天后为妻，视其生克。

印绶翁姑安可犯，子孙嗣息忌刑临，

女貌妍媸寻后次，男才修短看龙阴。

（1）印绶子孙句：谓父母爻与子孙爻，皆不宜被女之年合上神所刑克也，犯之对相应之六亲不利。

（2）后次龙阴句：后次指天后之阴神，龙阴指青龙之阴神。青龙，身长玉立，眉目分明。太阴，风雅宜人，兼工音律。天后，窈窕娴雅。贵人，庄重不佻。六合，神清骨秀。太常，丰满端好。螣蛇，头尖面赤。勾陈，身粗形丑。天空，面冷单寒。白虎，额阔躯肥或带疾。元武，身微丑黑或有奸盗之行。大略如此。

阳课不备女争夫，阴课不备男争女，

孤辰寡宿多刑克，狡童溢女奸淫许。

（1）阳课不备与阴课不备：凡干支之阳神不备曰阳不备，干支之阴神不备曰阴不备。"刚日先尽干神，柔日先尽支神。"四课干支阴阳之上神有相同者，必有一方为缺。如庚午日、干上午，是干之阳，干阴是辰；支阳辰，支阴寅。"刚日先尽干神"，辰既为干阴所占，则支阳为缺，是阳不备。又辛未日，干阳丑，干阴辰；支阳戌，支阴丑。"柔日先尽支神"，丑既为支阴所占，则干阳缺一课矣，亦是阳不备。阴不备，照此类推。

（2）孤寡：课名，因孤辰、寡宿发用也。取四季前孤后寡，如春，巳是孤辰，丑是寡宿。

（3）狡童佚女：为淫佚课中二格，三传初合，末后为狡童格，初后、末合为佚女格。

传将见妻复入空，中年弦断无续姬，

空于其妻又见妻，初虽有伤后再娶。

（1）传将见妻入空句：谓三传有干之财，然皆属旬空也。故主断弦无续。如辛亥日，三传丑寅卯。

（2）空于妻又见妻：谓初中传之妻财空陷，末传之财爻不空者，主初虽有伤，后必续娶也。如乙卯日，三传丑戌未。

四课无遥婚必乖，九丑有克定忧临，

无淫解离心腹祸，外争凶浅内争深。

（1）四课无遥：谓昴星课也，占婚不利。

（2）九丑：九丑课，刚日男凶，柔日女祸，不利嫁娶。

（3）无淫解离：二课名，皆不利婚姻。

（4）外争内争：天将克支神、支神克方为外战（上克下也），方克支神、支神克天将为内战（下克上也）；外争凶浅，内争凶深。

六、出行

纲目：出行中，更逼远河干；年灭干，斗初丁丧旺

出行先看天干踪，务求地道五成逢，

中末两仪玩其义，七战当须断是凶。

（1）天干踪：谓天盘日干所临之处也。

（2）五成：德、合、生、旺、相也。

（3）七战：刑、害、冲、克、空、墓也。谓天干临地盘，得五成则吉，得七战则凶。

（4）初末两仪：初传为原地，末传为目的地。初末两仪，以五成、七战衡之，其应动与否，吉凶自明。

中末逢空初不空，游人半路欲回踪，

初中空陷末传助，在此艰难在彼丰。

（1）初中末：三传初为本地、中为途中、末为去方。三传何处空陷，即主何处不吉。

（2）助：谓得长生财禄等吉神也。如丙子日、干上申，三传申亥寅，初中空陷，末传作日干之长生也。

更忌驿马在天中，劝君不必似萍踪，

若逢抬士及关格，道路四塞何时通。

（1）驿马在天中：课传驿马空亡也。

（2）抬士：即月建，又名小时煞，主阻滞，忌出行。

（3）关格："天罡加四仲为关格。"卯酉为日月之门，子午为阴阳之门，辰戌为罗网之煞。辰加四仲（加子午为关，加卯酉为格），则门户阻隔，人事何由得通。

逼迫令人难进退，干前之神测何因，

狐假虎威休妄动，若还强动有忧侵。

（1）逼迫难进退：进茹课中三传皆空者。如壬寅日、干上子，三传辰巳午皆空，前不能进，欲退后一步，逢寅卯为盗气；再退一步，逢丑又为日鬼。如此便观干前一位之神，测其所因。此课夜将，前一位丑乘太阴作鬼，主有阴人缠绕。余类推。

（2）狐假虎威：干上乘日鬼，干下坐子孙，日干所以不畏鬼克者，赖有坐下子孙制鬼也。如丁未日、干上子，丁火虽畏子水所克，但支未属土，却能制其子水，不伤丁干也。凡占不可动谋，如动离其未土，则子水迹而伤丁也。此以丁火喻狐、未土喻虎。

远行谁不度江河，发用干支要合和，

干逢生旺宜行陆，支上无伤听棹歌。

（1）干支合和：谓干上神与干生合，支上神与支生合，发用神与干支生合是也。但如遇交车生合又主不能行。

（2）支水干陆：如干上见吉神吉将宜陆行，支上遇吉神吉将则宜舟行。

河井相加不可往，卯辰覆立死不爽，

太岁遭虚宜避之，登明加季须放浆。

（1）河井相加：壬癸子为天之三河，卯酉辰为地之三井。如三河有一河加井，舟不可行。如戊戌日、干上辰，三传卯寅丑。卯上遁癸加辰发用，为天河地井相加，主有沉溺之患。一云："卯为天河，未为地井。"

（2）卯辰覆立：《大全·五恶》："玄武要乘卯与子，临辰加未河井止。"

（3）太岁遭虚：子中有虚宿，子，神后也。如神后加太岁发用，主有水患。

（4）登明加季：登明，亥也。亥加四季发用，则水受土制，舟行为宜。

干乘玄劫克命年，陆路提防盗贼连，

白虎临干克年命，断然抱病客中眠。

（1）干乘玄劫克命年：玄者玄武，劫者劫煞。如玄武乘劫煞加干，遥克占人年命上神，主有劫盗。

（2）白虎临干克年命：如六己日、干上卯，夜占乘虎，年命上神是辰戌丑未者，为干上卯虎所克也。

年命加支六与三，吾爱吾庐乐伏潜，

驿马加夜静中看，必待天明方驾辕。

（1）六与三：六合与三合也。占人年命加支作三合六合，为本命恋宅；凡占丁神与天驿二马发用，亦不能行。如乙未日、支上午，年命在未，是六合也。癸巳日、支上丑（或酉），年命在巳，是三合也。

（2）驿马居夜：神煞驿马主动，居夜者加临夜方（酉戌亥子丑寅）也。

灭没飞符去不宜，长生日德遇合奇，

方神最忌年相克，丑酉未寅一探之。

（1）灭没：庄公远注："谓四季旺方也。"

（2）飞符：神煞名，甲日从巳逆数，己日从午顺数。飞符百事勿举，忌出行。

（3）丑酉未寅：谓丑（雨师）加酉（毕宿）、未（风伯）加寅（箕宿），主有风雨。

干乘凶将支上吉，急往他乡应有益，

支见恶煞干上无，若安本分忧疑释。

干支所乘：干为本地，支为异乡。干凶支吉，则他乡有益；干吉支凶，则在家无忧。

斗系日本利家栖，天网张时急避宜，

庶人占得大吉课，出门有益在家危。

斗系日本：日本者，日干之长生也；斗者，天罡。如甲乙日，斗罡加亥，即为斗系日本。凡囚死墓神发用，又斗系日本，为天狱课。乙酉日、干上酉，三传未子巳，春占。

初传旺相末传否，前去行藏叹不偶，

初传囚死末传旺，彼处机缘真个有。

此亦初传为本地，末传为他乡（目的地），观其旺相囚死，断其宜往不宜往也。

丁马加季奔走辈，传阴传阳两法推，

传阳宜动传阴静，须求数理不必违。

（1）丁马加季：凡旬丁天马加季神发用，为游子课；主奔走东西，出行吉。驿马加六丁位上发用，亦同此推。

（2）传阴传阳：传阴是阳将传阴，主在外思归。传阳是阴将传阳，主在家欲出。

丧亡道路死绝临，羁绊旅程财墓见，

善恶课体细推详，神将乘之吉凶验。

（1）丧亡：丧门，亡神也。如加干支或发用，并主死丧。丧门，岁前二位；亡神者，将星前一位是也。

（2）死绝临：谓干支上乘死绝，必有死伤之祸。如壬寅日、干上卯、支上午，俱乘死神；丙寅日返吟，俱乘绝神是也。

（3）财墓：财爻入墓也。主旅程因财而有羁绊。

旺禄出门罗网加，墓空登路雾云遮，

虎蛇临鬼凶重至，贵德登门吉事夸。

（1）旺禄：谓日干之旺神（或禄神）临于干支上者，切勿他求，别谋动作。因出门即是罗网煞，或是空亡也。如乙卯日、干上卯，三传丑子亥；若舍此旺禄而就初传之财、中末之生，殊不知皆是旬空也。

（2）墓空：谓干支上乘空墓，凡占人必昏昏然如云雾中行也。

（3）虎蛇句：虎蛇临鬼加干支，有凶。

（4）贵德句：贵人与干德临干支，或临卯酉发用，有吉事。

七、疾病

纲目：疾病福德引鬼身，金罗蒿矢虎德卯

疾病之源寻虎鬼，沉疴之际看生龙，

须防虎鬼驾马恶，死墓绝空最为凶。

（1）病源寻虎鬼：毕法曰："受虎克神为病症"，谓日干之鬼乘白虎，在六处观其所克何神，即可知病在何处。

（2）生龙：龙乘生气，加临日干年命上也。如龙乘长生亦可用。如癸巳日、三传申亥寅，夜占，申乘青龙是也。

（3）虎鬼驾马：同"虎鬼乘骐"。马、骐，皆指驿马。虎鬼乘驿马发用或入传，皆主病凶。

（4）死墓绝空：谓其加临干支年命也。

福德加临名解厄，贵医年命病痊安，

丧吊死常分内外，病符亡鬼死生看。

（1）福德：即子孙爻。子孙见于课传年命上病必愈。如丙辰日、三传子申辰，发用为日鬼，得干上丑、支上辰为救也。

（2）贵医年命：贵者，贵人；医者，天地二医。谓贵人或天地二医加于年命上，且生其年命，病必愈。天医、辰顺十二，对冲为地医。

（3）丧吊死常：丧、吊加干支年命上，主凶；鬼作死气乘太常，加干主有外孝服，加支主有内孝服。

（4）病符亡鬼：病符，旧太岁也。亡鬼，疑即亡神。如乘死气克干主死，如乘生气克干则病而不死。

引鬼为生忌收魂，因妻致病嫌冢墓，

全然脱败身尪赢，鬼死两逢病愈痼。

（1）引鬼为生：三传皆鬼，而干上为父爻者；或三传皆鬼，而天将为父母爻者，俱名引鬼为生。病虽昏沉而不死。

（2）收魂煞：玄乘日墓发用，为收魂煞；若复，为日鬼更的。

（3）因妻致病格：此水日逢丁妻财动也。如壬子癸丑二日，未遁旬丁者，必主妻家得病，极验；惟占人行年本命上有卯木为救，如乘寅木必得神获，宜急治之，倘稍缓，寅木反被未墓难救。

（4）全然脱败：脱者是干支上皆乘脱气，或干支上神互脱；败者干支上皆逢败气也。占病必气血衰败，身体尪赢。

（5）鬼死两逢：死气作鬼加日干年命上，必死。

鬼户宜关人恶入，天门魁忌贵登嘉，

生空退茹寻死路，逆间迟痊倒拔蛇。

（1）鬼户：寅为鬼户，申者身也。如果申加寅，为人入鬼户。如六庚日返吟，申又为本命者，占病必死。

（2）天门：天门者，亥也。戌为天魁，戌加亥为魁度天门，主关隔不通。贵人加亥为贵登天门，煞没神藏，百事大吉。

（3）寻死格：空退茹为寻死格。如丙午日、干上辰，三传卯寅丑，虽三传生日，岂宜皆空，占病为寻死格。

（4）倒拔蛇：逆间传为倒拔蛇，主病难痊，

身尸入棺亡可断，两蛇夹墓病难痊，

忌支血症多崩呕，常后婚筵起病端。

（1）身尸入棺：毕法又名"六片板格"，以六合乘申临卯，为身尸入棺，缘申者身也；三月占尤的，因申作死气也。

（2）两蛇夹墓：此独丙戌日、戌加巳，支辰来墓日干，且旦夜天将皆乘蛇，及地盘之巳亦是腾蛇之位，故名两蛇夹墓。占病，必腹中有积块而难愈。

（3）忌支：血忌，血支也，专主血症。鬼虎乘病符克干，年命脉上又乘血支血忌，必有血症。

（4）常后病因：天后临干克干因女色而起病。若未为太常加干支克干或发用，必因参加喜宴而发病；如癸酉亥丑、壬戌子寅六日并干上未作太常为用，夜贵有之。

金水遇丁须两论，新旧疾病验空亡，

岁墓干墓并蛇虎，如临卯酉犯重丧。

（1）金水遇丁两论：毕法："金日逢丁凶祸动，水日逢丁财动之。"

（2）新旧疾病空亡：此谓三传皆空也，进退连茹课中多有。占病新病者死，久病者安；新病应上字，久病应下字。

（3）墓门开格：岁墓，岁后五辰也，子年在未、卯年在戌、午年在丑、酉年在辰也。岁墓与干之墓神乘蛇虎，临卯酉，加干支年命上，为墓门开格，不得生也。如六癸日夜占，辰乘蛇临卯；六辛日昼占，丑乘虎临酉，年命又在卯酉是也。如卯酉日占，干墓乘蛇虎加支，主重重有丧。

罗网日墓覆支干，善神冲克危即安，

闭口绝禄忌合绝，华盖孝帛命年难。

（1）罗网：干前一位为天罗，支前一位为地网，进连茹课中多有。如占病欲年命上神冲破支干之罗网，始无咎也。逢日之墓神覆干支亦同此断。

（2）闭口句：旬尾加旬首为闭口卦。逢日之禄神作闭口，加临绝乡，病必绝食而死，如乘六合更的。如辛未日、三传酉辰亥，酉为日禄，遁癸作闭口，加于寅之绝乡，日占将乘六合是也。

（3）华盖孝帛：华盖，即三合之墓神；华盖作太常，又是死气日鬼，加日干年命上为孝帛盖头，妻占夫病必死。如癸亥卯未日，干上未为华盖，夜占乘太常作鬼，年命在丑是也。

蒿矢见金亦甚凶，浴盆有水还须忌，

自墓传生危化安，初生末墓多忧事。

（1）遥克课，神遥克日为蒿矢，蒿矢见金亦能工巧匠伤人。

（2）浴盆煞：春辰、夏未、秋戌、冬丑，上乘后玄加亥子，即为见水，占小儿病必死。

（3）自墓传生句：初传干墓，末为干之长生者，病自危转安；若初生末墓，则凶矣。

虎头蛇尾重还轻，龙末虎初凶变吉，

庸医杀人官鬼乘，子爻丸散能疗疾。

（1）虎头蛇尾：初传虎、末传蛇也，病由重转轻。初传虎、末传龙，则由凶变吉。

（2）庸医杀人：医神（天地医）乘虎鬼（或天鬼），主庸医误事。有子爻制鬼，丸散亦能愈。

德丧禄绝最为凶，贵临福集祸转福，

循环周遍二课名，占病逢之多反复。

（1）德丧禄绝句：德、禄忌坐空亡墓绝；阳日返吟，为德丧禄绝，因德禄驿马皆居绝位也。贵德临身能消万祸。福集，子孙爻也。

（2）循环周遍：三传不离四课曰回环格；支上旬首，干上旬尾为一旬周遍格。凡占事有反复，其病难退。

卯加戌逆主风搐，子临巳位定死亡，

六亲还须逐类看，课占大吉两端详。

（1）卯加戌句：心悟云："卯为手，戌为足。"戌加卯上为顺，卯加戌上为逆；手足相加，主疯痫抽搐之症。

（2）子巳相加：子为一阳之生，巳为六阳之绝，子加巳发用为阳临阳绝，故占病主死。

（3）六亲类神：子占父视长生，父占子视子爻，夫占妻视财爻，妻占夫视官鬼，兄弟相占视比肩。如类神已入课传，即可视其神将生克以言吉凶矣。

（4）大吉课：占官则宜，占病主大凶。

八、盗贼

纲目：占贼玄玄兮，旬宅发岁兮；六循贵岁兮，三盗天大

占贼行藏须视鬼，玄神生克看加临，

卜赃得失凭财断，子孙休旺定追寻。

（1）占贼视鬼：日鬼为贼神，如鬼遇刑冲克害可获。

（2）玄神生克：玄武为贼人，如勾陈能制玄武可获。如勾陈生玄武或玄武生勾陈，均不可获。

（3）卜脏得失：财为赃，有子孙生助，财终不失，财若无气必失。

玄武来方看所立，地支临处知贼去，

穿窗越牖是悬绳，凿壁逾垣因马御。

（1）贼来贼去方：玄武所立（即所乘）之方，为贼喊捉贼来方位。地支临处，即其方之支加临之处，为贼去之方。如玄武乘寅加亥，则贼从西北方来；其亥又临申，贼喊捉贼向西南去也。

（2）悬绳：悬索煞，正月起卯，逆行四仲。长绳煞，正月起酉，逆行四仲。占贼逢二煞，贼必由窗牖而入。

（3）马御：玄武乘天马也，主凿壁逾垣，自屋上而下也。

玄居夜地越关梁，武在昼方身莫藏，

丁马交加遁必远，太阳照耀捉还乡。

（1）夜地昼方：夜地，酉戌亥子丑寅六位。昼方，谓卯辰巳午未申六位。玄武不立寅卯辰巳午未，仅余一申方耳；如玄武所乘为五阳时亦可获。

（2）丁马交加：谓玄武乘天、驿二马又是旬丁，贼必远遁。

（3）太阳照耀：太阳即月将。如玄武所乘适是月将，或玄武本家上神是太阳，必主败露被捉。

旬首乘玄度四获，河魁度亥隔难捕，

游都之下访贼人，公胜盗时官克武。

（1）旬首乘玄：毕法引《心镜》云："阳神作玄武，度四是终阴"。此闭口课中度四法也。如六甲日以玄武为阳神，逆推四位上所得之方为终阴，捉贼即得。

（2）河魁度亥：亥，天门也。毕法曰："魁度天门关隔定"，捕贼难获。

（3）游都：见"神煞篇"。

（4）官克武：谓日之官星，克其玄武也。如六癸日，干上辰，夜占，子为玄武，为辰之官星所克是也。

宅逢盗脱家人窃，鬼乘生气去来频，

子孙出现为赶贼，鬼遇刑冲自败擒。

（1）宅逢盗脱：凡支上见脱气乘玄武者，是家人盗窃也。若鬼乘月内生气在干支三传者，贼必再来。

（2）子孙赶贼：凡六处得子孙爻，为赶贼之神，易获。传中官鬼爻逢刑冲者，主贼自败擒。

发用为偷即贼身，中传为赃末捕人，

一数至阴详数目，五行生处物藏真。

（1）发用为贼，中传为赃，末传为捕人；初空，贼不可得；中空，赃物不在；末空，吏不用心。

（2）贼数：玄武立处，顺数至阴神之位，得几辰即知几个贼人。如亥作玄武加辰上，相去六位，即六人也。

（3）藏物处：盗神生处为藏物之所。如盗神为亥水，水生木，藏在树林园圃之中。余类推。

岁月克玄弥岁月，日时伤彼期日时，

首尾相加问不说，财爻空陷赃难觅。

（1）捕获时间：视年月日时何字克制玄武，即以此字断之，即年应一年，月应月内，日时仿此。

（2）闭口和财空：首尾相加即闭口卦，书云：旬尾加旬首，问人不开口。若财爻落空不必寻也。

六处无武难妄拟，贵顺玄藏自失忧，

课见腾蛇乡邑盗，年乘玄武室人偷。

（1）六处无武句：干支三传年命上无玄武，或有玄武而不克日；又日辰上下相生，天乙顺布，主自己失落、非人盗也。

（2）欲知乡邑中有盗否，看课传有玄武腾蛇则有盗窃，无此二神则无盗。

（3）室人谁偷：若家中有数十人同居，一人失物，则以众人年命上查之，乘玄者偷。

循环周遍去复来，罗网破败失资财，

鬼脱乘玄遭盗窃，伏支前后反冲排。

（1）循环周遍：支上旬首，干上旬尾为一旬周遍格。凡占事有反复。

（2）罗网：干前一位为天罗，支前一位为地网。

（3）破败：破者破碎煞，败者败气也。如癸巳日，支上酉为干之败气；又为支之破碎煞也。

（4）鬼脱乘玄：谓日鬼乘玄，或脱气乘玄也；又空财乘玄亦同。

（5）伏返吟捕盗：伏吟，贵顺支前一位扑；贵逆支后一位寻。返吟，贼在玄武对冲处也。

贵人顺治终玄捉，天乙逆行初武寻，

初将比和贼安处，玄神内战分赃争。

（1）天乙顺逆：终玄，三传玄武终是也。初武，玄武所居为初。要知贼逃何方，看天乙顺逆，责玄武阴阳所临以追。"天乙顺行，当责所止；天乙逆行，当责所起。"止者阴神也，起者初传也。如甲子日未为天乙加卯顺行，即辰为玄武加子，子加申，当往西南方申地追之，因子为玄武之阴神在申也；又甲子日丑为天乙，加酉逆行，即辰为玄武加子，当往北方子地追之；如不见仍寻辰上，以辰为玄武之阳神，即所起是也。

（2）贼安贼争：玄武所居神，上下相生相合；更玄武自三传相生相合，则贼久安不败。若玄武所居神下克上，或更玄武自三传相克害贼，即有内部竞争，不安而败露也。

岁勾朱虎应自首，龙合阴丁助有神，

玄武三传日辰上，贼人还归莫告陈。

（1）岁勾朱虎句：太岁乘勾陈朱雀白虎克制玄武，其贼当在岁中败露或自首。若月建上乘勾朱虎而克玄武者，在月中败露。若在日干上乘而克玄武者，当在早晚败也。

（2）龙合阴丁：若魁罡作玄武，而三传又见功曹龙合太阴旬丁者，其贼有神力相助，终久不败露也。

（3）玄武三传：以玄武为第一传，第一传上神为第二传，第二传上神为第三传。凡玄武三传在日辰上，或此三传自相克贼，则贼人还归，逃者自回。

三传玄神贼居处，初中有克末神寻，

行年上神伤武盗，发使追求早见擒。

（1）三传玄神寻贼人：《入式》云："凡捕亡先责玄武第一传，看相生比和，亡人即留此处。若上下相克，即畏而去，当责玄武第二传寻之。若相生即留，相克即去，即往第三传追之。若三传上下相生，日辰不制玄武，亡人难获。"

（2）捕人：行年上神能制玄武盗神者，贼可获。如八月甲子日酉时占，辰为玄武加酉，地盘辰上亥为盗神。捕人年在午上见大吉作贵人，遥克盗神，其贼必败；或其行年在未申上有寅卯木，遥制天罡玄武，贼亦败。

《入式》又云："若日辰并行年上神克制盗神，并制日鬼，则贼喊捉贼易擒。若克盗神之神，又生日干，则获原赃。"

盗神朱虎勾蛇合，不死经官被吏捉，

更将玄武三传看，上克下贼即败格。

（1）凡盗神之阴神作朱雀克玄武，贼被吏捉而败，乘勾陈克玄武亦然；乘腾蛇克玄武，贼自惊惶而败；乘白虎克玄武，贼被伤杀而败，或自杀。皆以盗神克下，或遥克玄武阳神。此法必应。

（2）玄武三传俱伤：玄武三传所加处俱上克下贼必败。

天乙顺行贼游走，逆行方识贼藏瞒，

里数但知玄武上，上下相乘数若干。

（1）贼走贼藏：凡玄武顺行，其贼已行；玄武逆行，其贼未行。又，玄武阴神在天乙前，贼已去；若在天乙后，贼未行。

（2）贼去里数：看玄武所加神，上下相乘即得，甲己子午九之类也。如寅作玄武加子，寅七、子九，旺相便言六十三里，休本数十六里，死囚减半八里。

大盗亡神天目星，贼居其下莫教惊，

亡神旬内甲居乙，天目春辰顺季行。

大盗看法：有名大盗，可视亡神与天目二煞。经云：天目所在为盗贼之处，万无一失。亡神："亡神旬内常居乙，还知甲戌在登明。"

天目：春辰、夏未、秋戌、冬丑。

九、诉讼

纲目：占讼子空末朱，虎丁兔勾格凶

占讼日辰分主客，课传官鬼断输赢，

勾陈带杀虎刃并，庭讯须知犯有刑。

（1）主客：日干为客，支辰为主；先动为客（原告），后应为主（被告）；支克干客输，干克支主输。又初为客，末为主；初克末主输，末克初客输。若与家人起讼，则干为尊、支为卑。如决狱者占，则日为我、辰为囚。

（2）课传官鬼：日上有鬼不利客，支上有鬼不利主；发用克日客输，克支主输；如干支上神受克及干支上下交互相克，亦然。

（3）勾陈带木：谓勾陈乘神遁甲乙二干也。如戊申日伏吟昼占，勾陈乘巳遁乙。

（4）虎壬并：谓白虎乘神带旬遁，或元遁中之壬也。如甲子日、三传辰午申，昼占乘虎遁壬是也。

子孙制鬼患有救，父母化官祸无伤，

害合区分窥解结，仍观旺败定灾祥。

（1）子孙父母句：子孙为福德神，能制官鬼；父母者印绶，印能化官杀以帮身。干支上及三传有此二神，则鬼不为害。

（2）害合解结：逢合则事解，即干支乘合互合主有讲解，既合自不为患也。逢害则讼结，结仇也；干支乘害互害，有暗相谋害之意也。

（3）旺败：同旺衰。鬼有旺衰，日亦有旺衰。鬼自旺不害人，鬼既衰则祸益烈，故有为灾为祥之分。日干旺，则鬼不能害，故为祥；干既衰则自被鬼侵，故为灾。

空亡喜惧推亨患，墓库欣憎分结散，

传互克干有众欺，用神内战窝相犯。

（1）空亡喜惧：虎、勾、蛇、雀、玄、羊刃、罗网等凶神，喜其空亡。龙、常、贵、六、德禄、财爻等吉神，则忌其空亡。

（2）墓库忻憎：支墓临干而本命并之，曰"天罗自裹"，事出自致。传墓入墓，干支乘墓互墓，主入狱之象。初传长生、末传墓神为"自生传墓"，主有始无终。初墓末生，先迷后醒也。

（3）传互克干：《毕法赋》："三传互克众人欺。"此有二，有顺相克，有逆相克，皆主有人递相欺凌于我，凡占不利。

（4）用神内战：谓用神爻所加临处，方克神、神克将层层下克上也，主诉讼双方为窝里斗之事。如六甲日昼占，龙乘申临巳，巳火克申金，申金又克寅木也。

末助三般仔细论，将传间逆祸难伸，

贵罡杜户知殃退，虎鬼乘骐识祸频。

（1）末助三般：末助初有生日干、克日干、为日之财者，遇末助初克日干，则宜有制之则吉。如庚午日、干上午，三传午辰寅，末传寅生起初传午火而克伐庚金，此末传之寅乃教唆词讼之人也。

（2）将传间逆：此为逆间传课，贵又逆行者也。将传间逆，有祸难伸。

（3）贵罡杜户：户者，鬼户，寅也。《毕法》云："罡塞鬼户任谋为。"《粹言》又云："贵填鬼户殃知退。"是贵人、天罡加于寅上，皆主讼解祸消。

（4）虎鬼乘骐：骐，驿马也，谓白虎作鬼又乘驿马也。临日干年命，占讼大凶。

朱勾克日莫兴词，妄举轻为自投死，

二将若也生日干，勘官昭雪人欢喜。

（1）朱勾克日句：谓朱雀或勾陈所乘神克日干，发用或入于课传尤的。

（2）二将生日句：谓朱雀或勾陈所乘神克日干，主司法官昭雪冤案。

虎头蛇尾祸不凶，雀入勾乡讼非轻，

若犯岁君坐死推，腾蛇夹墓小翻大。

（1）虎头蛇尾：初传白虎、末传腾蛇也，主大化小，小化无也。

（2）雀入勾乡：凡午加辰发用（或朱雀临辰作鬼）为雀入勾乡，主非细之讼也。朱雀乘午名真朱雀尤的。

（3）雀犯岁君：此谓朱雀克太岁也，亦真朱雀尤的。

（4）腾蛇夹墓：《毕法》："两蛇夹墓凶难免。"占讼两蛇夹干墓者大凶，年命上神有冲可救。

丁动刃逢遭缧绁，龙阳生遇祸消时，

五行决罪明天将，二赦解凶分地支。

（1）丁动刃逢：禄前一位为羊刃。干支上乘羊刃，又遁旬丁者，金日逢之尤甚。主遭逮捕入狱。

（2）龙阳生遇：阳是太阳，月将也。青龙乘月将生气加临日辰发用，主有恩赦。

郇应清曰：“青龙、天乙、天后，作太岁、月建、乘天喜、皇书、天德、天马、驿马并临日辰发用，上下相生，皆主有赦宥之象。”

（3）五行决罪：木主笞杖，火主流血，金主刀刃，土主徒禁，水主流遣。

（4）二赦：皇恩，天赦也。干支三传年命上见之有解救。皇恩，正月起顺行六阴辰。天赦，春戊寅、夏甲午、秋戊申、冬甲子。

兔犬相加防吊拷，鸡蛇发用定成徒，

循环周遍日缠绁，根断源消终罄无。

（1）兔犬相加：卯手戌足，手足相加，主有吊拷掞夹之刑。

（2）鸡蛇发用：酉巳相加而发用者，合成“配”字，主流放远方。

（3）循环周遍：三传不离四课曰回环；支首干尾为周遍。占讼得之，必无了期也。

（4）根断源消：四课俱下生上曰根断源消。占讼主虚耗无已，直至破产穷困。

勾陈白虎同克目，犯法之人遭刑戮，

太岁贵人作恩星，罪虽至重还轻逐。

（1）勾虎克日：课传勾陈之阴神作白虎，更带亡神凶煞克制日干者，必至重刑。

（2）太岁贵人作恩星：恩星生日之神也。太岁作贵人生日，罪虽重有救。

格凶定当以凶断，课吉还须作吉推，

鬼贼绝处讼了结，末传冲处定散期。

（1）格凶课吉：即凶课与吉课，及其神煞吉凶。吉课如三光、三阳、龙德、德庆等，逢凶化吉；凶课如天狱、三阴、魄化等，则以凶断。

（2）鬼绝讼结：要在官鬼绝处以定官司的了结时间。如金爻是鬼，当绝在寅，看寅上是何神，便是结绝之时也。如六乙日占，干上午，三传申戌子，申为官鬼，申绝在寅，即寅日可结绝也。

（3）冲处讼散：要在末传冲处以定散期。如丙戌日，干上卯，三传丑亥酉，酉卯相冲，则卯日为散期也。

十、逃亡

《入式》云：“他人逃走谓之亡，我欲避罪谓之逃。”

追寻达士详日德，捕捉逃奴看支刑，

德克刑神必易获，刑克日德定难寻。

凡占追寻逃亡之法，先视德、刑；测良善之正人君子视日德，测奸盗之卑贱小人则视支刑，各视所临之方求之。德克刑则易获，刑克德则难寻也。

父子夫妻属六亲，还将逐类细详因，

酉婢戌奴观异姓，空阴两魁落处真。

（1）视六亲法：父子夫妻兄弟姊妹属于六亲，看法有二：类神，如太常类父，天后类母亦类妻，青龙类夫，太阴类姊妹婢妾，六合类子孙。又以长生为父母，比肩为兄弟，官鬼为夫，财为妻，盗气为子孙之类。

（2）异姓仆从：以酉婢、戌奴为断。戌作天空，天魁为仆为从；酉作从魁，太阴为奴为婢，取其入于课传者，视其所临何方断之；如果不入课传，则专责将神可也。如癸卯日占妻，干上辰，昼将乘后，支上午为妻才，午加卯，可往东方寻也。类神临支主自归。

盗窃奸淫论贼邪，伏吟主近无依逅，

里数多寡测魁坐，推格善恶定凶嘉。

（1）贼盗奸淫：不同于一般仆婢逃亡，应属于贼邪，按扑盗贼法测之。当以"玄武度四法、玄阴法"及"天目"所在之下寻之可得。

（2）本节所论一般逃亡，欲知里数远近，看河魁（戌）临于何宫，上下数乘之即得。

（3）课格善恶：日德发用与支神作三六合者主自来；若是斩关、游子课又逢阴、合则远遁矣。

第六节　六壬神煞举要

一、岁煞

（一）行年

男命，<u>以生年支加于寅上，顺数至占课年支落处，即是行年所在</u>。如乙未年生，丁丑年占课，于地盘寅上起未，数至丑落地盘申，即行年在申也。

女命，<u>以生年支加申，逆数至占课年支落处，即是行年所在</u>。

（二）太岁

应天子、元首，主一岁之吉祥凶。

（三）岁破

太岁所冲之辰，应首相、宰辅等二号人物；又为大耗，主破财，作鬼主讼。

（四）丧门

岁前二位。

（五）吊客

岁后二位。二煞并主丧吊，占病死。

（六）病符

旧太岁也。主病及陈年旧事。

（七）岁虎

岁后四辰是。

（八）岁墓

岁后五辰是。主病讼、宅墓灾。

二、季煞

（一）天喜（天耳）

四季春戌、夏丑、秋辰、冬未也，主恩泽、迁官、喜庆。

（二）浴盆（天目）

四季春辰、夏未、秋戌、冬丑也，占儿病忌，并主家怪。

（三）孤辰

四季巳申亥寅。占婚不利，出行有阻。

（四）寡宿（关神）

四季丑辰未戌。同孤辰（孤寡四季前后也）。

（五）皇书

四季寅巳申亥。主科名，功名词讼宜。

（六）火鬼

四季午酉子卯，乘蛇雀克支主火灾。

（七）丧车

四季酉子卯午，克日主病凶。

（八）天赦

四季春戊寅、夏甲午、秋戊申、冬甲子。主恩赦、官讼喜。

三、月煞

（一）天德

正丁二坤宫，三壬四辛同，乾甲癸艮丙，乙巽十二庚。天德百福助佑。

（二）月德

正月起，丙甲壬庚顺排十二。为五行生气之神。天月二德俱主福德吉利。

（三）生气

正月起子顺十二。解凶增吉，乘龙有财，乘后合有孕。

（四）死气

正月起午顺十二。主死丧事，病讼孕产忌。

（五）天马

正月起午顺行六阳辰。（正起，午申戊子寅辰午申戊子寅辰）主迁动、出行之事。

（六）皇恩

正月起未顺行六阴辰。主有诏命迁转之喜。

（七）成神

正月起巳申亥寅，顺行十二。主所谋事成。

（八）月厌

正月起戌，逆排十二。嫁娶忌，加玄主盗，加虎克日主病，如做事忌向此方。

（九）伏殃（天鬼）

正月起酉逆排四仲（酉午卯子）。临年命日辰为伏殃卦，主死亡，病忌。

（十）游魂（飞魂）

正月起亥顺十二。主神魂不定，夜多噩梦，鬼祟相侵。

（十一）风煞

正月寅逆排十二。主有风。

（十二）天医地医

月建前二位是天医，对冲是地医。皆主医。

（十三）血忌

正月起丑顺六阳月，二月起未顺六阴月。

（十四）血支

正月起丑顺行十二月。血忌、血支俱主血光，孕产忌。

（十五）信神

信神正二居申戌，寅丑亥辰半年率；巳未还申戌。主有信。

四、干煞

（一）日德

阳德自居阴在合。诸占皆吉，不宜休囚空陷。

（二）游都

（顺取干合）牛鼠虎蛇猴。主逢盗贼，占贼来路，出行忌。

（三）鲁都

游都冲处鲁都求。不可漏税，占贼去路，忌出行。

（四）飞符

甲日巳逆转，己日午顺征。百事勿举，忌出行。

五、支煞

支煞皆从子起。

（一）驿马

寅亥申巳顺十二。驿马主动。

（二）破碎（红砂）

孟鸡、仲蛇、季牛碎。主财物损，病不利，凡物破损不完。

（三）咸池（桃花）

酉午卯子顺十二支。主淫乱、口舌。

（四）华盖

辰丑戌未顺十支。华盖最忌与干墓并，加日辰主人昏晦。

（五）劫煞

三合墓支前一位是，巳寅亥申顺十二支也。诸占不吉。

（六）亡神

将星后一位是，即亥寅巳申顺十二支也。占病讼大凶。

（七）雨师

子日起申顺十二支。主有雨。

（八）贼符

巳申子卯也，视其加临于干支上或四课之何处。主有贼寇。

六、旬煞

（一）旬奇

子戌旬丑，申午旬子，辰寅旬亥。

（二）旬仪

旬首之支发用也。旬奇、旬仪并主逢凶化吉。

（三）旬癸

旬癸为闭口。主机关莫测，病不食、人不言。

第七节　《大六壬贵人赋》注解

一、天乙

原文： 天乙居中，后六前五。在子也解纷、必嘱事于童仆；在丑也升堂，宜投书于公府。凭几在寅，卜庭谒之无虞；登车在卯，知路诉为有补。辰戌怀怒兮上妒下忧，巳午受贡兮君喜臣欢。移途在申兮有求干之荣，列席在未兮有酒食之美。亥还绛宫，坦然安居；酉入私室，不遑宁处。

注解： 天乙，即贵人也，应己丑之土，为神将之主。其传有顺逆，壬课以天盘起贵人，地盘定顺逆；顺布者皆背天门，逆布者皆向地户。凡贵人临于地盘之亥、子、丑、寅、卯、辰六位，则顺布；凡贵人临于地盘巳、午、未、申、酉、戌六位，则逆布。其后有六位者，即天空、白虎、太常、玄武、太阴、天后也。前有五位者，即螣蛇、朱雀、六合、勾陈、青龙也。

子乃北方幽隐之地，贵人居之，解除纷扰；又子为一阳初生，子象也，故有事嘱于有用之童仆。丑者贵人本位，升堂理事，非可私干，宜正大光明，投书公府也。寅为案牍文书，故可卜其庭谒。卯乃轩车之象，故知当路诉。辰为天牢，戌为地狱，贵人居之，有非常之辱，心怀愤怒，不宜理事。若居巳午，则相生相助，以下贡上，君喜臣欢也。申乃传送道路之神，贵人在途，乘间求干，必获荣遂。未主酒食宴会，又为夜贵，二贵相逢，必有酒食之娱。贵人居亥曰还绛宫，又曰贵登天门，此四煞没而六神藏之时也，故坦然安居。酉为私门，阴人所居，若贵人趋入，律己不正，理所不容，岂不遑遑然不宁处也。

应用：

（1）贵人得地则贵、失地则贱，爱龙、常、合；不立魁罡。在子午为关，卯酉为格；在日辰前则动，在日辰后则静。

（2）贵人空亡，忧喜皆不成，所谓当忧不忧、当喜不喜也。

（3）太岁作贵人，虽不入传，皆为救助，凡占得贵人力。

（4）贵人临旺相气发用，又加日辰年命者，曰富贵卦；岁贵更用起月将者曰龙德卦，皆主升迁，求谋遂意。

（5）贵人临二八门为励德课，利君子迁转动移事；不利小人，主忧，身宅动移不宁。

（6）贵人入狱，主君子烦躁不宁。凡谒贵遇入狱及励德，必阻滞，即见亦不利。

（7）贵人专主钱财、喜庆、诏命之事。如君子迁官，常人获田宅、财物。

（8）贵人顺治，更与日干相生，虽遇凶将亦不为深害；若逆治，虽遇吉神，亦不深喜。

二、螣蛇

原文：螣蛇怪异，惊忧扰乱。掩目在亥，去难以消灾；蟠龟在丑，祸消而福至。生角在寅，露齿在酉，进用非讼，祸福两途；乘雾在午，飞空在巳，休祥不辨，皆主进望。入林兮在未，举步可防；坠水兮在子，从心无患。卯当门，申衔剑，总是成灾；戌入冢，辰成龙，并云释难。

注解：贵人之前一位螣蛇，乃应丁巳之火，凶神也，主火光、惊忧怪异之事。螣蛇居亥，被亥水冲克，有掩目之象，不能伤人也。丑中有龟，龟蛇交媾，岂复有祸于人，灾福人所自取也。火生于寅，蛇之化蛟、化龙，此为之基，故云生角，其贪荣不为人祸也。蛇居酉，则火到金乡，得肆其虐，为祸匪浅，故有露齿之名；居寅，在酉，祸福两途也。蛇居午火旺地，有乘雾腾飞之志；若至巳火本位，真能化龙化蜃，得施飞空之志；其自贪旺，无意毒人，然总以避之为宜也。未乃木墓，土有木、林之象也；蛇入林，栖止无常，举步宜防，慎之也。子水盛之地，蛇坠水则无能为矣；主凶灾不成，在我则从心所欲而无患也。卯乃日月之门，蛇加卯曰当门，主伤人口，门户不宁。申，金也，螣蛇居申，神将刑合，申金刃之象也，故曰衔剑；火蛇制金，得逞其猖獗，总是成灾也。戌为火库，为冢为墓，蛇入冢墓主难消忧散。辰为龙庭，螣蛇加辰，有随龙进化之义，不为我害也。

应用：

（1）螣蛇主文字，虚誉公信；其庚主水火惊恐、怪梦、火光、釜鸣，官司口舌、血光事。应在丙丁巳午日。若旺相相生则吉，休囚则凶，空亡减半，披刑带煞，灾病立至。

（2）蛇附旺相神，更相生者，主胎产与婚姻之喜，以其为阴私血光之神也。在君子主威权之相，若附血忌、带刑煞，占胎必坠，当产即生。

（3）蛇附旺相神乃有气，占怪必生气之类，附死囚气为死物。

（4）如占及见怪，先责腾蛇及其阴神，日辰三传次之。

（5）凡蛇附火神、居火乡，及值时下见火，决主火光惊恐；不然，有口舌公事。

（6）求财，蛇附财星，旺相相生，必因贱货而得财；或蛇临日辰，占货必得下贱之物；反此者惊恐。

三、朱雀

原文：朱雀南方，文书可防。损羽在子，自伤难逃；掩目在丑，用静得昌。寅卯安巢，则迟滞沉溺；辰戌投网，则乖错遗亡。在申曰励咀，在午曰衔符，怪异经官语讼；在未名临坟，在亥名入水，悲哀且在鸡窗。官灾起，盖因夜噪在西；音信至，都缘昼翔在巳。

注解：贵人之前二位朱雀也，应南方丙丁之火，乃文书、词讼、章奏、口舌之神，并主火光怪异。朱雀居子，火临水乡受克，有损羽之象；羽翼既损，自伤难逃；凡占文书无气，口舌词讼不凶也。丑乃北方水气之余，以制朱雀之火，虽无破头损羽之力，亦足以掩其目使无睹，吾且静以待之，口舌词讼之扰，自然息也。朱雀居于寅卯，受二木之生助，乐得结巢育子，无暇他事，占主口舌消亡；然卜文书章奏事，则迟滞而沉溺也。辰为天罗，戌为地网，朱雀居之，故曰投网；又戌为火库，其对冲之辰，有丘墓之象。雀入网，不得飞扬，占者所喜也，然主有文书遗失，或口舌讼狱之事也。朱雀临申，以火克金，其得志之处也，故曰励咀；奋喙鼓舌，是以主口舌也。朱雀在午，为正司本位，故曰衔符，又名真朱雀格，常人占之有非细之讼，士子占试主高中。未者木之墓，朱雀午火加未，临于祖坟也；又午加未，神将六合，任其翱翔而肆虐，主口舌非细。亥为火绝之乡，凶神无气，其文书不合上意，必不能行；且主口舌讼狱囚禁也，得无悲乎。日入于酉，以火制金，得以奋志为恶，故云夜噪；且酉为私门，雀入私门，主口舌官灾。巳午未为白昼之象，朱雀至此为有气，故昼翔，占凶则口舌词讼，占喜则起用文书，望人则信息俱至。

应用：

（1）朱雀得地则吉，失地则凶。吉者主文书、印信、升迁之事；凶者主火灾、口舌、病讼、文字、财物损失、马畜灾伤等事。若旺相而披刑带煞，为害必深，反此则浅。

（2）凡占公事，朱雀刑贼日干，官必嗔责，反此无害。

（3）占科场与上书，虽雀不入传，亦须寻讨。喜为岁月建与月将，不然与岁月日相合，带禄附马并德，加临生旺之地，文策必中。若被刑克反空亡无气，加临死绝，其文必不合时宜。若三传并吉，亦可另论。

（4）朱雀乃文书、信息、口舌、刑戮之神。其事亦分大小，上至朝廷公文，下至常人私信。如雀乘丑附天喜临门发用，非有朝廷文书，即应大雨经旬也。以雀喜临门应朝廷文书；大雨经旬者，丑为雨师也。

（5）朱雀附火神、临火乡，并值火时占，决主火灾。若课伏吟，神煞不动可免。

（6）朱雀开口法：主门喧。正巳、二辰、三午、四未、五卯、六寅、七申、八酉、九丑、十子、十一戌、十二亥。

四、六合

原文：六合之神，婚姻嘉会。在亥为待命和同，在巳则不谐惊惧，在子反目兮无礼之事，在酉私窬兮不明之因。乘轩在寅，结发在申，从媒妁而成欢，皆主婚姻喜美；违礼在辰，无羞在戌，因妄冒而加罪，皆主婚姻讼事。升堂在午，入室在卯，并为婚姻已就之占；纳彩在未，妆严在丑，总是婚姻欲成之例。

注解：六合居贵人之前三位，应乙卯之木，乃和合之神，于柔顺中能通委曲，成就婚姻嘉会之事。亥者木生之地，卯居亥上，三合而虚其一，故为待命和同。巳者金生之地，既为贼乡，又木入火乡，岂不灰飞烟灭？凡占不吉，未免惊惧。六合居子，子卯无礼之刑也，故曰反目；事必起于无礼，主恩成怨、婚不成、夫妻不睦。卯酉为私门，六合居酉，以私并私，以门复门，乃出入私门，逃窜之象。酉乃从魁，妇女阴私，其事不明而明也。六合加于寅，乃轩车之象，故曰乘轩，凡占万事皆通，或出求吉也。申中有庚金，卯中有乙木，六合加申，乙庚合也，故云结发，此皆名正言顺，应婚姻之喜庆矣。六合居辰，六害也，故曰违礼。六合居戌，以己之私门，自就于戌，虽为六合，实则苟合也，故曰无羞；凡占主不自检约以招罪也。午为正位，象似升堂；卯为本位，故曰入室；既已升堂入室，岂非婚姻已成就乎。太常为酒食帛物之乡，六合加未，有相合之意，故云纳彩。丑乃贵人之本垣，六合加丑，以贱谒贵，有干求之意，岂不严妆以取宠乎！既已纳彩，复以严妆，凡占婚必成。

应用：

（1）六合主婚姻喜庆、信息、求望、交易、胎产、媒妁、牙保、阴私财物及木器车船之象；又主门户道路、更改迁移。

（2）凡六合乘旺相气，相生顺理而发用或入传，主婚姻尤的，或有胎产之喜，阴私财物。若死囚刑克，则主财物损失，阴人口舌。

（3）六合乘酉戌，多主奴婢走失，以六合为天地之私门也。占盗切忌六合入卦，主逃亡难获。

（4）六合与天后同入传，为姣童泆女卦，占人则多奸弊不正，须防有失。

（5）六合附金，谓之内战，主阴私妇女，兄弟口舌；附土谓之外战，事在外发，宜暗求私祷。

（6）六合得地则文儒九流，失地则暗昧虚诈僧道之类。

五、勾陈

原文：或逢勾陈发用，必然斗讼争官。丑受钺，子沈戟，暗遭辱害。遭囚兮在寅宜上书；捧印兮在巳有封拜。临门兮在卯家不和，披刃兮在酉身遭责。在辰升堂，有狱吏以勾连；在午反目因他人而累带。在未入驿，在戌下狱，往来词讼稽迟；在申趋户，在亥褰裳，反复勾连改革。

注解：贵人前四位乃勾陈，应戊辰之土，乃中宫之杀气，职任将军，专主征伐战斗、词讼、争竞田土之事。丑为明堂，是贵人本家；又丑为斧钺，勾陈临之为受钺，既授之以钺而主反被辱，辰能破丑之故也。及至子上，乃阴暗之水乡，故曰沉戟，主有阴害。勾陈在寅，有遭囚之象；一时不能逞其虐，我可以上书言事，申明原委也。巳乃金生火盛、铸印之所；勾陈临巳，火生土也，得其印，捧而奉上，必有封拜之事也。勾陈临卯，是争讼之神入门，必主家事不和，破败之兆也。勾陈临酉，辰与酉生合，是以酉金为凶刃也，肆行无忌，终遭法网之责，占者避之。勾陈加辰，还于本家，升堂之象也；其神本斗讼勾连之事，今至本位，必有狱吏勾连之应也。勾陈加午火朱雀也，以凶加凶，孰肯相容，必至反目；君子占之，必被他人之逆戾余波以累带也。未为小吉，乃酒食醺歌之地，驿舍之象也；且中寄丁巳，勾陈入之，气有相投，必主流连。戌乃地网，又名地狱，勾陈临之，罗网相加，下狱之象也；并主词讼，且往来流连而稽迟也。酉为私户，居于申前，故在申曰趋户。亥为绛宫，又为天门，勾陈临之，褰裳以戏谑；勾陈之凶神，趋户也、入宫也，得志之时，必有反复、勾连、改革之事；识事君子，抽身宜早，迟则被勾连矣（褰裳，见《诗经·郑风》）。

应用：

（1）勾陈主兵戈官讼，或争田土财帛之事，多主勾连。占望信、财帛、出行俱主留滞。

（2）凡占讼，先以勾陈为主。如勾陈贼日，理难申雪；日克勾陈，讼得理申。又忌勾之阴神附蛇、雀，带煞克日者最凶。若勾之阴作贵人生日，上得贵助为吉，然亦要人行年上神不落空亡。

（3）凡捕大贼，勾所乘神、制玄武所乘神主获；勾陈临日干亦主获，反此不获。又勾陈所立之地，制玄武所立之地，亦主贼败，或自首发。

（4）占晴雨，若勾陈入传，临日辰、制玄武，决主天晴。

（5）占战斗，亦以勾陈制玄武，准上断之。

（6）占宅，若勾陈乘旺气加宅者主安；若休囚刑克，当主公事。

六、青龙

原文：青龙财喜，多主亨通。居未在陆，允宜遏守；居丑蟠泥，所谋未遂。登魁在戌兮，小人争财；飞天在辰兮，君子欲动。乘云在寅，驱雷在卯，宜于营运利进；伤鳞在申，摧角在酉，宜乎安静动凶。午烧身、巳掩目，缘财有不测之忧；子入海、亥游江，因动有非常之庆。

注解： 青龙居贵人前五位，应甲寅之木，十二神中唯此最吉，能增福解祸，方正廉平，高贵端雅。主财帛米谷，喜庆亨通。青龙得地则富贵尊荣，失地则财宝外耗。青龙水木之神也，未近于南方离火，故居未曰在陆；丑近于北方坎水，故居曰蟠泥；在陆、蟠泥皆为失地，谋望皆不能遂愿也。戌为河魁，乃欺诈之小人也，青龙加之，主小人争财。辰乃龙庭，青龙居辰，乃飞龙在天之象，应乾九五，利见大人，正君子应动之时也。寅乃青龙之本宫，云从龙，有乘云出入之象；卯乃震方，震为雷，故龙在卯曰驱雷；乘云、驱雷，正可以施其普及万物之功也。青龙属甲寅之木，若居于申酉金上，则有伤鳞、摧角之患，动有凶咎，惟宜守静而已。青龙之木，得水为喜，见火焚身；纵至巳上，不致焚身，亦有掩目之害；财帛之神如此，若谋望求财，必因财而致不测之忧。青龙居于亥子，乃入海、游江之象，龙归大海，吉神得地，大吉大利；凡占动则有非常之庆也。

应用：

（1）青龙主文书、财帛、衣服、舟车林木、官府升迁、僧道贵人、婚姻喜庆、媒妁胎产及宴会果药之属。

（2）凡占公事，以青龙为喜神。若披刑带煞，入卦贼日干却主凶，又以其为杀神也。

（3）凡新妇入门时，忌天后乘神克青龙，主损夫。

（4）求财以青龙为主，要乘旺相气，临旺相乡，与日辰相生，或作三合、六合者吉；亦须入日辰三传，不然亦为闲员，求财难矣。占婚姻胎产同此。又龙生命有财，龙克命退财。

（5）占盗贼，忌龙入卦。以龙为万里之翼也。占行人亦转往他方。

（6）占病，龙入传，必因酒食；不然因会亲情喜好得病。

（7）占文官则视青龙，武官则视太常；与日和合者吉，反此则凶；太岁作龙常，必主迁转。

（8）凡龙与煞并，加日辰者，主喜庆中有斗杀。

七、天空

原文： 天空司值，欺情诈弊。伏室在子，患生于妇女；居家在戌，事因于奴婢。侍侧在丑，诈尊长之言；趋进在未，起货财之欲。受辱在巳，被制在寅，然自别其是非；识己在午，鼓舌在申，实难分其真伪。凶恶在辰，乘侮在卯，有暴客以欺侵；巧说在酉，诬词在亥，值奸人之谋计。

注解： 天空居贵人之后六位，应戊戌之土。以其与天乙正对，天乙至尊无与对者，故名天空。为天地之杂气，作人间之诈神，专主奴婢、小人、诈伪不实之事。子乃神后，妇人居室，诈神临之，知患生于妇女也。戌乃天空本位，奴婢小人得志，故知事因于奴婢也。丑为贵人，小人侍侧，必有欺诈尊长之言。未为酒食粟帛之地，天空临之，戌能刑未，故得以趋进而起贪欲之心，主诓赚得财。巳为太乙，宫中有双女，专主斗争口舌，小人临此，受辱未免；然终有相生之意也，未至于大害。若天空加寅，寅为功曹，乃道人长者之属，必不为小人所欺，反为所制。午乃日中，离照当空，小人面目在光天化日之下，易被识也。若天空在申，申者主声音，为舌辩之神，诈神至此，鼓唇弄舌，真伪难分矣。辰为天罡凶神，戌加辰，以凶加凶，故云凶恶在辰。天空加卯，小人临门，且合中带克，谨防有欺诈小人，变为暴客以伤害也。酉为唇舌，天空加此，必为巧说。亥为天门，虚诈之神至此，必有诬词以达上听，是皆奸人之谋计也。

应用：

（1）天空主奴婢、公吏、市井小人，或财帛私约，皆脱空不实、虚伪巧诈、是非毁败之事；以其为空亡寂灭之神，即空亡之类也。如或顺理、旺气相生，亦主财帛喜，奴婢小人同心；若更带财星及天喜者，必因小人获财也。不然因僧道获财，或因虚诈有功。

（2）占词讼，最喜天空发用及终传，主讼解、谋不成。若求财，又深忌之。

（3）占婚，天空发用及临日辰上者，其家必有孤寡之人，不然更徙祖业。

（4）占奴仆，皆以河魁、天空为主星，要天空乘神与日干生合，无克贼则吉，不然则主逃走；更值魁罡，其仆不良。

（5）占行动，主道路、盗贼相侵。

（6）占赴试、奏对亦吉，天空乃奏书之神也。

（7）占托人谋事，最防虚诈。

（8）天空见泪，哀声聒耳，谓六甲旬中居壬癸地，上见壬癸也。

（9）占宅墓，上见水神，或门户上见天空并者，必有水道、垣墙壅塞，淤泥不便。

八、白虎

原文：白虎道路，官灾病丧。溺水亥子，望音书不至；焚身巳午，虽灾祸反昌。临门兮卯酉，折伤人口；在野兮丑未，损失牛羊。登山在寅，掌生杀之权；落井在戌，脱桎梏之殃。衔牒在申，立可待其有喜；咥人在辰，终不见其为祥。

注解：白虎居贵人之后五位，庚申金神也。主道路、信息、刀剑血光、官灾疾病、死亡孝服，大凶之神。白虎喜山林，主道路。若居于亥子，是为溺水，则道路不通矣，故望音书不至。白虎凶神，居于巳午，曰焚身，虽有灾祸无殃也；或者因祸得福。白虎居卯酉曰临门，主一家惊惧不安，老幼灾病，人口折伤。丑未乃田野之象，虎在野，避之无伤；然丑中有牛、未中有羊，防有家畜损失也。虎在寅曰登山，虎归山林其威可逞，仕宦占之可掌生杀之权，常人占之凶不可当。戌乃地狱，白虎凶神入此，犹落陷阱之中，无能为矣；凡占不被其殃，如释桎梏之缚也。白虎居申，乃其本宫正位，如无其他因素激之扰之，主道路信息通达，可立而待；以白虎乃传送往来之神也。辰中有死尸，白虎居辰，吃人之象；凡占终不为吉，避之为宜。

应用：

（1）白虎主道路、信息、兵戈、威权及金银宝物。其庚主孝服、哭泣、死丧疾病、怪异凶恶、杀伐灾害、口舌狱禁、及怨仇惊恐刑戮之事；披刑带煞，灾祸立至。

（2）虎旺相相生及顺理者，亦作财物断之；不然，因闹处得财。

（3）凡占建功立业做大事，喜虎入课发用，其功立成，以虎乃威权之神也。

（4）占官爵，亦要白虎，乃为权威；若带煞尤美，所谓不刑不发也。

（5）占病，切忌白虎贼日，或虎带煞贼日；斗魁作虎，克日、克行年；虎阴克日辰，年命皆凶。若虎空附德神者，吉；谓白虎落空亡，更有德神与日相生，虽凶有救。

（6）占公事，忌蛇虎克日干，以二将皆血光之神也。

（7）占宅墓，看白虎落处，断其方有岩石神庙之属。

（8）占行人，以虎为准，初传立至，中传在途，末传失约未来。

（9）虎带丧吊加支，主家有孝服，或外服入宅；传中见虎，须干有服人。

（10）占天时，虎主大风，或冬主雨雪大风，夏主暴霜害物。

九、太常

原文： 太常宴会，酒食相奉。遭枷在子，必值决罚；侧目在寅，须遭谗佞。遗冠在卯也，财物损失；逆命在戌也，尊卑起讼。衔杯在申，受爵在丑，必进职而迁官；铸印在巳，捧觞在未，或征召与喜庆。午乘轩，有改拜之恩；辰佩印，有再造之命。亥为聘诏，上虽善而必虑下憎；酉作券书，始虽顺而提防后竞。

注解： 太常居贵人之后四位，巳未之土神也。为四时之喜神，和八节之嘉会，主酒食宴会、衣冠物帛之事。太常居子，子乃水旺之乡，水旺则土囚，又子未相害，有遭枷锁之象；既遭枷也，必受决罚。太常加寅，土受木制，且羊见虎也，何敢正视，惟侧目而已，主有小人谗佞。太常加卯曰遗冠者，以冠裳之神入于私门，冠冕不正而遗也；又太常受卯木之克，故主有财物损失。太常未有老人父母之象，戌者小人也，而戌又刑未为无恩之刑，故非止小人逆命，更且尊卑起讼也。申为传送，受太常酒食之生，衔杯之象也；丑乃天乙之宫，以太常拜至尊似受爵也；二者必主进职而迁官。太常主印绶，巳宫为铸印之所，故太常居巳曰铸印，印非诏命不用；未为太常本位，宴会之宫，故捧觞以庆贺也；二者主有上命征召之喜。午者天地之正位，太常临此，乘轩面君之象，主有改拜之恩封。辰为大将军，乃天罡首领之神，与太常印绶并之，故曰佩印，必有再造迁转之命。亥为天门，太常加之，亥未有作合之意，是上虽善也，聘召发矣；然未土在上、亥水在下，水必忌惮土之克也，故下必憎之；须积善施德以释怨。酉为私门，又主碑碣，太常居酉，券书契约应之，然须防其有变也；以酉金受未土之生，初始虽顺，然以金刚之酉，自刑其方，有始难终，后必有竞，慎之为宜。

应用：

（1）太常司礼乐谷帛之权，主文章印绶、公常服饰、信息交关、酒食宴乐、绢帛田地、五谷之属。得地，则为衣物财帛、田园宝货；失地，则退藏屯剥、牙保媒人；

主窃盗衣物、损失公文。

（2）占官，最喜此神。若始终见太常、天驿二马，印绶之卦，所求遂意。如传见河魁、太常，主两重印绶，盖河魁为印、太常为绶也。

（3）若占得太常发用、更临日辰门户者，为印绶星动；支干遇之，决主印绶文章之喜；旺相相生，主迁官转职；即常人亦主媒妁婚姻。若休囚刑克，则财帛不安，货物不足。

十、玄武

原文： 玄武遗亡，阴贼走失。散发在子，有畏捕之心；升堂在丑，有干求之意。爱寅兮入林难寻，恶辰兮失路自制。窥户在卯也，家有盗贼；反顾在巳也，虚见惊怖。在亥名伏藏，则隐于深邃之乡；在未为不戒，必败于酒食之地。截路在午，拔剑在酉，怀恶反伤；折足在申，遭囚在戌，失势可得。

注解： 玄武居贵人之后第三位，应癸亥之水；倚乾附坎，阴极之位，乃北方至阴之邪气。主盗贼阴私、遗亡走失，乃虚耗之神也。玄武贼神，自多疑惧，其在子有入海之象；散发者，因畏捕仓皇而逃，虚惊而已也。丑乃天乙之位，土能制水；玄武居丑，升堂拜谒，实怀穿窬之心，有所干求也，宜防其虚诈。寅乃山林之地，盗贼所喜，玄武入林，有所栖据隐藏，则难寻难捉矣。玄武居辰曰失路者，以辰能制玄武之水也；失路而自投罗网，虽恶之亦无可如何也，小人道消、君子道长之时也。若玄武居卯为窥户，盗贼入门之象，谨防有失。玄武在巳，巳乃昼方，且巳能冲玄武之本位，虽无追者，亦必反顾，虚见惊怖而已。玄武居亥，亥乃玄武本家，伏藏必深，隐匿莫测，故曰隐于深邃之乡也。未乃酒食之地，未土又制玄武之水，盗贼不戒，必败露于此酒食之地，捕盗易获也。午乃天地之道路，玄武居此，无所顾忌，故敢作截路之强人。又玄武得酉金，乃剑锋之象，故曰拔剑，贼势至此，猖獗已甚，此贼不宜攻，攻之反为所伤。其在申曰折足者，以申中有坤土能制玄武之水也；戌为地狱，又土克水，故曰玄武遭囚也；折足、遭囚，贼失利之时也，捕盗者擒之最易。

应用：

（1）玄武乘旺，主聪明多智、文章技巧、求谋财物、干谒贵人。其庚主失脱盗贼、奸诈、小人、女子、阴私不明、走失、疾病、鬼魅等事。

（2）玄武克日干，其事多浮泛无成。

（3）玄武临干支，或逆理克日辰者，须防盗贼、失脱，或小人暗算。若顺理旺相相生，不在此限。

（4）玄武乘财星，主财散、亡失、稽滞，少成多败。如玄武旺相生干，则作交易财物或牙侩断之。

（5）玄武在江湖主风云，在道路则主雨水。

（6）凡占盗贼以玄武为主，须看玄武之三传。先以玄武为本传；次看玄武之阴为第二传，谓之盗神，而盗神之所生，为藏物潜居之处也。又须看盗神之阴为第三传，此三传神将相生，上得吉将，其贼难获；若三传神将相克，有凶将，当主败露。占人行年上神，或日干克制玄武者，亦主获。

（7）凡占人、物走失，玄武附日德，更临干支，逃者归、失者获。

（8）玄武临门（卯酉），更值昴星课者，必主失脱。公家多主牢狱走失，若值刑害，罪人自犯。

十一、太阴

原文： 太阴所为蔽匿，祸福其来不明。垂帘居子，则妾妇相侮；守屈在丑，则尊卑相蒙。被察在戌兮，忧怪异小人诬谗；造庭在辰兮，被乖事勾连争讼。寅跣足、午脱巾，财物文书暗动；亥踝形、巳伏枕，口舌盗贼惊忧。闭户在酉，观书在未，雅称士人之正；微行在卯，执政在申，偏宜君子之贞。

注解： 太阴居天乙之后第二位，乃辛酉之金神，应兑之少女。其得地，则正直无私、明辨是非，于人为信气；其失地，则阴私蔽匿、暗昧不明、淫乱无耻。太阴居子曰垂帘者，子乃神后之宫，之室也，于时为夜，婢妾入之，二女不同处，必致垂帘相侮。丑乃天乙贵人之位，又为酉金之墓，太阴加此，守屈而已，必主尊卑相蒙，有阴私暗昧之事。太阴加戌曰被察者，以戌酉相害也；自被察而至怪异迭出者，是小人之诬谗，戌乃小人是也。辰虽曰龙庭，于月将实乃天罡，斗讼勾连之神，并主旧事；又酉辰六合，是故太阴加辰，必有斗讼勾连之事也。寅于时在平旦日出之前，太阴居此，犹衣履未著，跣足之象；以金克寅木，主有财动，为时尚早，故云暗也。太阴居午，午乃长昼午寐之时，必脱巾也；而午乃朱雀主文书之事，酉乃奴婢，已登堂而又畏午制，故亦为暗动而已。亥时夜深，太阴居亥，有裸形之象；然亥乃玄武之宫，太阴居上，受其脱盗，主有盗贼惊忧。太阴居巳，受巳火克制，必卧病不起，故曰伏枕；巳乃螣蛇，主口舌惊怪，是以克应如此。酉为太阴本家，归本家也，故云闭户；未乃坤土，主于夏末，以生秋金，土金相生，有教子之义，故云观书；二者并主优游闲暇，且安且吉也。卯为私门，太阴临之，亦微服而行也；申乃太阴之旺地，得志行权之所，有执政之象焉；二者，贞一之君子得之则吉，怀二之小人反凶也。

应用：

（1）太阴主妇女、金银、阴私钱物、喜庆婚姻之事。其庚主阴损失、谋事迟滞未成、远信未至、疾病未瘥。若旺相相生，主阴人财喜，或为胎孕。若死囚刑克，主阴小病患、阴私口舌、奴婢不正之事。

（2）占官司，太阴入卦，与日相生者，宜首。

（3）占盗贼，切忌太阴入卦，或临日辰，主难获，以太阴为天地之私门也。

（4）占婚姻，遇太阴临日辰，乘酉亥未发用，其女不正。

（5）太阴临日本克日，主淫乱；丙午日遇之，主有财。

（6）占墓宅，太阴入卦，其所临之方，有佛寺或奇异美景。

十二、天后

原文：天后妇女，蔽匿阴私。守闺在子，治事在亥，动止多宜；临门在卯，依户在酉，好淫未足。塞帷在戌，伏枕在午，非叹息则呻吟；裸体在巳，毁妆在辰，不悲哭而羞辱。优游闲暇，皆因理发在寅、修容在申；悚惧惊慌，缘为偷窥在丑、沐浴在未。

注解：天后居天乙之后第一位，壬子水神也，掌后宫、配贵人。其得地，则清正廉洁、高贵尊崇；其失地，则阴私暧昧、奸邪淫乱、败乱人伦。子乃天后本家，故曰守闺；亥为乾健自强之地，治事理家之象；二者动止相宜，得其道之正也。居卯居酉曰临门依户，卯酉为私门，天后加此，必主奸私淫乱。天后在戌，畏土之克也，故塞帷叹息而已，叹其不得地也。午乃水之胎神，天后加午，主有孕病，故伏枕而呻吟也。天后子居巳，乃临于绝地，故有裸体之辱；辰乃天罡，又为水之克贼，天后加辰，难免有毁妆之悲；裸体也，毁妆也，能不悲哭而羞辱乎，凡占悲灾难免。天后居寅，水生木，下以脱上，故曰理发；天后居申，申乃生水之地，故曰修容；以金、水、木生生而不克，是优游闲暇，乐其生平之时也。天后在丑曰偷窥者，丑乃贵人，子为天后，子与丑合，有私昵之情，窥之又恐人知，是以偷窥；居未曰沐浴者，以未中有井宿，天后入之，沐浴之象也；然子丑为克合，子未又相害，皆有疑惧之心，悚惧惊慌难免也。

应用：

（1）天后主宫庭阴私喜庆、妇人财物、婚姻胎产与赏赐、恩泽。其戾主帷薄不修、阴私不明、欺诈不实、口舌走失。

（2）凡占天后乘太岁，加临日干门户，主有恩赦之诏；课体为三光、三阳者尤的。

（3）凡占公事，最宜见后；如不临门户，但入课传者主迟缓。

（4）天后所乘神，切忌下贼上，必有小人凌辱之事；以后主女阴柔弱，不宜为下所制也。

（5）凡占婚姻，以天后为妇类神，天后与日干相生，或三六合者成，反此不成。天后克日干，女嫌男不愿；日干克天后，男嫌女不肯。若课大吉，主先阻后成。天后之乘神，可以定女子之性情容貌。

（6）天后乘驿马，本命上见解神，主与妇人离别；后阴作亥，暗昧不明；后阴作虎，主妻病凶；后乘天罡，加妇行年，主堕胎。

（7）天后阴日乘申、阳日乘酉，主淫乱。

（8）天后、六合同入传，名姣童泆女，主私门淫乱。

第八节 《大六壬占验指南》简注

（明·陈公献原著）

一、天时

（一）戊寅三月己巳日乙丑时天气亢旱，莱阳台中迟父师因思宗祈雨，占何日有雨。

遥克　玄胎（戌亥空）未申落空

　　　虎常

空寅卯辰巳玄　　六空青常　　官寅空

青丑　　午阴　　亥寅丑辰　　财亥六

勾子　　未后　　寅巳辰巳　　子申贵

六亥戌酉申贵

　　朱蛇

断曰：巳午之日先有狂风起，出旬甲日小雨，乙日大雨。盖斗罡（辰亦大角星）加未（大角指阴主雨）为风伯，发用功曹（寅）劫杀克日（寅为劫煞，寅中有箕星好风；巳为风门，寅加巳，上下相刑主狂风），故主有狂风。又贵登天门（亥为天门、绛宫，子为明堂，贵人加之主有雨），龙神飞天（龙加地盘辰巳午未曰升天），皆行雨之象。因中末亥申空亡，故言出旬有验。甲日小雨者（甲在寅，寅上亥），乘休气空亡也。乙日大雨者（卯上子，子不空，且上下相刑），子卯相刑也。

（二）丁丑十二月丁酉日癸卯时，江西前刑部兵长垣讳应遴曾先生，因雪后天气昏沉，自将禽数断云：明日必雪。予以六壬断。

别责（辰巳空）寅卯落空

　　　青空

勾卯辰巳午虎　　空常勾空　　子丑朱

六寅　　未常　　巳未卯巳　　比巳空

朱丑　　申玄　　未酉巳丁　　比巳空

蛇子亥戌酉阴

　　　贵后

断曰：明日无雪，且有日色。太阳（月将）发用乘朱雀，乃南方火之精也（主晴）。且三传四课纯阴，阴极阳生，必有日出。至庚日（日禄乘白虎加申，白虎主风）未时有暴风起（未加酉是干加支），酉为风杀（风伯之误，十二月酉是风伯），未（亦）为风伯，酉与未会故也（主有风）。又日禄乘白虎加庚，上下克战，故有此应（风雨之方看龙虎也）。

占天时得太阳发用者，晴象也。风杀：正寅逆十二，十二月在卯。风伯：正申逆十二，十二月在酉。

（三）甲申十二月甲申日癸酉时，予往淮阴，时凤阳施指挥使相召守岁，见天气昏沉，占元旦有雪否。

午未空　酉戌落空

朱六

蛇申酉戌亥勾	虎勾蛇阴	鬼申蛇
贵未　子青	寅亥申巳	父亥勾
后午　丑空	亥申巳甲	兄寅虎

阴巳辰卯寅虎

玄常

断曰： 不但元旦有雪，今晚亦雪。因斗罡加丑（大角指阴）阴象也。况申为水母发用，生中传亥水（雨水入传无克战，玄后龙阴布六花）；又乘蛇乃双雪头弯曲之形（太乙翼蛇头有雪。申加巳被克发用，生中传亥水丁神，应速；亥子亦加申酉，申今日支，酉明日支），是以断今晚、明日有雪。

（四）庚寅五月甲戌日辛未时，途中偶遇一人，因天气亢旱，问何日有雨。口报未时。

比用　连茹（申酉空　酉戌落空）

空虎

青午未申酉常	后阴六朱	财辰六
勾巳　戌玄	子亥辰卯	子巳勾
六辰　亥阴	亥戌卯甲	子午龙

朱卯寅丑子后

蛇贵

断曰： 明日必雨，六日后连雨。天罡加卯（大角指阴），日居贵前（干在贵前雨翻盆），虽三传火土亦主大雨。况龙神飞天（龙在巳为飞天），贵人居子（子为明堂，贵登绛明主雨），皆行雨之象。第神后加亥（乙亥是明日），故知明日必雨。辛巳居中传，壬午临巳位，巳中丙火暗与辛金作合，化而为水。又（地盘）辛壬上见亥子，壬癸（天盘午未遁壬癸）加临（地盘）巳午，果六日后连雨（甲戌六日后庚辰，辛巳上壬午，壬癸加地盘巳午上，故有此应）。

（五）庚寅五月甲寅日丁卯时，因天气亢旱，闻鸠鸣，遂占一课，看有雨否。

绝嗣　八专（子丑空巳午落空）

朱蛇

六戌亥子丑贵	蛇空蛇空	父子蛇
勾酉　寅后	子未子未	子巳常
龙申　卯阴	未寅未甲	财戌六

空未午巳辰玄

虎常

断曰：鸠虽唤雨，此课乃风大雨小之象。盖以神后发用旬空（水神发用，当有雨；但无气空亡，微雨而已），中传白虎风杀旬丁（中传是巳，四月巳是风伯，乘太常旬丁），又风伯（未）临干支、会寅，寅中有箕宿好风（风伯会箕风满谷）。岂不今日有风？夜子时填实（神后）旬空，岂不微雨？因休废空亡，故略洒尘而已（神后发用，当主有雨；中传旬丁，主速；故断当夜子时，填实旬空，微雨而已）。

（六）甲申五月己丑日庚午时，偶见日有大晕围绕，众皆曰此祥瑞之气，应于福藩，予袖传一课。

元首迎阳（午未空　申酉落空）

勾六

青未申酉戌朱	白玄蛇六	鬼卯玄
空午　　亥蛇	巳卯亥酉	父巳白
虎巳　　子贵	卯丑酉己	兄未龙

常辰卯寅丑后

玄阴

断曰：发用玄武贼符（巳申子卯为贼符），克干克支。盖干为天位而乘败气（酉为土之败气），支（丑）为社稷而见死神（卯为土之死神，亦为贼符），且岁君（申）临灭没之方（申加午，金亦败于午），贵人又不得地（贵人乘子临戌为入狱），中州（日干土为中州）吴越（日支丑为吴越扬之分野）必失封疆，君国败亡之象。后福藩（1644年甲申，李自成破京，崇祯死。四月，原封地在河南的福王朱由崧在南京继位，是为弘光帝。次年四月，清兵灭南明，弘光帝被捉，遇害于北京）登位一载而失国，此其应也。

中州吴越：福王封地在河南，故曰中州；在南京即位，即吴越之地，分野在丑。

二、地理

（七）庚寅五月乙酉日戊寅时，庠友刘二兄占风水吉凶。

乱首　涉害　不备（午未空　亥子落空）

蛇贵

朱戌亥子丑后	龙阴阴六	财未龙
六酉　　寅阴	未寅寅酉	父子贵
勾申　　卯玄	寅酉酉乙	子巳虎

青未午巳辰常

空虎

断曰：此风水在西山，无真龙正穴；然不备之中，亦有好处。何以论之？玄武为风水（"玄武座山看风水"），临卯加戌是西北山冈也。未为夹龙（"龙神旺处地不错"，未乘龙加寅被夹克），虽空乘进气（五月占，未为六月建）。蛇为穴（"腾蛇落处穴应佳"），加亥（临午）落空，喜乘旬丁（丁亥，是日干）长生，主穴活泼有情；然美中不足（不备、龙乘空、蛇落空、无正龙穴），亦有可取。喜贵人左旋（逆行）逆水之局（"水局顺逆天乙详"）。四课下寅（"辰阴主山看座落"）之对冲为对案，是申，理合艮山坤向（寅属艮宫、申属坤宫；申上丑，寅上未故），兼丑未分金也。勾陈主明堂（"勾陈明堂阴阳考"），阴阳二将见财官、幕贵（勾乘申为官星、幕贵，勾阴丑为财星）；朱雀（朱雀为前案）、河魁建丙（丙戌）临巳（"丙丁火宿冈峦叠"），是对案山出文明富贵，利于中房也（朱雀旺、利中房）；但嫌子爻空战（子孙爻巳午，巳乘虎加子，内战；午为旬空、天空，一空一战），定艰于子息。酉为日之胎神（辰上酉），阴（酉之阴）见寅木生巳火子爻，辰年（胎神酉加辰）十一月（子孙乘虎加子）酉日（子孙之长生寅加酉）主婢妾有妊，连生两儿，因巳为双义故也。但玄武（卯）建辛（"庚辛冲克路歪斜"），主坟边小路；（辛卯）克比肩，与兄弟宫有碍；况龙虎空战（龙为长房，乘未旬空，不吉；虎为季房，乘巳内战不吉；雀为中房，乘丙戌临巳旺吉），长季房分人财不旺。后阴为水口，蛇作罗城（"后阴水口蛇罗城"），喜与紧关包固（后阴乘寅丑临申酉，蛇乘亥与寅合），但初中两传（一代二代）财贵逢空，一二代虚利虚名。末传（三代）子爻（巳）为支（酉）之长生学堂，阴神河魁（戌主印，雀为文）乃文明之宿，三代中房长房子孙，必出青衿科甲之贵，文兼武权之职（戌为武士，加巳临孟，文兼武职）。存此一案，以俟后学，依而断之。

三、婚姻

（八）己丑年五月癸酉日辛酉时，相知友人李庚自占续弦婚姻成否。

蒿矢　退茹（戌亥空　酉戌落空）

　　贵后

蛇辰	巳午未阴		阴玄空龙		鬼未阴
朱卯		申玄	未申亥子		财午后
六寅		酉常	申酉子癸		财巳贵

勾丑子亥戌白

　　青空

断曰： 占婚必成，成后必有讼。盖因干支上下相合（癸寄丑，干上子，上下相合；支上申，干支上神相合；丑酉相合），支上神又生干上神，女愿与男联姻（干支上下生合，支上神生干也）。喜财官旺相（财妻象，官夫象。五月火旺土相），夫妇偕老，（中传午作胎财）有子之象也。有讼者何？中末生助初鬼，克害日上龙神。又财乘旬鬼（末传巳遁己为暗鬼），必主因妻致讼。娶月余，前夫之弟告理，破财百金。庚寅岁（胎财午，次年太岁寅，乃胎之长生）果生佳儿。

四、孕产

（九）丁丑十月癸丑日辛酉时，大司礼讳化淳曹公，奉上传令灵台牌子太监陈国用，占东宫田妃六甲。

　　元首　反吟（寅卯空　申酉落空）

```
      六朱
勾亥子丑寅蛇      朱常朱常      鬼未常
青戌      卯贵      丑未丑未      鬼丑朱
空酉      辰后      未丑未癸      鬼未常
虎申未午巳阴
      常玄
```

断曰：此男子之祥也，然生而难育，应在卯年。盖因纯阴返阳（"纯阳之课多生女，课传阴极复生男"），支上神与支相比，故主男必矣。然而卯年不育者何也？胎神夹克无气（癸日胎神午，乘玄加子，受夹克无气），此追魂之魔（胎神临绝受克，为追魂之魔王，占产孕大凶），卯为东宫子宿（子孙爻），受酉将阴杀（阴煞：正巳逆十二。九月酉）冲克，是以知其卯年不育。未几田妃生第六子，卯年命殒。

（十）庚辰三月辛卯日丙戌时，予寓埂子街，邻人江右傅姓者求占六甲（查1640年三月初十辛卯，此课用月将戌）

```
伏吟  龙虎（午未空  午未落空）
      勾青
六巳午未申空      蛇蛇常常      财卯蛇
朱辰      酉虎      卯卯戌戌      子子阴
蛇卯      戌常      卯卯戌辛      财卯蛇
贵寅丑子亥玄
      后阴
```

断曰：此必双胎，皆男子也，主八月戌日辰时生，母子清吉。何以知为双胎？（"重逢建将是双胎，男女阴阳再思索""男女双生何处断，干支胎位两重探"）以月建重叠（指月建日建，本课当指卯加卯）作胎神，乘旺气故也（二月建卯，以用戌将故知也）。何以知为两男？卯属震为长男，日上河魁（"男女须观日上神"，干上戌），乾宫所属，亦男也。何以知八月生（"欲识产期何者善，胜光所临最为便；又有冲胎一法看，女命纳音冲处验"）？酉冲卯胎（此以冲胎神定产期，八月建酉冲卯也），戌日辰时者，戌为养神（"生养之下究产期"），俟辰来冲干上戌（养神）也。

（十一）丁丑年四月乙酉日乙酉时，嘉兴冯尔忠占六甲。

```
重审  斩关  伏吟（午未空  午未落空）
      朱蛇
六巳午未申贵      后后勾勾      财辰勾
勾辰      酉后      酉酉辰辰      鬼酉后
青卯      戌阴      酉酉辰乙      兄卯青
空寅丑子亥玄
      虎常
```

断曰：产必双胎（重逢建将是双胎，男女阴阳再思索，此乙日酉作胎神，酉日酉时，上下相加），一男一女（建阴为女建阳男，卦象阴阳一法参），然男必生，女必死。何也？酉为日之胎鬼死气，偏房婢室之孕不言矣（胎神酉作日鬼，乃偏官七杀，为私孕格），但末传卯作支之胎神生气（酉支胎在卯，四月生气在卯），中传酉兑为少阴（女），末传卯震为长男。其男子生者，胎财生气也；女子死者，作死气日鬼也。

（十二）己丑二月辛丑日己亥时，偶有一回子烦庠友孙石渠占生育，将所占课与予断看吉凶。

　　天狱　重审　退茹（辰巳空　卯辰落空）

　　　　六勾

朱辰巳午未青　　玄阴空虎　　子子阴

蛇卯　　申空　　亥子申酉　　子亥玄

贵寅　　酉虎　　子丑酉辛　　父戌常

后丑子亥戌常

　　　阴玄

断曰：占产难生，子母皆亡。友人曰："一手先出矣，据课子必难保。"予曰："不然，先母生予时，先一日晚手出，次早脚出，母子无恙"。此课河魁渡亥（"魁渡天门阻滞多"），子被阻隔；天狱无冲（囚死墓神发用，斗系日本，为天狱卦。"天狱无冲母多忧"），其子何由而出？日干（辛）上（酉）虎乘遁鬼（五子元遁，酉遁丁），支上子乘游魂（游魂：正亥顺十二。二月是子）；天后象母（乘丑临寅，寅是劫煞），受寅贵劫煞制克（"下制天后危母身"。"支伤损母干损儿"），是以子母不保。未几，子未出，母已死矣。

（十三）甲子四月癸卯日戊午时，予同公明长兄访徽州戴羲宇占课。

　　蒿矢　不备（辰巳空　午未落空）

　　　　六勾

朱未申酉戌青　　朱贵贵阴　　鬼未朱

蛇午　　亥空　　未巳巳卯　　父酉勾

贵巳　　子虎　　巳卯卯癸　　兄亥空

后辰卯寅丑常

　　　阴玄

余问戴曰："知来意否？"戴曰："时为日之胎神（五行长生，午为癸之胎财），必为六甲占也。"余曰："然。男乎？抑女也？"曰："干上卯属震，长男之象；又是幕贵，三传四课纯阴，阴极阳生（"课传阴极复生男"），生贵儿必矣。且支加干（"支临干位儿生速"），仰首见子，生必顺利。但四课不备（四课二阳一阴，为阴不备，主生男），未能足月（"不备何能十月全"）。""生于何时？"曰："六月生"（发用未，恰为日干之养神，又逢空，以填实之月断之，六月也）。后果一一如断。余又细看之，子冲胎神，子上见寅（冲胎神者为生日，其上为生时），子日寅时生。

五、考试

（十四）庚寅七月甲申日丙寅时，宜陵景兄占府院试可入泮否。

交车　重审玄胎（午未空，酉戌落空）

　　　勾六

龙申酉戌亥朱　　　后朱龙常　　　鬼申龙

空未　　子蛇　　　寅亥申巳　　　父亥朱

虎午　　丑贵　　　亥申巳甲　　　兄寅后

常巳辰卯寅后

　　　玄阴

断曰： 不但府试高取，院考定然首荐。盖因月建旬首发用（旬首冠群详五甲）。龙朱乘旺相（龙乘申建旺，朱乘亥相）现于初中，末传德禄驿马（德入天门中必崇。寅加亥，德禄驿马入于天门，现于末传），又干支交车生合（支上神与干生合，干上神与支生合），传将进引（"三传引进龙飞天。"初生中、中生末），斗罡天喜（秋在辰）加行年（丑上），朱雀（主文章）乘丁神（丁亥）进气（相也），文字必贴主司之意。且格合天心（年月日时皆在四课之内），主非常喜庆，掀天揭地也，是以首荐无疑。又问："该就府送考该就司送考？"予曰："六合（盐类神）加于辰未（日干之财），商籍稳妥（宜从商籍送考）。"后果首进。

［商籍：明代专为盐商子弟，在本籍之外盐商营业之地报考生员而设的一种办法，且特为保留名额］

（十五）壬午五月丙戌日己丑时，予住淮安，都府前有江阴六壬袁友，为宿迁陆庠友讳奋翼者占考试。

不备　知一　度厄（午未空　丑寅落空）

　　　朱六

蛇子丑寅卯勾　　　蛇空常蛇　　　鬼子蛇

贵亥　　辰龙　　　子巳未子　　　兄未常

后戌　　巳空　　　巳戌子丙　　　父寅六

阴酉申未午虎

　　　玄常

断曰： 院试必取（院试考中者是普通秀才。以岁破加干而发用故必取），科举省试未能遂志（以朱雀驿马落空，日禄坐墓，格逢四绝、四闭，即贵人休囚克干坐墓）。问曰："史抚台（即史可法）已升凤督（凤阳总督）去否？"余曰："必不能去。"盖因驿马坐墓（申坐丑），干神归支（丙加戌，"干神归支安居言"），静象也。

又问女病，余曰："胎鬼发用（胎神子作日鬼加干发用），血忌加支（血支之误。血支正丑顺十二，五月在巳），又四课不备（阴不备），病主脉息虚弱，心胸不利（日禄巳临墓遁癸，禄作闭口，病必不食），以致失血；必因胎产所致，冬月不保"（德丧禄绝最为凶，子临巳位定死亡。不行传者考初时，虎鬼临处为畏期。三传中空末陷，故断死在子月）。

又问："宿迁（江苏北部）今岁安堵否？"余曰："贼符加干支（巳申子卯），冬月必有兵警（贼符子鬼发用），然日之阴阳自是中传制初（初传子为来犯之兵，中传未制之，且中末逢空亦不来争矣），来兵败怯而退。干神生支（支为宿迁城池，干加支生支），居守保固，无破城之患"。后四事（考试、升迁、女病、兵警）皆验。

［史可法：即文中史抚台。据《史可法年谱》载：1642年五月（崇祯十五年），"欲以总漕督都御史史可法改督凤阳，令诸臣各陈得失……"不久因他事而未予任命］

［兵警：崇祯十五年十一月，"清兵分道入塞，京师戒严……克蓟州……畿南郡邑多不守，山东州县相继下……"据此课所占，清兵尚未攻宿迁］

六、乡试

（十六）癸酉七月（初一）辛卯日庚寅时，扬州明经宗开先先生偕张向之占科场事，报寅时。

午未空　戌亥落空
　　勾龙
六酉戌亥子空　龙蛇贵常　父未蛇
朱申　　丑白　　亥未午寅　子亥龙
蛇未　　寅常　　未卯寅辛　财卯玄
贵午巳辰卯玄
　　后阴

（此课报时为寅，但占课的当时是白天，故用阳贵人午）

断曰：即今中矣。曰："何以报一时即知其中？"盖因先锋（正时为先锋门，传课未成，吉凶先露）为幕贵（帝幕贵逢黄榜策），且临日上。（寅加戌）月将官贵又加寅命，（六阳月将生光辉）是以必中无疑。然发用未作旬空（用神旬空），必俟未年太岁填实，方中甲榜。

［张向之：后仕至工部侍郎，曾在苏州主持制砖。有《造砖图说》传世］

（十七）戊子八月丙辰日，余住金陵时，右方伯（巡抚的别称）东省孙兴功老师写本日辰时，又写酉时，占两人乡试。

玄胎　斩关　伏吟（子丑空　未申落空）
　　虎常
空巳午未申玄　青青勾勾　比巳勾
青辰　　酉阴　　辰辰巳巳　财申玄
勾卯　　戌后　　辰辰巳丙　父寅六
六寅丑子亥贵
　　朱蛇

断曰：辰时者前列，酉时者次之。盖缘天罡为领袖之神（魁罡将遇青云客），从魁幕贵在后（从魁生扶亚魁中），故云。及排辰时课，三传巳申寅，干乘德禄（德禄临身利考试），支见月将青龙（月将乘龙片言入相），又禄马入传（巳禄寅马），凡士子已试后得伏吟，必中（《课经·伏吟》："科举高中，求名荣归"）。

酉时三传，子未寅也（应是午丑申，但断仍适用）。初传太岁空战（太岁与初传，子午空战），墓贵又入墓库（幕贵亥加辰），故次之。放榜时，辰时者陆可球中二十二名，酉时者常熟赵姓中副卷，此二者俱以时断中也。

附：当日酉时课

　　勾青

六子丑寅卯空

朱亥	辰虎	玄朱阴六	兄午玄
蛇戌	巳常	午亥未子	子丑勾
贵酉申未午玄		亥辰子丙	财申后

　　后阴

（十八）丁卯八月乙巳日甲申时，浙江金华何伴鹤来扬相访，予老母求占汝兄弟乡场中否。

蒿矢　从革（寅卯空　戌亥落空）

　　朱六

蛇丑寅卯辰勾		玄蛇常贵	鬼酉玄
贵子	巳青	酉丑申子	子巳龙
后亥	午空	丑巳子乙	财丑蛇
阴戌酉申未虎			

　　玄常

断曰：昆弟皆中，午命在前，亥命在后。盖因蒿矢见金，如箭有簇，自四发用，箭数合式（武试，以第几课发用，言其箭中之数）。朱雀翱翔（朱雀加巳午未曰翱翔。今乘寅加午），文事武备皆得之矣。且贵临贵位（昼夜贵加求两贵），必得两贵周旋推荐，后果前后一一不爽。问何以分前后，因三传逆合（酉巳丑天盘逆旋，故曰逆合），又午命（上神）甲寅，亥命（上神）丁未，故知之。

［此课乃公献之母，请何伴鹤占公献与其兄公明乡试如何。公献午命，文试；公明亥命，武试。乡试考期在子午卯酉年的八月，故又称"秋闱"；考中者明年在京会试。据 23 课得知，兄弟二人于次年戊辰上京应试，公明"连捷而去"，公献中否未知］

七、会试

（十九）丁丑正月己巳日己巳时子将，滕县讳盛美张公祖有八门生会试，请六壬诸友所断之课持出与余占。

无禄（戌亥空　午未落空）

后阴

贵子丑寅卯玄　　青贵六阴　　子酉六

蛇亥　　辰常　　末子酉寅　　比辰常

朱戌　　巳虎　　子巳寅己　　财亥蛇

六酉申未午空

勾龙

断曰：惟戊戌者必中，其余皆不然。众友与余争，云属牛属虎者中。予云："放榜时自验"。张公曰："公之断即与众不同，此乃吾本房首卷，亦望其中，然昨阅其文，恐未必然。"予曰："初（酉）末（亥）暗拱戌命（前后引从升迁吉），月将甲贵临年（丑年戌命，行年在巳，巳上甲子，又是旬首。"旬首冠群详五甲"），是以中甲无疑，朱雀（乘戌）又生墓贵（申），其文甚贴主司之意。"及放榜果中，始知为常熟蒋畹仙也。

[蒋畹仙，常熟人，此次中贡士后，又中进士。郭御青也在此年为蒋畹仙占过会试。在《占验存略》中有案。是丁丑年二月己丑日亥将戌时。三传"寅卯辰"。断略曰："帘幕覆日，作长生学堂，必为本房首荐……但马少于公亮，名次不高。"]

（二十）甲戌二月戊辰日丙辰时，长兴前刑垣礼部讳继廉王公祖，令小童持字来占。

反吟　玄胎（戌亥空　辰巳落空）

蛇贵

朱亥子丑寅后　　玄六常朱　　父巳常

六戌　　卯阴　　辰戌巳亥　　财亥朱

勾酉　　辰玄　　戌辰亥戌　　父巳常

青申未午巳常

空虎

断曰：素所占者皆不许中，惟此君必中高魁。曰："何也?"盖因戊日返吟（戊德在巳，巳加亥发用），是德入天门发用（德入天门中必崇）；又丑未两贵相加，斗鬼相合为魁字（鬼斗临干魁可抢），是以必中高魁，不须疑虑。冲克生空（四课三传全空，因是反吟，天地盘全在冲位，冲空而实，先空而后得），必荷圣恩之象。及发榜后王公祖三公子偕来相顾，乃长兴周仲琏先生也（史载周仲琏后来又中了进士，官至礼部郎中）。

（二十一）癸未二月乙丑日己卯时，何九叙为泰州孝廉宫子玄占会试。

从革　周遍（戌亥空　午未落空）

朱六

蛇丑寅卯辰勾　　青玄常贵　　子巳青

贵子　　巳青　　巳酉申子　　财丑蛇

后亥　　午空　　酉丑子乙　　鬼酉玄

阴戌酉申未虎

玄常

断曰：此课占会试，必中无疑。缘传将递生（"三传递生人举荐"。初生中、中生末，末助干上神生日），格合周遍（干首支尾，一旬周遍。"首尾相见始终宜"），且干支交车生合（干与支上神合，支与干上神合），文思滔滔，题目合举子之意。又喜朱雀（乘寅）遁丙（临午）乘旺，主文章华藻，正合时宜。主试官推荐高甲，当寄声卓翁。

（二十二）丁丑二月癸未日戊午时，同乡孝廉孙大宜先生口报午时，占会试中否，予袖传一课。

涉害　从革（申酉空　子丑落空）

青空

勾酉戌亥子虎　　阴空勾青　　印酉勾

六申　　丑常　　卯亥酉巳　　官丑常

朱未　　寅玄　　亥未巳癸　　财巳贵

蛇午巳辰卯阴

贵后

断曰：贵德财马（癸德在巳，巳又贵人驿马财爻）临身（加干），且居太岁之位（巳临丑），必应今年甲榜。况年（午）上月将（戌）青龙主片言入相（《指掌赋》：月将乘青龙，片言入相），又旬首（旬首冠群详五甲）河魁（魁罡将遇青云客）为官，乃文明之宿，二者（甲戌）会于行年（午上），定是今年甲榜。后果然。

（二十三）戊辰八月甲戌日丁亥时，占长兄公明进京会试。

炎上　重审　斩关（申酉空　辰巳落空）

虎常

空丑寅卯辰玄　　白后后六　　财戌六

青子　　巳阴　　寅午午戌　　子午后

勾亥　　午后　　午戌戌甲　　兄寅白

六戌酉申未贵

朱蛇

断曰：吾兄必联捷而去。盖因河魁临干发用（旬首甲戌发用），（幕）贵居命（公明亥命，上乘幕贵未），年（行年在未）上下又太阴临卯（蟾宫折桂之象），传将递生（末生中、中生初），格合盘珠（三传不离四课，本课为回环格），喜朱雀（"朱雀文章仔细研"），遁乙奇（乘乙亥临卯），乘长生旺气，文字甚贴试官之意；传送加子（武试：巳为弓、申为箭，加仲中垛，加孟中角，加季脱垛。今申加子、仲也），箭中中垛，是以中甲无疑。放榜时果中三十九名。后官至大元戎，晋官衔封治安伯。

按：

（1）前18课，陈公献之兄陈公明，丁卯年中乡试武举，次年戊辰在京会试。所谓连捷而去，即指此次考中进士三十九名。

（2）本课所记占月不确，查万年历书1628年戊辰八月，没有甲戌日。查五月十四日（6、15）甲戌（初五芒种），七月十五日（8、14）甲戌（初七立秋）。结合用月将（未）来看，余意似属前者。

（3）原书本课式用阴贵，但后面的分析却用阳贵，如"太阴临卯"等。陈公献昼占得夜时，有用阳贵例，此课似之，以用阳贵为是。排盘如下：

```
        后阴
贵丑寅卯辰玄     后虎虎六     财戌六
蛇子　　巳常     寅午午戌     子午虎
朱亥　　午虎     午戌戌甲     兄寅后
六戌酉申未空
        勾青
```

（二十四）丁丑二月乙未日丙戌时，安庆保举明经阮实夫，代刘若宜先生占会试。

蒿矢　连茹（辰巳空　巳午落空）
```
        蛇贵
朱午未申酉后     后常朱六     鬼酉后
六巳　　戌阴     酉申午巳     财戌阴
勾辰　　亥玄     申未巳乙     父亥玄
青卯寅丑子常
        空虎
```

断曰： 为人代占，今年必中。盖发用日鬼皇恩（皇恩：正未顺六阴。二月酉），中传河魁天喜（戌为印。天喜：春戌夏丑秋辰冬未。主喜庆恩泽），末见长生太阳（末传亥是月将，亦是日干长生。太阳入课功名显），最利试场之象。支见幕贵官星（支上申，是贵人官星，非幕贵），又朱雀（乘午加巳）生太岁丑，（朱雀文章仔细研，若逢生岁登高选），文字华藻合时，课名革故从新（酉戌亥为革故从新），更乡科（举人）而中甲榜（进士）必无疑矣。但嫌干支上乘互绝（支上申为木绝，干上巳为土绝。"凡占墓绝亏官爵"），居官未能远大（月将临戌，太阳西坠）。后补刑部主政（革故从新应刑部），恬退不仕。又代占会武中两名亦此课。予曾占病亦死二人。

（二十五）丁丑二月乙未日辛巳时，太仓吴孝廉讳克孝者，偶至安庆阮实夫寓中，相晤间占会试。

稼穑　反吟　斩关（辰巳空　戌亥落空）
```
        贵后
蛇亥子丑寅阴     龙后常朱     财戌朱
朱戌　　卯玄     未丑辰戌     财辰常
六酉　　辰常     丑未戌乙     财戌朱
勾申未午巳虎
        青空
```

断曰： 三传年命魁罡俱空（占考试喜魁罡，空则不吉），如何敢许甲榜？但丑未年丑未日丑未合而为魁（丑中有斗宿，未中有鬼宿，鬼斗相加，合成魁字），又是必中之象。但中后居官未能满任（赴任占得返吟，多不满任；且德禄驿马皆居绝地，德丧真成禄绝期），即有丁艰之事（父母之丧为丁艰，守孝三年），盖传课纯财，则印爻被克矣。吾乡闫和阳先生辛未会试，乙丑日占得返吟而中，亦此课也。

［吴克孝：据〈嘉兴乙酉兵事记〉载：明弘光乙酉（1645 年）六月初九日，清兵抵嘉兴……嘉兴兵巡道吴克孝……与同知朱义滨、推官孙昌祖、知县某等，同弃职遁］

八、仕宦

（二十六）辛未三月甲申日辛未时，莱阳迟芝莱、吉安王旋官两父师，代占升迁。

重审　玄胎（午未空　酉戌落空）

　　　勾六

青申酉戌亥朱　　后朱龙常　　鬼申龙

空未　　子蛇　　寅亥申巳　　父亥朱

虎午　　丑贵　　亥申巳甲　　兄寅后

常巳辰卯寅后

　　　玄阴

断曰： 此课大吉，推升官爵必的。何以言之？课中龙常并见，城吏全逢（寅为天吏，申为天城。"城吏龙常仕途畅"），初传青龙内战（"将逢内战官超转"），必有奇遇超迁。中传朱雀生日（干支上下交车生合，朱雀生日，众官褒誉推荐之象），中有公卿交誉。末传（寅加亥）驿马德禄俱入天门，居官定然显赫。且寅为天吏，（乘）天后为恩泽，非天官而何？后屡旨另推七次，终点闵总宪为冢宰（即宰相）。然式中贵履地网（戌为地网，丑贵加戌，且本课"贵人差迟事参差"），龙神下贼（青龙乘申，受地盘巳贼克，伤鳞也），主自欲退位，次年果请旨归里。

（二十七）丁丑七月戊辰日丁巳时，淮阴蔡熙阳任北京中府时，占常德省杨嗣昌大司马仕途。

连茹　别责（戌亥空　亥子落空）

　　　空虎

青午未申酉常　　龙勾空龙　　鬼寅蛇

勾巳　　戌玄　　午巳未午　　印午龙

六辰　　亥阴　　巳辰午戌　　印午龙

朱卯寅丑子后

　　　蛇贵

断曰： 司马寻入相出将矣，而以去任卜之可乎？盖因发用驿马螣蛇（螣蛇"生角在寅"，火生于寅，旺则生角成龙，利于进用。同驿马发用，有变动之象），中末月将青龙（主片言入相。中末午火青龙月将），生日辰（戊辰）年（上辰）命（上丑）；又（初）蛇化为（末）龙，太岁（丑）作贵（人）居（子）命，皆入相之征也。天罡加

（行年）卯（天罡之神临身命行年，静者主动，动者主静），静有动机；况课传天吏（寅）天马（午）全逢，干支上乘羊刃（干上午）勾陈（支上巳）（羊刃主威权，勾陈为将军），出入将相无疑。戊寅六月，思宗召对称旨，果入相；己卯岁督师讨贼，果出将。

[本命戊子，行年在卯]

[杨嗣昌，字文弱（1588-1641）湖南武陵（湖南常德）人，万历三十八年进士。崇祯十年（1637）年任兵部尚书；1638 年清军入长城，主和，贻误军机。1644 年春，李自成克洛阳、襄阳，杀福王、襄王，杨嗣昌畏罪自杀]

（二十八）戊辰十二月庚寅日庚辰时，徽州汪仙民、邵无奇在京，占少宗伯马康庄能入相否。

涉害　顾祖（午未空　寅卯落空）

　　六勾

朱卯辰巳午青　　玄后六龙　　鬼午龙

蛇寅　　未空　　戌子辰午　　印辰六

贵丑　　申虎　　子寅午庚　　财寅蛇

后子亥戌酉常

　　阴玄

断曰：马宗伯不但不能入拜，且不日归乡矣。凡在朝官占得顾祖，多不满仕（"顾祖空传归里门"）。又初中空亡（"刑害空亡取次详"），龙化为蛇（"一生泉石有蛇封"），急宜猛省退步；且龙神克下（"龙常克下鸳班憎"），倘欲强进，定遭不足。后果枚卜不就，次年察处回里（干支皆败，丧吊全逢，末助初鬼，禄乘白虎）。未久，弃人间事（去世），从赤松子（仙人，神农时雨师）游矣。

[枚卜：枚，原指占卜用的筹策。古代以占卜法选官，因泛指选用官员为枚卜。明朝末九卿"会推"后，崇祯"枚卜"以任用学士]

（二十九）丁丑十一月甲子日己巳时，云间杨方壶太史，自燕京抵扬索占。

三交　元首　高盖（戌亥空　未申落空）

　　朱六

蛇寅卯辰巳勾　　龙常白阴　　子午龙

贵丑　　午青　　午酉申亥　　比卯朱

后子　　未空　　酉子亥甲　　父子后

阴亥戌酉申虎

　　玄常

断曰：龙神发用无气（青龙午火发用，冬占无气），又上克下（午克酉，"龙神克下鸳班憎"），是以暂归林下；明春禄马（寅为日禄驿马）生龙神（初传午火），定然出山，由此位践公卿（官得轩盖课，驷马轩车，高张华盖，主加官荣显）。杨太史曰：星家云，十二月欠利。有当涂雅荐（初生中、中生初。三传递生人举荐）。前此何月不利？余曰：勾（乘巳加申）龙（乘午加酉）刑克申酉，七八月间不利。杨曰：因何不利？答：嫌德（君子类神）蛇（卑贱之神）相加（蛇乘日德寅临巳），有邪正同途之非。又问何如？曰：传中太岁（太岁卯，亦主门户）朱雀（口舌），遥克年上贵人（辰上丑贵），必为门户是非。杨太史遂默然。次年春初（次年行年上神寅，青龙午火长生），果起官，历转官詹（詹，即詹事，官名。明清设詹事府，三、四品）。

（三十）庚午十二月丁未日庚戌时，迟王两父师偕予入觐（入觐：朝见天子），行到东门索占。

八专　斩关（寅卯空　巳午落空）

　　　贵后

蛇申酉戌亥阴　　常后常后　　官亥阴

朱未　　子玄　　丑戌丑戌　　子戌后

六午　　丑常　　戌未戌丁　　子戌后

勾巳辰卯寅虎

　　　青空

断曰：所占必是显宦。盖发用官贵日德（亥为官星、阳贵、日德），而式中贵人又居岁君日禄旺位（午为岁君、日禄、贵人乘酉加之），断非寻常之官。曰：此公将来何如？曰：不能久任。何也？干支乘墓（干支上戌为日墓。干支乘墓各错迷，"凡占墓绝亏官爵"），禄马空陷（日禄午加卯，日马巳加寅，皆空陷），又太阳入山（月将丑加戌。"太阳西坠亏官爵"），岂能久居庙堂？次年三月因言请归。后知为大冢宰王射斗先生也。

［王射斗，即王永光，字有孚，号射斗，河南长垣县人。万历二十年进士，曾任工部、户部、兵部、吏部尚书，是明末四朝元老，著有《冰玉堂集》］

（三十一）丁丑四月丙申日丁酉时，安庆阮实夫在燕京索占，不言所事。

伏吟　玄胎（辰巳空　辰巳落空）

　　　六朱

勾巳午未申蛇　　蛇蛇勾勾　　兄巳勾

青辰　　酉贵　　申申巳巳　　财申蛇

空卯　　戌后　　申申巳丙　　父寅虎

虎寅丑子亥阴

　　　常玄

断曰：仕途得此，主有台省参劾，秋解任去。然系何命？曰癸酉。余曰：此公必居相位，但不久留矣。何以知之？以太阳日贵临命（月将酉，乘贵人加酉命），非相而何？独嫌三传递克（初克中、中克末。传神互克妨净章），伏吟丁马（正时酉遁旬丁，末传寅为驿马。任信丁马须言动），定有参劾行动之事。况太阳西坠（月将临酉），挥戈返景（无限好的夕阳），能几人乎？后知为乌程温首揆（温体仁），占后果被论，秋月准驰驿而归。

[温体仁（1573－1638），字长卿，浙江乌程（今湖州）人。万历进士，明末奸臣。崇祯二年（1629年）以礼部尚书、东阁大学士入阁辅政，力排首辅周延儒。崇祯六年专权，排斥异己，图谋起用魏忠贤旧党。崇祯十年（1637）六月，本课占后二月，被劾去官，次年病死]

（三十二）丙子二月辛巳日辛卯时，湖州陆金吾，占总镇陈东明奉命出师江东。

元首 炎上（申酉空 辰巳落空）

　　勾六

青丑寅卯辰朱　　玄青勾贵　　官午贵

空子　巳蛇　　　酉丑寅午　　财寅勾

虎亥　午贵　　　丑巳午辛　　印戌常

常戌酉申未后

　　玄阴

断曰： 春得炎上进气（春木旺火相，三传炎上进气），又合元首（一上克下）三奇（五子元遁：甲午、庚寅、戊戌），高爵宰官，不复言矣。但干败支墓（干上午为败，支上丑为墓），且乘火鬼（火鬼：春午夏酉秋子冬卯），天魁合中犯煞（末传戌为印绶之神，与支上丑相刑），透《易旅》之九三旅焚其次，丧其童仆，贞厉（飞壬透易法：以干上神为上卦，支上神为下卦。以初传定动爻，取支合。如子丑为一爻动，寅亥为二爻动，顺推。此取九三待考）。不惟兴师无济，且有他虞。即官至卯年（己卯）亦不见利。由卯（为门户）上乘白虎驿马（三传逆合名回马），名为回马。虽是剥官之煞（卯上亥是子孙，能制官鬼），幸结贵木局（亥加卯、卯加未，合起木局），生起初传官星，故仅撤回讨贼。庚辰太岁受克（辰上子、受辰克），子（月）水司令，制伤（三传官星）火局，退位，俱验。此课先见其官高爵显，却透出后来步步皆凶。其人尚可善终者，因三传天将贵勾常皆土，能盗火气而生日干也。

（三十三）丁丑八月己未日戊辰时，经筵讲官安庆阮胤平太史云：先日，吴门申相公以八年讲官拜相，吾今亦八年，枚卜如何。

八专（子丑空 丑寅落空）

　　虎常

空午未申酉玄　　玄常玄常　　比未虎

青巳　戌阴　　　酉申酉申　　子申常

勾辰　亥后　　　申未申己　　子申常

六卯寅丑子贵

　　朱蛇

断曰： 太史虽有公卿推荐，恐不能也。盖因日比（己未八专，干支同位），虎刃自他处发用（支阴逆三，是未上乘虎刃发用。不在四课之中，故曰他处），突有秦人（未分野秦分雍州）任风宪兵刑之职者（未乘虎，掌生杀之权者），不由词馆入阁；且中末干支年命（乙未命、行年申，上乘酉；干支本命中末传俱乘申，申为干支之罗网）俱见罗网（"所谋多拙逢罗网"），是秦晋梁益（申分野晋分梁益）之人在中阻隔。又夜贵（申）居本命（未上）（"夜贵居命必归田"），太史必赋归来矣。后果黜。秦中（未分野）薛国观先生、蜀中（申分野）刘宗伯入阁。

［阮胤平：阮为刘之误。刘若宰，字胤平，号退斋，安徽怀宁人（1595－1640）。崇祯元年头名状元，授谕德职务，充日讲官。二年荐安池道监军史可法"智勇忠介，具经济才"。次年又荐江宁主簿阮之钿忠贞笃实。两人均忠于明室，以全节终。十一年秋，因母病曾五次请求归养，诏赐银币驰驿归里。十三年四月去世（45岁）。《指南》中有关刘胤平的课例：33、38、39、55、67、71］

［薛国观是金都御史，陕西韩城人。刘宗伯（字亮）是吏部右侍郎，四川绵竹人。二人入阁后，薛国观被赐死，刘宇亮被劾去官］

［申时行（1535－1614）字汝默，明嘉靖四十一年状元，万历十九年，辞官回苏，称申文定公］

（三十四）辛未四月己未日戊辰时，东省兵长垣仇庸足先生占。

八专　曲直（子丑空　辰巳落空）

```
        朱蛇
六酉戌亥子贵玄      蛇玄蛇      财亥蛇
勾申    丑后卯      亥卯亥      鬼卯玄
青未    寅阴亥      未亥己      兄未龙
空午巳辰卯玄
        虎常
```

断曰：此课占功名，将来远大，非常格也。曰：何以论之？传将木局，官星峥嵘（己未日，三传亥卯未，合成木局），喜本命丁马恩星以化之（丑命，丑上神丁巳，父母爻，化官星，生日干），为逢凶化吉、遇难呈祥之象。且木逢初夏，正在荣旺之时（木旺于春，长于夏，正枝繁叶茂时也）；又蛇化为龙（初蛇末龙。万里风云看龙奋），将来事业日新，功名显赫，不待言矣。后历任通州察重，南大司农、大司马，请告归里。

（三十五）癸酉七月甲寅日壬申时，浙嘉善讳龙正陈先生在京会试时，占同乡少宗伯讳士升钱太史可能入相否。

元首（子丑空　戌亥落空）

```
        六勾
朱卯辰巳午青      玄后玄后      财戌玄
蛇寅    未空      戌子戌子      鬼申虎
贵丑    申虎      子寅子甲      子午龙
后子亥戌酉常
        阴玄
```

断曰：发用干支旬空日败（干支上子空，亦干支之败气），本不许入相。然余终以入相许之。何也？因中传驿马皇诏（申为驿马。皇诏者，皇书：春寅夏巳秋申冬亥），末传月将青龙（月将青龙入庙堂），又岁建乘太常作官星加临年命（本命乙亥，太岁酉作官星加亥）。经曰（《指掌赋》）：太常入官乡当朝执政，月将乘青龙片言入。相非宰执而何？但嫌龙神克岁君（龙乘午克酉。"龙伤太岁返林泉"），将来必不获意于君上而退位。后如其占。

［钱士升（1575－1652年），字抑之，号御冷。浙江喜善人。万历四十四年（1616）丙辰状元。崇祯六年九月，以礼部尚书、东阁大学士参与机务］

（三十六）癸酉二月甲子日己巳时，丹阳贺中怜先生居大寅台时请占。

反吟　玄胎　见机（戌亥空　辰巳落空）

　　蛇贵

朱亥子丑寅后　　蛇虎后龙　　兄寅后

六戌　　卯阴　　子午寅申　　鬼申龙

勾酉　　辰玄　　午子申甲　　兄寅后

青申未午巳常

　　空虎

断曰：朝官占此必主去位。贺曰：未去。问：是何年生？曰：己丑。答：此必会状之命（丑中有斗，未中有鬼，丑未相加会于日干年命，必中魁元），但不能久居于朝堂矣。盖见任得夜贵，即为不仕闲官也（幕贵，有官人得之，为休官之象）。况干支乘死绝（甲木死于午，绝于申），又德丧禄绝（阳日返吟，阴日四绝体）；四月尚有温旨相留，交秋必驰驿而去。朱雀月将加巳生日，我知其四月（四月者朱雀乘亥加巳也）有温旨相留（温旨者朱雀月将生日也）。课传二马逢冲（驿马寅，天马申），我知其交秋（禄马加申发用，应七月也）驰驿而去。后知为宜兴周首揆占。

［周首辅，即周延儒（1593－1643），公讼章占验79亦是为此人所占。生年己丑，万历四十一年（1613）癸丑状元。崇祯六年（1633）癸酉，引疾乞归，本年行年在午，此课是归乡之占。十四年被诏起入阁，遂为首辅，乃明末之一代奸相。崇祯十六年（1643）癸未，廷臣弹劾其十大罪状，有诏赐死］

（三十七）戊子四月丙子日壬辰时，予住金陵时，东省孙兴功老师占左方伯赵福星公祖何日升迁。

知一　反吟（申酉空　寅卯落空）

　　后阴

贵亥子丑寅玄后　　龙空贵　　比午龙

蛇戌　　卯常子　　午巳亥　　鬼子后

朱酉　　辰虎午　　子亥丙　　比午龙

六申未午巳空

　　勾青

断曰：在仕者占得此课，不唯官难满任（如赴任占得返吟，多不满任），且有意外之忧。何言之？龙神乘旺气发用（青龙乘午于巳月发用），理应升迁，但恶太岁作鬼

（龙乘午加子，受地盘太岁冲克），冲克青龙，惊灾所不免；且财官禄马俱入空绝（申财空加寅绝，官贵亥加巳绝，日禄巳临亥绝，寅马临申空陷），意外之虞必应。六月升扬州抚台（龙神乘午为进气，日上贵人，德禄临月建入天门，故有此应），余自叹所占不验，未几疽发于背而死（午为羊刃，主血光；与太岁相冲克。应子月）。余然后信其数之莫能逃也。

（三十八）丁丑七月甲戌日己巳时，浣中刘胤平太史占经筵讲官曲沃李括苍太史枚卜果否。

重审　升阶（申酉空　酉戌落空）

　　空虎

青午未申酉常　　后阴六朱　　财辰六

勾巳　　戌玄　　子亥辰卯　　子巳勾

六辰　　亥阴　　亥戌卯甲　　比午龙

朱卯寅丑子后

　　蛇贵

断曰：太史将来大拜，目今尚未可得，还有丁艰之事。刘太史曰：括苍无父母，如何丁艰？答曰：仕宦逢罗网，主有此应（汇笺：罗网课，主有丁艰之事）。日下未得入相者，盖嫌初传辰卯相害（初害有阻隔），中传勾陈脱气（中脱为剥官），喜末传月将青龙（片言入相），是以将来大拜。后屡次枚卜，未点入阁。己卯（卯为干之天罗）丁庶艰（庶母孝服），至癸未冬始入阁（初中不吉，末传吉，成事在末传。午与未合，故癸未年），奉命督师讨贼。

［李建泰，山西曲沃人，天启五年进士。崇祯十六年癸未，以吏部右侍郎、东阁大学士枚卜入阁。十七年甲申正月，李自成逼山西，建泰虑乡邦被祸而家富于资，可借以佐军，毅然有灭贼志。帝喜，命督师山西。未至，闻曲沃已破，家资尽没，困守保定；被李自成大将刘方亮所擒，李建泰降］

（三十九）丁丑八月丙申日癸巳时，浣中刘胤平太史占楚省袁副鲸及同乡大司空郑玄岳两先生枚卜果否。

伏吟　玄胎（辰巳空　辰巳落空）

　　虎常

空巳午未申玄　　玄玄空空　　比巳空

青辰　　酉阴　　申申巳巳　　财申玄

勾卯　　戌后　　申申巳丙　　父寅六

六寅丑子亥贵

　　朱蛇

断曰：两公俱不能入相，且主台省弹劾而回。何也？三传递互刑克（三传巳申寅，三刑且递克），全无和洽之气；刚日伏吟见马（中传天马，末传驿马。任信丁马须言动），归象巳兆。此非台省有言而回乎？（心机独悟：传神互克，须防台省封章）后两公枚卜不果。袁公当被参去，郑公为钦点下狱，拟罪而归。因郑命见地网日墓（郑命在戌，上乘戌为地网日墓），是以罹罪尤重（参看31课）。

（四十）甲申十二月辛亥日丁亥时，予住无为州时，长兄公明占藩镇黄虎山功名。

知一　曲直（寅卯空　午未落空）

勾六

青酉戌亥子朱　　虎后常贵　　父未虎

空申　　丑蛇　　未卯午寅　　子亥六

虎未　　寅贵　　卯亥寅辛　　财卯后

常午巳辰卯后

玄阴

断曰：据此课象，藩台不得善后矣。何以明其然也？课中干乘绝气（干上寅、金绝），支见死神（支上卯、水绝），两贵空亡（寅旬空、午落空），禄神受制（辛禄在酉，加巳受制），功名安得久长？且官星空矣（午坐空），谁与居位？营垒空矣（支为营垒，亥上卯空），谁与御侮？财星空矣（寅卯木空），谁与生官？况太阳西坠（月将卯加亥），桑榆之返照无多。冬木逢空（木空则折），腐朽之折伤必应；岁在大梁（酉年），余言必验。曰：以何故不利？曰：明岁行年酉为自刑，破坏木局矣。次年五月，御敌自刎。

［黄得功，字虎山，总兵也，南明弘光政权大将，江南四镇之一。1645年乙酉五月，时清兵已渡江，得功兵屯芜湖，福王亦潜入其营。兵败，得功自杀，福王降］

（四十一）辛未四月丁酉日癸卯时，同乡彭城卫经历刘一纯占梁大司马推冢宰可允否。

重审　斩关（辰巳空　亥子落空）

朱六

蛇子丑寅卯勾　　贵龙阴六　　鬼亥贵

贵亥　　辰青　　亥辰酉寅　　比午虎

后戌　　巳空　　辰酉寅丁　　子丑朱

阴酉申未午虎

玄常

断曰：不惟不迁，寻常退位（无大咎而一般引退）。何也？盖日马坐墓库（日马亥坐辰墓），禄神临绝地（日禄午临亥绝地）（凡占墓绝亏官爵），传将又逆行（三传亥午丑，天盘逆行）故耳。况命（本命辰）上官贵（亥）履天罗，年（行年巳上乘子）上螣蛇作日鬼，交夏月（蛇鬼加巳）应有一番风波。幸官鬼俱空（亥子官鬼，俱落空地），官禄退位，却无大咎。后以浙省大行水公参劾，请告而退。东省万公名应斗者，在辰时壬申又占此，亦逮问拟罪而回。

［梁廷栋：兵部尚书，万历四十七年进士。崇祯元年起做官，廷栋有才知兵。三年掌兵部事，然颇挟数行私，不为朝论所重……廷栋疏辩求去，帝犹慰留。四年（1631）

辛未（即占课前），复被参劾，"赖中人左右之，得闲住去"。崇祯八年（1635）冬，拜兵部右侍郎兼右都御史。次年，与清兵作战失利，论劾，服毒自杀。正应此蛇鬼填实之年]

（四十二）戊寅三月丙寅日辛卯时，东省沂州讳昌时王大行，来燕京寓中索占。

知一 涉害 周遍 （戌亥空 巳午落空）

朱六

蛇子丑寅卯勾　　青阴常蛇　　子子蛇

贵亥　　辰青　　辰酉未子　　父未常

后戌　　巳空　　酉寅子丙　　财寅六

阴酉申未午虎

玄常

断曰： 在朝官占得此课，主有台省参劾。盖因官贵履天罗之地，禄马入空墓之乡。且身宅坐墓，必自甘受人欺，终难解脱。又传将逆行，仕途得此，理应请告而退，否则必挂弹章矣。后知为田大冢宰而占。果如其言，伊子仍被逮下狱。

[田大冢宰，即大司马田吉，魏忠贤的义子、心腹，"五虎"之一，官至兵部尚书。魏忠贤败，崇祯二年（1629己巳）已处死。此课纪年有误，"戊寅"是崇祯十年，疑是崇祯元年戊辰三月初五日（1628年4月8日）初三甲子清明，用戌将]

（四十三）壬午九月丁亥日丁未时，予住埂子街，一僧人偕十余人相顾，丙午命人索占。

元首 玄胎 （午未空 卯辰落空）

勾青

六寅卯辰巳空　　空玄朱龙　　比巳空

朱丑　　午虎　　巳申丑辰　　父寅六

蛇子　　未常　　申亥辰丁　　鬼亥贵

贵亥戌酉申玄

后阴

断曰： 来意必为功名（干上辰遁甲，甲辰居未）。问之，公乃未年甲榜（进士及第）。盖因贵德官星临年（午命午年占，行年在寅，亥作贵德官星加之），月将青龙居丁（月将辰，乘青龙加干），且羊角相加（辰加未、辰中有角宿，未中有羊，羊角合成解字，解元也），故应未年（干寄未，故应未年）高第。曰：该做京官、做外官？曰：岁居干后（前为已过，后为将来，即先午后未，太岁午在日干未的前一位。干在岁前主外任，干在岁后主内任。本课干在岁后主内任），日生青龙（龙常生、比、克龙常，迁在内；日生、比、克龙常，迁在外。本课日生青龙，迁在外），理宜先京城而后外任；嫌身（未加戌网）禄（日禄午临酉死地）不得地。此去身不安而禄不养（出行先看天干踪。发用驿马遁鬼，天干临罗网之地），况岁君临嗔怒之所（太岁午乘虎临酉，上下皆克，故曰嗔怒），此番当为国家起见耳。后知吴门钱大鹤先生也。李贼破京遂归。

（四十四）壬午十二月甲午日辛未时，江西南大司马熊潭石先生因河北声息紧急，聘予上金陵，随占一课。

知一　铸印（辰巳空　酉戌落空）

　　　朱蛇

六戌亥子丑贵　　玄朱蛇空　　父子蛇

勾酉　　寅后　　辰亥子未　　子巳常

青申　　卯阴　　亥午未甲　　财戌六

空未午巳辰玄

　　　虎常

断曰：熊大司马功名非久远之象，来年秋初，必解任去。盖初传岁破内战（初传子，乘蛇加未，自下克上）（将逢内战所谋危），命上龙马克下（本命卯，卯上申青龙驿马，龙马克下）（龙常克下鸳班憎），必因宰执招非，上台不足，燕京有奏（甲课在寅，寅为北京，上乘天空，为奏书之神），自欲请退（命上鬼作驿马）。且斗系日本（斗罡辰加亥）（斗系日本利家栖），幕贵临干（幕贵未加寅），为仰丘（寅上乘墓未是仰丘）俯仇（寅加酉被下克，是俯仇），干墓支绝（甲上未为墓，午上亥为绝），种种不佳。惟喜奇仪（子为旬奇）天赦（冬甲子为天赦）发用，朱雀皇诏（亥作朱雀皇书父母爻）作恩（恩星生日），定然好旨归里。后悉如所占。

［熊明遇，字良孺，万历二十九（1601）年进士，知长兴县十余年。1615年后，擢兵科给事中，疏陈时弊，言极危切。坐东林事，再谪再起，官至兵部尚书。后又荐起南京兵部尚书（占此课时也），后改工部，引疾归，明亡后卒］

［兵部尚书聘陈公献上金陵，陈公献遂占一课，己测出熊明遇功名不久远了］

（四十五）戊寅二月辛丑日癸巳时，东省刘太史讳正宗者相召，座间索占，余袖传课以答之。

重审　周遍（辰巳空　酉戌落空）

　　　空虎

青戌亥子丑常　　龙贵朱空　　财卯玄

勾酉　　寅玄　　亥午申卯　　比申朱

六申　　卯阴　　午丑卯辛　　父丑虎

朱未巳午辰后

　　　蛇贵

断曰：刘太史所占，是一外官，曾经降罚者。曰：何以知之？因日生青龙（日生龙常是外官，龙常生日是内官。本课是日生在四课之龙），又上克下故也（龙乘亥居午，上克下主降罚）。曰：家兄任太平知府，为钱粮降罚，看有碍迁升否？曰：支首干尾（甲午旬，支上午、干上卯），格合周遍（首尾相见始终宜），何碍升迁。当在何时？余曰：问青龙离支六位（"迁期干年支月推"，谓以干神离龙常几位推年，支神离龙常几位推月也。本课支丑，龙乘亥加午离六位也），初传月建催官（初传卯月建乘旺，生起支上官星也)，中传天马(二月天马在申)传送，为驿邮、为兵马(三者申为类神)、为值符(辛日申为值符)，七月内(申月)必升吴分(丑分野吴分扬州。官星加丑故应)兵宪。后果升嘉湖驿传兵宪(甚贴中传所示)。

(四十六) 癸酉八月壬戌日戊申时，丹阳贺中怜先生任大寅台时，占升迁吉凶。

元首　玄胎(子丑空　酉戌落空)

　　　朱蛇

六寅卯辰巳贵　　蛇阴贵空　　财巳贵

勾丑　　午后　　辰未巳申　　子寅六

青子　　未阴　　未戌申壬　　比亥空

空亥戌酉申玄

　　　虎常

断曰： 目今必然荣转，日后因他人之事请告。盖因传将递互相生(三传末生中、中生初。三传引进龙飞天)，城吏二马出现(干上申为天城，中传寅为天吏；驿马加干，丁马发用。城吏龙常仕途畅)，定有公卿推荐(三传递生人举荐)；但嫌鬼临三四(鬼临三四讼灾随)，必主他非退位(三传病胎逆传，故应他非退位)。曰：应于何年？曰：丁丑。(丁丑年，行年到未，上乘辰、螣蛇日墓)行年蛇墓克日，必自惊忧而退。月内(月将发用，故应月内)升天津(禄神加寅，寅燕分幽州)抚台，后以标官劫皇销事发(水日逢丁财动之。丁巳发用，生起三四课之鬼)，请告归里。

[贺中怜，应是贺覆征，字仲末，"仲怜"二字恐误。贺江苏丹阳人，明天启恩贡。晚年曾征修《熹宗实录》]

(四十七) 戊子六月乙未日癸未时，山右司化南在淮阴占得此课；己丑正月写出，求断何官所占。

重审　曲直(辰巳空　申酉落空)

　　　朱蛇

六酉戌亥子贵　　玄蛇贵勾　　父亥蛇

勾申　　丑后　　卯亥子申　　兄卯玄

青未　　寅阴　　亥未申乙　　财未青

空午巳辰卯玄

　　　虎常

断曰： 此必林木舟车官也，非科甲中人(幕贵坐空也)，却作科甲之官(异路发迹者也)。将来功名远大。何以论之？盖夏占木局，枝叶正见茂盛；况蛇化为龙(万里风云看龙奋。贵临鬼户蛇成龙)，定然居官荣耀。因幕贵坐空(幕贵主考试科目，空者无也)，是以不由科甲也。卯为林木舟车见于中传(卯，太冲主林木舟车。此顺三合，将星所主)，故知为舟车之官。问果何官？曰：印爻发用(父母爻)，末传皇恩(皇恩：正未顺六阴，主诏命迁转之喜)，必是恩荫之官(皇上恩典，祖上余荫)。问能升兵宪否？答曰：正官在日(申为乙之正官，居干上，主知府)，偏印居支(亥为乙之偏印，居支上，主司道），先升知府（先应干上），后转司道（后应支上）。曰：此清江刘工部所占也。后果升镇江太守。

［本课是戊六月占，己丑正月写出求断。陈公献只用了原课的日、时，却用正月亥将重起而断］

［恩荫：清制，京官文职四品以上，武职二品以上，俱准送一子入国子监读书。遇庆典给予的，称为恩荫］

（四十八）丁卯正月丁巳日癸卯时，京营参将涂松亭先生为彭南溟占升迁。

蒿矢　玄胎（子丑空　酉戌落空）

　　勾青

六寅卯辰巳空　　贵六常青　　鬼亥贵

朱丑　　午虎　　亥寅丑辰　　财申玄

蛇子　　未常　　寅巳辰丁　　兄巳空

贵亥戌酉申玄

　　后阴

断曰：太岁月建生日（太岁卯、月建寅，生丁），目今必然迁擢，多是山环水绕之地。盖支为任所（支上寅），寅艮为山，与亥水相合，故应此地。蒿矢逢金，即箭之有簇（事多有应），又贵德驿马入传（初传亥为贵人、日德、驿马），财官城吏全逢（亥为官，申为财，寅为天吏，申为天城，末传丁神），催官迅速之兆。但忌日之阴阳制官（干之阴阳皆子孙乃剥官之神），须防陈王田姓人为祟（干上二神：辰，陈也；丑，形似王、田也）。癸亥日（催官迅速，验在发端）随授南京巡捕营都司，未几田大司马（兵部尚书，田吉也）以添注参将罢之。

（四十九）庚辰正月丁丑日癸卯时，同乡潘云从占安庆抚台郑潜庵公祖升迁。

元首　从革（申酉空　辰巳落空）

　　六勾

朱丑寅卯辰龙　　空阴贵勾　　比巳空

蛇子　　巳空　　巳酉亥卯　　子丑朱

贵亥　　午虎　　酉丑卯丁　　财酉阴

后戌酉申未常

　　阴玄

断曰：不唯难以迁转，且当请退。盖传将递生空亡（三传递生，但初末空陷），太岁龙神落陷（太岁辰乘龙临申），互乘死气（干上卯为丑之死地，丑上酉为丁之死地）。诸事只宜休息，况春得金局，名四时返本（返本煞：春得金局，夏得水局，秋得火局，冬得土局，囚气也），定然官难满任。一交巳年（发用巳为来年太岁。落空又乘天空），即宜请告（是鸡蛇发用，填实之期也）。巳年（第二年）果被安庆缙绅参劾而回（鸡蛇发用定成徒。本课巳加酉发用），又被徐抚台接参奉旨逮问，李贼破燕方归。

（五十）庚寅二月癸卯日壬子时，偶会徽友程孝延程翔云，因引部孙杨二公京师议论未定，占看来否。

重审　乱首　回环（辰巳空　寅卯落空）

　　后阴

贵卯辰巳午玄　　勾朱空勾　　鬼丑朱

蛇寅　　未常　　亥丑酉亥　　兄亥勾

朱丑　　申虎　　丑卯亥癸　　父酉空

六子亥戌酉空

　　勾龙

断曰：引部四月必来赴任，但居官不久耳。以两贵旺相（卯巳木火，二月旺相），且虚巳贵（初丑、末酉，三合少一巳字，且是贵人驿马），以合三传之局，故知其四月赴任也（此赴任之期，应巳字之虚一待用）。但嫌太岁克战（太岁寅乘蛇加辰，寅辰克战），二贵空陷（巳旬空、卯落空），虚喜而已。况传将退入极阴（《指掌赋》曰："丑亥酉为极阴"），格合回环（三传不离四课，曰回还），必主来而复去。故知其居官不久也。又干神临支，被支所克（丑加卯、干临支被克为自取乱首），纵来亦失意之象。果五月奉旨撤回，六月驿马加未行矣（此奉旨撤回归里之期，应驿马巳加未也）。

（五十一）辛未四月己未日戊辰时，东省吏科宋太斗先生，在仇兵科宅中占功名。

八专　绝嗣　铸印（子丑空　巳午落空）

　　蛇贵

朱戌亥子丑后　　白贵虎贵　　父巳虎

六酉　　寅阴　　巳子巳子　　兄戌朱

勾申　　卯玄　　子未子己　　鬼卯玄

龙未午巳辰常

　　空虎

断曰：月内定转长垣，居官难以久任。盖因月建虎马发用（月建巳，乘虎马丁神发用），其力更见雄矣；又铸印乘轩（铸印者，炼药成丹；乘轩者，扶摇直上），定应迁转。但嫌贵临空害（阳贵子空，临未相害。害贵讼直遭屈断。课得绝嗣，刑伤孤独），故难久任耳。果随转吏长垣，后因提武场事，降大行。

（五十二）辛巳十月己未日癸酉时，东省莘县孙兴功父师仕扬刻文时占功名。

八专　铸印　绝嗣（子丑空　巳午落空）

　　蛇贵

朱戌亥子丑后　　虎贵虎贵　　父巳虎

六酉　　寅阴　　巳子巳子　　兄戌朱

勾申　　卯玄　　子未子己　　鬼卯阴

龙未午巳辰常

　　空虎

断曰：仲冬（子）月令，必有起官之征。曰：何以见之？因干上贵人虽空（干上子旬空），幸乘进气（亥月占，子属下月建，为进气乘旺），交仲冬子水司令，填实旬空矣；且喜虎马丁神（巳）发用，作岁君（巳火）生日（干己土）；又四墓覆生（五行长生处自乘墓。大全：长生临墓发旧事），已废复兴之象。起官何疑乎？后果然。凡有官君子得此（铸印课，印绶双全，定主转迁超擢），定主迁官转职，面君奏事。次年冬（第二年壬午冬、子月），推补兵部车驾司。

（五十三）戊子七月丙寅日己亥时，扬州兵盐道胡公祖相召未去，随令乔中军来占，指一晚字算十二笔用亥时。

涉害　周遍（戌亥空　巳午落空）

　　勾龙

六子丑寅卯空　　白贵阴六　　鬼子六

朱亥　　辰虎　　辰酉未子　　子未阴

蛇戌　　巳常　　酉寅子丙　　父寅龙

贵酉申未午玄

　　后阴

断曰：日得夜时（白天占课，得一"晚"字，十二笔，算亥时），见官贵旬空（亥为官星，又是帝幕贵人，有官者是休官兆），返为不祥之占。曰："何也？"盖因太岁发用克日（太岁克日，君上不喜），传将递互相克（末克中、中克初、初克干），提防台谏封章。且龙神克下（龙乘寅克未。龙常克下鸾班憎），主君上台谏不喜。况干支俱伤（干上神克干，支上神克支。彼此全伤防两损），日禄空墓（日禄巳加戌，戌墓且空也），秋末冬初（戌主秋末，正时亥鬼主冬初），定有他忧。后请告未久，随被北台（水克干）参劾（三传递克）勘问（时用同克日，天网课有牢狱之灾）。

（五十四）戊寅二月丙午日戊戌时，淮阴蔡熙阳任汉中府时占推吴淞总戎可得否（此课题似未交代明白，当是：占吴淞总戎一职，蔡熙阳与兄公明孰可得？）。

涉害　斩关（寅卯空　未申落空）

　　贵后

蛇戌亥子丑阴　　白贵常蛇　　子辰白

朱酉　　寅玄　　辰亥卯戌　　财酉朱

六申　　卯常　　亥午戌丙　　父寅玄

勾未午巳辰虎

　　龙空

断曰：先推吾兄（陈公明）后推翁（蔡熙阳）也。曰：何以见之？盖因亥贵作官星临支，亥乃吾兄之命（陈公明亥年生，亥乘贵人加支阳，即第三课）；辰乃翁之命，辰入辰阴发用（蔡熙阳辰年生，辰乘白虎加支阴，即第四课）。是以先推亥命者（三课在前，四课在后，故先亥后辰），且辰自亥发传，与陈同姓同音（辰陈谐音），故知如此。果未及旬日，推吾兄吴淞总镇。两月后，推蔡翁狼山提督。

[先后之占，本课以四课顺序论，并以生年代入推算。前18课有"午命甲寅，亥命丁未"论名次者；有以四课应在先，三传应在后者；又有四课三传应在先，年命应在后者；亦有三传应在先，四课应在后者。先后之断，殊无定法；临机而发，存乎其人也]

[陈公明，占验指南18、23、40、54课皆提及。公明考中武进士39名，后官至大元戎，封治安伯。由此课得知，1638年出任吴淞总镇]

（五十五）丁丑六月己未日甲戌时，浣中刘胤平太史占推皖抚成否，日后结局如何。

曲直　八专（子丑空　申酉落空）

朱六

蛇丑寅卯辰勾　　后六后六　　鬼卯六
贵子　　巳龙　　亥卯亥卯　　财亥后
后亥　　午空　　卯未卯己　　比未虎
阴戌酉申未虎

玄常

断曰：目今会推必遂，但结局不佳耳。何也？用合干支（干支同位，卯发用而合干支），传成官局（卯亥未），推升（大利官职升迁）必矣。但干支死伤（土生于申、死于卯），丧吊全逢（丑年占，卯为丧门，亥为吊客，"丧吊全逢挂缟衣"），又贵履天罗（辰为天罗，贵人乘子加辰为入狱，占官不利），斗系日本（日本，即日之长生。土生于申，天罡辰加申是），且行年酉金冲破官局（本冲破三合木局），大有不如意事；若出兵击贼，必有被围失利了。其后流贼犯界（本课贼符卯加干支，且作鬼克干发用，故有此应），统副将程龙、潘可大敌御之，全军覆没。己卯岁抚军（刘胤平）丁艰（刘胤平之母病死于庚辰年正月）而归。

[明史载：崇祯十一年（1638）三月，明将程龙、潘可大在太湖与张献忠部激战，全军覆没，潘战死，程自焚而死。刘胤平于是年秋五次上疏，恩准归养。十三年（1640）正月母病死；是年四月十三日，刘胤平亦去世]

（五十六）辛卯三月癸酉日乙卯时，偶有扬州府粮厅周公祖相召占课。

涉害　斩关（戌亥空　巳午落空）

勾六

龙子丑寅卯朱　　空蛇朱玄　　子卯朱
空亥　　辰蛇　　亥辰卯申　　官戌虎
虎戌　　巳贵　　辰酉申癸　　财巳贵
常酉申未午后

玄阴

断曰：太岁乘朱雀发用（朱雀天鸡及信神，课传乘马音讯频。太岁卯，乘朱雀丁神发用），主有文书动，事于朝廷；嫌中末财官空陷（中末财官，中空末陷），占功名必有始无终。第支上月建蛇墓克日（支上鬼墓乘蛇，又是月建乘旺克日），主上台不足；幸初末两贵拱支（天盘卯巳，拱地盘酉。前后引从升迁吉），中传虎鬼冲蛇，以凶制凶（破墓冲鬼，以凶制凶，凶散无咎），目今修为少解。然贵人空墓（巳加戌也），龙禄克绝（日禄子乘龙加巳，水绝于巳），终非善后之象（财官禄马视前程，最喜加临生旺地；如逢墓绝与空亡，应知筮仕最为忌）。且太岁坐克方（太岁卯坐申），玄申临日上（玄神生日有私财，玄武主盗贼、奸诈），必有喜里成嗔，贪污败名之事。后果被总漕吴公祖参罢。

（五十七）癸亥（应是癸未之误，崇祯十六年癸未正月初四）正月己亥日辛未时，予在金陵卜圣瑞书房，偶有两客进坐索占。

涉害　曲直　回环（辰巳空　申酉落空）

　　朱蛇

六酉戌亥子贵　　　龙玄玄蛇　　　比未青

勾申　　丑后　　　未卯卯亥　　　财亥蛇

龙未　　寅阴　　　卯亥亥巳　　　鬼卯玄

空午巳辰卯玄

　　虎常

断曰：龙神发用（青龙乘未发用），传课结成官局（三传木局），来意必占今年功名事（正时亦乘青龙，青龙主财喜，功名）。六月即有钦召之应。盖春得进旺之木，遇夏则枝叶茂密，将来事业远大。曰：六月之说何也？缘岁建皇恩发用（皇恩正月未，顺行六阴；岁建癸未），中传天诏（天诏正月起亥顺十二支。皇恩、天诏均主诏命），是以六月定有佳音。后知来占者即赵忻城昆弟也。果于是月奉诏进京，授京营提督，甲申又升京营戎政。

［此以发用及传将官局断来意，再以用神太岁青龙皇恩定应期］

（五十八）壬午十月辛未日甲午时，桐城（安徽）大中丞方替夫先生奉诏进京，住杨柳巷罗宅，索占。

无路　无禄（戌亥空　巳午落空）

　　虎常

空子丑寅卯玄　　　六常空后　　　兄酉六

龙亥　　辰阴　　　酉寅子巳　　　印辰阴

勾戌　　巳后　　　寅未巳辛　　　子亥贵

六酉申未午贵

　　朱蛇

断曰：此去必不得意而归，前途且遇大兵侵界。盖游都临支（游都牛鼠虎蛇猴。辛日支上寅为游都），贼符克干（巳申子卯为贼符。本课干上贼符克干），无路无禄（四上克下为无禄），安能得意乎？曰：病乎？余曰：病符（旧太岁巳，坐戌）坐空，阴神（巳上子）又制之，何虑乎病？所虑者，老母病耳（巳为干之长生，乘天后，作病符、驿马，故应老母病）。然母年生于甲子（今壬午年79岁），寿合九九之数（81）。因子命行年到申（女命甲子年生，81岁甲申年，行年壬子），见财（伤印）则母被克矣。果至青州（山东），遇兵不能进（贼符临干克干，游都临支克支。时清兵南下，京师戒严，蓟、鲁州县多陷）；及至京，授天津屯田巡抚。李贼破京遂归，母乙酉寿终。

［本课占于1642年11月26日，当时战事频繁，明军与农民起义军多处作战，清军亦南扰。奉诏进京，路上难言太平；课见游都临支、贼符克干、无禄无路、末传空亡等，此去必不得意；故断有大兵侵界，路途有阻。1644年三月李自成破北京，崇祯帝吊死煤山］

（五十九）庚午十一月己丑日辛未时寅将，予谒山阳父师，富平朱酉昆占入觐考选何官。

重审 斫轮（午未空 丑寅落空）

后阴

贵子丑寅卯玄　　玄勾六阴　　官卯玄

蛇亥　　辰常　　卯申酉寅　　兄戌朱

朱戌　　巳虎　　申丑寅己　　父巳虎

六酉申未午空

勾龙

断曰： 考选不得铨部（即吏部）词林（即翰林院），定是风宪（掌风纪法度，即御史）言官（谏议之官），且有贵子由科甲入翰院。盖因日上天吏官德空墓（己上寅，为天吏、官鬼、日德，加未为坐墓落空），阴神（寅上酉）又制之，必有明暗相攻不得铨部也。发用卯乘玄武为官，中传朱雀，末见白虎（汇笺：朱虎威严推御史），是以主黄门金琐风宪言官（观民风，正吏治，执行监察职务）。果后考入垣中，历转山海巡抚都御史。因支上申（子孙爻，遁干为甲），乘幕贵人又作长生学堂（水土长生在申），应子由科甲入内院（申加支）也。

（六十）壬午十月己亥日辛未时，徽友程孝延，东省沂州明经任奉中州首王米山先生，到埝子街访顾。

涉害 回环 曲直（辰巳空 子丑落空）

朱六

蛇丑寅卯辰勾　　六虎后六　　兄未虎

贵子　　巳龙　　卯未亥卯　　鬼卯六

后亥　　午空　　未亥卯己　　财亥后

阴戌酉申未虎

玄常

王米山携子某，来谒陈东明求官，过小斋访道。余曰：先生少间，顷刻有三客至，内必杨姓者（干加支克支，传将三合木局，数三，未发用，未为杨）。果如言。（插事完）余曰：干神归支（干加支上，未加亥），传将逆行（三传未卯亥，逆行），郎君

（米山之子）宜回东省（山东）取功名（因干神归支，三传逆合）。贵地不日兵动（贼符加干阳与支阴），且有攻城破邑之事（鲁都虎鬼加支克支），眷属宜迁他处避之。曰：祝老母九十寿，方可迁。对曰："尊堂寿止八十有九。因乙发用（未加亥发用，遁干乙未），与地盘己字合断（地盘己亥，乙八，己九），为八九之数也。此皆日后事，目今须防失脱也（三合木局脱支克干作鬼，支为宅）。米山接住湾子街旧同寅陈宅，书房果被盗。王复来，余曰：玄武脱气居丑命（玄武乘酉加丑，脱上逢脱，酉又是干之败气脱气），所盗者，郎君（王米山之子丑命）物耳。曰：然。余曰：还防贼复来。果三日又来，将父子衣物尽盗去。曰：何以明其然也？余曰：课传回环（三传不离四课曰回还，主去而复来），故知其改之复来。米山问曰：山东兵动者何？盖因三传纯官鬼（己日木局，未遁，乙亦克干；四课上卯亦鬼），又鲁都虎鬼克支（游都牛鼠虎蛇猴，游都冲处鲁都求。支上未为鲁都白虎克支），贼符将星（卯，在干阳支阴）克干，是以知贵省中外兵动，攻城破邑也。果冬月一一如占（参58课注）。米山迁居淮安新安镇（干加支，支为水），其母未度九十而卒。

　　[此课一式多断：有三客来；应回山东取功名；山东兵动；母寿数；失盗]

　　（六十一）甲申二月乙丑日亥将申时，如皋铨部季大生先生，持丹阳孙友所占进京课，与余看。

　　重审　稼穑　不备（戌亥空　丑寅落空）

　　　　六朱

勾申酉戌亥蛇　　龙常朱龙　　财未龙

龙未　　子贵　　未辰戌未　　财戌朱

空午　　丑后　　辰丑未乙　　财丑后

虎巳辰卯寅阴

　　　　常玄

　　断曰：必不能北行，即行亦必中途而旋。盖干支乘墓（干上未为干墓，支上辰为水土墓。"干支乘墓各昏迷""墓空登路雾云遮"），所为不通。况传课年命（辰命行年午）未见二马（驿马亥，天马申，丁马卯，年命未见），干神归支（干神归支安居吉）利静不利动。又中末二传空陷（"中末逢空初不空，行人半路欲回踪"），主半道言旋。青龙居干发用（龙居干发用；发用遁官星且加本命之上；年上酉是皇恩官星，阴见日贵），今年却要起官，必补尚宝（掌管印玺之官）之职。因年上酉乃印也（据此推知，此人辰年生，行年在午，上乘酉也），阴神见贵（子）生日，岂非司明乎？弘光时果官尚宝。

　　[本课占进京，曰："必不能北行"。实际上在一个月以后，即三月十九日，李自成军攻陷北京，崇祯死。同年五月，福王朱由崧在南京被拥为帝，改元弘光。此人"弘光时任尚宝"，是在南京。次年夏清灭弘光政权，此人为官结束]

　　（六十二）癸酉六月戊寅日巳未时，余往昌平会陈东明，坐总镇府时，寇道台拜东明，言及六壬，寇公索占。

　　伏吟　玄胎（申酉空　申酉落空）

龙空

勾巳午未申虎　　蛇蛇勾勾　　印巳勾

六辰　　酉常　　寅寅巳巳　　子申虎

朱卯　　戌玄　　寅寅巳戌　　鬼寅蛇

蛇寅丑子亥阴

贵后

断曰： 仕途占得此课（伏吟见马，三传递克），当防台谏封章所劾，必解任而去。左右骇然。寇公随进后衙相晤曰："旧事乎？未来事乎？"曰："岁君在日后，斗罡又居支前（支前疑误），异日定有劾者（未来事也。任信丁马须言动。五子元遁，初传丁巳。正时乘幕贵，休官之象）。盖因传课互相刑克（三传巳申寅，递互刑克），且蛇雀官鬼入宅临门（鬼临三四，蛇入宅而雀临门），龙神又克岁建（龙伤太岁返林泉。青龙乘午，克太岁酉，应在当年），今秋（中传虎马旬空，申月填实则）除官必应。"后果被侯大司农参职解任。

庚寅冬或点总漕吴公祖，亦得此课，辛卯春被台省参劾退位。

九、钦差

（六十三）己巳二月乙巳日辛巳时，楚黄洪半石先生占差，出一成课，已为何姓者批定，大同饷部。

重审　斩关（寅卯空　未申落空）

蛇贵

朱戌亥子丑后　　玄朱阴六　　兄寅阴

六酉　　寅阴　　卯戌巳酉　　财未龙

勾申　　卯玄　　戌巳酉乙　　父子贵

龙未午巳辰常

空虎

断曰： 此南行数也。彼以禄临戌上（乙禄在卯居戌），故云北差。不知守土官则论禄，钦差官只论马（视驿马加临何方）。今驿马长生居午（今亥为驿马，又为日之长生居午，午南方），必是南差。曰："明日堂上阄定，看该先拈？该后拈？"予云："后拈利。"盖以初传中传空亡，末见贵人生日故也（初中不吉，末吉，故后拈利）。次早，关中张主政先拈，得大同差。尚存九江钞关（收税机构），洪先生得之。

（六十四）辛卯二月戊子日戊午时，同乡亲友胡、尹二兄占淮阳巡抚差可复，吏书缺可照旧否。

重审　铸印（午未空　亥子落空）

朱蛇

六戌亥子丑贵　　六常阴六　　父巳常

勾酉　　寅后　　戌巳卯戌　　比戌六

龙申　　卯阴　　巳子戌戌　　官卯阴
空未午巳辰　玄
　　　虎常

断曰：巡方官必复，吏缺未能如旧也。何也？盖因铸印乘轩（符命入手），主迁官转职，而启奏事。喜日禄临支发用（权摄不正或遥授职禄，受屈折于他人），末传太岁作官（太岁为天子），定有差遣，代天子巡狩之官也。且官居奎娄（太岁卯作官星，加地盘戌上。戌宫有奎娄二宿，应鲁分徐州），是凤庐有官之兆（凤庐道，统凤阳、庐州）。又格合回环（三传不离四课），四墓加生（主旧事再起），去而复来，已废复兴之象。未几工科上疏题复。不复吏书者，以课不全（四课只三课，占主不周全）故占二得一也。

十、章奏

（六十五）己巳正月己未日庚午时，闽中张少司空讳维枢者索占（本课占于1629年1月26日，正月初三，立春前10天。月将当用子，本课用丑，待考正）。

无禄　　无路（子丑空　　未申落空）
　　　后阴
贵子丑寅卯玄　　六阴六阴　　子酉六
蛇亥　　辰常　　酉寅酉寅　　兄辰常
朱戌　　巳虎　　寅未寅巳　　财亥蛇
六酉申未午空
　　　勾龙

断曰：正时胜光（主文书），值事天空（主奏书），此为章奏占（此正时胜光乘天空加于天门之上）。曰：吉凶若何？余曰：四课克下，名为无禄（无禄犹无路），况贵乘旬空（贵人子空加巳），龙神克下（龙常克下鸳班憎），主在上者不足，轻则降罚，重则削权。又财官禄马俱入墓绝之乡（阴日四绝体，四绝吉神皆墓绝），急流勇退为佳，否则必有意外之虞。曰：上书旨意如何？余曰：朱雀乘天喜（春戌夏丑秋辰冬未），阴神见丁马（丁巳），还得好旨归里。后准冠带闲住，回家未久仙游矣（去世了）。

（六十六）癸酉七月庚子日丙戌时，云间董兑之为乃祖董玄宰太史，辞大宗伯课。

重审　　润下（辰巳空　　子丑落空）
　　　虎常
空丑寅卯辰玄　　玄蛇龙玄　　子子龙
龙子　　巳阴　　辰申申子　　兄申蛇
勾亥　　午后　　申子辰庚　　印辰玄
六戌酉申未贵
　　　朱蛇

断曰：此课不能升迁，请告亦不能退位，却有加衔恩荫之兆，何用辞为？盖因三传全脱（三传水局脱日干），递生空亡（三传递生，但初末空亡），虽有公卿推荐（虽有举荐之心，但无成就之实），不过口头虚誉。且日禄归支（"禄神临支当替役"，权摄不正或受屈折于人），印绶逢空（辰为印绶），故不得掌篆正官；惟喜皇诏德禄居申乘旺（申为日德、日禄、皇书），必有加衔恩荫之征。又课传回环（去而复来之象），进旺之气（秋占水局为相气），岂退位之象？明年春末（龙乘子加辰，末传亦辰，辰三月也）龙禄传墓，则当请告。次年春，晋官衔，驰驿归里。

［董其昌，字玄宰（1555－1636），上海淞江人，万历十七年（己丑）进士，官至南京礼部尚书，明代书画家。大宗伯是理部尚书的雅称］

［本课是其孙兑之占其祖父辞官事，结论是：请告亦不能退位，还有加衔恩荫之兆；明年春末，请告可退。《董其昌年谱》载："崇祯七年（1634）八十岁，是年正月，屡疏乞休，诏太子太保致仕（致仕即辞官）"］

（六十七）丁丑八月壬寅日癸卯时，浣中刘退斋太史索占：汝看此是何如人？（刘退斋即刘胤平，见前33、55课）

重审　斩关（辰巳空　午未空）

　　六勾

朱未申酉戌龙　　蛇后阴常　　鬼辰后

蛇午　　亥空　　午辰卯丑　　财午蛇

贵巳　　子虎　　辰寅丑壬　　印申六

后辰卯寅丑常

　　阴玄

余玩之良久，断曰：此近君阴贵人也。太岁常官临日（常贵共入官乡，当朝执政），阴见夜贵，太阴又居岁位（太岁丑乘幕贵太阴），必近君之阴贵人也。曰：此公主也。然有何事？曷一决之。曰：此必请封荫子之事。盖末传皇诏长生（皇书、八月申，是水长生），六合为孩儿（类神），是以知之。倘旨意不允？余曰：传将六阳登天（三传辰午申，为登三天格，有动达高尊之象），必事达天廷至尊之前。但嫌初中空亡（主先有阻、后终成），必须两次方许封荫。果如其言。

［考《明史》：公主为子讨封，非崇祯之女，因崇祯六女，前四早卒，后二者李自成破城尚不足十岁。此事当是万历帝之妹、穆宗之女瑞安公主，曾在崇祯朝有"请荫封子"之事］

（六十八）戊寅三月丙寅日丙申时，予谒兵垣孙鲁山先生，有工垣姚永言先生、户垣讳朝荐辜父母在座，鲁山先生占请告。

重审　登天（戌亥空　子丑落空）

　　六朱

勾未申酉戌蛇　　青虎朱勾　　子辰白

龙午　　亥贵　　午辰酉午　　比午青

空巳　　子后　　辰寅未丙　　财申六

虎辰卯寅丑阴

　　常玄

断曰：请告不允（请告即乞请归养，退居林下），更主升迁。盖因官登三天（辰午申，顺间），又传将进引（进间、连茹之谓。三传引进龙飞天），安得退居林下乎？况龙神乘相气（春占木旺火相。三月龙乘午加辰），太岁加行年（行年在子，太岁寅加子）又生青龙（午）、日干（丙），将来功名远大。后吏部复疏，旨意不允，旋历任宣大制台。

（六十九）丁丑六月乙未日甲申时，安庆张痒友，占九江职方赵光汴先生请缨行边。

昴星　周遍（辰巳空　卯辰落空）

　　龙空

勾辰巳午未虎　　青空朱六　　财戌阴

六卯　　申常　　巳午寅卯　　兄卯六

朱寅　　酉玄　　午未卯乙　　子午空

蛇丑子亥戌阴

　　贵后

断曰：凡阴阳昴星（柔日伏视天盘酉下神为用。占主事多暗昧，犹豫难行），虽无蛇虎入传，只宜静守，不利动用。盖因贵居本位（子加丑，贵入本家，不理事），驿马旬空（驿马巳旬空），守旧为上。况河魁渡亥（河魁渡亥关格定），中传断桥（中传空为断桥。卯落空），凡事阻隔难行。且赤鸟犯岁君（若犯岁君坐死推。朱雀乘寅克太岁丑），上疏必撄上怒。后果谪戍（降谪戍边），壬午岁（六年后）授蓟辽总督，失机逮问典刑。如占词讼，名达朝廷，坐死（朱雀克太岁也）。

［《明史》：赵光抃，字彦清，九江德化人。天启五年进士。崇祯初，除工部都水主事，历兵部职方郎中。十年秋，遣阅蓟辽戎务。即此课所占时。次年冬，因边事系狱，遣戍广东……后屡战失机，十六年（1643）十一月癸丑，斩于西市］

（七十）辛未六月癸卯日乙卯时，台中王旋官父师占上疏。

从革　绝嗣（辰巳空　申酉落空）

　　龙空

勾酉戌亥子虎　　空朱勾贵　　父酉勾

六申　　丑常　　亥未酉巳　　鬼丑常

朱未　　寅玄　　未卯巳癸　　财巳贵

蛇午巳辰卯阴

　　贵后

断曰：传将递生，有疏荐（举荐）人乎？曰：非也，有疏参（参劾）人耳。余曰：虽三传递生（三传递生人举荐），嫌初末逢空（恐有举荐之心，并无成就之实），独存中传，岁破为鬼（汇笺：岁破作鬼有讼祸）。又朱雀乘太岁克日（朱勾克日莫兴词，轻举妄为自投死）；太岁，君也；岁破，相也（宰相类神）。恐得罪于君相，于公不利。后果以上章荐人，下狱拟配（鸡蛇发用定成徒）。

（七十一）丁丑四月丁酉日乙巳时，浣中刘退斋先生请假省亲占。

元首　九丑　曲直（辰巳空　申酉落空）

　　蛇贵

朱酉戌亥子后　　空阴常青　　鬼亥贵

六申　　丑阴　　巳丑卯亥　　父卯常

勾未　　寅玄　　丑酉亥丁　　子未勾

龙午巳辰卯常

　　空虎

断曰：此奏不允所请，必有温旨相留。何以知之？盖天驿二马加临年命（本命乙未年生，丁丑占。简法：地盘寅上起未，顺数至丑落处，则行年在申。本课亥为驿马，四月子为天马），理应行动之象；但发用官贵德马夹克（亥为官星、贵德、驿马，亥上乘贵人下居未，受二土夹克），天马又恋长生（子加申。马逢生处客流连），主不由己而动。酉朱雀（文书）又空，为文书不就，中传卯与支上太岁（丑）相克，主君上隔阻，有温旨相留也。后果不允假旋。

[此课占于崇祯十年（1637）。刘胤平此次请假省亲，却得温旨相留，不允假旋。史载次年（1638戊寅），刘因母病，一连五次上疏请求归养，方准驰驿归里]

（七十二）癸酉二月丁丑丙午时，松江太仆沈云生先生被京营曹大司礼参劾，占回奏吉凶。

重审　铸印（申酉空　丑寅落空）

　　贵后

蛇戌亥子丑阴　　贵青空后　　比巳空

朱酉　　寅玄　　亥午巳子　　子戌蛇

六申　　卯常　　午丑子丁　　印卯常

勾未午巳辰虎

　　龙空

断曰：天空发用（天空乃奏书之神），主为章奏而占。曰：何以知之？盖有官君子占得铸印，必面君奏事、迁官转职。曰：看回奏如何？曰：日禄之阴制禄（日禄午，阴神亥克之），罚俸止矣，官何碍乎？交仲秋时，天吏皇诏生日（春寅为皇书，寅又为天吏），青龙日禄居丑（丁禄在午居丑），必然荣擢吴越斗牛之分（丑中有斗牛二宿，为吴越扬之分野）。虽嫌四课上下冲害（彼此猜忌害相随），又喜交车合禄（交车相合交关利），先虽参差，而后和好。及回奏，果罚俸，秋升闽抚，有功，寻授两广总督。

[沈犹龙，字云升，1616年进士，曾任福建、江西巡抚，平张普薇起义。1643年海盗郑芝龙（成功之父）投降后，沈任总督两广军务和兵部右侍郎。1645年六月，清灭南明，组织松江抗清之战，兵败身亡]

（七十三）丁丑十一月丁亥日戊申时，东省户垣讳三杰孙科长，代同乡丁科长占守科失红本回奏。

重审　反吟（午未空　子丑落空）

　　　后阴

贵亥子丑寅玄　　贵空勾阴　　比巳空

蛇戌　　卯常　　亥巳未丑　　鬼亥贵

朱酉　　辰虎　　巳亥丑丁　　比巳空

六申未午巳空

　　勾龙

断曰：官必降罚，职必更改。对曰：今朝廷责之，已过当矣，矧又重其责乎？曰：龙神克战（龙乘午加子相冲克），课将返吟（如赴任占之），居官定难满任，况巳为驿马，上乘皇诏（巳上亥。冬占亥为皇书、丁神），主一任未了，二任又临（《管辂神书》：丁神灵灵……一差未了，二差又行），此更职无疑。及以降三级回旨不准，以降五级又不准，拟降别衙门，然后依拟。

（七十四）戊辰十二月戊申日庚申时，予在燕京会高仁斋，复客还，张环玉邀蜀中礼部李载溪先生座，索占。

元首　斩关（寅卯空　未申落空）

　　　朱蛇

六戌亥子丑贵　　白贵阴六　　官卯阴

勾酉　　寅后　　午丑卯戌　　子申龙

龙申　　卯阴　　丑申戌戌　　兄丑贵

空未午巳辰玄

　　虎常

断曰：卯与戌合，为大六合，六合加戌为小六合。喜末传月将贵人，定然片言入相。予反其意曰：太阴临卯（太阴临卯，月中有桂之象；若空则折桂不成），空即不能成名。此乃旧事又举，行者二月还宜慎重（初传卯鬼旬空，二月填实须防）。曰：何以知其旧事？予曰：旧太岁发用（旧太岁为病符，亦主旧事），且四墓覆生（"长生临墓发旧事"），主已废复行，沉而又举也。嫌初中龙官空战（初传卯官旬空外战，中传龙乘申坐卯落空），朱雀阴见玄墓（朱阴亥，玄临辰加之。玄立魁罡事难成），若上疏，旨意不佳。果后以改授上疏见驳，几至查处。

［此课三断。高仁斋断似乎有理，而没有看透深一步玄机。陈公献断则层层剥出矣：一不能成名；二旧事再起；三上书见驳］

十一、公讼

（七十五）辛未四月丙辰日甲午时，莱阳迟芝莱父师在京考选，相会时偶占。

重审　玄胎（子丑空　卯辰落空）

朱蛇

六申酉戌亥贵	蛇勾贵六	财申六
勾未　子后	戌未亥申	官亥贵
青午　丑阴	未辰申丙	父寅玄

空巳辰卯寅玄

虎常

断曰：传将财官驿马（申财、亥官、寅马），城吏（寅为天吏，申为天城）递互相生，大吉。芝翁曰：此公已撄重戮，付刑部狱，生全即出望外，矧敢非分求乎？曰：月德发传（月德、巳酉丑在申），中传贵绝（中传亥为贵人，为丙火之绝地），末见长生（末传寅是丙火长生），此为绝处逢生，支上皇恩化戌（支上未非皇恩，曰勾陈化戌亦通，戌者、戍也），斗罡居命（丑命上临辰，罡主动。年命若立魁罡，动者静而静者动。汇笺：天罡临命脱幽囚），指日出狱，难免谪戍（降谪戍边），然后来仕途显达。思宗因旱祈雨，壬戌日赦文武大臣七人，此公在赦内。后知为张蓬玄先生也。十二年后，果历仕途显要，今为少冢宰，寻转大司空。

［张蓬玄，明史无载，待考。据本课透露，他入狱后，生全已属侥幸。结果在占课后六天，崇祯帝因祈雨而赦文武七人，此公在赦内。后虽谪戍，但仕途显达，做到少冢宰、大司空］

（七十六）丙子三月乙未日己卯时，御马监太监冯允升被逮，刑部已定重辟，求占。

重审（辰巳空　亥子落空）

后阴

贵子丑寅卯玄	六阴空蛇	子午空
蛇亥　辰常	酉寅午亥	财丑后
朱戌　巳虎	寅未亥乙	官申勾

六酉申未午空

勾龙

断曰：必遇恩宥，仍拔重用之兆。盖以日上皇恩（三月亥为皇恩），支见天赦（春天赦戊寅，会纂二赦解凶分地支），又太岁贵人生日（太岁贵人子水生乙木。太岁贵人作恩星，罪虽至重还轻逐），罪虽至重，亦能转凶为吉。传将递生（初生中、中生末），初末引从子命（子命，上见未，初末午申拱之），定主上台推荐。果五月奉旨热审（占词讼，最喜天空发用及终传，主讼解），开豁谪戍，发京营立功，后监洪黑二将及予，追剿有功复职。

［本课占于1636年，"必遇恩宥，仍拔重用"。三年后（1639）己卯春，清兵犯山东，冯允升太监任总督，被清军所擒］

（七十七）丙子三月己酉日丁卯时，粤东少宗伯陈秋桃太史，为宗藩建言被逮刑部，占出狱。

蓦越　重审（寅卯空　酉戌落空）

后阴

贵子丑寅卯玄　　蛇常六阴　　财亥蛇

蛇亥　　　辰常　　亥辰酉寅　　印午空

朱戌　　　巳虎　　辰酉寅己　　兄丑后

六酉申未午空

　　勾龙

断曰：目今不能脱难，交四月甲戌日巳时（巳月巳日冲驿马亥，戌日冲开辰墓也）方出狱（1636年阴历三月小，二十九日甲戌）。同难诸缙绅皆曰：指日即出。余曰：不然。发用驿马坐墓（亥坐辰上），且赤鸟犯岁君（朱雀乘戌克太岁子），如上疏（上疏犹上书，疏有陈词条辨之意）旨意必驳。众不然其说。三月冯大司寇上疏，旨意驳下。四月上疏，依拟脱难。因四月建巳，冲初传墓中（辰上）驿马（亥），方有出狱之应也。

[宗藩，皇家宗室。为宗藩建言者，是上书请为某宗藩说好话，如请求增加封地、提高官阶等]

（七十八）壬午七月甲午日庚午时，偶有一客至埂子街寓中坐定时，余为之袖传一课。

退茹（辰巳空　卯辰落空）

　　勾龙

六辰巳午未空　　六勾后贵　　父子后

朱卯　　　申虎　　辰巳子丑　　父亥阴

蛇寅　　　酉常　　巳午丑甲　　财戌玄

贵丑子亥戌玄

　　后阴

断曰：公科第中人（干上丑贵），非田姓即王姓也，然有朝廷事连累。盖临身贵人（贵加干上），必科甲中人；然贵被干克（贵人不利），岁破（岁破为宰辅，又为返煞。若克干支，死人破家）发用，课传退茹（子亥戌为重阴），是以有获罪朝廷事（要在发用冲克太岁也）。喜初中后阴为恩（后阴为恩泽福佑之神），然而无大咎也。后知为荆州知府王承曾，甲戌进士，以失城逮问。贼破燕京始出。

[王承曾：甲戌进士，襄阳知府。崇祯十四年二月（1641）张献忠命李定国等扮成明军混入襄阳城，夜晚放火开城，张献忠攻入襄阳，襄王朱翊铭（崇祯伯祖）被杀，知府王承曾逃走。三月，王承曾等解京提问。南明刑部1644年议王承曾应绞拟赎，即课中所谓：无大咎也]

（七十九）癸酉四月癸亥日丙辰时，宜兴周首辅因陈科长弹论，命医者周诚生来占。

重审（子丑空　巳午落空）

　　空虎

龙戌亥子丑常　　勾后空蛇　　财午蛇

勾酉　　　寅玄　　酉辰亥午　　兄亥空

六申　　卯阴　　辰亥午癸　　官辰后

朱未午巳辰后

　　蛇贵

断曰：朝官占此，必主去位。盖因传将递克（末克中、中克初），德不胜刑（癸德在巳而日支亥，亥克巳，德不胜刑），主小人进用而君子退位。且贵禄财马俱逢空陷（贵财马俱在巳，临子空陷；癸禄在子、旬空），岂能善后乎？又夜贵临行年（周延儒，己丑年生，癸酉年占，行年在戌，戌上卯为夜贵），即不仕闲官也。交六月后（交六月，未上子，冲丑上用神午），年（"年"字疑误，应是月上，未上子是日禄，四月天马在子，冲命上神午）上日禄天马冲动身命，是其行期矣。喜四墓覆生（已废复行，旧事再兴），仍有复起之象。果六月准辞，驰驿回里。

　[周首辅即周延儒，为明末巨奸，本课所占在是崇祯六年六月，周被另一巨奸温体仁排挤，被弹劾辞官。十四年辛巳九月，又被诏起入阁，十六年赐死]

（八十）丙子二月乙未日己卯时，东省登州戚都司讳司宗者，因失机，已定重辟八载，占吉凶若何。

　　重审（辰巳空　亥子落空）

　　　后阴

贵子丑寅卯玄　　六阴空蛇　　子午空

蛇亥　　辰常　　酉寅午亥　　财丑后

朱戌　　巳虎　　寅未亥乙　　官申勾

六酉申未午空

　　勾龙

断曰：六月遇赦，转凶为吉。缘长生临身（亥加干），天赦加支（春戌寅，五子元遁戌寅），况太岁贵人俱作恩星（太岁子作贵人生日），罪虽重亦减轻矣。尤可喜者，传将递生（三传递生干上神），初末暗拱未命（初末午申引从本命），仍有公卿推荐，他日出仕之象也。果六月（天赦寅加未，初末拱未故应六月）奉命热审，豁罪谪戍（发用午乘天空，主讼解。朱雀乘月将戌加卯门），发京营立功自赎；后辛巳年（驿马在巳）升甘肃（巳加戌）镇中军参将。

（八十一）辛未四月戊午日辛酉时，山东吏垣宋太斗先生相召占课，云非己占，代占。

　　玄胎　伏吟（子丑空　子丑落空）

　　　蛇贵

朱巳午未申后　　蛇蛇朱朱　　父巳朱

六辰　　酉阴　　午午巳巳　　子申后

勾卯　　戌玄　　午午巳戊　　鬼寅龙

青寅丑子亥常

　　空虎

断曰：在朝官占此，提防台谏而回，还得好旨归里。曰：何以知之？盖因传将互克（三刑且递克日干，"传神互克防诤章"），伏吟丁马（任信丁马须言动），且太阳无光矣（太阳加酉。"太阳西坠亏官爵"），岂能久居廊庙乎？然喜朱雀德禄生日（朱雀乘巳作日德日禄丁神生日干），故得好旨归里。后知为四明讳象坤钱相公所占。果因人言请告而去。

［钱象坤，字弘载（1559－1640），崇祯二年（1629）以礼部侍郎入阁，四年六月丁未，因与周延儒不和，遂五疏引疾去］

（八十二）丙子二月乙酉日辛巳时，淮阳巡抚讳振缨浙湖吴公祖，因贼焚凤陵，被逮刑部，已定重辟，索占吉凶。

涉害 天狱（午未空 亥子落空）

蛇贵

朱戌亥子丑后	龙阴阴六	财未龙
六酉	寅阴	未寅寅酉	父子贵
勾申	卯玄	寅酉酉乙	子巳虎

青未午巳辰常

空虎

断曰：目今必遇恩，在六月（子作太岁贵人加未）便有出狱之征。盖因皇恩临干（皇恩，正七月起未顺六阴，二月酉），天赦居支（春寅，五子元遁，戊寅。毕法：如占讼……空亡及皇恩天赦可解，亦宜问罪犯轻重，而言赦宥），又中传（子）太岁作贵人生日，罪虽至重，亦能转凶为吉。但嫌戌临孟位（戌逢空禄临孟，为嚓哨边军去路方赊也），又为本命，谪戌未能免。后曹大司礼奉命热审，开豁谪戌。

［崇祯九年（1636）正月二十，张献忠攻陷安徽凤阳（朱元璋老家）焚皇陵楼殿，烧龙兴寺，连陷州县。崇祯大怒，逮总督漕运尚书杨一鹏下狱问斩，淮扬巡按吴振缨（即课中吴公祖）等亦逮刑部治罪］

［此课发用死气，斗系日本，为天狱课，甚符问课之意。三传递克，必有人参劾。支加干而克干，为上门乱首，必有人落井下石］

（八十三）癸未七月丁未日丁未时，丹阳葺村盛顺白（白字衍）被逮进京，舟泊邦关请占。

八专 斩关（寅卯空 亥子落空）

勾龙

六寅卯辰巳空	朱龙朱龙	鬼亥贵
朱丑	午虎	丑辰丑辰	子辰龙
蛇子	未常	辰未辰丁	子辰龙

贵亥戌酉申玄

后阴

断曰：其事定然辩雪，到京公讼前休（从后文得知：占者寅命）。盖因月将青龙加临干支（月将辰乘龙临干支），勾陈生日（朱勾生日主昭雪），官鬼空陷（命上亥为官鬼。占讼官鬼空则吉），是以公讼辩雪白休息矣。曰：为周相公占课，何如？手取棋子三十二枚，以十二除之，余八枚，亦是此课。曰：己丑命见日墓（丑上戌为日墓，凶兆），年乘三刑（丑命行年在申，申上巳，巳刑申，凶兆），与寅命相去甚远，乌能无罪？后相国（周延儒）赐死，李贼破北京，盛（顺）脱自归。

（八十四）丁丑五月甲子日巳时申将，浙上虞顾友与徽友吴子逵，为人代占吉凶。

重审 玄胎（戌亥空 丑寅落空）

　　勾六

龙申酉戌亥朱

空未　子蛇　　虎阴龙常　　鬼申龙

虎午　丑贵　　午卯申巳　　父亥朱

常巳辰卯寅后　卯子巳甲　　比寅后

　　玄阴

断曰： 月将龙官内战（申为月将青龙官星加巳发用，地盘巳克天盘申，申克天将青龙），必因宰辅窝里生非而败事。但龙官与年神生合（本命壬午，行年在酉。龙官申与酉上子生合），断非寻常可比，嫌干乘飞符（甲日巳逆转，己日午顺征），支见游魂（正月亥顺十二，五月卯），目今人宅必有灾非之事。且年命勾神为祟（酉乘勾加午命），又丁动刃逢（甲日卯为羊刃丁神），贵履地网（贵人加戌），公讼拘系必见。喜勾阴生日（朱勾生日），事可辩雪。曰：日后何如？予云：喜德神禄马会入天门（寅为德神禄马加亥），定然位居显要，忌见旬空（戌亥空），难以久远。后知为常熟钱牧斋太史也，甲戌（应是甲申）岁官至大宗伯。

［钱谦益（1582–1684年）字受之，号牧斋。明万历进士，授翰林院编修。后为东林党案牵连，削籍归里。崇祯初起为礼部尚书，二年会推阁臣（1629），与温体仁、周延儒不和；温、周翻出陈年旧账，恶讦钱谦益，因又罢官。本课占于1637年五月，七月即辞官。至1644年（甲申），同马士英、阮大铖拥立福王，官礼部尚书。钱于甲申年为南明礼部尚书（即课中所言大宗伯）］

（八十五）丁丑七月丁亥日甲辰时，太仓中翰钱谑奄，占常熟陈南洲逮问讼事。

重审 进茹（午未空 未申落空）

　　勾六

龙午未申酉朱

空巳　戌蛇　　阴后朱六　　财申六

虎辰　亥贵　　丑子酉申　　财酉朱

常卯寅丑子后　子亥申丁　　子戌蛇

　　阴后

断曰： 占讼最凶，全无救解。盖因发用皇诏坐空（皇书，秋在申），又蛇虎二墓加临卯酉（岁墓干墓并蛇虎，如临卯酉犯重丧），此为冢墓门开，必主重重死丧也。又传将纯劫杀（申金、从革），丁火病死墓绝俱见（三传申酉戌，火之病死墓），原何有救？且年上勾刃带木（本命酉、行年午，午上未作勾陈及丁干之羊刃。辰上遁壬，初中传及命上甲乙为带木），是用刑人执杖，定遭凶死。其后果奉旨廷杖，枷死三人。

（八十六）丁丑十一月癸未日丙辰时，山东抚台讳懋芳与兴化李父母被总镇刘泽清参劾逮问，占何日脱难。

元首（申酉空 巳午落空）

```
      朱蛇
六寅卯辰巳贵
勾丑    午后    勾蛇阴虎    官戌虎
龙子    未阴    丑辰未戌    鬼未阴
空亥戌酉申玄    辰未戌癸    官辰蛇
      虎常
```

断曰：占讼最难辩雪，后却虎头蛇尾（三传初虎末蛇）。盖课传蛇虎鬼贼，又太岁岁破克日（丑为太岁，未为岁破），主君相见责；所喜者，支上皇恩（支阴之丑），命乘天赦（冬甲子居命上）；又以初末观之，以凶制凶，反无凶矣。但只今行年恩星泄鬼之气（卯命，行年在子，上乘酉为父母爻，父母化官祸无伤），明春太岁为救（寅为子孙制鬼），脱难出禁，当在彼时。丑年冬月上疏，新正下旨谪戍。

［本课原书所记日时是"丁亥日戊申时"可能有误。查《历代颁行历书》本课应占于崇祯十年十一月十九日癸未日丙辰时（公元1638年1月3日）小寒前两天，月将用丑］

（八十七）辛未四月癸亥日戊午时，商城讳奋渭熊兵长垣，为戊寅命人代占。

斩关 稼穑（子丑空 卯辰落空）

```
      勾龙
六申酉戌亥空
朱未    子虎    贵玄朱后    官辰后
蛇午    丑常    巳寅未辰    鬼未朱
贵巳辰卯寅玄    寅亥辰癸    官戌龙
      后阴
```

断曰：课象虽凶，终不为畏。曰：较张逢玄课何如（张蓬玄，见75课注）？予曰：张公课好，此课太岁克日，君上不喜，须得木姓人救解，方可消释。何也？三传纯官鬼（土），又关墓覆日（干上为干墓。关神，春丑夏辰秋未冬戌），岂不为凶？喜两贵拱身（卯巳拱干上辰），福德仪神临支（支上寅乃旬首子孙）；又丁马贵德居命（巳居寅），且是皇恩天诏（夏占巳为皇书，四月寅为天诏），定转凶为吉。其后刑长垣讳觉斯李先生上疏救之，减死谪戍，后知为云间钱相公也。

［云间，上海松江华亭，明属松江府。钱龙锡，松江华亭人，崇祯初为内阁首辅，一向支持袁崇焕。崇祯中了皇太极的反间计，逮袁崇焕以"叛逆"入狱，钱龙锡亦受

牵连，于1630年九月被逮下狱。本课占于1631年四月，已入狱数月，生死未卜。当年五月，钱龙锡免死出狱，戍定海卫。结局正如课中所说：课象虽凶，终不为畏，减死谪戍。参见91课]

[李觉斯，广东东莞人，当时任刑部给事中，后官至刑部尚书，晚年因直言进谏，角犯龙颜，削官为民。隐居东莞数十年]

十二、走失

（八十八）庚寅十月癸卯日庚申时，同乡王怀荫占失马向何方找寻，何日可得。

知一　斫轮（辰巳空　亥子落空）

　　　　勾六

龙子丑寅卯朱　　贵虎朱玄　　子卯朱

空亥　　辰蛇　　巳戌卯申　　官戌白

虎戌　　巳贵　　戌卯申癸　　财巳贵

常酉申未午后

　　　玄阴

断曰： 此马青黑色，在西北山冈，三日必获。盖因末传之马（此以驿马巳为马）而乘旬中之空（辰巳空），必俟出旬，乙巳日填实，方能得马也。何以知其色为青黑？因马阴神见子水乘青龙（驿马阴神巳上乘子水青龙），故知色青黑。何以知其在西北山岗也？因马居戌地故知在西北（巳居戌）。果三日后（乙巳日）自刘家集寻得（阴神为形状，地盘为方向）。

十三、贼盗

（八十九）丙寅四月丙寅日庚寅时，维扬北关外建龙寺僧丽天在蓝园住静，偶晤间求占。

涉害　周遍（戌亥空　巳午落空）（虽寅时，仍用昼贵）

　　　朱六

蛇子丑寅卯勾　　虎贵常蛇　　鬼子蛇

贵亥　　辰龙　　辰酉未子　　子未常

后戌　　巳空　　酉寅子丙　　父寅六

阴酉申未午虎

　　　玄常

断曰： 神后蛇鬼临干发用，必有阴人往来缠扰。僧默然久之，曰：凶吉若何？曰：干支首尾相见（甲子旬，干上子为旬首，支上酉为旬尾），一时不能拆离；且河魁加卯命（魁罡临命主动），驿马临行年（申为驿马，卯命寅年占，行年在丑），必有相携而逃之意。然而传将互克（三传递克干），提防有人攻讦事。因而众施主送僧渡江，后复来扬，携妇而去（课有二贵拱命，初末拱行年皆主动）。

十四、隐遁

（九十）甲申五月乙未日癸未时，东省费县讳四知张相公，因高镇兵马屯北城外，借住府河厅公署，占进退行止。

蒿矢　连茹（辰巳空　巳午落空）

　　虎常

空午未申酉玄　　玄常空龙　　鬼酉玄
青巳　戌阴　　　酉申午巳　　财戌阴
勾辰　亥后　　　申未巳乙　　父亥后
六卯寅丑子贵

　　朱蛇

断曰： 东南水乡居住安稳（干支上见罗网，干上巳马空亡，为破罗处，居辰水库，又有子孙制鬼）。盖因岁贵劫杀临支（申为太岁阴贵劫煞加未），贼符驿马加干（巳为驿马、贼符），此地异日还有兵戈扰攘。幸日上罗网逢空（干上乘干前一辰，支上乘支前一辰），相公必当解脱而去。然昴星（酉）乘玄武克日，作来年太岁，革故从新，应在酉年必矣。相公遂渡江而南。

［高镇兵马，即南明"淮、扬、凤、庐"四镇之一的高杰部队。高杰，字英吾，任总兵，领扬州。此课所占，即高杰兵屯城外，扬州民畏杰不纳，相持月余乃止］

（九十一）乙酉四月癸亥日戊午时，予住淮阴，欲回扬州搬家眷。田百原恩师：汝占课，看该城住？乡住？

元首　斩关（子丑空　卯辰落空）

　　勾龙

六申酉戌亥空　　贵玄朱后　　官辰后
朱未　子虎　　　巳寅未辰　　鬼未朱
蛇午　丑常　　　寅亥辰癸　　官戌龙
贵巳辰卯寅玄

　　后阴

断曰： 此课正宜归隐住乡安稳（干为城，支为乡，干之阴阳皆鬼墓；支上有福德之神出鬼没），住城虽有众贼飞攻（干上鬼墓，阴神亦日鬼），亦不足畏（凡课魁罡利出行期逃亡）。因游子斩关（魁罡加日辰发用为斩关课），发用阳将传入阴位，理应归隐之象。住城虽有贼攻，赖支上寅木以敌之（众鬼虽彰，支上寅木可以以制之），不若就西北水乡卜居安稳（寅居亥上）。及至邦关，船被兵据（卯为船加子空陷），入城（无船不能逃也），史阁部命守西城，城破一家投水未死（罡加癸水主藏避逃形）。

［本课占于1645年乙酉四月十一日。四月初，清兵已南下。武昌左良玉以"救太子，诛士英"为名，顺流东下，进逼南京。漕运总督，田百原率部勤王，陈公献同行，住淮阴，欲回扬州搬家眷（占此课），及至邦关而船被兵据，只得入城。适清兵陷扬州，屠城，陈公献一家逃到水中避难，才躲过一劫］

［史载：四月二十日清兵大至，二十三日加红夷大炮，二十五日扬州城破，史可法被俘就义，据称多铎以不听招降为由，屠城至五月初一，杀八十余万，"积尸如乱麻"］

十五、逃亡

（九十二）庚寅四月乙酉日辛巳时，弯子街二人来占子逃，看何方找寻，何日得见。

元首　九丑　润下（午未空　戌亥落空）

　　　朱蛇

六酉戌亥子贵　　虎后贵勾　　官申勾

勾申　　丑后　　巳丑子申　　父子贵

龙未　　寅阴　　丑酉申乙　　财辰常

空午巳辰卯玄

　　　虎常

断曰： 此子逃于西南（玄武为逃人，三传在未也）四十八里（亥加未上下相乘）亲戚之家（卯加亥长生故曰亲戚家），其家近水楼房（玄卯居亥），门前有羊两只，柳数株（玄阴未加卯，卯为门，未中有井鬼柳三宿），尔子与金山僧往来（申发用，为僧道之象），寻之丙丁日（子孙爻现）可见。盖申为金，加辰为山又水局围绕，岂非金山乎（申发用，加辰，三传水局）？玄卯居亥即近水楼房，亥支居未，上下相乘，即西南四十八里；玄阴未加卯，门内有鬼柳二宿，故言门前有羊有柳。后四日其子方自金山回（己丑日，此用神墓绝日归来也），于所云处见之（金山位于江苏镇江市西，是著名的游览圣地，有寺名金山寺）。

十六、兵斗

（九十三）甲申四月庚申日庚辰时，如皋铨部李大生先生，占燕京安危（李自成攻陷北京）。

八专（子丑空　巳午落空）

　　　朱蛇

六戌亥子丑贵　　白贵白贵　　财卯阴

勾酉　　寅后　　午丑午丑　　父丑贵

青申　　卯阴　　丑申丑庚　　父丑贵

空未午巳辰玄

　　　虎常

断曰： 贼（指李自成军）自西山出奇（贼符卯，自戌上发用，攻下北京西北方的昌平），用骡车木辒（卯、驴骡舟车象，亦木辒象），先攻西南（彰义门），后攻东北（东直门），且有凶变之虞。盖因贼符（卯）自戌发用，克中末干支贵人（丑），而天空（为空亡寂灭之神）临寅（东北），此地疏虞（防御疏忽），贼必乘虚而入。两阴神虎鬼克干支及岁君（申为岁君，干支阴神午克干支岁君），左右献城之象。后闻李贼明攻张掖（彰义，即今广安门），暗逾东直（东直门，在当时北京东北方位），城中鼎

— 304 —

沸，开门出降，先帝自缢（崇祯帝吊死煤山）。

[本课记述了李自成攻陷北京的先后过程，实际与陈公献所断相符。但本课占于四月初四（1644年5月8日），而北京陷落于三月十九日（1644年4月25日）。限于当时的通信条件，北京的巨变，远在扬州、南京的陈公献等人尚不知晓，故有此占。四月初一日，南京兵部尚书史可法闻报李自成军逼京师，还传檄天下捐资勤王；四月十四日，才由北京逃出的内官证实北京陷落，崇祯已吊死]

（九十四）乙酉正月丙午日丙申时，总漕部院田百原老师住淮清江，闻高镇睢州被许定国围困，占吉凶。

重审　从革（寅卯空　午未落空）

　　　蛇贵

朱酉戌亥子后　　玄蛇阴朱　　财酉朱

六申　　丑阴　　寅戌丑酉　　子丑阴

勾未　　寅玄　　戌午酉丙　　比巳空

青午巳辰卯常

　　　空虎

断曰：兴平公必被戮。课传从革（三传从革，占主变动，革故，肃杀），合中刑干害支。春占金局为返射肃杀之气；戌命长生被其克尽（本命戌，寅加戌上为日干之长生，变被金局克尽），全无一点化解；况干乘死气（酉），支乘干支之墓（戌），不惟主堕客计（太平之世，出兵征讨不庭，以先动者为主，所征者为客。此处以高为主为干，许为客为支，干上神出鬼没被子支上神所墓也），而主亦自被其愚矣。又干支命年上神俱遭刑克墓害（干支上神酉戌相害，发用酉与干上酉自刑，支上神为干支之墓神脱气，命上寅空又被金克，丑年上神巳乘破碎天空凶将），死又何疑乎？三日后果应。

[兴平公高，奉史可法之令，过睢州，想胁迫河南总兵许定国部随军西征。高、许素有仇隙，高招许定国来会，许不应；因许已有降清之意，便邀高进城。正月十一日乙未（1645、2、8），高杰带数十人入城，酒筵后高杰被杀]

[本课占于正月二十二日（1645年2月18日），已是高杰被杀后的十一天。睢州在河南境内，至江苏淮阴清江，直线距离也有300公里，课中云："三日后果应"，是高杰被子杀后十四天，才得到事件的凶报]

（九十五）乙酉四月丁丑日甲辰时，大兵用铳攻扬城，守西门将士索占吉凶。

重审　铸印（申酉空　丑寅落空）

　　　贵

蛇戌亥子丑阴　　贵青空后　　兄巳空

朱酉　　寅玄　　亥午巳子　　子戌蛇

六申　　卯常　　午丑子丁　　父卯常

勾未午巳辰虎

　　　青空

断曰：游都（丁日巳）建旺发用，忌临畏地（巳加子，"畏下难侵大战时"），主敌人迫于不得已而死战也。今日干支虽旺相，然旺相之气在于外，休囚之地在于内（初传为外，为进攻者；末传为内，为守卒。初巳旺，末卯休），城安能保乎？嫌中传被支所刑（丑刑戌），辰时又来冲破（辰冲戌），铸印见刑冲则为破印矣。且戌为州城牢狱，勾陈（乘未）又克日上神（子），屠城放狱，应在咫尺。饭后步入旧城，城已破矣。

[1645年四月，清军逼近扬州。史可法死守扬州，拒不投降。二十四日清军借红夷大炮（铳）之威，正式攻城，城西北角忽崩，城破，史可法被俘就义。豫亲王多铎以不听招降为由，下令屠城，杀平民八十万，史称"扬州十日"]

（九十六）戊子二月乙亥日癸未时，兴化台中李少文先生，相召汪宁牛湾园，虑金兵东下，占。

重审　曲直（申酉空　子丑落空）

```
        朱蛇
六酉戌亥子贵    龙玄贵勾    财未贵
勾申    丑后    未卯子申    父亥蛇
青未    寅阴    卯亥申乙    兄卯空
空午巳辰卯玄
        虎常
```

断曰：金兵不但不能东下，且不能待久。游都居西南恋生（游都子加申），且离日辰远（天盘子至地盘辰三位以上）；贼符临干支（贼符巳申子卯），水陆布有伏兵。然乘死绝之气（日干乙绝在申，日支亥死在卯），且初传休囚夹克（初传为来犯之兵，未乘青龙加卯），末传健旺制劫（末传为守御之兵，卯木春旺），是守坚敌弱（初死末旺），故知必不能东下而又不能持久也。但太岁合木局以生春夏之木，只今颇能坚守，一交丑年（地盘丑上巳、巳上酉），巳酉丑金局破坏传中之木，即难支吾矣。次年正月果验。

[金兵，金声桓兵。金声桓原系明宁南侯左良玉的部将，总兵官。1645年四月，左良玉病死，随其子降清，授金以提督江西全省军务总兵官，参加镇压反清运动。1648年正月二十七日宣布反清复明，江西各州县纷纷响应。后因屡战失利，遂固守南昌半年余。1649年正月十八日，城破，金身中两箭，投入帅府荷花池自尽]

（九十七）己丑正月辛巳日辛卯时，榆林王总兵讳朴者，其子金吾官在扬，闻大同姜总兵乱，占吉凶。

元首　炎上（申酉空　辰巳落空）

```
        勾六
青丑寅卯辰朱    玄青勾贵    官午贵
空子    巳蛇    酉丑寅午    财寅勾
虎亥    午贵    丑巳午辛    印戌常
常戌酉申未后
        玄阴
```

断曰：游都居支前（辛巳日寅居午），贼符侵酉地（贼符巳加酉），且贵人克干发用（干上贵人乘午发用，贵人为来犯之兵），又合中犯煞（三传寅午戌，午午自刑，干支上神相害），西北兵动（贼符加酉西，贵人加戌克干发用西北），据城无疑。初传旺相生合末传（初传为来犯之兵，末传为守城之兵，初传旺相为清军势盛，生合末传为内外勾通），定主内外奸人勾连；中传月建克末传（末传为守卒，中传月建寅乘旺克之），必然破城杀将。又旬遁丁神（丑）临辰阳入辰阴（支辰为大同，支阴为附近），更有当地边界盗贼蜂起，后来终于归降，盖因游都（游都寅，代表平叛的清军，加于午上）临合处也。但火局旺相于春夏，死于秋冬，又大吉日墓临支（丑为日墓加支），是主受客愚而坠客计（干为主为造反举事者，支为客为来平叛的清军），交秋事败归降矣。

［大同姜总兵，即姜瓖，原是明镇朔将军大同总兵官。1644 年三月，降大顺军，同年五月，又归附清军。清廷许其仍镇守大同。由于多次受到清廷猜疑，功高无赏，心怀不满。于 1648 年十二月初三日，下令"易冠服"，自称大将军，公开反清。随即大同附近十一城皆反，山西各地汉族官绅纷纷响应。本课占于 1649 年正月，即姜瓖起事一个月后。当时大有燎原之势。摄政王多尔衮亲征，六月大部州县已克，被围困数月的大同，兵民饥饿，死亡殆尽，余兵无几。姜瓖部下杨振威变节，于 1649 年 8 月 28 日带兵杀了姜氏兄弟，持首级出城投降］

（九十八）己丑三月偶有六壬诸友相晤，持有丁亥日寅将子时课与余断，云：有贼兵攻武昌，看城池安危。

重审　极阴（午未空　申酉落空）

蛇贵

朱未申酉戌后　　空常阴贵　　财酉贵

六午　　亥阴　　卯丑亥酉　　鬼亥阴

勾巳　　子玄　　丑亥酉丁　　子丑常

青辰卯寅丑常

空虎

断曰：贼自西南而来，城必无虞。曰：游都离日辰甚远，何以知贼之必来？曰：酉贵临干发用（不见游都视天乙，酉贵加未发用），故知其来而自西南也。曰：有众几何？曰：游都临日辰远（丁日游都巳临卯，离地盘干支均超过四位），干上贵又空（未空），惟以正时上下合断（正时子上乘寅），约有七九六千三百。曰：城无虞者何？盖贵临干受克（酉贵临干加丁发用，丁克酉），故知贼不攻城而退也。

［此课乃晋元帝时（非元帝，乃晋成帝司马衍时）因毛宝叛兵（毛宝亦非叛兵，是兵屯邾城）屯邾城，命宰相戴洋占后载之于史。予初不知，不意断法竟与古事相合。

然纯阴之课（六阴相继尽错迷），干之阴神鲁都克日（丁日鲁都亥，干之阴神也），主贼有埋伏。

又支（亥）为城，上神（丑）克之，而上神又被阴神（卯）所克，主居守不仁且欲自相攻击。

— 307 —

又末传（丑）生合初贵（酉），主内有暗降之人。此数事皆前人未尽之秘，予不惜笔之于书，以授后之学者。

本课是东晋时戴洋占的一古课例，六壬诸友曰：有贼兵攻武昌，请断安危。1649年三月，清兵与南明余部各地的战事未了，但并无"贼兵攻武昌"之事；远在扬州的陈公献未必知晓。显然是众人拿来考他了]

[毛宝，乃晋成帝时辅国将军庾亮手下名将。庾亮守武昌，毛宝亦授辅国将军，监扬州之江西诸军事，与樊峻万人守邾城（今湖北黄冈）。339年己亥十月，赵王石虎遣兵五万犯荆、扬，两万骑攻邾城。庾亮救之不及，邾城遂陷，毛宝、樊峻被赶入江中溺死。对于此事，宰相戴洋九月曾有预言："当有怨贼报仇"，毛宝将遭死难。及闻石虎兵来攻武昌，此时庾亮与戴洋同在武昌，戴洋为庾亮起了丁亥日寅将子时课。详见《晋书·戴洋传》]

（九十九）甲申五月庚子日辛巳时，高兵自黄河北来，围困扬城近半月，江都令讳日成，李父师，占城池安危。

嵩矢　三交（辰巳空　未申落空）

　　勾六

青申酉戌亥朱　　白阴后朱　　鬼午白

空未　　子蛇　　午卯寅亥　　兄酉勾

虎午　　丑贵　　卯子亥庚　　子子蛇

常巳辰卯寅后

　　玄阴

断曰：凶必无虞，不日围困可解。盖因干支休囚（五月，干支上神亥卯休囚），旺气在内故也。格合罗网（时用俱克日），初传鲁都虎鬼月建（初传为来犯之兵，午乃月建旺气，又是鲁都虎鬼），彼兵虽凶，然末传游都将星（末传为守城之兵，子为游都将星），又系蛇（乘子）冲克初传（午），此为以凶制凶，不过虎头蛇尾（三传初虎末蛇），故不日围解。

[《明史·高杰传》：京师陷，杰南走，福王封杰兴平伯，列于四镇，领扬州，驻城外。杰固欲入城，扬州民畏杰不纳。杰攻城急……知府马鸣骙、推官汤来贺坚守月余……阁部史可法议以瓜州予杰，乃止]

（一百）甲申三月丙午日甲午时，同乡卜孟井闻真定被围，占城池安危。

知一　玄胎（寅卯空　巳午落空）

　　朱蛇

六申酉戌亥贵　　后朱贵六　　财申六

勾未　　子后　　子酉亥申　　官亥贵

青午　　丑阴　　酉午申丙　　父寅玄

空巳辰卯寅玄

　　虎常

断曰：不唯真定内变城破，即燕京亦有他虞。盖因初传财爻内战（将逢内战所谋危），又乘相气（三月土旺金相）冲克旬空之末传（末传为守城之兵，寅旬空），干支又被两阴神所克（二四课上神亥子，克丙午），支又克支上神，主居民心散，兵马为钱粮内变，左右（干支二阴即为左右）献城弑主（左右克干支，为献城弑主）之象。且末传寅（分野）为幽燕，被初传申马冲克，燕京安能无虞？即此日京城亦被贼所破（占课的当日丙午，京城破；次日丁未，崇祯上吊）。月余闻报，余言皆验矣。

［真定，即河北正定。本课占于 1644 年 3 月 18 日丙午，而实际上 2 月 23 日壬午日，真定知府丘茂华已杀了总督侍郎徐标，投降了李自成，大顺军挥师陷大同、宣府、阳和，居庸关、昌平，直取北京。占课这天（3 月 18 日），北京陷落；第二天丁未，崇祯帝上吊］

（一百零一）乙酉四月辛酉日丙申时，左藩南侵，总漕田百原恩师奉命勤王，已进发矣，诸将士索占吉凶。

重审　进茹（子丑空　丑寅落空）

后阴

贵午未申酉玄	虎常空虎	子亥虎
蛇巳　戌常	亥戌子亥	子子空
朱辰　亥虎	戌酉亥辛	父丑龙

六卯寅丑子空

勾青

断曰：此行不吉，主至半途而回。盖白虎驿马临干（四月亥乘虎马自四课发用且临干），虽有狐假虎威之势（是左藩南侵之兵也），赖戌土实能克制（亥加戌上，戌亦支上神，均制亥水），如彼猖狂妄动，定有阻塞。但我兵此行，中末俱空（进茹空亡宜退步），岂能前进？况辛日南征为灭没旺方（灭没飞符去不宜），于军不利，干神临支恐有锐卒前扰（辛酉日戌加酉，为干神加支，主有锐卒前扰）。后至扬州，高兵出城抢舡（此前扰之锐卒也），遂与阁部商议，抽兵而退。

［左藩，即左良玉。崇祯十七年（1644）诏封宁南伯，世守武昌。南明福王朱由崧继位南京，晋左良玉宁南侯，拥兵八十万。1644 年腊月，有个北方人王之明，冒充是崇祯之子，被子福王下狱；又有一童姓妇女冒充曾是朱由崧妃子，也被下狱。一时中外哗然，真伪莫辨。1645 年三月，左良玉举兵武昌，以"救太子""诛士英"为名，东下犯南京；兵至九江，四月初四日，良玉暴死。弘光朝靖南伯黄得功，败左兵于铜陵、板子矶，其围解。左良玉之子梦庚降清。本课占于四月初九日辛酉，其时左良玉已死，陈公献等不知。课中彼猖狂妄动，定有阻塞，即指次日黄得功打败左梦庚部队之事］

（一百零二）己丑十一月戊辰日甲戌时，山西同化南占得此时课，持来问予，看地方有事无事否。

弹射　润下（戌亥空　寅卯落空）

六勾

朱酉戌亥子青　　龙蛇空朱　　财子龙

蛇申　　丑空　　子申丑酉　　比辰玄

贵未　　寅虎　　申辰酉戌　　子申蛇

后午巳辰卯常

阴玄

断曰：此地如何得无事？盖游都（申）乘蛇临支，定有兵扰，但城中人民尚结居守，粮草器械无一不备。因支（辰）生支上神（申），建壬（壬申）为财，且初传子（子为贼符，居四课发用。贼来之方，以初传五行定之）乃北方轻剽之兵，必自北面来。幸中传辰土山岗所隔，干上昂星（酉）作日之败气，来兵必怯而退，城中人民终于归顺。盖龙化为蛇（虎头蛇尾），不成成其大，传将三六合（三传三合，干支上下交车六合），末传又生合初传（末传为守城之兵将，初传为来犯之兵，末生初主降），居守必然归顺。曰：此敝地泽州也。果一一如所占。

［泽州，即山西晋城。本课背景是：1648年12月姜瓖据大同反清，山西各州县纷纷响应；至1649年四五月间，复明义军已占据了晋西北、晋南、晋中、晋东南等大部地区，局势已不可收拾。清廷安抚不成，便出重兵镇压。1649年8月，姜瓖被杀，清克大同（参97课注）。11月，韩岱、石廷柱、左梦庚等在泽州击败反清义军，至年底，反清势力全部被剿灭］

（一百零三）乙酉五月乙酉日庚辰时，予避难于福终庵，同盟副帅杨九苞，督舟师随征时，修书差官相召同事，予因幼儿随身固辞，乃占一课寄之。

元首　九丑　润下（午未空　戌亥落空）

朱蛇

六酉戌亥子贵　　白后贵勾　　官申勾

勾申　　丑后　　巳丑子申　　父子贵

青未　　寅阴　　丑酉申乙　　财辰常

空午巳辰卯玄

虎常

断曰：南都定然归顺，放心前行，但防东南有兵变之虞。盖因末传旺相财爻（末传为守城之兵），生合初传官贵（初传为进攻之兵，末生合初，主守将请降），且结水局生日，又合中无煞（万事喜忻三六合），是为主者必归顺而贡降也。且干支休囚（夏占木金皆休囚），则旺气在内（支上丑相，支阴巳旺），其城不可拔，亦无屠戮之惨。辰阴（四课）见太乙（巳）白虎建旺合克酉支，因而提防东南兵变也。后果如所占。

［占行军吉凶，以三传合局生日，无空亡，合中无煞，大吉之兆。毕法有"贵德临

身消万祸格"，谓日德加干上，不畏三传鬼杀也。但此格必须其余地方吉，方以此论，否则以鬼论。凡泛占吉凶，遇有干支之阴神冲克干支者，当以内乱断之，屡验]

[杨九苞，史书未载，待考]

（一百零四）辛未四月丙子日丁酉时，莱阳迟父师与同乡宋氏昆弟相召，占东省地方安否。

伏吟　玄胎（申酉空　申酉落空）

　　　六朱

勾巳午未申蛇　　玄玄勾勾　　比巳勾

青辰　　酉贵　　子子巳巳　　财申蛇

空卯　　戌后　　子子巳丙　　父寅虎

虎寅丑子亥阴

　　常玄

断曰： 东南齐分主有伏地兵将作乱（月建为地方官，勾陈为战斗之神。日上月建勾陈，三传互克），两军敌战尽遭伤也。日上勾陈月建（巳）被支之玄武将星（子）克制，且乘天鬼凶煞（天鬼即伏殃煞：正西逆四仲。四月是子），是以有伏地（伏吟即本地）兵将屠杀破城之虞。又传将递克，伏吟见丁马（主动），官防参劾，大民流亡。冬月水旺时，玄武得令，孔耿李三将兵起破登府七州县，人民逃窜，总兵张可大自缢，孙巡抚逮问典刑。

[孔耿李，即孔有德、耿仲明、李九成。三人皆皮岛毛文龙帐下卒。1629年毛文龙被袁崇焕擅杀后，三人投靠了登莱巡抚孙元化。时满洲兵侵辽东，围大陵城，孙元化令孔有德率兵救助，至吴桥，李九成、孔有德发动兵变，陷陵县、临邑、商河，残齐东，围德平，转破新城、青州、登州、黄县、围莱州，登州总兵官张可大上吊自杀，孙元化被朝廷处斩，明军损兵折将。至1633年才将这场叛乱平定。李九成中箭死，孔、耿二人率部渡海逃往辽东，降清，并为皇太极带去了大炮]

（一百零五）甲申正月丁亥日己酉时，程翔云居广陵，报闻兵警，占岁内吉凶。

昴星　炎上（午未空　酉戌落空）

　　　后阴

贵申酉戌亥玄　　勾虎常后　　兄午六

蛇未　　子常　　巳寅丑戌　　子戌后

朱午　　丑虎　　寅亥戌丁　　印寅虎

六巳辰卯寅空

　　勾青

断曰： 墓神覆日（干上戌墓），虎符朝支（支上寅白虎值符，丁日飞符在寅），又丧吊入传（申年戌为丧门，午为吊客），末见岁刑白虎（太岁申刑末传寅），定有兵丧不测之虞。勾陈游都（巳）入辰阴（寅上）幽燕之地，又见死神（死神正巳顺十二）阴煞（阴煞正巳逆十二），是以兵戈难免。且干支乘脱（干主外、支主内），内外空

— 311 —

虚。支阴游都（巳）刑克太岁（申），于君不利。日阴（丑加戌为西北）克辰（亥），西北有兵变急进之虞。支又克辰阴（日支亥冲克辰阴巳），城东边将兵民必生离异。其后贼果犯燕京，城中内变，而有三月十九日事（参看6、93、100课）。

十七、出行

（一百零六）庚寅五月庚申日丁丑时，徐盟鹿占得此课问远行，携有妻子同往，看吉凶若何。

八专　绝嗣（子丑空　未申落空）

　　贵后

蛇子丑寅卯阴　　六阴六阴　　父戌六

朱亥　　辰玄　　戌卯戌卯　　官巳常

六戌　　巳常　　卯申卯庚　　子子蛇

勾酉申未午虎

　　青空

断曰：男女远行俱不得意，中途被劫，死于他乡，有沉溺破舟之虞。盖因男干女支行入空墓之地（庚课在申，庚申日干支均加地盘丑，丑为旬空），中传劫煞旬丁（申子辰见见巳为劫，巳遁丁）刑克支干（巳刑申），末传日死加巳（子加巳，庚死在子），是阳生临阳绝（四绝体），合为死字。且壬戌加卯发用（壬癸子天之三河，卯酉辰地之三井，若有一河加一井，舟不可行），是河井相加，卯受干克（卯为舟车，卯加庚申受克），主车船破坏，其祸必矣。近江西百余里（干支加丑，丑为江西分野），男女五人（发用戌，数五）被盗而死。

十八、行人

（一百零七）乙酉七月庚子日甲申时，扬州兵盐道讳汉式刘公祖占课，不言某事。

涉害　顾祖（辰巳空　寅卯落空）

　　六勾

朱卯辰巳午龙　　白玄六龙　　鬼午龙

蛇寅　　未空　　申戌辰午　　父辰六

贵丑　　申虎　　戌子午庚　　财寅蛇

后子亥戌酉常

　　阴玄

断曰：胜光同天马（胜光若逢天马，必问行人），来意问行人；过月望赤龙（丙辰日也），眷属到门庭。曰：然。盖因中末空亡（故须过月），是以月内不来，过月驿马（末传寅为驿马，亦为行人足）临辰（辰空，须过月填实），故应丙辰日。曰：此课占功名能复旧缺否？余曰：顾祖（顾祖课占官，多不满任）中末空（中空末陷），有初必无终。龙化为蛇例（虎头蛇尾），请告始得荣。盖因初龙末蛇，（顾祖空传）止于兵宪，龙神克下（龙神克下鸳班憎），上官不足。复任月余，被劾逮问。

（一百零八）戊辰十一月壬戌日乙巳时，余在燕京，江都倪子玄占女何日到京，路途平安否。

元首　玄胎（子丑空　酉戌落空）

　　朱蛇

六寅卯辰巳贵　　蛇阴贵玄　　财巳贵

勾丑　　午后　　辰未巳申　　子寅六

龙子　　未阴　　未戌申壬　　比亥空

空亥戌酉申玄

　　虎常

断曰：行人已抵燕界，丙寅日方到，但途遇马贼劫夺。盖二马（干上申为驿马，发用巳为丁马。正时天乙入支干，湖海行人会不难）见于课传假，末足（末传为行人足）临寅（末传亥临寅）乃幽燕之分；二阴夹阳中传见寅（二阴一阳，以阳为主事），故主寅日到。玄武驿马临干（申乘玄）遥克庚午命神（干乘玄劫克命年，陆路陡防盗贼连。午命上神卯，被申遥克），主大路有马贼劫夺之应。果寅日到平子门外（平则门，今阜成门，北京西垣南门），雪中遇雪贼，劫银四十两（巳乘玄加驿马申，上下刑克发用；巳数四，故应四十）。

（一百零九）庚寅七月丁丑日午将巳时，江西吉水少司马，李梅公先生住扬时，占行人。

重审　连茹（申酉空　酉戌落空）

　　勾六

龙午未申酉朱　　常玄朱六　　财申六

空巳　　戌蛇　　卯寅酉申　　财酉朱

虎辰　　亥贵　　寅丑申丁　　子戌蛇

常卯寅丑子后

　　玄阴

断曰：行人尚未起程，九月节后子丑日方能到扬州。曰：何以迟来？盖因连茹逢空（进连茹空，名曰声传空谷。本课干支上逢罗网，台土月建加干，天罡加卯为关格），玄武劫杀入辰之阴阳（寅为劫杀，乘玄武加支阳，贼符卯加支阴、申加干阳），主是当地及交界（支为当地，支阴为边界）兵戈（贼符加干）盗贼（玄劫加支）扰害，宅中眷属（驿马亥加戌，前戌后子）退避山水之间，迟来必矣。果九月（亥马加戌，末传亦戌，戌九月出空时应）郎同亲家刘左车临扬。

（一百一十）辛卯九月辛巳日辛卯时，庄公远在江宁占，看东翁程翔云先生何日到省。

蒿矢（申酉空　酉戌落空）

　　后阴

贵午未申酉玄　　后贵空白　　鬼午贵

蛇巳　　　戌常　　　未午子亥　　　印未后
朱辰　　　亥虎　　　午巳亥辛　　　兄申阴
六卯寅丑子空
　　　勾龙

公远断曰：行人自宅中已起程，应于丙戌日到。盖驿马（亥）临干，贵人（午，程翔云类神）入辰。又嵩矢为用，行人速来（又初克末兮车已驾），故知其起程。丙戌者，因马临戌地（辛课在戌，亥加干即临戌），又为发用之墓绝（午墓在戌。"用神墓绝日归来"），且寅为本命，午为用神，与戌作合也，后果丙戌日至。

[本课断人已起程而且速来者：驿马白虎临干，白虎催程返故园；嵩矢为用；进连茹末空，人来；马临戌地]

十九、疾病

（一百一十一） 辛巳九月丁亥日辛丑时，庠友张奉初为乃弟观初占病，予袖传一课答之（本课"九月"有误，据用将看应是"七月"）。

重审　铸印（午未空　亥子落空）
　　　贵后
蛇戌亥子丑阴　　　朱白空后　　　比巳空
朱酉　　　寅玄　　　酉辰巳子　　　子戌蛇
六申　　　卯常　　　辰亥子丁　　　印卯常
勾未午巳辰虎
　　　龙空

断曰：课得铸印，占病不吉（占病得铸印，必见阴司），三日必死。张友不言而去。

[此段过简，试作补充如下：《直指》云：课得铸印，占病不吉。两蛇夹墓，白虎入宅，支墓临支克支，三日内必死。干上子鬼即月内死气。鬼逢死气即多凶。干阴巳是驿马飞魂遁癸作茧自缚暗鬼发用，此虎鬼乘骐也。支上辰是病符乘白虎亦遁壬鬼，虎乘遁鬼殃非浅也。六合乘申临卯，为身尸入棺。丁亥日，三日后为庚寅，寅上未，空墓覆之，待葬之象。

顷焉，一人至，占得未亥卯三传，白虎发用（丁亥日未不乘白虎），丧吊全逢（巳年未为丧门，卯为吊客），且木空则折（三传初中空陷），病主风寒（木主风），三日内死。占者曰：适家伯先已来占矣，因不吉，故复占之。

七月丁亥日，无休止寅时午将，三传未亥卯。昼占得夜时，仍用昼贵]
　　　蛇贵
朱酉戌亥子后　　　勾常常贵　　　子未勾
六申　　　丑阴　　　未卯卯亥　　　官亥贵
勾未　　　寅玄　　　卯亥亥丁　　　父卯常

勾午巳辰卯白

　　青空

课得"回环"，占病多反复。丧吊全逢，入于课传。支加干乘贵人克干，上门乱首。三传木局，木空则折；占病得贵人，见阎王之象，必下阴司。以空禄乘天马加寅长生，往生之象，寅日死。

（一百一十二）己卯六月己酉日戊辰时，维扬埂子街六如斋扇店浙江张澹宁相会占病。

蒿矢　三交（寅卯空　巳午落空）

　　六朱

勾申酉戌亥蛇　　玄贵辰朱　　鬼卯玄

龙未　　子贵　　卯子丑戌　　父午空

空午　　丑后　　子酉戌己　　子酉六

虎巳辰卯寅阴

　　常玄

断曰： 当年病无妨，何须再三详；黑马自夷来（黑马，壬午也。夷，东方，卯也），跨上往西方（往西天，死也）；早觅玄空径（指静坐吐纳寻引等长生之术），教尔接命长（能延长寿命）；宅上见胎喜（从支上看有胎喜），一阴并两阳（一女二男）。

盖太岁发用作日破旬空（卯鬼作日破旬空，蒿矢发用无力），目今无妨，但嫌医神发用克日（六月卯为地医，己日卯为日医），主医人用药不当，但木火为虎鬼（虎乘巳遁乙。疾病之源寻虎鬼），脾肺受病，未能脱体（木火虎鬼地盘皆受生），须东南钱刘之医（制鬼之位乃良医。二姓属金，申酉居巳午，东南也），平肝（制鬼）清心（心火正常能生土），其病渐愈。曰：何以言玄？门卯乃死我（卯酉为门，卯鬼发用，又为土之死地），门酉为生我（酉为福德，克木制鬼，故曰生我），先玄空（初中）长生在传（末酉？），宜避初鬼就末生（初卯鬼玄武旬空，中传午空陷，避初中空陷，以就末生），须向玄空之门求接命延年之术。否则，壬午春必有他虑矣（酉败于午，春木位旺金绝）。曰：有胎者何？余曰：支上见胎神。曰：三儿妇俱怀妊矣。余曰：试言何命？曰：丁未、壬子、甲寅。余以行年推之，丁未生女（卯年占课，丁未女行年在子，上乘卯，属阴），余二皆男（壬子女行年在巳乘申，甲寅女行年在未乘戌，皆阳也）。后果然，澹宁壬午春死。

（一百一十三）乙酉正月己亥日己巳时，总漕漂官召贤参将卢承山盟兄占病吉凶。

重审　交车（辰巳空　亥子落空）

　　后阴

贵子丑寅卯玄　　后空六阴　　父子空

蛇亥　　辰常　　丑午酉寅　　兄丑后

朱戌　　巳虎　　午亥寅己　　子申勾

六酉申未午空

　　勾青

断曰：脾土受症，目今无虑。盖木为官鬼（春占木旺，作鬼加干），则脾经受症矣。以平脾（肝）清心为上（平肝清心以治脾），切勿健脾理肺。七月恐有不测之忧。盖禄临绝地（四绝体，午加亥）；马入墓乡（巳马加戌），且子巳相加（合成死字）为阳临阳绝（阳生加临阳绝），又卯临申位是木被金离（庚斧乙木，劈木作棺），病人非宜。且年带二死克日（酉年，干上寅为死符），故断其七月必死（鬼贼当时无畏惧，至秋木囚，则事乖张）。已而果然。

（一百一十四）辛卯二月丁未日癸卯时，偶有楠姓者，为董晋侯占病。

八专（寅卯空　酉戌落空）

　　朱六

蛇子丑寅卯勾　　阴六阴六　　财酉阴

贵亥　　辰龙　　酉寅酉寅　　子辰青

后戌　　巳空　　寅未寅丁　　鬼亥贵

阴酉申未午虎

　　玄常

断曰：此病主手足不举，全无一点生气（火长生寅空，四课上神皆旬空落空），因日禄临绝地（日禄午临亥），驿马投墓乡（驿马巳临戌），又行年游魂（游魂，正亥顺十二。二月游魂子），子巳相加（四绝体。子临巳位定死亡），合为死字，三传死墓绝（丁火在酉死，辰为鬼墓，亥为绝。死墓绝空最为凶），安能有救乎？何以知病在手足不举？盖因卯加申、戌加卯（卯加戌逆主风搐。卯为手、戌为足，戌加卯，足在上、手在下），故知主风癫发搐之症。在何日？久病应卯字，卯加申（此以卯落地盘处定应期，卯为棺，卯加申），申日子时（子为游魂蛇鬼）死矣（病人生年不详，行年在巳在子难定）。

（一百一十五）乙丑十月辛亥日甲午时，予往金陵成贤街，会六壬王养吾索占之课。

元首　玄胎（寅卯空，亥子落空）

　　六朱

勾寅卯辰巳蛇　　蛇阴朱后　　鬼巳蛇

龙丑　　午贵　　巳申辰未　　财寅勾

空子　　未后　　申亥未辛　　子亥白

虎亥戌酉申阴

　　常玄

断曰：公为阴人（螣蛇休囚发用，后加干，阴加支，皆为女象）占病（三传病胎，格合天网，来意占病）。主胸膈不宽，饮食少进。曰：果妇病，若何？曰：传得病玄胎（四孟相加，天盘加临地盘病处），又四课德鬼发用（辛德在巳），巳作闭口（五子元遁，发用癸巳），食神乘空（子落空且乘天空），依知病在胸膈（申主骸骨心胸，主肺），不能饮食（下闭口也）。且禄临绝地（酉禄加子，死地也），何以养生？目今子爻（今冬占水旺，末传子孙爻）制鬼无妨，恐来年初夏（巳月）太岁（寅）生鬼可虑；况夫占妻岂宜财空（寅卯财空，传将见妻复入空，主断弦），主半路断弦续娶也。辛日亦不宜占病（辛为五亡神也），因辛作亡神故也。

（一百一十六）辛未正月戊申日己未时，同乡亲彭城卫幕刘一纯占病。

元首　润下（寅卯空　午未落空）

六朱

勾酉戌亥子蛇　　玄蛇贵勾　　兄辰玄

龙申　　丑贵　　辰子丑酉　　子申龙

空未　　寅后　　子申酉戌　　财子蛇

虎午巳辰卯阴

常玄

断曰：病起少阴，目今无虑，但绵缠难脱体耳。微独病也，且防贼至。病起少阴者何？但从魁临干为日之败气（是日干桃花沐浴之败地），是因少阴（病起于女色）而败身也。病难脱体者何？传将合成败局（三传财局），生起日之官鬼也。占病而言贼至者何？玄武发用传归支上（玄武为贼人，三传子归支上），主贼人入我内室也。医当如何？木为官鬼，火作白虎，心脾二经受症，当觅东方之医，理肝清心（舒肝即是健脾，降火即能清心），切勿健脾补肺（培土生金不宜）。何时当愈？曰：甲戌流年（日鬼寅作驿马加戌）方且不保，遑问愈乎？缘戊日玄墓发用（"玄神乘墓号收魂，虎鬼乘骐死立待"。若发用，占病凶）是为收魂杀。又纯财生卯木（三传纯财，生起行年上卯木死气日鬼），死气克日，故是年冬可虑乎？

果后三月（本课占于二月初四，后三月，五月也）一贼入室，刘复来言及。余乃以原数断云：贼北方道路往来，陈姓年少人也去。作贼无伴一人耳，然必告官方获。玄辰乘相气，主年少（玄乘辰五月相气，玄乘阳为男，旺相是少年），在子为道路（玄武加子发用，子北方），辰与陈姓同音，玄阴生水（玄阴申金生水），水合一数也。官鬼（木）遥克玄武（辰土。公胜盗时官克武），公命（丑命）上神（巳火）又制盗神（玄武之阴即盗神，申。行年上神伤武盗，发使追寻早见擒），必告官然后捕捉也（三传财局生官制武；旬首辰乘玄，逆四是丑，乃勾陈之阴，亦是贵人，故须告官）。何日可获？曰：告官三日即获（官鬼木，数三也）。后果然，及询其姓名，则陈忠也。

（一百一十七）己丑八月庚戌日壬午时，陈惟一占扬州道台陈公祖病。

伏吟　玄胎（寅卯空　寅卯落空）

龙空

勾巳午未申虎　　玄玄蛇蛇　　兄申虎

六辰　　酉常　　戌戌申申　　财寅蛇

朱卯　　戌玄　　戌戌申庚　　官巳勾

蛇寅丑子亥阴

贵后

断曰：此课不利占病，丁巳日必死。盖因禄马（申、德禄驿马）发用，入传中空绝之乡（中传寅空，庚绝于寅），病人见驿马乃神气出游象（占病驿马发用，必魂游千里）。虎鬼临处为畏期（应期断法）。传既无天医而末传巳火（鬼）克日，故以是日决之。

（一百一十八）己丑八月乙未日辛巳时，徽友程孝延为同乡郑姓占病。

蒿矢　连茹（辰巳空　巳午落空）

　　　虎常

空午未申酉玄　　玄常空龙　　鬼酉玄

龙巳　　戌阴　　酉申午巳　　财戌阴

勾辰　　亥后　　申未巳乙　　父亥后

六卯寅丑子贵

　　朱蛇

断曰：占病不治，且临于床，八九月之会是其死期乎？盖干支互乘绝气（支上申为乙绝，干上巳为未绝），课传革故从新（《指掌赋》：酉戌亥革故从新），且二马临身宅（支驿马在巳，八月天马在申。须防虎鬼驾马恶，死墓绝空最为凶），乘青龙太常（青龙钱财占病为纸钱煞，太常衣裳占病为孝服。龙常乘二马加支干上尤的），谓之孝服纸钱也。病人见驿马（类聚曰：占病日干上不宜见马，谓之游魂）又非所宜，故不起矣。又身（乙课在辰，辰即身也）加卯上为床为棺，故卧床也。二阴一阳（以阳为主），中传戌加酉位，是八九交会之时。果交九月节日死矣。

二十、岁占

（一百一十九）辛巳正月乙酉日癸未时，程翔云在新安，见雪寒极甚，途多冻馁，因有感而占。

知一　不备　乱首（午未空　亥子落空）

　　　蛇贵

朱戌亥子丑后　　青阴阴六　　财未龙

六酉　　寅阴　　未寅寅酉　　印子贵

勾申　　卯玄　　寅酉酉乙　　子巳虎

龙未午巳辰常

　　空虎

断曰：据此课象，今岁天气亢旱，风大雨少，田禾欠熟，且有疫疬死亡之患。盖因初中风伯会箕（未为风伯，寅中有箕星好风；未加寅发用。风伯会箕风满谷），神后空陷（神后水神子落空，雨少），末传虎乘遁鬼（末传元遁为辛巳暗鬼）。又因未为田园，自四课发用，即田庄交界，子属稻谷亦空，故知田禾欠熟。又天鬼支来克干（正月酉为天鬼，加干。天鬼逢时疫作疬），此为上门乱首，种种凶象，而况劫煞入辰（寅为劫煞，劫煞入宅，祸起萧墙），三传递克，全无和气，凶荒之征也（灾荒疫疬并行）。后果如占。

[本课占于崇祯十四年辛巳（1641年2月18日），正月初九。酉即月内红砂、破碎

煞，加干克干，上门乱首。乙在辰，辰宫有角亢二宿，属郑分豫州，河南之开封、郑州、陈州、汝宁、怀庆，直隶寿州等皆在其分野。酉宫有胃昴毕三宿，属赵分冀州，北平真定、定冀二州、赵州、顺德、祁州、高唐、大同等皆在其分野。正月李自成陷河南，洛阳福王朱常洵被杀；二月张献忠陷襄阳，十一月李自成陷南阳，唐王朱聿镆遇害。……明半壁江山已破碎不堪。史载：十四年，两京、河南、山东、浙江大旱，蝗灾。百姓流离，途多冻馁〕

二十一、应候

（一百二十）己巳十一月丁酉日庚戌时，偶有叩门声，随占一课。

蒿矢（辰巳空　未申落空）

　　　贵后

蛇申酉戌亥阴　　　空玄常后　　　官子玄

朱未　　子玄　　　卯子丑戌　　　父卯空

六午　　丑常　　　子酉戌丁　　　比午六

勾巳辰卯寅虎

　　　青空

断曰：来叩门者必因盗贼之事。及开门时，是迟、王两父师相召，往见之。坐下即云：彼乡有一举人作乱。予袖传一课答之：指日败擒，无烦过虑。盖因干支上乘死墓（干上戌墓，亦是关神。金死于子加支上），玄鬼（子）临于败地（酉又），日上神（戌）又制之，是以不能持久，一交土旺时（子孙当令）自休息矣。又问：家宅安否？曰：然系何命？曰：乙亥、戊子者。予云：亥年驿马贵人（巳年占，亥命行年在申，上乘亥，为驿马幕贵），子年乘河魁，又二贵拱夹（子命行年在未，上乘戌，二贵拱年上神）。亥命有功名而未成；子乃科举中人，俱迁居他处矣（亥命上寅是月内天马，年亥为支驿马；子命二贵拱年上神，遥克主远，知迁他处也）。曰：亥命家兄是秀才，子命舍弟是举人。果十二月（土旺时），为乱者事败，家中安堵。

（一百二十一）己丑三月乙丑日丁亥时，广储门外普贤庵僧敏若，半夜亥时，因鸦鸣占得此课，来问主何吉凶。

重审　退茹（戌亥空　酉戌落空）

　　　六朱

勾辰巳午未蛇　　　玄常空青　　　父子常

青卯　　申贵　　　亥子寅卯　　　父亥玄

空寅　　酉后　　　子丑卯乙　　　财戌阴

虎丑子亥戌阴

　　　常玄

断曰：主有贼八九人，自东北来劫邻人衣物银钱，遂渡河而去（玄乘驿马加子，亥子皆水），汝庵无妨。曰：亥时右邻木客被劫。盖因游都贼符临干支（乙日游都子加支，亦为贼符。贼符卯临干），右见驿马玄武（支阴为右，上乘亥来为驿马玄武），左见劫煞贼符（干阴为左，寅为劫煞），故有此象，提防复至（劫煞寅，三月乘生气。鬼乘生不气去来频），然五日后必获。但子发用，贼必东北而来，因子加丑乃八九之数，五日获者，因勾陈（捕人）居支前五辰，遥克玄武；又魁渡玄阴，贼何所逃乎！果次日（次日即寅日，官贵乘申临酉，冲克寅木劫煞故）北关门外行劫，遂获两名。

（一百二十二）己丑六月乙未日丁亥时，天宁寺半夜内外人惊，江南吴一三占此课，问予主何应候。

元首　曲直（辰巳空　子丑落空）

　　　空虎

青丑寅卯辰常　　六白贵勾　　鬼卯白

勾子　　巳亥　　亥卯申子　　父亥六

六亥　　午阴　　卯未子巳　　财未后

朱戌酉申未后

　　蛇贵

断曰： 主有贼船东来，无攻城破邑之虞。盖因游都贼符临干支（乙日干上子为游都贼符），自支发用（支上卯为贼符克支发用），故主东有贼船至（兵占：欲识贼来方位，当看初传五行。初传卯为舟车，卯阴为亥水，东来贼船也）。不初中二传休囚（发用为来兵，休囚无力），末传太阳月建（末传为守卒，乘时旺相），故主城邑无虞。

己亥日报贼自东方来，水陆并进（干为陆、支为水，各乘游都贼符，故水陆并进），人民惊走，余以申时占课，三传戌酉申为返驾（《指掌赋》曰：戌酉申为返驾，主行肃杀之道），初旺生末，虽有奸人勾引，不战自退（兵占：战不战，视勾陈。今勾陈乘辰受地盘巳之生，不战；退连茹三传亦主不战而退）。官兵出，贼遂奔散。

附课式： 辰巳空，卯辰落空

　　龙空

勾辰巳午未虎　　玄阴龙空　　比戌阴

六卯　　申常　　酉戌巳午　　子酉玄

朱寅　　酉玄　　戌亥午巳　　子申常

蛇丑子亥戌阴

　　贵后

（一百二十三）庚寅十月辛巳朔甲午时，日有食之，庄公远占当主何应。

弹射　病胎　励德（申酉空　巳午落空）

　　六朱

勾寅卯辰巳蛇　　白勾朱后　　财寅勾

龙丑　　午贵　　亥寅辰未　　子亥虎

空子　　未后　　寅巳未辛　　兄申阴

白亥戌酉申阴

　　常玄

公远断曰：太岁做游都（丙辛日，寅为游都）临翼轸（巳地）发用，且乘勾陈（寅为劫煞、死气），披刑带煞，楚地当有战争之象（巳宫有轸翼二宿，属楚分荆州）。弹射有丸（蒿矢见金为有镞，弹射见土为有丸。二课带金土煞，则能伤人），忧惊必重，中传虎马居支阴（支阴为边地，驿马亥乘白虎），冲克日支；末传（申）太阴拔刀（《大全》：太阴居申酉为拔剑，主阴害）乘岁破冲克太岁（寅），然是旬空，阴谋必败。又河覆井（子加卯）、玄武入穴（水神临亥子为入穴）、虎出林（加寅），来年定主风多涝患，奈何雷公雷煞并见（雷公：正月寅逆四孟，九月寅。雷煞：正月亥逆四孟，九月亥），以作病胎（病玄胎），气不收敛，民生多病之征也。次日，雷电大作。次年水涝为灾。余占亦验。

二十二、射覆

（一百二十四）辛巳八月甲寅日壬申时，浙绍范玄同袖筒包有物件，占问何物，予遂袖传一课以射之。

八专（子丑空　酉戌落空）

朱六
蛇寅卯辰巳勾　　虎阴虎阴　　财丑贵
贵丑　　午龙　　申亥申亥　　父亥阴
后子　　未空　　亥寅亥甲　　父亥阴
阴亥戌酉申虎
玄常

断曰：刚日，发用兼日上神射之（苗公射覆：刚日先看日上神，更于发用细详明；柔日支神须先视，用神兼取两边迎。射覆先视干支上神，再论发用，中末不取）。发用丑为牛，其色黄兼黑（土中有水气），亥为双义（巳亥皆有双义），必是黄黑二件；又为日贵（丑），必贵重之物，乘天医（酉月干上亥为天医）必能治病，其数四八（干上亥四，发用丑八）。范大服，开筒视之，是石黄二块（苗公："用起孟神物带园，仲方四季碎并坚"），每块约重四分七八厘。

（一百二十五）庚寅五月甲申日癸酉时，南京陈开子、山右司化南相顾间相问，彼袖中是何物件，予袖传一课以射之。

涉害　顾祖（午未空　辰巳落空）

六勾
朱卯辰巳午青　　六龙玄后　　子午龙
蛇寅　　未空　　辰午戌子　　财辰六
贵丑　　申白　　午申子甲　　兄寅蛇
后子亥戌酉常
阴玄

断曰：此必文书之类。化南云：何以知之是文书，乞讲一理。予曰：用东方朔射覆断本课（刚日用五子元遁寻丁）。三传纯阳取遁甲，丁卯仰视丑字（若以丑为初传，三传丑亥酉），阴神是亥，故取亥为初传（陈公献，取丁上神之阴神作初传，这是陈氏的变通。丁上丑，丑阴是亥）；三传亥酉未，亥主图书（类神）；又甲日文书爻（父母爻）。果透易书一册。予曰：八十四（亥加丑，丑八、亥四）。果然《袁天罡本课》。

东方朔《射覆无移集》：以月将加时定四课三传。课首法：以日干五子元遁，取丁壬二字落处决之。刚日寻丁，次看课传，阳字多者，仰视丁上之神为初传；阴字多者，俯视丁下之神为初传。柔日取壬，又看课传，阴字多者，仰视壬上之神为初传；阳字多者，俯视壬下之神为初传。首课仍依常占，初中末如取三传之法推之。季为用，初传言事类，中传言形状颜色，末传言贵贱。孟为用，初传言形状颜色，中传言贵贱，末传言事类。仲为用，初言贵贱，中言事类，末言形色。

宝光易医文

下篇　易学研究（二）

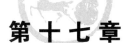

第十七章
《烟波钓叟歌》串解

　　太乙、六壬、奇门，历来被认为是《周易》预测中最为高深的三门学问，合称古传三式。其中，"奇门遁甲"尤为历代贤哲所推崇。晋代葛洪《抱朴子·登陟篇》曰："欲入名山，不可不知遁甲秘术。"又曰："余少有入山之志，于是乃学遁甲书。奈有六十余卷，事不可卒精。"可见当时已颇为知识界所重视，研究遁甲术的专著也已相当丰富。明代万民英《三命通会·论干支源流》曰："古今高人达士，稽考天数，推察阴阳，以太乙数而推天运吉凶，以六壬而推人事吉凶，以奇门而推地方吉凶，以年月日时而推人一生吉凶……无不奇中。"

　　遁甲术的创立，可能与兵占有关；但在古人长期应用研究中不断完善，后来的遁甲已不只是"为兵而设"，而同时也适用于人际社会的各个方面。宋代《景佑遁甲符应经》说："圣人立法，可以出军征伐，战胜克敌，遇寇捕贼，立营置阵，出天门、入地户，隐迹藏形，无出其右也。至于民间日用，上官嫁娶，远行移徙，参贤谒贵，商贾求财，登科取索，射猎博戏，万事皆准，无有不验。"《奇门遁甲秘籍大全》和《古今图书集成》中均辑有奇门占事一百〇八条，包括了民间日用各类预测，甚为详备，可资参考。

　　《奇门遁甲》文献甚多。宋代赵普的《烟波钓叟歌》是一纲领性著作，遁甲术之大要已尽括其中；若能熟读细玩，参透要旨，实为掌握"奇门"一术的捷径。本文将以串解形式，对《烟波钓叟歌》所涉及的内容作全面论述，而侧重于对数奇门的探讨。

一、概述

　　歌曰：
阴阳顺逆妙难穷，二至还乡一九宫，
若能了达阴阳理，天地都来一掌中。
　　串解：
　　钓叟歌开端发语，提出"阴阳顺逆"四字，括尽宇宙间运动变化之无穷玄妙。周子曰："无极而太极，太极动而生阳，动极而静，静而生阴，阴极复动；一动一静，互为其根；分阴分阳，两仪立焉。"《周易·系辞上传》曰："易有太极，是生两仪，两仪生四象，四象生八卦，八卦定吉凶，吉凶生大业。"《周易·乾凿度》："孔子曰：易始于太极，太极分而为二，故生天地；天地有春夏秋冬之节，故生四时；四时各有阴阳刚柔之分，故生八卦……"这就是说，太极生两仪，天地立，阴阳分，四时以成。于时间、空间、宇宙万物，阴阳气之运行变化己甚显明，所谓法象莫大乎天地，变通莫大乎四时，悬象著明莫大乎日月也。

《周易·系辞上传》："是故天生神物，圣人则之……河出图，洛出书，圣人则之。"后天入用之卦位，配以洛书数，即为后世应用之九宫八卦。洛书数在二八异位之前，其本身即体现了阳顺阴逆的规律。"阳主生，其气舒，故顺；阴主杀，其气敛，故逆。"《本义》曰："阳生于子中，极于午中；阴生于午中，极于子中。阳极则阴生，阴极则阳生。一年之中，冬至一阳生，夏至一阴生，即所谓'二至'也。"邵子曰："冬至子之半，天心无改移；一阳初动处，万物未生时。冬至子之半，正当坎一宫之中，一阳初动，自微而盛，至午中而极；午中正当离九宫夏至也。所以自冬至至夏至属阳，九宫顺行。夏至一阴生，至冬至而极，故自夏至到冬至属阴，九宫逆行。"

《周易·系辞》："一阴一阳之谓道。"《黄帝内经·素问》："阴阳者，天地之道也。"若能了达阴阳之理，诸凡天体的运行、日月五星行度、四时八节七十二候皆可以推知，于天地万物，一理、二气、三才、四象、五行、六甲、七曜、八门、九星之变化，皆在于掌握之中也。

本节为通篇之总括，或曰概述，纲领性地提出了三个问题。一是宇宙的基本规律：阴阳顺逆。二是奇门用局的法则：二至还乡一九宫。三是掌握奇门遁甲的意义：天地都来一掌中。这在本文将逐一展开讨论。

二、源流演革与考证

歌曰：

轩辕黄帝战蚩尤，涿鹿经今苦未休，

偶梦天神授符诀，登坛致祭谨虔修，

神龙负图出洛水，彩凤衔书碧云里，

因命风后演成文，遁甲奇门从此始，

一千八十当时制，太公删成七十二，

逮于汉代张子房，一十八局为精艺。

（一）源流及沿革

轩辕黄帝战蚩尤于涿鹿之野（即今河北省北京西涿鹿县，境内有涿鹿山即其古战场）。蚩尤，姜姓，亦炎帝之裔，好兵喜乱，以暴虐天下，谙阴阳，能兴昏雾。轩辕氏因而做指南车，刻仙人于其上，车虽回转，手常指南；用子午盘针以定四方，与蚩尤战于涿鹿之野，擒而杀之。

《遁甲演义》曰："黄帝始创奇门，四千三百二十局法。此按岁有二十四节，每节有三元，一元有五日六十时，一时一局，故岁有四千三百二十局也。"

风后制奇门为一千八十局者，以冬至起阳遁，坎艮震巽四卦统十二节，每卦统三气，一气三元，一元五日，是每卦所统共四十五日，九宫周遍。阳遁三十六元，实九宫四重而已，局法仅阳九局也；局有六十时，故阳遁五百四十；合阴遁五百四十，共一千八十局，即一千八十时也。四个一千八十，仍是四千三百二十局。

周初，姜尚太公望，谙兵法，善布奇门；以八卦分八节，节分三气，气分三候，岁计七十二候，立七十二活局，每局六十时。七十二局，亦计四千三百二十时也。

汉，张良字子房，进一步删繁而简化，冬至后十二节为阳九局，夏至后十二节为阴九局，一岁计之一十八局，此活局又捷径也。然分而计之，仍七十二局或一千八十局也。七十二约为十八者，如冬至上、惊蛰上、清明中、立夏中此四者皆阳遁一局也。阴九局、阳九局，每局统四元，亦七十二元也。

（二）数奇门与法奇门

奇门遁甲术在发展演化过程中，逐渐形成了数奇门与法奇门之分。从遁甲式的创立和发展看，还是以数奇门为主，经典文献亦较多，如唐代李筌《太白阴经》、宋代《景佑遁甲符应经》《奇门遁甲五总龟》《奇门遁甲秘籍大全》《遁甲演义》《甘氏奇门一得》《奇门精粹》《统宗大全》等皆论数奇门，都可以参考。

法奇门的发展较晚，是奇门之学被道教接收后，经过道士们的应用探索，把遁甲之学符箓化了，是宋元以后的事；其主要文献资料是"道藏"中的《秘藏通玄变化六阴洞微遁甲真经》，其书为宋初人所著，《周易研究》1988 年第二期有詹石窗先生《遁甲之学符箓化》一文，可资参考。《钤曳歌》中有"急则从神"一节，涉及法奇门的内容，将作简要介绍。本文所讲以数奇门为主。

（三）考证

遁甲术的起源，可能较之文献记载要早得多；但把它说成是黄帝、九天玄女所传，亦假托之词，故神其说也。

遁甲术皆祖洛书，其法以九宫为本，纬以三奇六仪、八门九星，视其加临之吉凶以为趋避。而九宫法的记载，在汉以前即已有之。《大戴礼记·明堂篇》曰："明堂者古有之也，凡九室，二九四，七五三，六一八。"此即九宫数之横列者。《易纬乾凿度》载太乙行九尤详。

清代纪昀曰："考汉志所列，惟'风鼓六甲'、'风后孤虚'而已，于奇遁尚无明文，至梁简文帝乐府，始有'三门须遁甲'语"（《乐府诗集·卷三十二》）。《陈书·武帝纪》："遁甲之名遂见于史，则其学殆盛于南北朝……"总之，遁甲之学在汉唐期间发展很快，晋·葛洪曰："乃有六十余卷"。《隋书·经济志》录有遁甲之属五十四种，《旧唐书》录有九种，《新唐书》录有十九种。至宋，遁甲之学得到了进一步发展，朝廷组织编撰《遁甲符应经》，且被道教符箓化，增加了其神秘色彩。

三、遁甲式的基本框架和要素

歌曰：

先须掌上排九宫，纵横十五在其中，

次将八卦论八节，一气统三为正宗，

阴阳二遁分顺逆，一气三元人莫测，

五日都来接一元，接气超神为准的。

串解：遁甲式的基本框架，是与后天卦位相联系的洛书九宫。其要素有九星、八门、八神和三奇六仪，以及其特定的历法模式。其运算以阴阳顺逆为法则，以干支甲子为手段。

（一）框架与要素

1. 九宫

歌曰：先须掌上排九宫，纵横十五在其中。

指出首先要建立九宫这个框架，以便在推演中装入其他诸要素（图17-1，图17-2）。

九宫：戴九立一，左三右七，二四为肩，六八为足，五居中央。这个数字的图形，就是所谓的"洛书"。

九宫始见于《大戴礼记》。《后汉书·张衡传》曰："圣人明审律历以定吉凶，重之以卜筮，杂之以九宫，经天验道，本尽于此……且律历卦候，九宫风角，数有徵效；世莫肯学而竞称不占之书……"

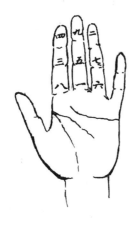

图17-1 掌上九宫图图

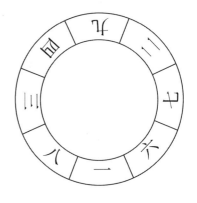

图17-2 活盘九宫图

洛书以点表数，奇数以白点，偶数以黑点，共四十五个黑白点。其巧妙在于横着数、竖着数或从对角线上数，和数皆是十五，古人谓：乃天地万世不易之数。不难看出，这也正是圆的直径的特点。圆是一个平衡体系的表述，而宇宙本身是一个最大的平衡体系，《洛书》是这个浩瀚无际的体系的一个最简单也是最明确的缩影。因而，它是以自然数列按阴阳层次规律向多维空间展开的全方位信息网络结构模型。霍斐然先生说："是'数代学'而不是'代数学'，是古代创立的'统一场论'框架，而不是求取幻方的数学游戏。"这一论断，形象而深刻地揭示了《洛书》九宫的奥秘，也是有多种传统术数皆取用九宫式的原因所在。

遁甲式的基本依据是配以后天卦位的洛书九宫，再配以八门、九星等诸要素。但这不是随意组合的，而是以人为中心，上有来自天体的宇宙气场，下有地球的磁场，在上下能量的交感作用下，产生了人体的生物场；这就是古人所体验到的炁，它是包涵着生命信息的宇宙能量流。这种能量流的分布，在不同的年月日时表现出节律性地方向和强弱的变化，具体体现在奇门遁甲术所推演的各种格局之中。这是古人长期的体验和总结，是传统预测术中之最为深奥者。

2. 八门

磁场、气场的强弱和能量流的方向，有时对人体有利，有时对人体不利，这些感应状态则以八门表示之。八门即休、生、伤、杜、景、死、惊、开。其中以开、休、生为三吉门，其余皆凶。

八门在遁甲式中为"人盘"，居于天盘和地盘之间。在推演中，随着节令用局和时辰的不同，其加临于九宫的位置也时时不同。

八门在地盘的原位所属如图17-3所示。

3. 九星

九星即天蓬、天芮、天冲、天辅、天禽、天心、天柱、天任、天英。九星是古人的天人感应观中"天"的坐标系统，它表示着宇宙背景能量辐射的九种不同方位和气场强弱的定式。其中辅、禽、心、冲、任为吉宿，余者为凶。

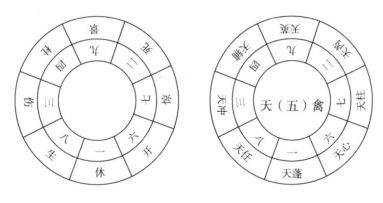

图17-3　八门原位图　　　　图17-4　九星原位图

在遁甲式中，九星为天盘；天盘中尚有六仪、三奇的分布，随着节令用局和时辰的不同而变化。

九星在地盘中的原位所属如图17-4所示。活盘法中五宫天禽寄坤二宫。

4. 八神

八神是遁甲式的第四层，居于天盘之上值符盘的内容，亦称"八将"或"神将"。其次序为：值符、螣蛇、太阴、六合、勾陈、朱雀、九地、九天。阳遁顺行，阴遁逆行；但阴遁在勾陈、朱雀的位置易以白虎与玄武。活盘法按圆图八宫次序顺逆排列；飞宫法则按九宫数的次序排列，并在中五处加一太常，共九个神将，故亦称"九神"。

今列活盘式阴阳二遁的值符盘式如图17-5，图17-6所示。

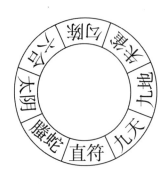 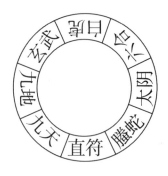

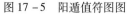

图 17 - 5　阳遁值符图图　　　　图 17 - 6　阴遁值符图

今以阳遁为例，将天地人神四盘合一，如图 17 - 7 所示。

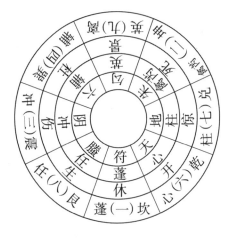

图 17 - 7　四盘合一图

图 17 - 7 中，除了值符盘之外，基本上是阳遁九局和阴遁九局所通用的活盘图式，这是一个多维的空间坐标；再输入时间的信息，整个盘便运转起来了。时间的确定包括：①按八节三元以定用局。②根据用局在天地盘中按阴阳顺逆布奇仪。③推算出用时干支以定符使。

5. 关于大小值符

九星逢甲为值符，是指天盘九星逢六甲旬头为值符宫，称大值符。而神将盘（亦称八诈门盘）之值符，称小值符。小值符须加大值符，亦十时不变；故本文同视为组成天盘值符宫的两个条件，而不分大小。后同。

（二）历法模式

1. 八卦、八节与三元、九局

奇门遁甲的布局运式，是以古代历法中的节气安排和日时干支为依据的。次将八卦论八节，一气统三为正宗以下六句，就是讨论遁甲用局和历法的关系。

八节（或二十四节气）与八卦的关系，最早见于《灵枢经·九宫八风篇》曰："太一常以冬至之日，居叶蛰之宫四十六日；立春居天留，春分居仓门，逐节挨宫各居四十六日，惟巽乾两宫止四十五日，至乾而复返于坎，周而复始。"归纳如图 17 - 8 所示。

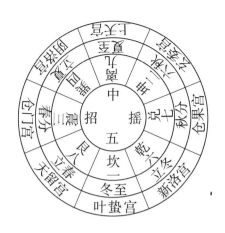

图 17-8 太一行九宫图

这和遁甲所用八卦八节是一致的。《遁甲符应经》卷上第四古法曰："天有八风，以直八卦。地有八方，以应八节。节有三气，气有三候。如是八节以三因之，成二十四气；更三乘之，七十二候备焉。"又《推八节以主卦为初值·第五》云："冬至一宫坎，立春八宫艮，春分三宫震，立夏九宫离，立秋二宫坤，秋分七宫兑，立冬六宫乾。"一年二十四个节气，每一卦统三个节气；一卦三爻，八卦二十四爻，配二十四节气。冬至一阳生，夏至一阴生，四时阴阳的消长与古太极图相一致，所以遁甲式冬至后用阳遁，夏至后用阴遁也。周天三百六十度，一卦四十五度，于时当四十五日；一爻十五度当十五日，正当一个节气之数。五日谓之候，三候谓之气。五日六十时辰足，为一局；十五日三局，故每一节气有三局；每一卦四十五日共有九局。《后汉书·张衡传》引《易纬·乾凿度》曰："太一取其数以行九宫"。太乙行九宫每四十五日，非在某宫居止不动，而是亦按阴阳顺逆行一小九宫数，此即遁甲式定局的来源。下面以阳遁坎一宫三节气定局和阴遁离九宫三节气为例说明之。

坎一宫			离九宫		
冬至	小寒	大寒	夏至	小暑	大暑
一	二	三	九	八	七
七	八	九	三	二	一
四	五	六	六	五	四

通过上面两宫、六个节气三元数字的排列，不难看出，二十四节气阴阳二遁的定局，也恪守了阳顺阴逆的法则。每个节气有上中下三元（即三局）；按以下规律，即可推知每一宫三节气的三元定局。

（1）以四立、二分、二至即八节为主，排好每一宫的三个节气。

（2）八节以主卦九宫数为初值，即作为第一个节气的上元数。如冬至上元为一，夏至上元为九等。

（3）按阳顺阴逆，先排每宫三节气的上元，如坎一宫，冬至上元一，小寒上元二，大寒上元三；离九宫、夏至上元九，小暑上元八，大暑上元七也。即古歌所云：冬至小寒及大寒，天地人元一二三；夏至小暑及大暑，九八七兮还退数。先排上元，次排下元，最后排三节气的中元，即得各节气上中下三元之局数。《钓叟歌》开端即曰：二至还乡一九宫者即此。

每个节气下面有三个数字，如冬至、惊蛰一七四等，分别是上、中、下三元的用局数。局有阴阳之分，冬至后用阳遁九局，夏至后用阴遁九局。

今列阴阳二遁定局总图如图 17 - 9 所示。

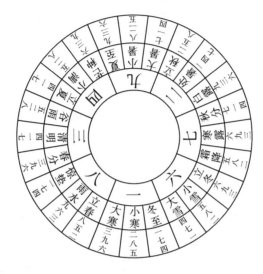

图 17 - 9　二至还乡图

节气已定，如何确定上、中、下三元的起止日期，亦有如下规律：①日干逢甲己换局；②日支是子午卯酉四仲为上元，是寅申巳亥四孟为中元，是辰戌丑未四季为下元。即：

逢甲子、甲午、己卯、己酉为上元。

逢甲寅、甲申、己巳、己亥为中元。

逢甲辰、甲戌、己丑、己未为下元。

2. 正授、超接与置闰

一个节气分天地人三元，即三候也。五日为一元，六十时足，当一局之数；一气三元十五日也；一年二十四个节气，七十二局三百六十日整。但一年岁实 365.25 日，古代历法二十四节气平均分配，每气当 15.218 75 日，谓之平气。后来证实一年之中日行有迟速盈缩，又采用定气法。不管平气还是定气，正如《河洛精蕴·遁甲奇门说》云："古法用平气，无盈缩；今法用定气，有盈缩。冬时气短，夏时气长。"无论平气定气，积之久必时日有余，与五日之符头不相当，须闰一局以补之。每气三元十五日，余 0.218 75 日，积二十四气七十二元，即余 5.25 日。历法积气余以成闰月，遁甲积时以成闰奇。

所谓符头，即每元之第一日，诀云：甲己二日号符头也。正授者交节之日与上元符头相一致，故谓之正授。正授之后，由于每气有时刻余数的积累，符头逐渐前提而居节气之前，即所谓节未到而符头先到，谓之超神，超神速也。然超神不过九日，过九日即当置闰，即在夏至和冬至之前，于芒种、大雪二节之内，重用一次芒种或大雪的上、中、下三元之局。盖奇门以冬、夏二至分顺逆，故于二至之前置闰以均气，无不应也。置闰之后，又出现了符头落在节气之后的现象，即所谓符头未到而节气先至，谓之接气，接气迟也。

3. 拆补法用局

拆补法，亦称拆补局，其法是：

（1）拆补法，是把每一节气的上中下三元，都放在历法的该节气之中，即从交节之时刻起，至交下一节气的前一时刻止，皆用此节气的上中下三元。

（2）恪守上、中、下三元符头的规定，即：甲己二日为符头。逢四仲日（子午卯酉）为上元符头；逢四孟日（寅申巳亥）为中元符头；逢四季日（辰戌丑未）为下元符头。

（3）由于交节日干支，不可能恰为遁甲上元的符头日，多数交节日所用遁甲元的日数不满五日，这种情况即为拆，亦称残局。到交下一节气之前，一般都须再用一次被拆了的遁甲元，以补足开始时的残局。例如，交节当天为下元第三日，为残局；在交下一节气前必然还要用这个遁甲元前二日，这就是补。

《奇门法窍》曰："如岁在丙申，时宪书正月初八（按：此是1596年，即明万历二十四年，当是正月初九）日丙子，丑正一刻立春，其戊子时与己丑时之初刻，当是先年大寒下元。自丑时一刻起，至戊寅日亥时止，计三十五时，系甲戌下局之符头统领，即用立春下局，即为残局。十二日己卯，自子时起，至十六日癸未亥时止，计五日六十时，作立春上局。十七日甲申、自子时起，至二十日戊子亥时止，计五日六十时，作立春中元。二十二日己丑，自子时起至二十四日辛卯辰初一刻止，计二十八时零一刻，作立春下局，并前局所拆三十五时，共计六十三时零一刻。其余三时零一刻，叠作立春下局，此即置闰之义，拆补之法也"。

拆补法的用局，虽在同一节气之中，遁甲局的排列却不能完全按照上中下的规律出现，而是有"残上—中—下—补上"，或"残下—上—中—补下"的情况。

四、布局与运式

歌曰：

认取九宫分九星，八门又逐九宫行，

九宫逢甲为值符，八门值使自分明，

符上之门为值使，十时一位堪凭据，

值符常遣加时干，值使顺逆遁宫去，

六甲元号六仪名，三奇即是乙丙丁，

阳遁顺仪奇逆布，阴遁逆仪奇顺行。

本节具体讨论奇门遁甲的布局与演式。

（一）六仪、三奇

《符应经》云："六甲者天之贵神也，常隐于六仪之下；六仪者，戊己庚辛壬癸也。甲子同六戊，甲戌同六己，甲申同六庚，甲午同六辛，甲辰同六壬，甲寅同六癸。遁甲之法，以甲为十干之首，乃太乙人君之象，常隐于六仪之下，故谓之遁甲。"

经云："天上三奇乙丙丁者，乙为日奇，丙为月奇，丁为星奇；其义实出于贵人之干德。以阳贵顺行，先天坤卦起子则乙德在丑，丙德在寅，丁德在卯，三干之德相连而无间断；阴贵逆行，后天坤卦起申，则乙德在未，丙德在午，丁德在巳，三干之德亦相连而无间断。余仪贵人所涉或间天空，或间罗网，皆不相连。所以三奇能制凶煞者，以其出于贵人之干德，故为吉也。"

（二）布局

歌云："阳遁顺仪奇逆布，阴遁逆仪奇顺行"。冬至后十二节用阳遁九局，顺布六仪，逆布三奇；夏至后十二节用阴遁九局，逆布六仪，顺布三奇。这是布局所要掌握的总原则。局体结构之所以不同，在于六仪三奇顺逆布于九宫中的位置不同。由于六甲常隐于六仪之下，故提六仪即包括六甲在内。如曰戊，即甲子戊；曰己，即甲戌己；曰庚，即甲申庚；辛，即甲午辛；壬，即甲辰壬；癸，即甲寅癸也。后不复赘。仪奇的排列，以"戊己庚辛壬癸丁丙乙"这一特定的顺序为关键。阳遁则顺着九宫的次序排入九宫；阴遁则逆着九宫的次序排入九宫，而六仪三奇的上述次序是不变的。

1. 三才归位

布局之前，先将天盘与人盘旋归地盘本位。即古歌所云：

坎居一位是蓬休，芮死坤宫第二流，

更有冲伤并辅柱，震三巽四总为头，

禽星死五开心六，惊柱常从七兑游，

更有生任居艮八，九寻英景向离求。

2. 定局

书云：先观二至以分顺逆，次观节气以定三元。即视所用事，在冬至后为阳遁，在夏至后为阴遁；又看在何节气之中？属于上中下三元之何局？是阳遁几局或阴遁几局？便在九宫之第几宫中排定"戊"字（即甲子戊）。换言之，不论阴遁阳遁，"戊"在第几宫便是第几局。这就是定局（图17-10，图17-11）。

3. 布奇仪

阴阳顺逆布奇仪。按照阳遁顺仪奇逆布，阴遁逆仪奇顺行的原则，将六仪三奇顺逆排入地盘九宫和与地盘相对应的天盘（星盘）之中，所得便是所用局的局体结构。

注：此阴阳九局图是说明六仪三奇的排法，九宫数及星门等内容皆略去。

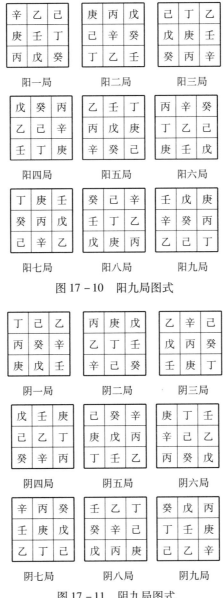

辛	乙	己
庚	壬	丁
丙	戊	癸

阳一局

庚	丙	戊
己	辛	癸
丁	乙	壬

阳二局

己	丁	乙
戊	庚	壬
癸	丙	辛

阳三局

戊	癸	丙
乙	己	辛
壬	丁	庚

阳四局

乙	壬	丁
丙	戊	庚
辛	癸	己

阳五局

丙	辛	癸
丁	乙	己
庚	壬	戊

阳六局

丁	庚	壬
癸	丙	戊
己	辛	乙

阳七局

癸	己	辛
壬	丁	乙
戊	庚	丙

阳八局

壬	戊	庚
辛	癸	丙
乙	己	丁

阳九局

图 17 - 10　阳九局图式

丁	己	乙
丙	癸	辛
庚	戊	壬

阴一局

丙	庚	戊
乙	丁	壬
辛	己	癸

阴二局

乙	辛	己
戊	丙	癸
壬	庚	丁

阴三局

戊	壬	庚
己	乙	丁
癸	辛	丙

阴四局

己	癸	辛
庚	戊	丙
丁	壬	乙

阴五局

庚	丁	壬
辛	己	乙
丙	癸	戊

阴六局

辛	丙	癸
壬	庚	戊
乙	丁	己

阴七局

壬	乙	丁
癸	辛	己
戊	丙	庚

阴八局

癸	戊	丙
丁	壬	庚
己	乙	辛

阴九局

图 17 - 11　阴九局图式

（三）运式（排宫活盘法）

1. 以旬首定值符、值使

歌曰：

九宫逢甲为值符，八门值使自分明，

符上之门为值使，十时一位堪凭据。

值符乃天盘当值之星，神将盘的值符加之，十时之内二者同步运行，故以后凡称"值符"，当以星符合看。

一局六十时，十时为旬；旬首者用事之时所在之六甲也。看本时旬首是六甲中何甲？落在九宫之何宫？旬首所在之宫，其天盘星即为值符，亦移神将盘值符加之；其所在宫之门即为值使。如阳遁一局，甲子戊起坎一宫，即以坎宫天蓬为值符，休门为值使。甲戌己起坤二宫，即以天芮为值符，死门为值使。甲申庚起震三宫，即以天冲为值符，伤门为值使。甲午辛起巽四宫，以天辅为值符，杜门为值使。甲辰壬起中五宫，即以天禽为值符，配以死门为值使。甲寅癸起乾六宫，即以天心为值符，开门为值使。余例仿此。

十时一位者，以六甲各管十个时辰，故值符、值使须十时一换也。如阳遁一局，甲子在坎一宫，天蓬为甲子旬值符，休门为值使，至癸酉十个时辰止。甲戌在坤二宫，天芮为甲戌旬值符，死门为值使，至癸未时止。甲申旬符头在震三宫，天冲为值符，伤门为值使，至癸巳十时止。又换甲午在巽，天辅为值符，杜门为值使，至癸卯时止。又换甲辰在中五宫，天禽为值符，则死门为值使，至癸丑十时止。又接甲寅在乾六宫，则天心为值符，开门为值使，至癸亥十时止。阳一局六十时足而又易他局，仿此类推。阴遁同例，但以逆推为准。

2. 值符加时干

歌云："值符常遣加时干"。经过上面审节气以定三元命局，布奇仪已摆成所用之局体，取旬首以明值符、值使之宫。以下便是在此十个时辰之内如何运式了。值符的运转（包括天盘星和神将盘值符）视用事之时干，落在地盘何宫，便将旬首星和值符加临于此宫便是。如冬至上元阳遁一局、丙寅日、辛卯时用事。辛卯旬首是甲申，阳一局甲申在震三宫，即以天冲为值符（神将盘值符加此），伤门为值使；时干"辛"在四宫，便将以上星神值符旋转加临于四宫。此即《奇仪总要歌》："星符每逐十干转"之意也。

3. 值使遁时宫

歌云："值使顺逆遁宫去"。值使者八门也。原中盘（人盘）之八门在地盘各有定位，如休在坎、生在艮、伤在震等。值使之门确定之后，便视所用时距旬首是第几个时辰，按九宫数阳遁顺飞、阴遁逆飞，即得值使之落宫。如前阳遁一局，乙庚日甲申时用事，以伤门为值使，乃时干旬首居第三宫也；若丙辛日辛卯时用事，距旬首已是第八个时辰，自三宫顺数三四五六七八九一，辛卯时伤门值使落坎一宫也。如用阴遁一局，亦丙辛日、辛卯时，则旬首甲申庚落八宫，辛卯时距旬首亦八个时辰，从八宫逆排：八七六五四三二一，直使生门落一宫也。

现举实测布局一例（图17-12）如下：

一九九一年阴历八月初七丁亥日，上午十时三十分布局。白露中元，阴遁三局，乙巳时用事。

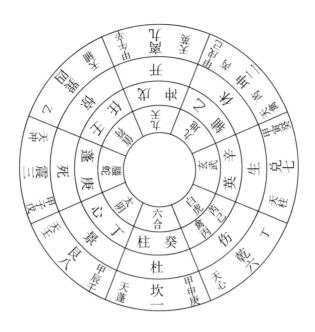

图 17 - 12　白露中、阴三局起例

五、奇门遁甲预测术

本节论述的内容，是指在奇门遁甲预测术中所需要具备的特有知识，不包括周易术数所通用的阴阳、五行、八卦、十干、十二支、六十甲子及年月日时干支的推算等基本的知识。

（一）门奇合用

歌曰：

吉门偶尔合三奇，值此须云百事宜，

更合从旁加检点，余宫不可有微疵。

串解： 吉门有三开休生也，乃北方之三白为最吉。若三吉门与乙丙丁三奇，其中有一位相合，谓之得门得奇；其加临之方，尤得三奇吉门之妙。此时宜出兵征讨、修造、嫁娶、埋藏及安定国家、教化人民等百事大吉。大抵门奇俱得为佳，如得门不奇亦可用，得奇不得门终非吉，奇门俱不得则凶。当以其大小轻重量而用之。然得门得奇，此时此宫虽吉，尚须检点三盘上下所加，犹忌余宫有犯格，如值凶星凶格所在宫，亦未可便为吉。尤忌所用奇受制之凶格。如用乙奇，余宫切忌有逃走、猖狂，或庚加乙等；其他投江、夭蹻则不足忌也。余宫有忌，若得值符值使时干相助，则又不妨，以符使时干乃三奇八门一时之主宰故也。

（二）三奇得使

歌曰：

三奇得使诚堪使，六甲遇之非小补，

乙逢犬马丙鼠猴，六丁玉女骑龙虎。

串解：葛洪曰："若得三奇之使，尤益其良。谓在此六甲之上，自得所使之奇。故云非同小补也。"乙奇加甲午为逢马，加甲戌为逢犬。丙奇加甲子为鼠，加甲申为猴。丁奇加甲辰为龙，加甲寅为虎。此为三奇得使为吉也。然乙奇加甲午辛乃青龙逃走，丙奇加甲申庚乃荧入太白，丁奇加甲寅癸乃朱雀投江，俱不可用，又不可不辨。如遇本旬值符临其上不妨。

三奇得使，《五总龟》有图解，颇觉牵强。吾与霍斐然先生有信函讨论，录之以供参考。

拙解：邵子曰：日，太阳也；月，太阴也；星，少阳也。日为火，月为水，星者日月之余精所结也。阴阳之道，阳实阴虚；故日奇取火之旺辰（午），配以火之墓辰（戌），虑其过盛而墓之使平也。月奇，月为水，阴道常虚，故取水之生旺二辰（申子）而不用其墓。星奇为少阳，取火之初生（寅），并辰中有水之余气也。

霍斐然先生函云：先生所解三奇得使，用三合五行因素，贯串日月星三奇如连珠。以日为火，月为水，星为日月之余精所结，最为精辟，深符大易离为日、月为水。离为火、为龙、为朱雀、为文。坎为水、为虎、为玄武、为武。丁为水火浑沦，故为最灵，而为玉女。寅者火之长生，实星星之火种；辰者水之墓绝，乃水火之稚微而有玉女之容仪。乙为文臣，丙为武将，丁为军需之类，佐甲君而各得其使辅之时。我对先生之解，如此理会。

（三）玉女守门

歌曰：

又有三奇游六仪，号为玉女守门扉，

若作阴私和合事，请君但向此中推。

串解：本节有三奇游六仪和玉女守门二义，而尤重于后者。

1. 三奇游六仪

指天盘上乙丙丁三奇，游于地盘甲子戊、甲戌己、甲申庚、甲午辛、甲辰壬、甲寅癸此六仪之上也。《三元经》曰："三奇游六仪，利以宫廷宴会、喜乐之事"。

2. 玉女守门

谓丁为玉女，而会天乙值使之门也。即值使之门，加于地盘丁奇所在宫，便为玉女守门。如以阳遁一局为例，地盘丁奇在兑七宫。甲子时休门值使起一宫，乙丑时休门到坤二，丙寅时休门到震三，丁卯时到巽四，戊辰到中五，己巳到乾六，庚午时休门到兑七，加于丁奇之上，故甲子旬以庚午时为玉女守门。其他如甲戌旬己卯时，甲申旬戊子时，甲午旬丁酉时，甲辰旬丙午时，甲寅旬乙卯时，皆值使之门加兑七宫，为玉女守门时。阳遁一局如此，余可类推。

《入式歌》云："天乙会合女阴私"。此即指玉女守门而言，谓天乙值使之门会合玉女，主利阴私和会之事，故云：若作阴私和合事，请君但向此中推也。

（四）天三门地四户

歌曰：

天三门兮地四户，问君此法如何处，

太冲小吉与从魁，此是天门私出路，

地户除危定与开，举事皆从此中去。

串解： 本节天三门用月将起，地四户用月建起。

1. 天三门

天门有三，即太冲、小吉、从魁三者所加临之方位也。起法以月将加用时顺数，逢太冲、小吉、从魁落处，即为天三门。

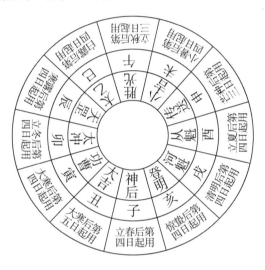

图 17 - 13　太阳过宫月将起用图

月将，即日躔所在宫次，故亦名天月将。余考《汉书·律历志》及壬遁诸书，云：正月将登明，日躔诹訾之次；二月将河魁，日躔降娄之次………十一月将大吉，日躔星纪之次；十二月将神后，日躔玄枵之次。此系二千四百年前的天象实测，当时冬至日躔牛宿一度，适当每月之交节日太阳过宫。由于岁差的缘故，后世改为中气后过宫，亦当在公元 700 年前后所测定。自冬至牛宿一度时起至公元 1990 年，岁差已积 34.28°，相差了一个宫次，还多出 3.8°。经考证近期内月将的起用时间应如图 17 - 13 所示。

按： 此下"天三门""地四户""地私门""天马方"皆属于六壬式。因遁甲原用"九宫式"，而此四者为十二支"天地盘"。古代贤哲对于"三式"之学多综合运用，素有"遁甲穿壬""三式合一妙如神"之说。此四者在唐代李筌的《太白阴经》已有著录，而赵普又将其编入《烟波钓叟歌》广为流传，于趋避之道，不无裨益。

2. 地四户

地户有四，即除危定开四位也。起法以本月月建之"建"字加于用时支上顺数：建除满平定执破危成收开闭，除危定开落处便是地四户。《遁甲大全》有歌云：用神支上加月建，建除满平一顺流，定执破危相接去，成收开闭掌中周，除定危开为四户，此方有难可逃避。如九月某日巳时用事，则以戌建加于时支巳上顺数，除在午、定在酉、危在子、开在卯，即子午卯酉四方为地四户。

凡用事若天三门与地四户同宫尤吉，更得门奇临之大吉。书谓福食远行，出行皆吉。

按：月建，又名地月将，是指北斗在周年视运动中，每月黄昏时斗柄所指方位，即正月建寅、二月建卯、三月建辰、四月建巳、五月建午、六月建未、七月建申、八月建酉、九月建戌、十月建亥、十一月建子、十二月建丑。传统术数学、建除家或选择家有建除日，起法以每月节气为准，即立春日起建寅、惊蛰日起建卯、清明日起建辰等。本节地四户的起法是仿前天月将的用法而来，并非以上建除家所指，即用月建加时布局，在空间方位上作为每月每日每时之用，并指明除危定开为地四户。

（五）地私门

歌曰：

六合太阴太常君，三辰元是地私门，

更得奇门相照耀，出门百事总欣欣。

串解：本节是在天月将加用时所形成的六壬式天盘中，寻求本日贵人所在宫，顺逆以寻六合、太阴、太常三位为地私门也。其法于贵人上起：贵人、腾蛇、朱雀、六合、勾陈、青龙、天空、白虎、太常、玄武、太阴、天后，分阴阳顺逆而行。至于贵人的起法，较为复杂，诸家用法亦不尽一致；但有两点是一致的，即必须首先明确在时间上的旦暮，以定旦贵、暮贵；在空间上的阳方阴方，以定贵人顺行、逆行。用事时在自辰至酉为旦，自戌至卯为暮，旦暮分便可确定用阳贵或阴贵也。贵人所到之宫，自亥至辰属

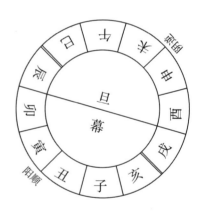

图 17-14　阴贵阳贵图

阳，阴阳贵人皆顺行；自巳至戌属阴，阴阳贵人皆逆行。参见图17-14。

贵人的用法：

1. 贵人取上字为阳下字为阴，旦用阳贵暮用阴贵法。

歌曰：

甲戊庚牛羊，乙己鼠猴乡，

丙丁猪鸡位，壬癸蛇兔藏，

六辛逢马虎，此是贵人方。

推演程序：

（1）天月将加用时而有天盘，动而生阳也。

（2）视所用时为旦为暮，旦用阳贵，暮用阴贵；阳贵取歌之上一字，阴贵取歌之下一字。如甲戊庚日，阳贵取上一字"牛"，阴贵取下一字"羊"也。

（3）视所用贵人（阴贵或阳贵）落于天盘何宫，在自亥至辰则顺行，自巳至戌则逆境行。"贵螣朱六勾青，空白常玄阴后"为序。

此法出自《六壬式经》云：天乙常以甲戊庚日，旦治大吉，暮治小吉。乙己之日，旦治神后，暮治传送。丙丁之日旦治徵明，暮治从魁。壬癸之日，旦治太乙，暮治太冲。六辛之日，旦治胜光，暮治功曹。所以为历代多数六壬家所应用。

2. 贵人分阴分阳而用，或旦贵定为阴贵，暮贵定为阳贵法。

阳贵歌曰：

甲羊戊庚牛，乙猴己鼠求，

丙鸡丁猪位，壬兔癸蛇游，

六辛逢虎上，阳贵日中俦。

阴贵歌曰：

甲牛戊庚羊，乙鼠己猴乡，

丙猪丁鸡上，壬蛇癸兔藏，

六辛逢午马，阴贵夜时当。

用法：

（1）前述推演程序中所用上字下字分阴阳法，可用此阳贵阴贵代之。

（2）视其用事之时，属旦则用旦贵定为阴贵，属暮则用暮贵定为阳贵。《遁甲大全》有月将在亥者三例录于下：

其一：假如甲日用卯时，属下之一字（即上图之暮时），用暮贵定为阳贵。则以亥加卯宫顺行，阳贵未在亥，亥为阳支，加贵神顺行，六合在寅，太常在未，太阴在酉也。

其二：假如甲日用午时，属上之一字（即上图之旦时），用旦贵定为阴贵；则以亥加午顺行，阴贵丑在申，申为阴支，加贵神逆行，太阴在戌，太常在子，六合在巳也。

其三：假如甲日用子时，属下之一字，用暮贵定为阳贵神，则以亥加子顺行，阳贵神未在申，申为阴支，加贵神逆行，太阴在戌，太常在子，六合在巳也。余皆仿此。

按：天乙贵人者、取干德之合气也。阳贵起于先天之坤，从子上起甲，顺布十干；阴贵起于后天之坤，从申上起甲，逆布十干。辰戌为天罗地网，贵人不居；贵人有独无对，故对冲处是天空，亦不重临本位。天干之德未足为贵，而以干德之合气为贵也。《协纪辨方》有解，请参阅图 17－15。十二支之外圈、十干合处是阳贵。十二支之内

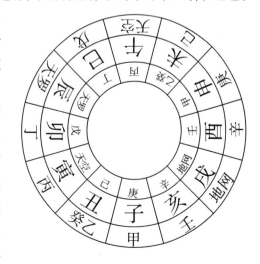

图 17－15　阴阳贵人之来历图

圈、十干合处是阴贵。

本法阴贵与阳贵，甚为分明，符合贵人之原意，理出于正。但起法烦琐，不便于推广应用；且以阳定阴、以阴定阳实是"上字下字"取法的否定之否定，具有异曲同工之妙。

（六）天马方

歌曰：

太冲天马最为贵，卒然有难宜逃避，

但当乘驭天马行，剑戟如山不足畏。

串解： 天马即十二月将之太冲也。审日躔过宫后，以天月将加用时顺数，寻得太冲在何处，即天马方也。若遇紧急危难、仓促之间，难得奇门，寻天马方而去亦能避祸。

（七）游三避五

歌曰：

三为生气五为死，胜在三兮衰在五，

能识游三避五时，造化真机须记取。

串解： 本节原解，多含糊其文，隐而不发。观老子《道德经》四十二章云："道生一，一生二，二生三，三生万物。盖天地之道，太极动而生阳、动极而静、静而生阴，静极复动；一动一静，互为其根；分阴分阳，便是两仪。"《周易·系辞下传》曰："天地氤氲，万物化醇，男女构精，万物化生。"阴阳交而生出新体，"三"既表万物，亦阴阳相交所生之新体也。故三生万物、三为生气者，理出于此。

五者为中宫之五黄，属土为万物所归。《紫白诀》云："五黄正杀，最凶。"遁甲法亦寄五宫于死门，故"五"为害气。《三元经》曰："天道不远，三五反复，之三避五，魁然独处。三为生气，故游三也；五为害气，故避五也。"又曰："盛于三，衰于五，匹马只轮无有返期。"此为具体指明用局择方须注意用三避五。如冬至上元阳遁一局，甲己之日夜半起甲子，至平旦丙寅时，值使加震三宫，此时为生气，宜举百事。至食时戊辰时，值使加中五宫寄于二宫，此时为害气、为死，百事不宜。择方亦然，生宜向之，死宜避之。故云："游三避五"也。

（八）伏吟、返吟

歌曰：

就中伏吟最为凶，天蓬加著地天蓬，

天蓬若到天英上，须知即是反吟宫，

八门反伏皆如此，生在生兮死在死，

纵有吉宿得奇门，万事皆凶不堪使。

串解： 本节论伏吟与返吟。而伏返吟皆可在值符九星与八门值使这两个层次上分别出现，或符门同见。

1. 伏吟

凡天盘的值符九星、与中盘的八门值使，仍在或旋归于地盘本宫不动，谓之伏吟。

（1）符伏吟：凡天盘值符宫（包括星、神二盘的大小值符），在地盘本宫为符伏吟。歌中天蓬加著地天蓬即指此，天盘甲子加地盘甲子亦然。如阳遁三局，甲辰旬天柱星值符，壬子时值符加壬在兑七宫，为符伏吟。主孝服、损人口，不宜用兵；惟宜收敛货财，慎勿轻举妄动。

（2）门伏吟：中盘值使之门归于地盘本宫，曰门伏吟。即歌中所云：生在生兮死在死。若遇门使伏吟，虽得奇亦不可用。如阳遁九局，甲午旬伤门值使，癸卯时伤门复归于三宫，为门伏吟。

（3）门符伏吟：凡六甲之时，星符门使皆居本宫未动，门符皆是伏吟。如阳遁一局，甲己日夜半甲子时，天蓬值符，休门值使，皆加临一宫，故门符皆伏吟。

2. 返吟

凡天盘的值符九星、与中盘的值使之门，加临于地盘对冲之宫，谓之返吟。

（1）符返吟：凡天盘值符之星加临于地盘对冲之宫，为值符返吟，或九星返吟。天盘甲子加地盘甲午，或甲辰加甲戌亦然，书云：子来加午为返吟也。如阳遁一局、甲子旬、天蓬为值符；乙丑时，值符加离九宫，为符返吟，即歌中天蓬若到天英上也。凡值此若遇奇门盖之，不至凶害；不然灾祸立至。此时不利举兵动众。

（2）门返吟：若值使之门加临于对冲之宫，谓之门返吟。如阳遁一局甲子旬，休门值使；壬申时休门到离九宫，是门返吟也。

（3）门符返吟：凡遇天盘值符之星、与中盘值使之门，同时加临于对冲之宫，谓之门符返吟。如阳遁一局，甲寅旬、天心星值符、开门值使；至辛酉时，天心、开门同时加临于巽四宫，是为门符皆返吟也。

以上乃伏吟、返吟之所当细辨者，歌词有两句结尾云：纵有吉宿得奇门，万事皆凶不堪使。是指伏返吟诸格皆凶，择方趋避不可不知。

（九）六仪击刑

歌曰：

六仪击刑何太凶，甲子值符愁向东，

戊刑在未申刑虎，寅巳辰辰午刑午。

串解：本节所用理论依据是十二支三刑。一字刑者，辰午酉亥自相刑。二字刑乃子刑卯、卯刑子，为无礼之刑。三字刑者，寅刑巳、巳刑申、申刑寅，为恃势之刑；或丑刑戌、戌刑未、未刑丑，为无恩之刑。翼氏《风角》曰："金刚火强、各守其方，木落归根、水流趋东。"数语概括相刑之理甚妙。《考原》曰："相刑之说，翼氏最明。盖以巳酉丑刑申酉戌，则巳刑申，酉自刑，丑刑戌也。以寅午戌刑巳午未，则寅刑巳，午自刑，戌刑未也。以申子辰刑寅卯辰，则申刑寅，子刑卯，辰自刑也。以亥卯未刑亥子丑，则亥自刑，卯刑子，未刑丑也。"

刑者有伤害之意。葛洪曰："六仪击刑谓六甲值符加所刑之地也。"包括相刑与自刑二者。如甲子值符加三宫，是子卯相刑也。甲戌值符加二宫，是戌未相刑也。甲申值符加八宫，是申刑寅也。甲午值符加九宫，是午自刑也。甲辰值符加四宫，是辰自刑也。甲寅值符加四宫，是寅刑巳也。例如：阳遁一局，甲己之日夜半起甲子为值符，至庚午时，以甲子值符加庚于三宫，即六仪击刑时也；其时极凶，不可用事。

（十）三奇入墓

歌曰：

三奇入墓好思推，甲日那堪相见未，

丙奇属火火墓戌，此时诸事不须为，

更兼六乙来临二，月奇临六亦同论。

串解： 五行生旺，阳生则阴死、阴生则阳死，十二长生阳顺阴逆，此则五行有二气之分也。甲木长生于亥，墓库在未。乙木长生于午，墓库在戌。丙火长生于寅，墓库在戌。丁火长生于酉，墓库在丑。

古歌又云：

三奇入墓何时辰，丙奇乾上乙临坤。

或遇乙奇居戌上，还加丁向丑中寻。

串解： 三奇入墓，观古人所用，凡乙丙丁日，天盘日干下临墓宫者是，或乙丙丁三奇临于墓宫者亦是。如阴遁四局、丙辛日庚寅时，月奇丙复临于六宫，便是月奇入墓。凡遇三奇入墓，纵有奇门，不可举兵，百事皆凶也。

（十一）时干入墓

歌曰：

又有时干入墓宫，课中时下忌相逢，

戊戌壬辰兼丙戌，癸未丁丑己同凶。

串解： 此谓时干适被时支所墓也。

如：

丙戌时，丙属阳火，墓在戌。

壬辰时，壬属阳水，墓在辰。

丁丑时，丁属阴火，墓在丑。

癸未时，癸属阴水，墓在未。

戊戌时，戊属阳土，墓在戌。

己丑时，己属阴土，墓在丑。

戊己乃中央之土，赖母而生，所以戊同丙火生于寅，己同丁火生于酉也。以上六个时辰时干入墓不可用。

（十二）五不遇时

歌曰：

五不遇时龙不精，号为日月损光明，

时干来克日干上，甲日须知时忌庚。

串解： 五不遇时者，即时干克日干，且阳干克阳干、阴干克阴干也。葛洪曰："刚柔日相克而损其明，纵有奇门不可行，百事凶。"

甲日庚午时，乙日辛巳时。

丙日壬辰时，丁日癸卯时。

戊日甲寅时，己日乙丑时。

庚日丙子时，辛日丁酉时。

壬日戊申时，癸日己未时。

以上十日十时，乃时干克日干，名为本主不和，极凶。有截法取之甚便，诀云：甲日从午逆数之，若到戌亥越过去。

（十三）十干吉凶

歌曰：

十干加伏若加错，入库休囚吉事危，

十精为使用为贵，起宫天乙用无遗。

串解： 上两句，言时加十干有吉有凶也。

《直解》曰："谓时干在天盘与所在地盘之干同也，亦即伏吟，故谓加伏。"要看旺相休囚、入墓库之类。世俗皆以本时干论。

时加六甲，一开一阖，上下交接。

时下得甲，为值符，为伏吟。加阳星为开时，百事吉。阳星者，天蓬、天任、天冲、天辅、天禽也。加阴星为阖时，百事凶。阴星者，天芮、天柱、天心、天英也。又甲为青龙，利以远行，将兵客胜；闻忧无、闻喜有；宜谒见贵人，移徙嫁娶，百事吉。

时加六乙，往来恍惚，与神俱出。

时下得乙，乙为日奇，宜从天上六乙出，既与日奇相随，恍惚如神，人无见者；又六乙为蓬星，又为天德，百事宜；将兵大胜，所向获功。

时加六丙，万兵莫往，王侯之象。

时下得丙为月奇，又为天威，能压伏兵灾；凡攻伐宜从天上六丙出，既挟月奇，又乘天威，丙火相随，故能压伏兵灾。丙又为明堂，此时用，逢忧不忧、闻喜则喜，入官得迁，商贾有利。

时加六丁，出入幽冥，到老不刑。

时下得丁为星奇，又为玉女，宜安葬藏匿之事。若随星奇，挟玉女从天上六丁而出，入太阴而藏，则故人自不能见也。可以请谒，利嫁娶及阴私事，入官商贾百事皆吉。六丁为三奇之灵，行人出入宜从天上六丁所临之方出，百事吉利。

时加六戊，乘龙万里，莫敢呵止。

戊为天武，又为天门。从天上六戊而出，挟天武、入天门，百事皆吉。逃走亡命，远行万里，无所拘止。将兵客胜，利以远行商贾。

时加六己，如神所使，出被凶咎。

己为地户，又为六合，独出独入，无有见者；此时宜为隐谋私密之事，当从天上六己出；不可为显扬彰露之事，强为之者，必获凶咎。若占，主有逃亡阴私之事。

时加六庚，抱木而行，强有出者，必见斗争。

庚为天狱，出被凌辱，市贾无利，入官嫁娶，百事皆凶。将兵，客死主胜。六庚之时，惟宜固守；此时以下至六癸时，不宜出动。

时加六辛，行逢死人，强有所作，殃罚缠身。

辛为天庭，不可远行、诉讼、决刑狱、嫁娶、市贾、入官，不可问疾，诸事不利；将兵，主胜客死。

时加六壬，为吏所禁，强有出入，非祸相临。

壬为天牢，不可远行、入官问疾、病者进退、移徙、嫁娶、逃亡，百事皆凶。此时用事，必有仇怨，为吏所呵；不可举兵。只宜严刑狱、平诉讼。

时加六癸，众人莫视；不知六癸，出门即死。

此时出入皆凶，只宜隐遁求仙，亡命绝迹，当从天上六癸而出，则众人莫见。又癸为天藏，利以伏匿逃亡。将兵主胜、闻忧有、闻喜无。不宜入官、市贾、嫁娶、移徙、入室问疾；病者重，遗亡不得。

下二句，言二遁归于九一，并天乙值使起宫异门也。

葛洪曰："逾出于五土，归于九一者为十也。要精于九一之谓，阳遁阳使，起一终于九；阴遁阴使，起九终于一。"又王章曰："天乙值使起宫异门者，谓门相冲也。"阴阳二遁，各有二使。假令冬至后，阳使起一宫，阴使起九宫；夏至后，阴使起一宫，阳使起九宫，故曰起宫异，门相冲。而后世之用遁甲者，之所以冬至后唯用阳遁阳使，夏至后惟用阴遁阴使，乃据古经所云：冬至后用阴使，夏至后用阳使，则不显鬼神隐伏之事。是穷天地、侔造化，以通神明之德，以类万物之情者也。若能谙此理，用之为贵也。

（十四）天目地耳　门迫宫迫及宝义制和伐

歌曰：

天目为客地耳主，六甲推兮无差理，

宫制其门不为迫，门制其宫是迫雄。

串解：

1. 天目地耳，其义有三。

（1）卯为天目，酉为地耳。

（2）六甲为青龙，六丁为天目，六癸为地耳，又为华盖。如甲子旬卯方入营，即六丁之位。

（3）六甲旬中，庚为天目，戊为地耳，丙为三刑位主战。如甲子旬天目在庚午，地耳在戊辰。甲戌旬天目在庚辰，地耳在戊寅。余仿此类推。《遁甲大全》引黄帝曰："行兵要背天目，向地耳"。又曰："凡劫贼营，令人鬼不知，从六丁位或太阳位下入营，或从天目地耳入。又欲入劫营者，从天目地耳、天门地户、青龙华盖、九天位上，入劫即吉。"

2. 门迫宫迫

所谓门迫，即宫制其门；所谓宫迫，即门制其宫。《三元经》云："吉门被迫则吉事不成，凶门被迫则凶事尤甚。"又曰："宫制其门是凶迫，门制其宫为吉迫，门生宫为和，宫生门为义。"假令开门临三宫，休门临九宫，生门临一宫，景门临七宫，为吉门被迫则吉事不成。又如伤门杜门临二八宫，死门临一宫，惊门临三四宫，为凶门被迫则凶灾尤甚。《遁甲大全》有歌曰：

惊开三四休临九，杜迁故乡二八宫，

生死排来居第一，景门六七总相同，

吉门被迫吉不就，凶门被迫祸重重。

观古人门迫宫迫之意，迫者制也。门受制曰门迫，宫受制曰宫迫，而以上独取宫迫之意，即《符应经》所谓：宫制其门则不为迫，门制其宫则为迫也。

3. 宝义和制伐

宝日为上吉，干生支也，如甲午日，甲木生丙火也。义日为次吉，支生干也，如甲子日之类，子水生甲木也。和日为次吉，干支比和也，如甲寅、壬子之类，干支五行相同也。制日为中平，干克支也，如甲戌日，甲木克戌土也。伐日为极凶，支克干也，如甲申日之类，甲木被子申金所克也。又和日亦为吉日，伐日又为伏日。

六、天乙值符　八门九星所主

（一）天乙值符

歌曰：

值符前三六合位，太阴之神在前二，

后一宫中为九天，后二之神为九地，

九天之上好扬兵，九地潜藏可立营，

伏兵但向太阴位，若逢六合利逃形。

串解：此指神将盘小值符及其八神。阳顺阴逆，起法见前。

值符者，天乙之神，事急宜从此方而出，以击对冲。此急则从神之谓也。

腾蛇者，虚诈之神，出此方者多主精神恍惚、梦寐乖张，若得奇门会合之方则不忌。

太阴者，阴佑之神，可以履符禁敌，闭城藏兵；人有急难，可从此方避之，免其祸患。

六合者，护卫之神，可以埋伏抵挡，提防不测；人有急事，宜于此方避之免其害。

白虎者，凶恶之神，可以防备贼兵偷营劫寨。若得奇门会合之方，不可以此为忌。

玄武者，小盗之神，可以提防奸细窥觇军情。若得奇门会合之方，不可以此为忌。

九地者，坚牢之神，可以屯兵，固守城池。孙子曰：善守者，藏于九地之下。

九天者，威悍之神，可以扬兵布阵，呐喊摇旗。孙子曰：善战者，动于九天之上。

勾陈者，中央之阳土，其神性顽，专司田土词讼之事；配于东南，其凶顽之气不可趋位，故经云：游三避五，三五反复也。

朱雀者，南方之火神，专司文明之权及章奏口舌文书之职。得地则有文书印信之喜，失地则有是非口舌扰乱之凶。在天为赤鸟之神。

池本理曰：《孙子本义》云：九地者幽隐之至深也，九天者刚健之至极也。藏于九地，言守之至深。动于九天，言攻之至极也。九天乃天之杀伐之气运在此方，亦可以籍此气遮藏形迹。太阴之下可以伏兵，六合之下可以逃亡。冬至后阳遁顺，天上值符所临之宫，后一为九天，后二为九地，前二太阴，前三六合。夏至后阴遁逆，天上值符所临之宫，前一为九天，前二为九地，后二为太阴，后三为六合。

（二）八门所主

歌曰：

八门若遇开休生，诸事逢之总称情，

伤宜扑猎终须获，杜好邀遮及隐形，

景上投书并破阵，惊能擒讼有声名，

若问死门何所主，只宜吊死与行刑。

串解：

1. 开门

开门属乾，乾中有亥，且乾纳甲壬，金动水生，水生而生万物。故为资生万物之初，又为天门，所以吉也。若得乙奇相合，名为地遁，得日精所蔽；与丙奇合得月精所蔽；与丁奇合得太阴所蔽。凡有谋为，宜名正言顺，公事从之而百吉百泰；若为阴私之事，必被他人泄露，反遭凶咎。喜乾兑之宫为相气，入坎宫金水相生，如母顾子，所以为吉。艮宫入墓、震宫为迫、巽宫返吟、离宫金被火克，皆不利。

2. 休门

休门之水，固为至阴之地，实系宝瓶宫。万物以水为生，发扬于外者以水为生气；而收敛归根，藏蓄于内者乃一阳复始之初，草木至此而萌动，返本还原之门，所以吉也。休门与丁奇合，下临太阴为人遁，得星精所蔽，百事皆吉。旺于震宫，相于坎宫，生于乾兑宫皆吉。坤艮及中宫被土克制，巽宫入墓，离宫返吟，皆不利。

3. 生门

艮者寅位，天开于子，地辟于丑，人生于寅，天气至此而三阳俱足，从此而万物皆生；阳回气转，天地好生之德广及万物，而仁道生焉，所以为至吉之门。生门与丙奇合为天遁，得月精所蔽，百事大吉。生门宜上官修造、嫁娶求财、牧养，皆大吉。临乾兑二宫为旺，中宫为相，生于离宫皆吉。临坎宫为迫、震宫被木克制、巽宫入墓，皆不利。

4. 伤门

伤门之木，正值春分之时，精液自内而出，发扬于外，以致根本泄之太过。所谓外华而内虚，不能胜其劳；况二月中嫩甲不能当霜露之寒，所以谓之伤而主凶也。伤门得奇，惟宜扑捉逃亡盗贼、渔猎索债、赌战等事则吉。若上官出行、嫁娶商贾、修造埋葬，皆不利大凶。

5. 杜门

杜门阳木，时至夏初，发生于外而津液已泄，阳气亢极，一阴将至；木性至此而力屈，欲收敛而不能收敛，欲生旺而力已尽；又不泄其力以实其子孙，而特伏藏其子于坚密之处，恐有伤于子，故谓之杜门，小凶。杜门为藏形之方，惟宜躲灾避难、塞穴，捕捉则吉。余事皆不利。

6. 景门

景门夏令之气，万物壮旺，将老之时，与死门坤宫相近；又为阳之盛气，天数至此时，将有杀物之情，虽主上明下亮之方，亦不全吉。惟利文书之事，因而为次吉。景门用事，惟宜上书献策、奏寻、选拔将士吉，余皆不利。坤艮中宫吉，三四宫平之，一宫返吟，六七宫迫宫大凶。若得三奇，又宜计以行诈破阵、火攻、号令、封功赏爵等事。

7. 死门

死门坤二宫属土，又系黑星分野之方；秋冬之气，天地肃杀之威，自此而始，草木为之凋零，故为凶象。若得奇相助，而吊死行刑扑猎之事，亦有得吉者，顺天之序而然也。不可弃。

8. 惊门

惊门属金，值八月秋令，万物俱老，天地大施肃杀之威；物数苍老，本无生气，是以凶也。但天地存好生之德，不欲杀尽而生麦等，亦不得已而杀也。此门虽凶，若讼词献诈，捕捉设疑，伏兵皆吉，不可尽弃也。

《统宗大全》有"八门主事歌"：

欲求财利往生方，葬猎须知死路强，

征战远行开门吉，休门见贵最为良，

捉贼惊门无不获，杜门无事好逃藏，

索债须知伤上去，思量饮酒景门高。

（三）九星吉凶与休旺

歌曰：

蓬任冲辅禽阳星，英芮柱心阴宿名，

辅禽心星为上吉，冲任小吉未全亨，

大凶蓬芮不堪使，小凶英柱不精明，

大凶无气变为吉，小凶无气一同之，

吉宿更能逢旺相，万举万全必成功，

若遇休囚并废没，劝君不必进前程，

要识九星配五行，各随八卦考羲经，

坎蓬星水离英火，中宫坤艮土为营，

乾兑为金震巽木，旺相休囚看重轻，

与我同行即为相，我生之月诚为旺，

废于父母休于财，囚于官鬼真不妄，

假令水宿号天蓬，相在初冬与仲冬，

旺于正二休四五，其余仿此自研究。

串解：本段关于九星的歌词较长，今综合为九星卦位及阴阳五行所属、九星吉凶、旺相休囚、九星所主分述如下：

1. 九星卦位及阴阳五行所属

天蓬星（即贪狼），主坎一宫，属水，阳也。

天芮星（巨门），主坤二宫，属土，阴也。

天冲星（禄门），主震三宫，属木，阳也。

天辅星（文曲），主巽四宫，属木，阳也。

天禽星（廉贞），主中五宫，属土，阳也。

天心星（武曲），主乾六宫，属金，阴也。

天柱星（破军），主兑七宫，属金，阴也。

天任星（左辅），主艮八宫，属土，阳也。

天英星（右弼），主离九宫，属火，阴也。

于此可见，九星的阴阳五行所属，与其所主卦位是一致的。

2. 九星吉凶

《三元经》曰："辅禽心星为上吉，冲任次吉理须明；大凶天蓬与天芮，小凶天柱及天英。更论五行旺相气，吉凶轻重自然分；大凶旺相凶却小，小凶旺相号中平。吉星旺相吉无比，若还无气也中平。"九星分上吉次吉、大凶小凶。更须结合五行旺相休囚加以分析，若大凶之星，得旺相即小凶；小凶之星得旺相之气则为中平也。吉宿亦要得旺相之气方吉，若遇休囚废没亦不可用。即上吉次吉星乘旺相气则大吉，无旺相气则中平；乘休囚死气则凶也，宜详审用之。如冬至后时下得天任吉宿，又乘相气则为上吉也。

3. 旺相休囚

在《烟波钓叟歌》及《奇门遁甲》的有关著作中，对五行旺相休囚的含义与后世有些不同（表17-1）。本歌论九星休旺是：

与我同行即为相，我生之月诚为旺，

废于父母休于财，囚于官鬼真不妄。

表 17-1　五行旺相休囚表

九星五行 休旺	水宿	木宿	火宿	土宿	金宿
相	水	木	火	土	金
旺	木	火	土	金	水
休	火	土	金	水	木
囚	土	金	水	木	火
废	金	水	木	火	土

后世论五行休旺，乃当令者旺，我生者相，休于父母死于财，因于官鬼也，不只旺、相异位；且后世之休，乃上表之废；后世之死，乃表中之休；惟囚相同。读者自可较其异同，择善而从。

4. 九星所主

（1）天蓬：宜安抚边境、修筑城池，春夏将兵大胜，秋冬凶亡其士卒，利主不利客。嫁娶凶、移徙失、斗争见血、入官逢盗、修造商贾皆凶。

（2）天芮：宜崇尚道德、交结朋友、受业师长吉。不可用兵、嫁娶、争讼、移徙筑室；秋冬吉、春夏凶。

（3）天冲：宜出报仇，春夏将兵胜，秋冬无功。不宜移徙嫁娶、入官筑室、祠祀商贾。

（4）天辅：宜蕴身守道、设教修理、将兵春夏胜、嫁娶多子孙、移徙商贾、入官修营、春夏有喜。

（5）天禽：宜祭祀祈福、断灭群凶；将兵四时吉、百福助之，不战用谋、敌人畏服。赏功封爵、移徙入宅、祠祀商贾嫁娶吉。

（6）天心：宜疗病合药。将兵秋冬胜、春夏不利。嫁娶入官、筑室祠祀商贾，秋冬吉、春夏凶，利见君子、不利小人。

（7）天柱：宜屯兵自固，隐迹埋形，将兵车伤卒亡；不宜移徙入官市贾；宜嫁娶修造祭祀。

（8）天任：宜请谒通财，将兵四时吉。万神助之，敌人自降。嫁娶多子孙，入官吉。筑室移徙凶。

（9）天英：宜出入远行、饮宴作乐，利嫁娶。不宜出兵移徙、入官筑室、祠祀商贾。

七、奇门应用宜忌举要

本章凡五节，概要论述遁甲的应用大法，包括从门和从神两个方面；范围以行兵为主而兼及民用。

（一）三诈五假

歌曰：

奇与门兮共太阴，三般难得总加临，

若还得二亦为吉，举措行藏必遂心。

串解：本节云：以开休生三吉门、乙丙丁三奇与八诈门的太阴，同临一宫为吉；纵然三者不能全得，得二亦吉。这里虽然还没有明确提出"三诈""五假"的名称，而实际已具有此类格局的含义（表17-2）。

表17-2 三诈五假

诈假	神盘	天盘	人盘	宜忌
真诈	太阴	乙丙丁	开休生	嫁娶远行商贾隐遁宜
重诈	九地	乙丙丁	开休生	进人口取财拜官授爵
休诈	六合	乙丙丁	开休生	合药祛邪祈禳之事
天假	九天	乙丙丁	景	乘利便进谒干求
地假	九地	丁己癸	杜	宜潜伏藏形隐迹
人假	九天	六壬	惊	利扑逃亡
神假	九地	丁己癸	伤	利埋葬
鬼假	九地	丁己癸	死	利超亡荐度

所谓三诈，即三门、三奇同太阴为真诈；同九地为重诈；同六合为休诈也。古经云：凡欲经求万事，宜开休生下合乙丙丁即吉，又取阴门相助，谓之三诈。凡太阴六合九地宫助奇门全备，用之有十分之利；若三门合三奇无诈宫，谓之有奇无阴，得七分之利；若三门合太阴无三奇，谓之有阴无奇，犯者不利。其五假法实是三诈之变格，见上表。

（二）亭亭白奸

歌曰：

更得值符值使利，兵家用事最为贵，

常从此地击其冲，百战百胜君须记。

串解：本节歌意谓，用兵布阵对敌，宜占据天盘值符和中盘值使方位，以攻击其对冲的方位，百战百胜，这对兵家是很重要的。后世多引申其义，以亭亭白奸作解，亦是遁甲应用中不可缺少的内容。

亭亭者，天之贵神也，背之而击其冲则胜。推之之法：以天月将加所用正时，神后所临之宫，即亭亭所居也。

白奸者，天之奸神也，合于巳亥，格于寅申。书云：背亭亭，击白奸。其法：以天月将加用时，寅午戌上见孟神，即是白奸之位。孟神者寅申巳亥是也。

如二月惊蛰后五日卯时用事，以天月将亥加卯上，数至辰上得子（神后），即亭亭在辰也。又数至午上得寅（孟神），即白奸在寅也。背亭亭击白奸者，大将宜据亭亭之位而击向白奸之方是也。

（三）三胜五不击

歌曰：

天乙之神所在宫，大将宜居击对冲，

假令值符居离九，天英坐取击天蓬。

串解：此承上节进一步申明天乙值符在用兵对阵中的重要性。后世演为三胜宫、五不击之说。

1. 三胜宫

第一，天乙宫：天上值符所乘为天乙宫。上将居之用兵而击其对冲则百胜。《万一诀》云：若在阳遁，即用天上值符所居宫；若在阴遁，即用地下值符所居宫，上将居之而击其冲，胜。

第二，九天宫：九天宫居值符前后，分阴阳而定。我军立于九天之上而击其对冲，则敌人不敢挡我之锋。

第三，生门宫：生门若合三奇，上将引兵从生门击死门，百战百胜。

2. 五不击

第一，不击天乙宫。

第二，不击九天宫。

第三，不击生门宫。

第四，不击九地宫。

第五，不击值使宫。

以上皆不可击，击则必败。

（四）五阳时、五阴时

歌曰：

甲乙丙丁戊阳时，神居天上要君知，

坐击须凭天上奇，阴时地下亦如之，

若见三奇在五阳，偏宜为客自高强，

忽然逢著五阴位，又宜为主好裁详。

串解：本节前四句谓五阳时神居天上，须凭天盘三奇所在宫，以击其对冲；五阴时神居地下，须用地盘上三奇所在宫，以击其对冲。书又云：五阳时在天上，即居天上值符之宫，而击其冲。

《三元经》曰：甲乙丙丁戊为五阳时，利为客。宜先举兵，高旗响鼓，耀武扬威，客兵大胜，所谓得阳者飞而不止也。以五阳为善神治事，可以出兵征伐，远行求财，立邦国，化人民，临武事，入官移徙，嫁娶起造，百事皆吉；惟逃亡者不可得。

又曰：己庚辛壬癸为五阴时，利为主。宜偃旗息鼓，衔枚静听，得客敌至后则战，大胜矣。所谓得阴者伏而不举也。此以五阴为恶神治事，不可张扬；凡拜官移徙、婚姻出行、造举百事皆不可；宜为密谋筹策、祷祝求福，逃亡者可得。

例如，甲己之日，自夜半甲子时至戊辰时为五阳时，利为客；自己巳至癸酉为五阴时，利以为主。不拘阴阳二遁，皆如此例。

八、格局要义

遁甲式的天地人神四盘，可以认为是古人创立的一种四维空间坐标系；除地盘之外，都随着时间的迁移，按照各自的规律，做阳顺阴逆的运行，因而组合成多种复杂的形式。格局便是在某一时辰、某一宫中天地人神四盘所组成的特定形式。所以四盘之外，时间是一个重要的因素。格局的吉凶，视有利因素和不利因素的多寡而言。天地人神和三奇六仪中的有利因素加临于一宫，便是上吉格；部分主要有利因素加临亦可用，是为中吉；吉凶参半，便是中平。反之，不利因素齐临于一宫，便是凶格了。

本章所介绍的奇门吉格有九遁及龙返首、鸟跌穴，加前三诈五假共十九格。凶格有青龙逃走、白虎猖狂等二十余格。

（一）九遁

歌曰：

天地人分三遁名，天遁月精华盖临，

地遁日精紫云蔽，人遁当知是太阴，

生门六丙合六丁，此为天遁自分明，

开门六乙合六己，地遁如斯而已矣，

休门六丁共太阴，欲求人遁无过此，

要知三遁何所宜，藏形遁迹斯为美。

串解： 此论天地人三遁也。

天遁： 天盘六丙、中盘生门、地盘六丁，此谓之月华所蔽。

地遁： 天盘六乙、中盘开门、地盘六己，此时得日精所蔽。

人遁： 天盘六丁、中盘休门、神盘太阴，此时得星精之蔽。

池本理曰： 以上三遁，最宜隐遁，人莫能窥。盖三遁上盘既挟日月星精之庇佑，而天遁下盘合丁乃三奇之灵，又为六甲之阴，谓奇门相合，有如华盖之覆体也。地遁下盘临六己，为六合之私门，又为地户，谓奇相临，有如紫云之蔽体也。人遁下盘临太阴者，阴暗之象。孙子云："难知阴"。盖阴晦不能观万象，谓奇门阴宫相合，有如阴云之障蔽也。右三遁之时，凡用事兴兵施为，出入修营宫室，万事吉利。

三遁之外，又有风、云、龙、虎、神、鬼六遁，合为九遁，用奇者不可不知也。余有"九遁要诀"附录于下：

生门丙丁为天遁，地遁乙己入开宫，

人遁休丁共太阴，藏形遁迹在其中，

六乙三门于巽风，六乙三门于坎龙，

乙辛三门为云遁，乙辛休八虎遁通，

神遁六丙生九天，鬼遁六乙杜九地。

歌中天干，居前者为天盘奇仪，居后者为地盘奇仪。九遁又有诸多变格，不录（表17-3）。

图 17 - 3　九遁表

遁盘\神盘	天	地	人	风	云	龙	虎	神	鬼
神盘			太阴					九天	九地
天盘	丙	乙	丁	乙	乙	乙	乙	丙	乙
人盘	生	开	休	三门	三门	三门	休	生	杜
地盘	丁	己		巽	辛	坎	艮巽		

（二）诸格

歌曰：

庚为太白丙荧惑，庚丙相加谁会得，

六庚加丙白入荧，六丙加庚荧入白，

白入荧兮贼必来，荧入白兮贼须灭，

丙为勃兮庚为格，格则不通勃乱逆，

丙加天乙为勃符，天乙加丙为飞勃，

庚加日干为伏干，日干加庚飞干格，

加一宫兮战在野，同一宫兮战于国，

庚加值符天乙伏，值符加庚天乙飞，

庚加癸兮为大格，加己为刑最不宜，

加壬之时为小格，又兼岁月日时逢，

更有一般奇格者，六庚谨勿加三奇，

此时若也行兵去，疋马只轮无返期，

六癸加丁蛇夭矫，六丁加癸雀投江，

六乙加辛龙逃走，六辛加乙虎猖狂，

请观四者是凶神，百事逢之莫措手，

丙加甲兮鸟跌穴，甲加丙兮龙返首，

只此二者是吉神，为事如意十八九。

又：

天网四张无路走，一二网低有路踪，

三至四宫行入墓，八九高强任西东。

串解：本段歌词，概括了天地盘奇仪加临，所形成的常用二十余格，务必熟读，用时方可一目了然（表 17 - 4）。

图 17 - 4　奇门常用格

格盘	白入荧	荧入白	勃格	勃格	勃格	勃格	勃符	飞勃	伏干	飞干	伏宫	飞宫	大格
天盘	庚	丙	丙	丙	丙	丙	丙	值符	庚	日干	庚	值符	庚
地盘	丙	庚	岁干	月干	日干	时干	值符宫	丙	日干	庚	值符宫	庚	癸

格盘	小格	刑格	岁格	月格	日格	时格	雀入江	蛇天矫	龙逃走	虎猖狂	鸟跌穴	龙返首	四天张网
天盘	庚	庚	庚	庚	庚	庚	丁	癸	乙	辛	丙	甲	癸
地盘	壬	己	岁干	月干	日干	时干	癸	丁	辛	乙	甲	丙	癸

　　六甲常隐于六仪之下，六仪三奇，仅得九干，重叠加临于天地盘中，便得九九八十一格。表中所列系《钓叟歌》常用二十余格而已，详见表 17 - 5。

　　表中所列，涉及内容较多，这是因为：

　　1. 庚丙作为太白金星和荧惑星的表征及其运行轨迹，须视其加临情况。

　　2. 因为丙与庚，为勃、为格、为刑；值符与日干时干，加上或伏下，皆为刑格，不利用事。所以在应用中比较重要。

　　天盘主动，蛇、雀、龙、虎四象为动物，所以皆用天盘中仪奇来表示。东方甲乙木为青龙，南方丙丁火为朱雀（赤鸟），白虎是西方辛金，蛇乃属北方阴水也。而地盘中天干仅表江、穴、处所等静物而已。明乎此，便不难窥见格局命名的规律及其意义了。

图 17 - 5　奇仪加临八十一格

天盘 地盘	戊	己	庚	辛	壬	癸	乙	丙	丁
戊	青龙入地	犬遇青龙	天乙伏宫	困龙被伤	小蛇化龙	天乙会合	利阴害阳	飞鸟跌穴	青龙转光
己	贵人入狱	地户逢鬼	太白刑格	入狱自刑	凶蛇入狱	华盖地户	日奇入墓	火孛入刑	火入勾东
庚	值符飞宫	刑格返名	太白同宫	白虎衔刃	太白入网	太白被刑	日奇被刑	荧入太白	年月日时格
辛	青龙折足	游魂入墓	白虎干格	伏吟天庭	螣蛇相缠	网盖天牢	青龙逃走	谋事成就	朱雀入狱
壬	青龙入牢	地网高张	小格迷格	凶蛇入狱	蛇入地网	复见螣蛇	日奇入地	火入天网	五神互合
癸	青龙华盖	地刑玄武	大格	天牢华盖	幼女奸淫	天网四张	华盖逢星	华盖孛师	朱霍投江

（续表）

天盘 地盘	戊	己	庚	辛	壬	癸	乙	丙	丁
乙	青龙 入云	墓神 不明	太白 蓬星	白虎 猖狂	小蛇 格	华盖 蓬星	日奇 伏吟	日月 并行	人遁 吉格
丙	青龙 返首	火孛 地户	太白 入荧	干合 荧师	水蛇 入火	华盖 荧师	奇仪 顺遂	月奇 荧师	星随 月转
丁	青龙 耀明	朱雀 入墓	亭亭 之格	狱神 得奇	干合 蛇刑	螣蛇 夭矫	奇仪 相佐	星奇 朱雀	奇入 太阴

注：本表根据《遁甲大全》十干克应整理

歌曰：

节气推移时候定，阴阳顺逆要精通，

三元积数成六纪，天地未成有一理，

请观歌里精微诀，非是贤人莫传与。

九、奇门判断综述

奇门遁甲的判断方法，向无系数论述；多系零金碎玉，散见于诸书，若非熟读，实难窥其门径。今将其分为三盘所主、主客之分、符使方位和百占法门四个方面，分别作如下探讨。

（一）盘统三才，各有所主

《遁甲大全》曰："上盘象天（谓九星），中盘象人（谓八门），下盘象地（谓九宫）。上盘星也，中盘人也，下盘宫也。"此正是《易·系辞》之所谓："易之为书也，广大悉备。有天道焉，有人道焉，有地道焉"的三才思想在遁甲式中的具体体现；而《易》与天地准，故能弥纶天地之道，遁甲籍易理以致用，故亦能"范围天地之化而不过，曲成万物而不遗"了。所以，在运用中，三盘象三才，各有所主。

《遁甲大全》曰："凡占吉凶者，首重九星，以九星是天盘，吉凶由天故也；凡星克门吉，门克星凶。凡出行趋避者，首重八门，以八门为人盘，吉凶由自取故也；凡门克宫吉，宫克门凶，伤人事故凶。凡造葬迁移者，首重九宫，以九宫为地盘，迁移等事，皆由地而起也；故门宫相生俱吉，相克俱凶。苟得此意而推之，凡事关天人者，无不可以数通。"这就明确提出所占事类不同，于三盘所主也不同。

1. 凡占天时年命、八方灾祥等事出自然，非关人谋者，以九星为主。《遁甲演义》曰："天有八门，地有八方，加以九星，察其气运。"又曰："占用九星，遁临八方，以决善恶；随其善恶所到之方，定人民灾祥、岁时丰俭、人事得失、旱涝兵火，无不应焉。"其法：尝以本年立春过宫之日，布局、使符、用星，就九宫分野以辨吉凶。

2. 凡占出行求财、入官赴试，或逃亡避难，则以人盘八门为主。若逢三吉门，更得三奇、太阴则大吉，诸事隧心。

3. 凡修方、造葬、迁移等与宅地方位相关者，亦多静物，则以九宫为主。视其星符门使，合吉格则吉，凶格不利。

（二）事关彼我，主客以分

《遁甲大全》曰："善用奇门者，先分主客，然后再明占法。"遁甲始则因兵而设，故首重主客之分是很自然的。唐代李筌曰："太乙遁甲，先以计神加德宫，以断主客成败。"遁甲尝以动者为客、静者为主；天盘主动为客，地盘主静为主。而主客的地位又是经常变化的，这就需要根据临时的情况而定了，故《大全》引太公曰："主客动静不定，变化莫测，待临敌取主客，到时而用之可也。"分辨主客的规律如表17-6所示。

表17-6

客（天盘）	阳	动	先动（出兵动众）	先声	人来（他）	我去（我）
主（地盘）	阴	静	后动（固守静应）	后声	求我（我）	访人（他）

如选将求贤，干谒访友之类是我为客、彼为主；若出兵动众，亦以我为客，至彼地是他为主也。有时可以反客为主，也可以反主为客，这就看利主利客临时取决也。若对阵交锋，看此时若利客，宜先耀武扬威、呐喊而进。若此时利主，则惟宜偃旗息鼓噤声，或埋伏以取胜。若此时不利主客，则只宜固守也。

如国事部省、府县乡里、家宅、官讼、求谋、婚姻行人、失脱逃亡、捕捉等事，即以地盘为主，天盘为客，审之可也。

其吉凶之判断，大抵要天盘诸星生合地盘为上，地盘生合天盘次之。如客生主，为称意美满、进益多端；主生客，为耗散迟延、谋事费力；主客比和，行藏皆遂。若主克客，为半虚半实、自败虚花、事为不果；客克主，则事败无成、灾祸刑伤。

如主临旺气逢生，为美、为新、为盛、为繁华、为鲜明；逢克则为枯、为破、为败、为旧、为歪、为无色无用也。

《遁甲》之分主客，与《梅花易数》之分体用，皆以静者为主为体，动者为客为用，法虽不同，其理一也。学者当于此参悟。

（三）静观符使，动察方位

遁甲式，一局既成，则四盘八方，错综加临；何者为纲目，不得要领，实无措手之处。古人奇门的判断中，特别重视值符值使。《钤曳歌》云："更得值符值使利，兵家用事最为宜。"值符即天乙之宫，值使即用事之门。《遁甲穿壬》曰："奇仪听命于甲，而九星受命于符。值符常加六甲、周遍六仪，故吉凶悔吝皆以符头为主也。八门飞遁，其生克亦随所加临之宫而断。"所以值符、值使二者，在奇门判断中，俱有特别重要的意义。

《奇门统宗·凡例》曰："奇门占法，要分动静之用。静则只查值符、值使、时干，看其生克衰旺如何？动则专看方向，盖动者机之先见者也。如闻南方之事则占离位；闻北方之事则占坎位；凡鸦鸣鹊噪，东鸣则看震，西鸣则看兑……诸占例此。"这里提出了一个静则只查值符、值使、时干，动则专看方向的原则。动观方位，言之较详，即闻声见异，触机即发，布局推占，查其方位之吉凶善恶即可。至于静观符使时干，则言之甚略，而诸书占断用之又最多。因为此项判断，涉及天地人三盘中的星符、仪奇与八门等诸多因素，因而显得复杂、细致，其准确率较高可能与此有关。对此，霍斐然先生曰："写得具体详细的恐怕要算《奇门一得》一书，它将天地人三盘之间的关系，都分别罗列，做出原理性的判断，应用五行生克和八卦取象作为理论依据。"该书对八门飞加克应和奇仪加临诸格都作了较详细的说明。对奇门的应用研究有较高的参考价值。

《奇门一得》曰：

1. 如上梁安葬、赴任远行、商贾出入、婚姻谋为、求名请谒、家宅等类，只宜地盘奇仪为主、天盘九星三奇六仪八门为客。大抵要天盘生合地盘为上吉，有官贵相助，诸凡不逢阻隔，进益多端。

2. 如地盘生合天盘为次吉，则多耗散，为事费力，始终劳碌，诸事迟缓，宜求谋请托事方得妥。

3. 如天盘诸星克地盘诸星，若谋为一切等事多招非厄、口舌重叠、为成自败、忧惊不免。

4. 如地盘诸星克天盘诸星，是为有势。凡事虽强，恐后无益。谓之我克者休，故事有始无终。惟宜求名、官事得吉。若战为主、百战百胜、奏凯而归。

5. 若天盘与地盘诸星比和，门宫亦然，或门生宫、宫生门，或门宫比和；或地盘诸星生天盘诸星，或天盘生地盘诸星，主客皆吉。

6. 如地盘临衰墓死绝之宫，逢天盘相克，大利为客；为主大凶，凡为诸事主有灾非，吉事成凶，忧惊重见，永不为吉。如地盘临生旺得令之宫，逢天盘衰凶诸星相克者，是失令之客，不能伤我得令之主；客反招其咎。

7. 如地盘之星，虽在衰墓失令之宫，逢天盘诸星相生者，为主目下未逢，幸得其生，若交我旺之日时而大吉也。天盘与地盘同论，余仿此。

这里虽未指明，其实就是以值符、值使二宫为准进行判断。

《遁甲大全》又曰："大凡奇神应物之初，星应事之中，门应事之末。依次推详，无不应验如神"。此亦指符、使二宫而言。《奇门统宗》云："六壬以射覆为先锋，奇门以克应为微妙"。一局既成，只要静心理会，事之初始、发展及结局，皆在掌握之中矣。

（四）杂占百事、类具法门

奇门占断，除以上三大原则（总纲）之外，在具体实践中，应用最广泛的尚有取"用神"。

1. 人物类象，专取年月日时天干

人物有尊卑长幼之分，《玄灵经》曰："年为尊长，月为同类，时为卑幼，日为自己。"这里所说年月日时，专指天干落宫，就是预测中所涉人物的宫次，或称坐标。

2. 百占用神，理宗易卦象应

《遁甲大全》和《古今图书集成·术数部汇考·二十一》皆列有"奇门占事"一百〇八条，几乎每一种事情的占测，都有其独特的用神和判断方法，确实具有多义、多重、多样的特点。但细究其理，皆是以易卦取象为主，又与在象数易学基础上发展起来的，并且各具特定意义的九星、八门和天干地支的综合应用。因此，学习奇门遁甲，需要有"易学"的基础。熟谙易理，能帮助对奇门占断法的理解；且每有物来顺应，便得其要的效果。"夫《易》，开物成务，冒天下之道，如斯而已者也。"今列本法常用者十余项于下，以供分析研究。

取用神判断法的要点和依据

一、占病症

（一）取用神

天芮为病神。

（二）断法要点

视天芮落宫分内外。

离主头目、心病。

坤主腹胃、肌肤。

兑主肺、口齿、咽喉。

乾主腿足筋骨，亦主头。

坎主肾及小肠、遗泄、便闭。

艮主脾病、足气。

震主肝胆病、惊狂、耳目病。

巽主胆胃三焦病及中风。

（三）依据

1. 戴九立一之九宫法。

2. 近取诸身之卦象。

二、占病何日愈

（一）取用神

1. 生日干为病人。

2. 天芮为病神。

（二）断法要点

1. 日干落生门（天盘）不死，落死门难愈，逢休囚凶格死。

2. 以天芮废没日为愈期。

（三）依据

1. 人取八字内日干为主。

2. 天芮为病神，同上。

三、访友

（一）取用神

所往方。

1. 天盘为客为我。

2. 地盘为主为他。

（二）断法要点

1. 相生比和必见。

2. 得吉格或二干相合吉。

3. 相克制、入墓空亡不得见。

（三）依据

以主客断。

四、求财

（一）取用神

1. 生门落宫为体。

2. 生门上所乘之星为用（又甲子戊为财神，生门为财方）。

（二）断法要点

1. 用生体吉，体生用不吉。

2. 视其落宫休旺及三盘格局吉凶。

3. 看甲子戊及生门、二宫落方及生克比和。

4. 日干落宫为我，时干落宫为伙计。

（三）依据

八门、九星及值符格局的综合应用。

五、婚姻

（一）取用神

1. 庚为男家。

2. 乙为女家。

3. 六合为媒人。

（二）断法要点

1. 乙庚之落宫，相生比合得奇门吉局，必成。

2. 忌刑克入墓。

3. 以六合生合知媒人之偏向。

（三）依据

甲以乙妹妻庚金，与神将同用。

六、占胎息男女

（一）取用神

1. 以坤宫天芮星为母。

2. 以天盘临坤宫之星为胎息。

（二）断法要点

1. 阳星为男，阴星为女，天禽星为双生。

2. 阳干是男，阴干是女。

（三）依据

值符与奇门同用。

七、赴试

（一）取用神

1. 日干为应试者。

2. 值符为主考。

3. 以景门与丁奇为文章。

（二）断法要点

1. 三者宜生合，不宜克制。

2. 景门、丁奇，若休囚废没，主文题失意。

（三）依据

值符与奇门同用。

八、失物

（一）取用神

1. 以日干落宫为失主。

2. 以时干落宫为失物。

（二）断法要点

1. 时干落宫乘旺相气生日干落宫者仍得。

2. 落空亡墓绝之宫不可得。

时干落宫：

乾：金玉宝物、铁索圆圈之物，又为帽缨、为马。

坎：为水晶珍珠、笔墨毛发、细软之物，又为猪。

艮：为山石、玉、器皿、镫靴之物，又为牛犬猫。

震：为车船木器、碧色衣物，又为驴骡。

巽：为丝绸缎布、细软之物，又为彩色细长成队之物。

离：为文明图书、手卷字画、印信文券、彩禽暖衣马。

坤：为铜铁鼓磬，金中空有声，象牙之物，又为马。

兑：为金银首饰、有口对衿之物，又为羊鸡飞禽。

（三）依据

易卦取象，有气为活生之物，无气为死囚废旧之物。

九、何人偷

（一）取用神

天蓬玄武为盗神。

（二）断法要点

1. 视其所临卦位，辨男女老少。

2. 以盗神临外卦或内卦，分远近。

（三）依据

易象坎为盗。

十、晴雨

（一）取用神

1. 天柱为雨师。

2. 天冲为雷神。

3. 天辅为风伯。

4. 天蓬为水神。

5. 甲辰壬为龙神。

（二）断法要点

1. 龙神、雨师游一三七宫，或甲辰壬主大雨。

2. 带甲寅癸，下临甲寅癸于一三七宫，主小雨。

3. 甲辰壬加三宫，为龙登雷门，主雷雨。

4. 水神空亡入墓，主阴云不雨。

《烟波钓叟歌串解》已将《奇门遁甲》这一传统的预测学，作了概要地介绍。奇门预测是《周易》占测术的发展，是《周易》象数学的综合应用，是中国传统的高层次预测术。奇门预测，特别重视时空因素，即天文、地理、人事诸因素，全面立体地信息采集和冷静理智地易象数综合推演，这也正是它之所以深奥的原因所在。

奇门书近世流传者不下数十余种，而众说纷纭，互有异同处不少；且多言词隐秘，引而不发。是解取言归于正，理有可通，删繁就简，直言其秘；意在便利于后学，以广其传；谓奇门遁甲登堂入室之门径可也。

附一　奇门飞宫法活盘要诀

一、引言

昔黄帝命风后演遁甲一千八十局，其局法固无可考；后经太公及至汉张子房简化为一十八局，用活盘推演，简固简矣，而于古法合否？不无疑义。《古今图书集成·术数部汇考二十·遁甲穿壬》云："一十八局兮错综乱变，审伏符兮考验于一。"注曰："但能考验于伏吟之一星一门，而八门不能尽合。"

师授奇门遁甲有"飞宫法"，仍用阴阳一十八局作为起局底盘，其星符仪奇及八门之用，均按九宫次序顺逆推排，此或更近于古法也。甘时望《奇门一得·自叙》云：

"予幼遇异人，授太平公活法变局秘诀。盖天盘人盘星盘、门不易，若逢当令符使所值之宫，则九星八门分顺逆飞布……此奇门实用之要诀也。"

然而对飞宫法，师授家传，非籍棋子飞布，则以笔书起局，向无活盘推演之法。余演习多年、揣摩日久，受"边九宫"和"排山掌"法的启示，设计出一套活盘。盘分阴阳两面，阳面统阳九局，阴面统阴九局，并附有要诀。按法而用，则使飞星变为可控之星，循轨运行矣。此盘于奇门飞宫法的推演，甚为便捷。今整理如下，献诸海内，望高明鉴之。

二、活盘图示

盘有阴阳两面，每一面分七层，由六个大小不一的同心圆盘组成。内三层是天盘，外三层是地盘，中一层为人盘（八门）。

（一）阳面图示

1. 地盘

即最外三层，由大小两个盘组成。外二层为一盘，外层为九宫，中层为九星，用虚线分开。内层为地盘的六仪三奇，以戊己庚辛壬癸丁丙乙为序，按九宫次序顺排（图17－16）。

2. 人盘

一层列八门，于中五宫处加一"中"字，以"休死伤杜中开惊生景"为序（图17－17）。

3. 天盘

亦分三层。

外层为天盘的六仪三奇，排法与阳面地盘相同，按九宫次序排列。中层是天盘九星，顺序是：蓬芮冲辅禽心柱任英。最内一层是九神，阳遁以值符、腾蛇、太阴、六合、勾陈、太常、朱雀、九地、九天为序，按九宫次序排列（图17－18）。

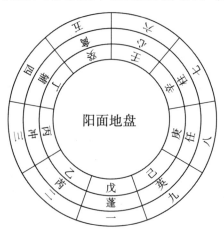

图17－16 飞宫活盘阳面

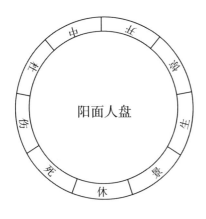

图 17 - 17　阳面人盘图

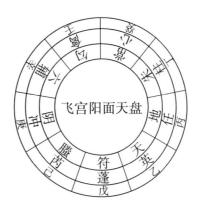

图 17 - 18　飞宫阳面天盘

（二）阴面图示

活盘的阴面（图 17 - 19、图 17 - 20）与阳面的不同处有三：

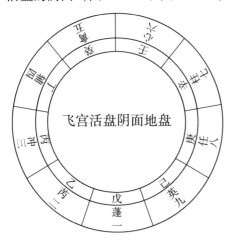

图 17 - 19　飞宫活盘阴面地盘

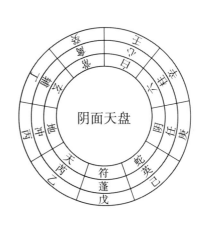

图 17 - 20　飞宫阴面天盘图

1. 地盘中的六仪三奇，亦以"戊己庚辛壬癸丁丙乙"为序，不同者是按九宫次序逆境排。

2. 天盘中六仪三奇，亦按九宫次序逆排，与地盘同。

3. 天盘的九神，阴遁以值符、螣蛇、太阴、六合、白虎、太常、玄武、九地、九天为序，按九宫次序逆境排。

阴面人盘，即八门的排法，与阳面人盘相同。

阴面的其他内容，也完全与阳面相同。

三、飞宫活盘要诀注解

排山掌、九宫边，掌内移来化为盘，

一二三四顺推去，排来飞星次第传。

注解：此申明，飞宫活盘系借鉴于边九宫和排山掌法研究发展而来。九宫，按原来的位置，不相接序，不能挨次轮转，故须飞也，名曰飞宫。按排山掌和边九宫法，把一宫、二宫、三宫、四宫、五宫、六宫、七宫、八宫、九宫顺序排列于地盘一周，使九星不须飞，便可循序而行、挨次轮转矣。

遁至奇仪分顺逆，宫局星门随甲换。

注解：六仪者戊己庚辛壬癸也，而甲子同六戊、甲戌同六己、甲申同六庚、甲午同六辛、甲辰同六壬、甲寅同六癸。三奇者，乙丙丁也。阳遁顺布六仪，逆布三奇；阴遁逆布六仪，顺布三奇。捷法：以"戊己庚辛壬癸丁丙乙"为序，按阳顺阴逆排入九宫即是。

后一句，讲如何起局和定值符、值使。凡阴阳二遁，一气三元，起用几局，便在地盘几宫起戊，按阳顺阴逆以布奇仪。局每五日一换，五日六十时，故六甲符头各管十个时辰。视用时干支，旬首落于何宫，即以该宫之星为值符、门为值使也。

先将旬首求符使，日时须遁五子元。

注解：重审上句，视所用时辰旬首之落宫，即以该宫之星为值符、门为值使也。而欲定旬首干支与时干，均须用五子元遁法也。

符加地盘时干上，

注解：以下是飞宫活盘的用法要点。注意，起局之前，须将天地人三盘中的星门仪奇旋归地盘本位。归纳以上已将推演过程完成了三步，即：

（1）定阴遁或阳遁：冬至后用阳遁，夏至后用阴遁。

（2）定用局：阳遁九局、阴遁九局；用几局，便将天地盘中的六仪之戊加于几宫。

（3）寻时干、旬首，以定符使。

本句要诀，实为推演过程的第四步，即将九神盘中的值符安放在地盘的时干之上。如庚戌时用事，便将值符安放在地盘庚上。

旬头九星随符安。

注解：此是推演的第五步。旬头即六甲旬首。即将旬头落宫地盘原位之星加于值符上。《奇门遁甲秘籍大全》云："八卦有定位，虽遇阴阳二遁亦不飞动；九星亦有定宫，须随值符而飞。即此之谓也。"如阴遁八局，庚戌时，旬头甲辰壬落四宫，四宫为天辅星本位，即将天辅星安于值符（地盘庚）上是也。

天盘戊随局星转，

注解：此是推演的第六步。即天盘中六仪之戊，随本局星在天盘而转也。如阴遁八局、起八宫，本局星为天任星；阳遁三局，起三宫，本局星为天冲星；就把天盘六仪中的"戊"加于天盘"任"或天盘"冲"上。

使落时宫从头算。

注解：此是推演的第七步。使者值使，即八门也。时宫指时支之落宫，头即六甲之旬头。此句是说值使之门确定之后，便将值使门加于时支落宫。而时支落宫的推算，是从六甲旬头落宫起，阳顺阴逆数至所用时辰，看泊在地盘何宫，便将值使之门加此。如阴遁八局、庚戌时，旬首甲辰壬在四宫；从四宫起甲辰，逆数九宫至庚戌，落宫是兑七，便把值使杜门加于兑七宫。

星符门奇成局后，九宫还乡返故园。

注解： 经过以上七步推演，奇门遁甲飞宫法用局已成，视星符门奇俱合，即可用也。然推演即毕，格局已定，在分析判断时，必须将九宫恢复原位，以察其生旺休囚墓绝而论吉凶趋避也。

附二 奇门飞宫法笔书起例

壬申年二月三十日丁未、庚戌时。

春分下元，阳遁六局。（置闰法）

说明：上例笔书起法。

1. 先画一九宫格为地盘。按阳遁六局，戊起六宫、顺布六仪、逆布三奇。原位地盘的九宫数、九星、八门皆略去。

2. 在九宫格的外边，顺序呈放射状排入以下内容：①天盘九神，②天盘九星，③天盘六仪三奇，④人盘八门。

3. 中五宫居中，内容同上，如图 17－21 所示。

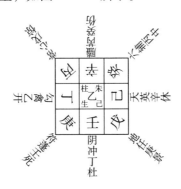

图 17－21 笔书起例

按：我于"遁甲"之学，前期（即 2000 年前）是用"排宫法"、"置闰法"用局；后期（2000 年以后）是用"飞宫法"、"拆补法"。

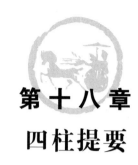

第十八章
四柱提要

八字命理的相关书籍可谓汗牛充栋。人以为书越厚越好,殊不知议论杂陈,东拼西凑,对错兼收,徒使人目眩眼花,望而生厌。但是抛开其玄之又玄的说辞,理清脉络,看其实质,是有规律可循的,也是传统文化遗产的一部分,有发掘、研究的价值。吾于斯道,经多年潜心研究,采取各家精华,从格局、定位、坐基、年月日时、日主旺衰等,层层分类,条分缕析,列出其批断要诀,使眉目清楚,且有章可循也,故名之曰"提要"。

熟读之后,每一八字到手,仔细审量,自可有会于心中;再参阅"应用篇",不外婚姻、事业、六亲、灾病各项批断,不离七八也。

第一节　命理格局论断纲要

一、正官格

正官格之喜:透财、偏印。

正官格之忌:伤官、七杀、合官、刑冲、日主弱。

正官气盛,动辄以礼,多熏视名誉和信用。官印相生为喜用者宜在官场和公职中成就;财官相生为喜用者能在经济界有盛名。

(一)**身强官轻喜财生,身弱官重宜印化,财印兼用大贵人。**财印两用,必须是财印远隔,财不损印方可。

(二)**遇伤喜在佩印,混煞贵乎取清。**正官格遇伤,佩印可以制伤,但忌见财;若混煞须取清,官煞去留有制合二法。

(三)**刑冲破害为忌,生之扶之为喜。**财生官,印护官;忌见刑冲破害。存其喜而去其忌则贵。

(四)**官贵太盛,才临旺处必倾。**官星重见,只作煞推;再至官乡,灾非难免。

二、财格

财格之喜:身旺、印绶、逢财看官、以食为引。

财格之忌：身弱、比劫刃、财被合、刑冲。

财者、养命之源，物之媒介，天下之公器也。听命于我，受我支配者，为我之财，否则非我之财。正财乃分内之财，耕耘所得；偏财乃众人之财，须取之以智谋。看财之法，不论正偏，只取得时得势；当令有气为得时，不当令而成象为得势。若八字财多身弱，无力支配财，是为富屋贫人。

（一）**身强财旺皆为福，藏露喜忌细掂量**。财不可太露，又喜根深，最怕比劫夺财（逢比劫则宜透出）。

（二）**财旺生官，身强而不透伤者贵；财用食生，身强而不露官者成**。财旺生官，须身强而不透伤官，不混七煞为贵。食神生财格，须身强而不露宫。

（三）**财格佩印，财印不宜相并；财用食印，食印两不相碍**。凡财印远隔而不相克战者，往往富贵。财格而食印并透，亦须远隔或有物通关，则两不相碍。

（四）**财弱而比强，喜略露一位伤官**。有财用伤官者，财不甚旺而比强，略露一位伤官以化之。此财轻透劫，不得已而用之也。

（五）**何以知其人富，财气通门户**。通门户者，身食财官印，扶抑得当、生化有情也。

（六）**偏财透露，轻财好义**。偏财主为人慷慨、不吝啬。偏财或在月或在时，不宜多见，怕比劫分夺。

三、七煞格

七杀格之喜：食神、印绶、羊刃。

七杀格之忌：无制（无食、印、刃）、身弱、刑冲。

有制谓之偏官，无制谓之七煞。看法与正官大体类似，先看日主强弱，次看煞星旺衰。制之以食伤，食较有力（食神制杀，须食先杀后）；合之以刃劫，刃较有势（羊刃合杀，须七杀在前）；化之用印，偏正同功（杀印相生，不可再有食制）。煞太旺，亦可制化两用，但须食神配正印，伤官配偏印，或干支异处，各有理会，则不相战也。

若煞星太弱，宜财神滋之；制神太过，宜偏印破之。若官煞两停，则当分去留。用煞者有财生、印化、食制三法。

（一）**官煞同为克我物，情分各异用不同**。正官为君子、为有情之神；七煞为小人、为无情之物。然七煞有制为我用，官星重见作煞推。

（二）**食神制煞，不可露财透印**。若露财，则食生财，财党煞而攻身。若透印，则印制食，食不能制煞而破格。

（三）**煞重用印，化煞为贵**。若煞重身轻，用食制不如用印以化煞生身。

（四）**身强煞弱而用财，去印存食为贵格**。若身强煞弱，用财滋煞，此身强煞浅、假煞为权也。

（五）**制煞太过，有志难伸**。若制煞太过，再行制运，九死一生。

（六）**官煞混杂，详审去留**。柱中伤官有力，则去官用煞；食神有力，则去煞留官。

（七）**是贵还是贱，官煞细分辨。**有官有印，无破者贵。七煞有制为偏官。以食神制煞，逢枭不贫则夭。煞印相生，功名显达。

四、印绶格

正印格所喜：正官、七杀、贵人。

正印格所忌：财星破印、合印留财、刑冲、日主强。

偏印格所喜：偏财（逆用格、最喜偏财相制）、贵人。

偏印格所忌：刑冲、羊刃。

生我者为印，与日干阴阳异性为正印，同性为偏印。正印为用者，心地仁慈，禀性淡泊，聪慧。偏印则生性孤僻离群，而领悟性特强，学艺偏精，且机智敏感。

正偏印绶之用，正印重在"生扶"，日主；偏印则重在"化杀"，为用。

（一）**生身者印绶，喜官忌财星。**不论正偏，同是生我之物；身强用官，喜财生官；身弱用印，忌财破印。印能克制食伤，护我官星。

（二）**身强印又旺，食伤泄身为秀气；身轻印浅食伤重，贫寒之局命中定。**身强印旺，喜食伤泄秀，聪明博学。身轻印浅，而层层食伤，贫贱之命也。

（三）**用煞生印，必身重而印轻；以财抑印，必是印重身强。**身旺印轻，用煞生印；印重身强，用财损印。

（四）**身弱印轻财重，贪财坏印者贫贱。**身弱印轻财又重，贪财坏印贫贱人。

（五）**有印而兼透官煞，制合有度者贵显。**有印而兼透官煞者，或合煞留官，或制官存煞，格局取清，不失为贵格。

五、伤官格

伤官格之喜：伤官伤尽、伤官佩印、伤官生财（伤官格的主旨倾向于调候用神）。

伤官格之忌：比劫刃、日主弱、刑冲。

伤官、食神皆我生之物，泄我者也。共同特点是泄身、生财、敌杀（食制）、损官，且都是日干精华之气的透露。伤官之人反抗性强，多放荡不羁，傲物气高，聪明博学，多才艺。伤官伤尽（谓伤位无冲无破，不见一点官星也）则能生财，财旺则能升官，造化辗转有情者也。

（一）**伤官见官，祸患百端。**伤官有财可以见官，伤官无财不可见官。有伤官用官者，惟金水独宜。

（二）**伤官用财，化伤为财而生官，大为秀气。**伤官用财，柱无官星者清纯；若有官星，财可化解。

（三）**伤官佩印，身弱为美而印喜根深。**伤官旺，身弱，泄气太过，用印制伤而生身。印旺根深，不必多见；偏正迭出，反为不美。

（四）**伤官用劫，只因财重。**身弱财重用劫助身。

（五）**伤官用伤官，只因八字无财官**。用伤官忌见官印。火土伤官伤宜尽，金水伤官要见官；木火见官官要旺，土金官去反成官；惟有水木伤官格，财官两见始为欢。

六、食神格

食神格之喜：身旺、财星。

食神格之忌：偏印、被合、刑冲、身弱。

食神与伤官皆为英华发泄之物。伤主外向，为发挥；重奢侈虚荣，潮流交际。食主内向，为沉默；食神为用，温良谦厚，财厚食丰，优游自足。

（一）**身强食旺而财透，大贵之格**。食神生财格，财要有根，食神即财之根也，不必偏正迭出。

（二）**金水食神而用煞，贵而且寿**。食神忌印，须调候者不忌，如木火伤官，喜见印绶。食神忌官，金水不忌，如金水伤官，喜见官煞也。

（三）**食神用财，多取富贵**。日主旺喜食神之泄；若有印来夺食，透财以解，亦可富贵。

（四）**食神带煞，详审用神**。身弱用印比，身旺煞强，用食制。食重煞轻、制煞太过，须扶煞。食神透煞，本忌见财，若财先食后，中间以食，而财不党煞，亦可就贵。

（五）**用劫用印，只缘主衰**。食重而身弱宜取印，财重而身弱宜比劫。

（六）**食神制煞，逢枭不贫则夭**。食神大忌偏印为倒食。若以食神制煞为用，逢枭夺食，不贫则夭。若无食神，则枭神却作偏印论。

（七）**单用食神，遇财运则富，无财运则贫**。凡单用食神者，多两神成象，只能取食神泄秀，遇财运则发。

（八）**食神重见，变为伤官**。合煞存财，亦为贵格。

（九）**藏食露伤，主人性刚**。人之性情刚柔，尚须视四柱之配合。又四柱全阳，其人性刚。格成魁罡，其人性刚。

七、阳刃格

阳刃格之喜：七杀。

阳刃格之忌：干支冲合（丙午、壬子之双冲不忌）。

阳刃者，五阳干之禄前一位，谓旺逾其分、满极则损，为天上之凶星，人间之恶煞，大率与七煞相似。喜偏官、印绶，忌反伏吟、魁罡、三合。七煞与阳刃，两凶互相制伏为用。故云：煞无刃不显，刃无煞不威也。

（一）**月令阳刃、日主必旺，用神官煞与食伤**。月令为阳刃，日主旺相，其用神非官煞，即食伤。

（二）**劫财阳刃，切忌时逢；岁运并临有灾殃**。谓时上劫财阳刃，尤重于年月也。并临者，岁运与阳刃伏吟也。

（三）**官煞制刃，官煞露而根深者贵**。此必煞刃两停，财印并美，然以藏而不露者贵小；露丽根深，且格局清，所以为贵也。

（四）**煞刃带食（伤），煞旺而根深者宜。** 此是煞太重，身强煞旺，以食伤制之，格局取清也。

（五）**阳刃冲合岁君，勃然祸至。** 流年岁君，被阳刃冲、合皆祸。冲者，岁运与阳刃反吟也，合谓三、六合也。又甲戊庚曰刃怕冲，壬丙二刃冲不凶。

（六）**善类喜善类，恶煞喜恶煞。** 正官喜正印，阳刃喜七煞。煞无刃不显，刃无煞不威。

（七）**赤黄马独卧，黑鼠守空房。** 丙午、戊午、壬子。日刃三日，克妻妨夫。喜官煞制之，反为好命。

八、建禄月劫格

月令逢禄为建禄，日支坐禄为专禄，时支逢禄为归禄。月劫者，月令逢劫也。

（一）**月令建禄，多无祖屋；一见财官，自然成福。** 建禄之人，财官至此、病死绝也，难得祖业。

（二）**禄劫用官，要财印相随。** 用官而印护者，以印制伤；用官而财助者，以财生官。所谓身强遇三奇者，尤为贵气。

（三）**禄劫用财，须带食伤。** 凡月令禄劫用财者，喜食伤通关；化劫为财，更为秀气。禄劫格透财，无食伤不可用，克妻也。有食伤通关则美。

（四）**禄劫用煞，必须制伏。** 身旺煞强，以食神制煞为用，但须财不党煞。

（五）**官煞竟出，取清为贵。** 更有禄劫而官煞竟出，必取清为贵；取清又有制合二法。

（六）**禄劫用食伤，泄身为秀气。** 春木遇火则明，秋金见水则灵。食伤泄秀也。

九、杂格

（一）专旺格

专旺格、亦曰一行得气。其特点是曰干与全局干支，同为一类，偏于一方专旺之气；亦有方局不全者，只要气势专一，即从其旺势。有曲直格、炎上格、稼穑格、从革格、润下格五种。行运以食伤泄秀为最美。若原局有食伤，则财运亦佳。气纯势强，可顺而不可逆，印比之运，从其旺神，因为适宜；但原局已露食伤，则印运为忌；比劫透而无食伤，则财运亦忌。

（二）化气格

化气又曰化象，乃天干五合化出之象。合化之格，必须得月令旺气，即月支与化神同一五行，方可论化；若天干透出化神及生化神之神，则更佳。倘化不得月令旺气，地支出现与化神同一五行之方或局，亦可论化，但只假化而已。化气格取用，化神旺者宜泄，弱者宜扶。

（三）从格

从格者，日主孤立无气，四柱无生扶之意。满盘官星则从官；满盘财星则从财；满盘食伤则从儿；满盘比劫则从旺；日主当令，印比重重则从强；若气势偏在木火或金水，行运要顺其势，则曰从气；日主无根，财官食伤并旺，数者之中，须摘从旺之势，或行财运以和之，则曰从势。从格最忌逆其旺势力也。

第二节　十神定位法提要

十神定位法，可以单独用自己的位置、坐支和邻位，也可以与格局、调候用神并论。例如：

1. 正官格，喜财、印，而忌伤、杀。财格，喜食、伤，而忌比、劫。
2. 偏印并见于年干、月干，女命为迟婚之之论。
3. 正印坐正财专位，男命主双凤缘。
4. 正官坐绝在月支，女命成婚三十后。
5. 女命官杀坐旺，为夫星旺。男命正财坐天月二德，主得贤内助。
6. 偏财年上根重，主父亲吉祥。

一、比肩

比肩的作用是：帮扶日主，制妻散财。

（一）比肩过多，一透二或二透一为过多。主言多泄密，兄弟夫妻不和。需有相等的官杀制衡，则解。

（二）比肩坐空亡，不利父与妻（年月为主，在时不论）。

（三）比肩多，四柱无官杀，乃性情急躁之人。

（四）比肩在四柱坐空亡者，父先亡。

（五）比肩，地支遇三刑，幼年艰困，白手起家。

（六）比肩，地支遇冲，兄弟手足不和。

（七）比肩坐绝，兄弟缘薄（兄弟少或很少见面）。

女命：

（一）女命比肩坐空亡，主夫妻缘薄。

（二）女命多比肩，有感情忧疑之烦心。

（三）比肩坐劫财者，夫妻互疑。

（四）天干比、劫并立，且坐专位者，主争夫。

（五）比肩坐羊刃，又遇刑冲，慎防不测之灾。

二、劫财

劫财帮身，情切意真。阳于帝旺位之劫财，即不羊刃；羊刃扶身，喜有七杀之制、食神之泄。

（一）日主坐支专位劫财者，迟婚。

（二）曰主根坐劫财羊刃，又透干者，不论男女，夫妻不圆满。

（三）合作事业，俱是有始无终。

（四）"劫、伤、羊刃"同在一柱者，外表华美，屋富人贫，婚姻易变，为财引祸。在年不利尊长，在月不利婚姻，在时不利子息。

三、偏印

偏印多者，主性格孤僻，格峻调孤，具文、哲、艺术才华。若四柱全阴，恐言清行浊；女命带杀，有失声誉。

（一）偏印在年柱，干支俱透，不利长亲。

（二）偏印专位在月支，以艺、文、技等专长为业。

（三）偏印坐在绝位，或被绝干压伏，纵有绝技在身，亦不见售于当世（出力不讨好）。

（四）日支坐偏印于专位（只丁卯、癸酉二日），不论男女，婚姻俱有苦衷。

（五）天干二见或三见偏印者，皆主迟婚、婚变、独身之兆。

（六）女命偏印多者，子息少或子息缘薄。

（七）干支偏印坐月柱专位入格者，乃聪慧福薄之人。

（八）日干坐专位偏印（丁卯、癸酉），又遇刑冲者，每因性格之故而惹祸招灾。

（九）偏印过多又与伤官同时透干者，女命不利子息与夫星；若无偏财与天月二德，多主夫离子散。

四、正印

正印多者，为人聪明有谋。不怕日主坐绝，反怕日主太强，作"孤寂"论。正印多，有比肩或官杀在天干者，不怕财星。财、印同现于天干者，先财后印，不妨；若先印后财，恐增忧辱。

（一）先财后印，无刑冲者，一生吉祥。

（二）先印后财，平生多为他人奔忙。

（三）正印坐正财，夫妻随娶随伤（男命）。

（四）正印坐正印，在专位者，过于自信。男命艺高而性孤，女命则主迟婚。

（五）正印坐专位偏印者，职业兼取，眷属有疾，子息迟。

（六）正印坐伤官，只宜清高事业，不利于名利场中争逐；女命婚姻有阻。

（七）"正印、七杀、羊刃"全者，男命主自命清高，多尚空谈，婚姻不吉；女命乃宗教人士，否则独身。

（八）正印坐羊刃，多鞠躬尽瘁，心疲力竭。

五、偏财

偏财多者，为人慷慨，一诺千金；不斤斤计较于小节，生活比较自由开放。偏财是指智慧性的财产，在年柱以父亲而视之，在月柱以父亲与女友、小姨兼而论之，在日支以偏妻（或同居女友）视之。在时柱透干者，以偏妻、小姨、女友而识别之。

（一）偏财根透年柱，主家世良好，且能承受产业。

（二）偏财坐专位羊刃劫财，父去他乡（父缘薄，或幼年家境清贫）。

（三）偏财透干，四柱无刑冲者，长寿之命。

（四）日、时地支，坐专位偏财者，不见刑冲；时干、大运又非比劫，主晚年发达。

（五）偏财出天干，同时又是天月二德者，在年月有贤德之父亲，在月时有贤惠的红颜知己。

（六）年、月比肩劫财，而时干透偏财，主祖业凋零之后，再创新业。

（七）偏财与七杀，并位地支在年月又有根者，主父子外和心不和。如在日时，则作有难伺候的女友。

（八）偏财多，俱皆明见于天干者，不论地支有无财根，皆主华其外而瘁其内，实际财力不及外观之一半。亦主有随身不离之女友。

（九）女命偏财多，在年月二柱者为孝女；在时柱者善理财。

凡偏财多者，若无食神出干，大抵皆忌羊刃劫财。

六、正财

正财多者，为人端正，有信用，俭朴稳重。

（一）在年柱、正财透干，主出生富裕家庭，但不利母亲。

（二）在月支、正财当令，不遇刑冲者，必得有助力之妻，亦主婆媳不和。

（三）正财在天干二见以上者，则财源来於多途。

（四）正财多而浮见于天干者，虚富而不踏实。（重财不实）

（五）正财多而有根，日主弱（不在生旺库之位），主惧内。

（六）正财与正官，并透于天干者，主出身世家，书香门第。

（七）日支专位坐正财（戊子日），不见刑冲，得勤俭持家之贤淑妻室。

（八）日、时地支坐专位正财，又透正财者，独立富贵。

（九）自坐"财、官、印"者（壬午、癸巳二日），乃禄马同乡，大吉。

（十）时干正财，个性急，心直口快；若遇刑冲则浮躁（时支专位同推）。

（十一）时支专位正财者，男命恒作二予之论。

女命：

（一）女命之正财，在月支坐禄旺，为"一财得所，红颜失配"，主婚姻不顺。

（二）女命正财，若与驿马同柱，乃勤俭持家之人。

（三）正财坐桃花者，不吉。

（四）出生于甲戌、乙亥二日者，主迟婚。

（五）岁运会财有喜庆，财坐空亡不久长。

（六）财旺透杀妻压夫，财坐绝墓不利婚。

七、正官

正官多者，虚名虚利；为人性格温和笃实。正官过多作七杀。

（一）正官在年柱透干，出身书香门第。

（二）正官在时柱，坐专位地支，男主有得力之子息。

（三）正官两头挂（年干、时干），男命对头胎子息不利。

（四）天干正官，地支是比肩劫财者，亲友不宜合作事业。

（五）正官独透成格，而四柱天干不透"财、印"者，则是笃厚守份人士。

（六）正官与伤官，同根齐透，又无别格，主谋多失策；女命婚姻不吉。

（七）正官坐七杀，男命主官非诉讼之灾，女命不利婚姻。

（八）正官坐羊刃，不论男女，多有力不从心之事。

（九）正官坐正印，或是同根透出者，不见刑冲会合，皆作吉祥之论。

（十）正官若与"财、印"同根透出者，最佳。只忌刑冲会合。

女命：

（一）正官与七杀，一齐透出天干者，尤其明见于年月二干，主三十岁以前婚姻不稳定。

（二）正官引在月支，是墓绝之位，主婚迟。

（三）独官贵，又为天月德贵人者，得贤德而事业有成之丈夫。

（四）日坐正官专位者，淑女。

（五）正官并驿马在月柱，主颇有人缘，善社交之女性。

（六）正官坐正官，在感情上有两难之事，婚变之兆。

（七）正官多合，媚而坎坷（却甚有人缘）。

（八）月支正官当令，而其他干支却成伤官格者，恐难作正妻。

（九）年月正官成格，而在"日、时"地支中，却见专位七杀者，恐有梅开二度之虞。

（十）正官坐桃花，主夫良。

八、七杀

七杀多，又无制合，主性格刚强。

（一）七杀过多者，扶弱挫强，见义勇为，固执不易听人劝。

（二）七杀在年干，出身于清贫世家；或幼年多疾。

（三）七杀，最忌与正官齐见天干（官杀混杂）。

（四）七杀性刚，日主务必要强，最宜见羊刃，使成"身杀两停"（羊刃驾杀）。

（五）天元坐杀者（只乙酉、己卯二日），若无食神、羊刃制合，则主性急伶俐、心巧聪明、猜疑心重，并主体弱多病。

（六）七杀浮于年月天干者，性好变易，做事无定性。

（七）七杀坐桃花，又逢刑冲，每因感情而引祸（只丁亥、丁卯、丁未三日，又生于子时者，大忌午运）。

（八）七杀、不喜与财同根透出。

（九）七杀生印，为杀印相生，大抵作精明练达之商人视之。

（十）七杀在时干，不论成格与否，或在月支之强弱，均有性直不屈，坚持己见的性格。

（十一）"七杀两头挂"（年干、时干），男命头胎子息不利，女命婚姻有阻。

（十二）月、时二干是七杀者，主体弱多病。

（十三）七杀地支，坐入三刑，或对冲，俱主夫妻不和。

（十四）七杀坐空亡，夫缘薄。

九、食神

食神过多，作伤官论。食神多者须有财，无财则难以发达。食神透干而成格者，女命可以从事业方面发展。

（一）阳日主之食神成格，女命适于社会性的职业。

（二）阴日主之食神成格，女命适于上班族的职业。

（三）食神与七杀，同在一柱之中，性格易怒（食可制杀，在四柱宜食先杀后，不宜在同柱干支）。

（四）食神坐羊刃，是劳碌之命。

（五）女命，食神与偏印，同在一柱中，不利子息。

（六）食神不宜与"七杀、偏印"齐成格，亦不宜与"劫财、偏印"齐出天干；遇之者，体弱多病。

（七）食神入格者，性宽厚；带比劫者，好施舍。

（八）日支坐食神专位者（癸卯、己酉二日），容易发胖，男得妻助。

（九）食神与伤官，不喜并见于天干，为食伤混杂，做事立志定向，往往太高。

十、伤官

伤官多者，有才学、能力，但往往自视太高，故须财以泄之，印以制之。

（一）伤官，地支坐羊刃（背禄逐马），不论男女，皆有力不从心之感。

（二）伤官配印，而无财星，是有技艺专长之人，却不善理财。

（三）年、月天干，俱是伤官浮现而无根，主六亲缘薄，人口不多。

（四）月柱伤官，地支专位成伤官者，女命夫缘不定（同居之类）。

（五）日主自坐专伤官，不利妻子（女命亦忌之）。

（六）女命，伤官多者，即使不入伤官格，亦主缘淡，多有苦情。

第三节　十神坐基所主

一、比肩

（一）**比肩坐比肩**：平吉。无主权，多为昆仲尽力，父缘薄或为养子，自我孤独成癖，男命婚迟。

（二）**比肩坐劫财**：大凶。易为亲友蒙害，合作事业不成；兄弟多龃龉，夫妻不和；若年月三见此星，父缘薄或有死别。

（三）**比肩坐食神**：大吉。万事顺利，食禄丰盈，有创业之才。

（四）**比肩坐伤官**：不吉。比生伤、比愈弱而伤愈强。为金钱事扰亲友，为养子而破家。婚后风波不断。

（五）**比肩坐偏财**：不吉。因父亲或情妇之故在事业上多有纷扰，亦主疾病色情之灾。

（六）**比肩坐正财**：大吉。合伙事业得财利，娶良妻，诸事顺。

（七）**比肩坐七杀**：大凶。杀制比而一生劳心，昆仲朋友多烦扰，更有诈盗、罹病之灾。女命则多代夫劳苦。

（八）**比肩坐正官**：半吉。为人正义，受人信仰；为忌则争权夺利，是非不绝。

（九）**比肩坐偏印**：大凶。劳苦损失，枉费心力，居无定所，工作不固定，冷酷无情。

（十）**比肩坐正印**：大吉。经商或偏业可获利，得贵人扶持，日趋繁荣。

二、劫财

（一）**劫财坐比肩**：不吉。家事、婚事不顺，为兄弟朋友劳苦不绝。女命则为夫行不端而烦恼。

（二）**劫财坐劫财**：大凶。父病缠绵或早亡。合作事业解散，谋事难成，男命克妻或婚变。

（三）**劫财坐食神**：大吉。食泄劫财之力，有贵人扶持，可获意外之财。女命二婚后方获幸福。

（四）**劫财坐伤官**：大凶。品行不端，枉法身败，遗恨终生。在时柱必损妻伤儿。

（五）**劫财坐偏财**：大凶。破财不能积财。男命因妾而散尽家财，女命则败财不贞。

（六）**劫财坐正财**：大凶。克妻、欺诈、破财，为亲友烦恼。

（七）**劫财坐七杀**：吉凶浮沈之命，凡事多成多败而终败。

（八）**劫财坐正官**：吉凶浮沉，虽能发达，但与下属不和。有免职、疾病、破财之灾。女命则有被夫凌辱之苦。

（九）**劫财坐偏印**：**大凶**。偏印为劫财所泄，职业生活不稳定，事业多失败，内心冷漠，婚姻易变。

（十）**劫财坐正印**：**不吉**。表面繁荣，内实空虚，获小失大，但能得下属帮助逐渐招来好运。

三、偏印

（一）**偏印坐比肩**：**贵人暗而不明**，多为人作养子或有继母。一生劳碌辛酸波折，副业经营每多损失。

（二）**偏印坐劫财**：**大凶**。辛劳不绝，合作事业不成，独营方佳；男女婚姻不顺。

（三）**偏印坐食神**：**必有长辈掣肘**，不得自由；万事有始无终，终破家产。女命有难产之厄。

（四）**偏印坐伤官**：**经济不佳、生计困难**，家庭灾害频发，有家破人散之凶。女命破夫克子。

（五）**偏印坐偏财**：**吉兆**。偏财克偏印，能逃灾祸而得平安，但副业必遭损失。

（六）**偏印坐正财**：**大吉**。贵人明显，能得长上提拔。偏业可获利，艺术能扬名。

（七）**偏印坐偏官**：**大凶**。收入少、开支多，入不敷出，易被人利用，不但无功，反遭受损害；若抗上则克身。

（八）**偏印坐正官**：**吉含凶兆**。外表权势俱重，内实空虚不足。女命有被夫遗弃之虞。

（九）**偏印坐偏印**：**职业生活不固定**，易招盗贼、火灾，有失权、龃龉，罹长期暗疾。女命欺凌丈夫，子息缘薄。

（十）**偏印坐正印**：**吉含凶兆**。有兼营两种事业或管两家权力之暗示；凡事多迷惑，易遭损失。

四、正印

（一）**正印坐比肩**：**吉**。对兄弟朋友善于尽力，万事顺利，但获利有限。

（二）**正印坐劫财**：**吉**。业务兴隆，虽因慈善而易遭损失，无妨其经济发达。

（三）**正印坐食神**：**大吉**。受人尊敬，得提拔高升；业务繁荣，大获财利。

（四）**正印坐伤官**：**大凶**。正印坐绝，有名败利破、百事挫折之凶兆，且与母亲意见相左。

（五）**正印坐偏财**：**吉**。家庭美满，业务繁荣，大获财利。

（六）**正印坐正财**：**凶**。正印被克而正财坐绝，谋事难遇良机。疾病、劳苦、忧愁，金钱缺乏，母妻不睦。

（七）**正印坐七杀**：**大吉**。印可化杀，为人慈善、勤勉、正直诚实、信用卓著，能获意外之财；能忍能让，家庭和睦；女命尤吉，必配敦厚佳婿。

（八）**正印坐正官**：**大吉**。正官生正印为斥生，两者优点皆可保留。甚获上司信赖器重，女命乃最佳之贤内助。

（九）**正印坐偏印**：**不满足一业，但无决断力，常遭失败**；多愁善感，子缘薄，女命尤甚。

（十）**正印坐正印**：**不吉**。自尊心过强，反遭失败；职业不定，劳苦不绝；予缘薄，女命尤甚。

五、食神

（一）**食神坐比肩**：**吉**。往往成富家之养子，具有经济才能，兴业而得贵人助；对朋友多情好施，财缘与艳福特佳。

（二）**食神坐劫财**：**吉**。食可泄劫之凶，每于凶中获吉，如遭破缘反得财利，或近亲之死得继承其遗产等。

（三）**食神坐食神**：**大富之命**，福禄丰厚；共同事业可获大利，一生无盗难。惟不利为官。

（四）**食神坐伤官**：**虽能发达，但事业中途多阻**。男女皆为子嗣或配偶事引起苦恼。

（五）**食神坐偏财**：**大富之兆**。能得财，艳福佳，上下和顺，凡事进取有功。女人得贤孝子嗣。

（六）**食神坐正财**：**大吉**。承蒙尊长爱护，常获大利，福分甚大。

（七）**食神坐偏官**：**大凶**。易生祸殃，诸事不顺，半世为奴婢，一生劳碌穷困。

（八）**食神坐正官**：**品行端正**，安份守已，获众人信任，福力日增。女配佳婿，家庭幸福。

（九）**食神坐偏印**：**大凶**。枭印夺食，纷争、损害、疾病诸灾连绵不断，多成多败。倘见偏财制枭，则能解凶。

（十）**食神坐正印**：**大吉**。性诚实、信用佳，博得赞誉，得贵人支持，万事顺遂。

六、伤官

（一）**伤官坐比肩**：**不吉**。家庭不和，亲属不睦，婚姻不顺。

（二）**伤官坐劫财**：**娶妻以钱为对象**。为人心胸横霸，太过势力；有破财、离别亲人、身心劳苦之兆。合作事业解散。

（三）**伤官坐食神**：**与长辈意见冲突**，但却因长辈而获利。

（四）**伤官坐伤官**：**大凶**。有痼疾短命之兆。生涯劳碌，即富贵亦不久。在年柱则破祖离家，在月柱则兄弟背弃，女命则被夫冷落，在日柱则被妻室轻视，在时柱则丧子。

（五）**伤官坐偏财**：**大福**。理财高手，能腾达发财，宜戒色情之祸。女命成寡妇，生活亦安守（不利夫君）。

（六）**伤官坐正财**：**他人破财反成全自己之利**，又得妻助。

（七）**伤官坐七杀**：**凶兆**。终生辛苦，劳而无功；且遭人非议、诽谤，甚至含冤入狱，夫妻别离。

（八）**伤官坐正官**：凶兆。有恶作剧及讽刺骂人之恶癖，权柄得而复失，夫妻别离。

（九）**伤官坐偏印**：**本业成功则副业失败**，不能兼顾；或长辈之失败导致自己之破灭。

（十）**伤官坐正印**：吉兆。长寿，且得人助。

七、正官

（一）**正官坐比肩**：大吉。性端庄严谨，有首领之器，可继承祖业。若女命为良妇，助夫成家。

（二）**正官坐劫财**：不吉。兄弟不睦，有被人连累受害，色情之灾。

（三）**正官坐食神**：大吉。信用卓著，上下和睦，子息有显荣发达之兆。女可有美满良缘。

（四）**正官坐伤官**：大凶。被小人伤害，配偶病弱。男命与妻别离，女命妨夫。

（五）**正官坐偏财**：大吉。信用卓著，得长辈扶持，经营工商必发达，终为巨富。

（六）**正官坐正财**：大吉。信誉佳，社会地位高，物质享受丰裕。

（七）**正官坐七杀**：凶。少逸多劳，遭人排斥、诽谤，灾害不绝，易陷迷惘、优柔寡断而致损害。女命有色情之灾，多夫、不贞。

（八）**正官坐正官**：**男命大吉昌**，女命重官不吉，有婚变再嫁之兆。

（九）**正官坐偏印**：凶兆。代人谋事不成，反受打击，工商失利。宜任公职或静态学术研究可成名。

（十）**正官坐正印**：大吉。两者虽斥生而优点均保留，名利亨通，可成就伟业。

八、七杀

（一）**七杀坐比肩**：不吉。为昆仲朋友多招损失、盗难、诈谋、不和、疾病。女人每为丈夫事而招痛苦。

（二）**七杀坐劫财**：平庸。能获权柄，但为侠义而招破损；夫妻之间苦情甚多。女命有再嫁之虞。

（三）**七杀坐食神**：**平静安稳之命**。但经商多成多败。女命婚姻不顺。

（四）**七杀坐伤官**：大凶。为长辈劳苦，易受他人连累而受灾，有破家之兆。但原命正印及日刃并存者，化凶为吉，显誉扬名。

（五）**七杀坐偏财**：**父缘薄，凡事不遂心**，为金钱而失信用。

（六）**偏官坐正财**：大吉。工商业顺利成功，可获巨利。男命得佳儿，女命得夫宠。

（七）**偏官坐偏官**：大凶。进退不利，诸事苦恼；为子女辛劳，忧苦不绝。女命必受夫累，且翁姑缘薄。

（八）**七杀坐正官**：大凶。露杀坐官，祸端最大。表面不错，内里空虚。逢事多迷惑，乏决断力。若为女命，不是再嫁，便是红杏出墙。

（九）**七杀坐偏印**：**平庸**。行商异乡，苦乐倍偿，易抗上而招灾。若为女命论凶，孤独、克子。

（十）**七杀坐正印**：**杀生印、印化杀，大吉**。事业兴盛。女命尤佳，得佳婿且为翁姑宠爱。

九、偏财

（一）**偏财坐比肩**：**不吉**。父飘零，难开运，终死异乡。与父不睦或父有疾病；若继承祖业必有纷争。男命易生色情风波。倘原命有偏官出干则不克父。

（二）**偏财坐劫财**：**大凶**。父必破败。男命则为色情招致家庭纷扰，女命则有婚变之兆。财被人夺，受害匪浅。

（三）**偏财坐食神**；**大吉**。财遇食生福力增，生涯顺遂，多利多益，乃大富之兆。倘得父、妾之助，更易发达。为官宦途亨通，经商营业繁荣。

（四）**偏财坐伤官**：**愈增福力乃吉兆**。他人失败反为自己之利，但为母及情妇易招苦心。

（五）**偏财坐偏财**：**大吉**。富有经济手腕，发于他乡；月干见偏财亦然。

（六）**偏财坐正财**：**吉**。暗示生意兴隆，工商可获厚利，并有兼营两种职业之倾向。若原局另有偏正财，则外盛而内虚。

（七）**偏财坐七杀**：**不吉**。与父缘薄。经商可获利，但辛劳备至，且为女人而散财。女命则有错配再嫁之虞。

（八）**偏财坐正官**：**吉含凶**。得父之爱，及众人之助，诸事发达。责任感甚强为其美德，但暗中有小人陷害、告密、诉讼等灾祸。

（九）**偏财坐偏印**：**凶**。能得小利，但劳苦不绝，且易被他人拖累而受损失。不得父爱，反与伯父投机。

（十）**偏财坐正印**：**大吉**。天赐大福，幸福圆满，享受平生。

十、正财

（一）**正财坐比肩**：**大吉**。得财之象，财缘甚佳，女缘尤甚。虽有兄弟亲友拖累，但大体顺遂。又有分厂分店的暗示，乃大富之兆。

（二）**正财坐劫财**：**不吉**。父早亡，或父业衰微。

（三）**正财坐食神**：**大吉**。得妻助力，子嗣贤孝，幸福发达之兆。

（四）**正财坐伤官**：**半吉凶**。他人失败，反成为自己获利。外表似袭微，内实充足。

（五）**正财坐偏财**：**平吉**。利益虽多，开支亦繁，不满现状，兼营数业，徒增心劳。切忌色情之灾。

（六）**正财坐正财**：**大吉**。商业兴隆，信用卓著，财源茂盛。但有克母之兆。男命婚姻美满；女命则子息稀、子缘薄。

（七）**正财坐偏官**：**吉**。恩泽施于下，所费虽多，但经商可获巨利，故无妨碍。女命尤吉，钟情夫君，克尽妇道。

（八）**正财坐正官：大吉**。品质高洁，素孚众望，蒙上提携，得下援助，职位高升，获取财利。女命尤吉，必配佳婿。

（九）**正财坐偏印：半吉凶**。欠耐力、缺诚实，但广交、人缘佳，从事副业经商必获巨利。

（十）**正财坐正印：凶**。正财坐绝，有志难达，与人竞争易招祸；母妻不睦。平时宜韬光养晦，切忌贪图非分之财。

第四节　四柱与十神

一、年柱

（一）正官

1. 不与调候、格局相抵触，受长辈之荫蔽。少年得地，学业优异。

2. 干支成正官格，出身书香门第，但以己力成名。

3. 年干正官，通常为长子，或继掌家业者。

（二）七杀

1. 不是长子，其上必有兄姊。或早年家境贫寒。

2. 年干浮见七杀，易犯上引灾；亦主生于没落世家。

（三）正印

1. 为喜用神，生于清誉家庭，学术禀赋俱佳。

2. 年正印、月正官并见于天干，祖上清高权贵。

3. 年正印、月劫财，兄弟继承祖业。

（四）偏印

1. 为忌者，破祖业，捐家誉。坐养或依继母成人。

2. 干偏印、支比肩，或为养子。

3. 偏印逢长生，生母无缘。

（五）比肩

1. 年干比肩，上有兄姊，生为幼子；或为养子。

2. 有分家、独立之倾向。

（六）劫财

1. 独见于年干者，上有兄姊，重义气，善理财。

2. 月、时天干重见者，易有婚变；或有异腹兄弟。

（七）食神

1. 年干食神，祖荫大；四柱有财星，福禄更增。

2. 干食神、支比肩，或为养子之兆。

（八）伤官

1. 年上伤官为忌者，恒主家业飘零，福薄多灾。

2. 干支俱伤官，一生多疾病。

3. 年、时二干伤官，不利子息。

（九）正财

1. 年干正财、长辈富有。月柱再见正官，富贵人家。

2. 年、月天干皆正财，则有双妻，或挑两家香烟。

（十）偏财

1. 年干偏财，必主发迹于他乡。

2. 干支皆偏财，若非养子，亦得非本家之祖业。

3. 天干偏财、地支劫财羊刃，不利父亲或客死他乡。

二、月柱

（一）正官

1. 月干正官，为正气官星。

2. 上有兄姊、父母关怀，少有劳苦之事。

3. 忌年时有伤官克损，若有财印可解。

（二）七杀

1. 时柱坐羊刃者，主父母难双全。

2. 年时有食制者，贵命。

3. 宜出外，从事"好表现，出风头"的职业。

（三）正印

1. 月干正印，聪颖仁慈，一生平安，少灾难。另有七杀，即福厚之人。

2. 四柱别无正偏财，文人书吏而已。

3. 月上正印与日柱有冲者，主有伤母及亲属之兆。

（四）偏印

1. 四柱另有正、偏财，日主旺，属吉祥之命。

2. 与天月二德同柱在双月者，乃秉性温和之佳命。

3. 宜从事偏业发展，如艺术、宗教、自由业等。

（五）比肩

1. 有兄弟姊妹，或为养子，有独立、分家之倾向。

2. 对财物能争、能守、能理。

3. 年、时天干不见官杀者，性暴乱。

（六）劫财

1. 不宜明露月干，财难聚，缺财，投机，有骂人癖，不宜合伙，多引是非。

2. 坐羊刃，为财招灾。

（七）食神

1. 月有食神为天厨，坐建禄为天厨禄，日主旺者，福大。

2. 年、日有正官者，可以在政界、公职发展。

3. 月支食神坐旺地，体胖、人和气。

4. 月柱食神，得父母荫助。

（八）伤官

1. 伤官在月柱，主兄弟不和，父母缘薄。

2. 干支皆伤官，不论吉凶命，皆主夫妻很难相处。

（九）正财

1. 主有良好之家世，父母能有荫助。

2. 月正财、时支劫财，父盛子劣，难守旧业。

3. 坐建禄、富有吉；坐墓，吝啬守财；坐绝，妻妾无助。

（十）偏财

1. 干支月柱皆偏财，主离乡发达。

2. 月偏财、时劫财，先富后贫。

三、日主自坐

（一）**正官**（丙子日）：男得贤妻，女得佳婿。

（二）**七杀**（乙酉日）

1. 天干无食神者，夫妻有两不相让之势，逢冲则多灾多病。

2. 四干再有偏官，无制伏者，必有意外灾祸。

（三）**正印**（甲子）

1. 配偶聪颖仁慈，敦厚善良。

2. 逢天月二德，一生少病，逢凶化吉。

（四）**偏印**（丁卯）

1. 不论男女，都不会有恩爱婚姻，彼此不信任而孤独。

2. 四柱有食神者，母乳不足；食神运逢冲、灾祸。

（五）**比肩**（即日禄、甲寅、乙卯）

1. 迟婚或再婚，月时带羊刃，男克妻，女克夫。

2. 逢冲者，不利远行，客死异乡。

（六）**劫财**（丙午、壬子）

1. 月、时地支另有劫刃，刑妻克父，最好是迟婚。

2. 配偶喜饰外表、好虚荣，慷慨，重情义。

（七）**食神**（己酉）

1. 配偶肥胖，温顺，婚姻美满，相敬相助。

2. 四柱有偏印、无偏财，事业有始无终。

（八）伤官（庚子）

1. 配偶多俊秀、虚诈。

2. 若另有羊刃，男女皆须重婚。

3. 日伤官、时财星，中年发达。

4. 日主衰、行伤官运，有不测之灾，身体损伤。

（九）正财（戊子）

1. 男得妻助，独立致富。

2. 坐将星，男娶豪门女，妻多财。

3. 配偶端正笃实，勤俭，不喜虚华之事。

（十）偏财（丁酉）

1. 男命得有助之妻室。

2. 配偶慷慨，重义轻财；擅理财，有财运，喜浮华虚掷。

四、时柱

（一）正官：子女敦厚正直。

1. 坐食神、晚年财旺，子女有良缘。

2. 坐死绝，有子不孝。坐伤，有子女伤亡预兆。

（二）偏官：子女性格刚直不屈。

1. 时上偏官一位，日主旺，四干有财印，大富贵。

2. 时上七杀、日坐羊刃，女克夫、再嫁。

3. 时上偏官，有制者，生贵子，但子迟。

（三）正印：子女聪颖仁慈。

1. 干支皆正印，巧于谋事，食禄丰厚。

2. 月上再有正官正印，逢官印运显荣发达。

3. 坐强运旺地，子女幸福、孝养。

（四）偏印

1. 子女精明干练，多才多艺，固执孤独。

2. 男命日支羊刃，妻有产厄或丧妻。

3. 偏印为克予星，女命对子女不利，或无缘。

（五）比肩

1. 子女稳健刚毅，豪迈义气，冲动倔强。

2. 坐羊刃克父，少子女或无子息。

（六）劫财

1. 子女热诚坦直，投机取巧，独断独行。

2. 子女缘薄，与伤官同柱，损子。

3. 劫财、伤官、羊刃同柱，创业难。

（七）食神

1. 男妇皆有佳子，子女温顺随和，衣食无忧。

2. 坐健禄旺地，子女必发达。

3. 坐偏印，男多疾厄，女守空房。

（八）伤官

1. 子女趾高气扬，逞强好胜，任性叛逆。

2. 子女缘薄，或愚顽不孝，晚境孤独。

（九）正财：子女勤俭，守成务实，晚年富有。

（十）偏财

1. 子女慷慨，重义轻财；善理财、喜投机。

2. 干偏财、支比劫，伤妻妾，晚年破败；食伤可解。

第五节　沈氏大运喜忌

一、正官格大运喜忌

（一）正官格、财印两透，须两不相碍；身轻助身，官轻助官。忌合官、杂杀、重官、刑冲，入食伤运。

（二）正官格用财，最忌食伤运，喜印绶身旺之地。

（三）正官佩印，日主多根，运喜财、食伤。日主无根，喜比劫禄刃。

（四）正官带伤官而用印制，喜官旺、印旺之乡，切忌财地。

（五）正官带杀，食伤不碍。阳日用劫合杀，最忌再行杀运；财食伤印比不忌。阴日用伤合杀，最忌偏印，而食伤与财运可行。

二、财格大运喜忌

（一）财喜根深，透一位以清用；运宜偏财，或入官运。

（二）财旺生官者，运喜身旺印绶；忌伤官七杀运，不忌比劫。

（三）财用食生者，身轻喜比劫助身，身重仍喜财食；杀运不忌，惟忌官、印（阳日忌正官，阴日忌正印，以食神被合故也）。

（四）财格佩印，须两不相碍；身强喜官运，身弱喜印运。

（五）财用食印，食印须隔开，身旺喜财食运；身弱，喜印、比、杀运；忌正官运。

（六）财格带伤官者，身重身轻皆喜财运；均忌官、杀、印运。

（七）财带七杀，不论合杀制杀，运喜比劫食伤；忌官杀财方。

（八）财用杀印者，以印运为佳，最忌财运，食伤运一般。

三、印格大运喜忌

（一）印绶用官者，喜入食伤、财运；忌七杀、劫刃运。

（二）印绶用官，又带食伤者，运喜官印之乡，不忌七杀。

（三）印绶带食伤，须身印两旺，利于财、杀、食、伤运；最忌正官运。

（四）印用七杀，运喜食伤、身旺之方；一入财乡，其凶立至。印用杀而兼带食伤者，运喜身旺印绶食伤运，忌财官运。

（五）印绶遇财，印轻运喜比劫之地；印重则喜官印之方。财乡则忌。

（六）印格而官杀竞透，运喜食伤、印比之地；若再透官杀，财运为灾。

四、食神格大运喜忌

（一）食神生财，只宜生正财，最忌偏正迭出。食神忌与偏印同时成格；财重食轻喜财食，财食重则喜帮身。只忌官杀运。

（二）食格用杀印，运喜身旺、印旺，切忌财乡。身旺者，食伤、官杀运亦吉。

（三）食神带杀，喜行印绶、食伤运；最忌财运（杀无根，财运为佳；杀有根，大忌财运）。

（四）食神旺而带印，最喜财运，食伤亦吉。忌印与官杀运。

五、七杀格大运喜忌

（一）杀用食制，须食先杀后，忌财印双透（忌财重於忌印），忌正官之混杂，畏印绶之夺食（食重有二根则不忌印）。喜食伤比劫运。

（二）杀印相生，忌财官大运；喜入伤官、印比运。

（三）七杀用财，喜财及食伤（最喜食神）大运；总印比运。

（四）杀带正官，官杀去留，取清为贵。身轻则助身，食轻则助食；莫去取清之物（合官、合杀），无伤制杀之神（食神）。忌入官杀大运。

（五）七杀带刃者，杀无食制而用刃当杀也。刃多宜助杀，杀重宜制伏。忌行正官运；印运不妨。

六、伤官格大运喜忌

（一）伤官用财，身轻财旺、喜印比运，不忌正官运；身重财轻、喜财伤运，忌正官运。

（二）伤官佩印，印运最佳，官杀次之。忌行财地，食伤不碍。

（三）伤官而兼用财印，两不相碍者，财多喜比劫，印多喜食伤。

（四）伤官而用杀印，只忌财运，喜印、食伤运；金水伤官，不忌见官。

（五）伤官带杀，喜印忌财。然伤重杀轻，运喜印而财亦吉；七杀根重，喜食伤印绶身旺，逢财则凶。

（六）伤官用官，运喜财印，不利食伤。

七、羊刃格大运喜忌

（一）羊刃用官，喜行比劫印运，独忌食伤之合官。

（二）羊刃透七杀，忌劫财天干运，及七杀地支运（羊刃驾杀，一忌透刃，二忌杀多根）。运喜身旺印比；忌官杀运；食伤不忌。

（三）羊刃格而官杀并出，运喜身旺、比劫、印绶；财官杀运不吉。

八、建禄格大运喜忌

（一）建禄格用官、透印，喜财生官。怕官星之被合，畏七杀之相乘；食伤比劫不为害。用官透财者，喜印；忌食伤杀地。

（二）建禄用财而带食伤，财食多根则运喜印比；财食轻则喜食伤财运，印比不宜。独忌正官运，不忌七杀。

（三）建禄用杀以食制，忌天干又见财露印（天干见财须在食前；天干透印，食须多根）。取用与食神制杀无殊。

（四）建禄用杀而带财，命中合杀存财者，食伤为宜，财官不忌。命中合财存杀而用食制者，有助食、助杀二法。

（五）建禄而用食伤，财运最宜，不利官杀。

（六）建禄而官杀并透，不论合官合杀，运喜食伤比劫忌入印绶财官运。

第六节　四柱用神取法

一、日主旺衰的因素

（一）日干强旺的因素

1. 得令

即日干旺于月令，即处于月支的长生、沐浴、冠带、临官、帝旺之地为得令。如金生巳、午、未、申、酉月，即为得令。

2. 得地

日干于年、日、时支中得长生、禄刃或逢墓库（阳干逢库有根，阴干则无），为得地。

3. 得生

即在年、月、日、时干支中有正偏印生身，为得生。若是地支，须本气旺才能生日元；杂气、偏气则不能。

4. 得助

即年、月、时干支中得比劫本气之助，为得助。

5. **日干得地支三合、三会局之生或助，干支合化为生身、助身、帮身，均为得生**

得助。但三会局的力量大于三合局。

（二）日主衰弱的因素

1. 失令

日干休囚于月支为失令。即日干相对于月支，处于衰病死绝胎养之地，为休囚失令。

2. 失地

日干休囚于年、日、时支，为失地。即日干在年日时各支中不逢长生、禄刃、墓库之地也。

3. 无生

日干不逢印绶之生也。即在年、月、日、时干支中均无印星生身，为无生（地支藏干须本气才算，无本气则无力）。

4. 无助

日干衰弱，又无比、劫、禄、刃，为无助。

5. 制身太过

官杀太重，日干受克无生，即为衰弱。

6. 泄身太过

食伤太多，日干泄气太过，即为衰弱。

7. 耗神太过

财星太重，日干耗神过多，也为衰弱。

8. 会局、合局为忌

日元得地支三会、三合局克、泄、耗（官杀、食伤、财）；或干支合化为忌神，均可导致日主失助而衰弱。

二、扶抑取用法

（一）日主极旺

1. 日主极旺的判定

（1）日主得令，四柱干支皆生助日干，无一克泄耗（财官伤），日主极旺。

（2）四柱虽有一克一耗或一泄，但该干或支又被合成另一生助五行。

（3）日主得令、得势（七比一），天干可有财官伤一位。

2. 旺极似儿，喜母制之（旺极宜生之）

（1）用神：正偏印。

（2）喜神：比劫。

（3）忌神：正偏财、官杀、食伤。

（二）日主太旺

1. 日主太旺的判定

（1）四柱干或支有一、二位财官伤，或地支有本气财官伤一位，或坐支耗泄。

（2）日主得令、得势（七比一）、（六比二）、（五比三）、（四比三），很旺。

（3）日主失令，得势，但有合助身（七比一）、（六比二）或（五比二），很旺。

2. 太旺似鬼，喜子制之（太旺宜泄之）

（1）用神：食伤。

（2）喜神：正偏财。

（3）忌神：官杀、印枭、比劫。

（三）日主偏旺

1. 日主偏旺的判定

（1）日主失令、而得势，但无合助身。（五比三）或（五比二）偏旺。

（2）日主失令、得势、有根。（四比三）得势之中不含墓库、余气，偏旺。

（3）日主失令、得势、有根。（四比四）有得地二位，或得会合助身，偏旺。

（4）日主得令、得势（四比四）。助身之支不含墓库余气，偏旺。

2. 日主偏旺，能胜财官（偏旺宜抑之）

（1）用神：多印者用财，多比劫者用官杀。

（2）喜神：用财者喜官杀食伤，用官杀者喜财。

（3）忌神：用财者忌比劫印枭，用官者忌食伤比劫。

（四）日主中和

1. 中和日主的判定

阴阳不缺，五行俱全，生克均衡，不旺不弱，即为中和。

2. 用神、喜神、忌神

（1）用神：五行皆可取用。

（2）喜神：五行皆可为喜神。

（3）忌神：无一行可忌。

（五）日主偏弱

1. 日主偏弱的判定

（1）日主得令、得势（四比四），助身之支中有一位墓库或余气，偏弱。

（2）日主得令、失势（三比五），（三比四）或（二比五）（二比六）偏弱。

（3）日主失令、得势（四比三），助身支中有一墓库或余气；或日主无根，偏弱。

（4）日主失令、得势（四比四），阳干不得长生禄旺库地；阴干不得禄旺地，皆为较弱。

（5）日主失令、失势（三比五），但有根或有本气印支，较弱。

（6）日主失令，仅得墓库、余气各一支；或仅得墓库二支或余气二支，偏弱。

（7）日主失令，仅得长生禄旺库地一支，此支本气又为日干比劫，偏弱（阴干逢长生墓库不为得地）。

2. 日主偏弱，喜帮喜助

（1）多官杀，以正偏印为用神，以比劫为喜神，忌财、食伤（多官杀用印化之）。

（2）多财星，以比劫为用神，以正偏印为喜神，以官杀为忌神（用比劫帮身，去财星之有余）。

（3）多食伤，以正偏印为用神，喜比劫，忌财食伤。

（4）杀旺多，以印枭化杀，或食伤制杀为用，喜比劫，忌官杀、正偏财。

（六）日主太弱

1. 日主太弱的判定

（1）日主失令、无根，天干得生助共两位，很弱。

（2）日主失令，支有非本气根；干有比劫一位或印枭一位，很弱。

（3）日主失令，支有非本气根、印之墓库一位；或有非本气根、印之余气一位；或干有比劫一位，或印枭一位，很弱。

（4）日主得令，干支生助皆无（支无本气生助），或有一位印比，逢合不化，很弱。

2. 太弱似母，喜官生印（太衰宜克之）

（1）用神：官杀。

（2）喜神：正偏财。

（3）忌神：印枭比劫食伤。

（七）日主极弱

1. 日主极弱的判定

（1）日主失令、失地、无根，无生助（含余气），极弱。

（2）日主失令、失地，有微根，无生助（含余气），极弱。

（3）日主失令、失地、无根，得天干印枭一位或比劫一位生助，极弱。

2. 弱极似妻，喜子生财（衰极者宜泄之）

（1）用神：食伤。

（2）喜神：正偏财。

（3）忌神：印枭比劫官杀。

三、特殊格局取用法

（一）从格

所谓从格，是指日主无根，很弱或极弱，而满盘或皆财，或皆官杀，或皆食伤，实则身弱无力任之；于是弃弱命而从旺神。

用神：取旺神。

喜神：取旺神之印或旺神之为喜神（官杀旺唯喜财）。

忌神：克旺或旺克皆为忌。

（二）化气格

日主与月干，或时干五合而化，所形成的专旺局面。有化木、化火、化土、化金、化水五格，取用当顺其势。

用神：取其旺神为用，即以化神五行为用。

喜神：取化神之印，或化神之食伤为喜神。

忌神：克化神之五行。

（三）专旺格

日主得令，会方或成局，全盘比劫，无官杀，一行独旺，即为专旺格。有曲直、炎上、稼穑、从革、润下五格。

用神：取独旺之神为用。

喜神：取旺神之印，或旺神之食伤为喜神。

忌神：克旺神之五行为忌神。

（四）两神成象格

四柱仅有两种五行，每行各占二干二支，力量均衡，又无刑冲，为两神成象格。

两神、有相生之两行，亦有相克之两行。相生者取其两气双清，切忌夹杂他行，冲克破局。相克者务须双方均敌，切忌偏重偏轻。此格最难全美，而看法贵在至精。若行运一路纯清，必位高而禄重；中途混乱夹杂，恐职弃而家倾。

四、通关取用法

两行对立，势均力敌，不相上下的局面；取一行引通克制之神，使两者流通生化，归于一统，即所谓通关也。如木土交战，取火通关；火金交战，取土通关之类。

五、调候取用法

天道有寒暖，地道有燥湿，人道得之，不可过亦不可偏也。金水生于冬令，木火生于夏令，气候太寒太燥，以调和气候为急；故寒冬不可无火，而炎夏不可无水也。

如木生冬令，虽月令印绶，而冻水不能生木；若透官星则金从水势，益增其寒；若透财则水寒土冻，毫无生机。是以财官皆无用，惟见丙丁食伤，寒木向阳，则可发贵。春木逢火，木火通明；夏木逢火，火旺木焚；秋金遇水，金水相涵；冬金遇水，水荡金沉。此乃时令不同，五行旺衰不一，故须调候为用也。然过于寒者，反以无暖为美；过于暖者，反以无寒为宜，又不可不知。

第七节　应用篇

一、婚姻

（一）婚期断

1. 岁运与夫妻宫作合之时。

2. 夫妻星冲岁运，或岁运冲夫妻宫。

3. 命局配偶星全无，必待流年失妻星合入本命配偶宫之时。

4. 岁运干支合入夫妻宫。或岁运配偶星含入本命干支。

5. 本命与岁运天地鸳鸯合，而所合又是夫妻宫、夫妻星、红鸾星、天喜、太阳、太阴星。红鸾星：即卯上起子，男逆数，女顺数，至生年止，所在宫是红鸾，对宫是天喜。生年为太岁，顺数二位太阳、四位太阴。

6. 岁运与命局三合，又遇红鸾、天喜、太阳、太阴星冲动。

7. 男女之大运流年均为财、为官。

8. 男命大运为财库、女命大运为官库，遇流年相冲。

（二）男命

1. 妻星与妻宫的看法

（1）正财为妻星。若正财为喜用神，本气又生于妻宫（日支），则因妻得财；婚后得一名副其实的贤内助。

（2）妻星本气，不遭合化克破。若位于年柱，早婚，娶他乡之女，由祖辈牵合；位于月柱，早婚，系邻近之女，由父辈契合；位于日支，多同乡、同事之女，姻缘自定；若妻星位于时柱，他处不显，多系晚婚，且为远方之女。

（3）男命、时柱为子息宫，官杀为子息星。若妻星、子星同处于时柱，或时干时支合入日柱干支，可能是先乱后娶，或先胎后婚。

（4）日支为妻宫。若日支并见妻、子二星，又合到时支，二宫婚前即有感应，当有亲密行为。若两宫之任何一宫，分别藏有妻、子二星，且两支相感应，亦同此论。

（5）男命，日支不坐妻星，而遭其他地支合化为阳刃或劫财二星；或遭刑、冲、破，婚前已有失贞或婚后失节情况。

2. 双财

（1）身强以财星为喜用，日支坐正财本气，天干再透出两位正财，必有二妻。

（2）身强以财星为喜用，日支正财入库，全局财库重现二次；或妻宫合入财局，亦为娶二妻之兆。

（3）情同上述，惟身弱难任妻财之格局，则多主外情，且喜金屋藏娇；一旦运逢财旺身强，亦能有二妻。然妻妾不合，常滋事端。

3. 帏薄不修

（1）甲子、乙巳、庚午、辛亥、甲午、庚子、癸亥，以上七日出生者，皆日元自坐沐浴或伤官（日柱桃花咸池），皆风流好色之象。若八字金水旺盛，或伤官叠见，或偏财过重，或干支多合，则生性必是风流金多情。

（2）日支逢冲，则夫妻缘薄，少爱正妻多爱妾。

（3）若妻宫遭比劫或七杀合化为他物，则妻子可能难忍本人之风流，而亦主有红杏出墙。

（4）若妻宫不坐正财，唯一正财在年、月、时柱，又逢比劫合去，且化为他物，则妻子可能与友人私通，甚或私奔。若合而不化，惟与友人暗通款曲而已。

4. 克妻

（1）日主强旺，妻星弱极，比劫竞相透藏，四柱命局已有克妻象，宜晚婚，或娶离婚之女子。若早婚主夫妻缘薄，妻子一生多病。

（2）比劫重重，日支不坐妻星，且又逢冲，可以直接断为克妻之命。

（3）身强而妻星不显，日支不坐妻星，且逢月柱羊刃冲破妻宫，主中年克妻或离异。若逢时支羊刃冲妻宫，主晚年夫妻生离死别，或妻子恶疾而亡（若原局不现羊刃，大运遇之同论）。

（4）妻宫坐刃，或妻宫与他支合化为羊刃，妻子健康状况较差，或有多年暗疾，或易受外伤，或因病手术。

（5）命局财星衰颓，日主元神引至时支为长生禄旺之地，则妻必先亡。反之，财多身弱，正财引至时支为长生之地，则妻寿较本人为长。

5. 惧内与婆媳不和

（1）男命，财旺身弱，妻宫坐独杀，或为七杀本气，妻子强悍，必惧内。若仅财多身弱，而无强杀贴临日主，则不可论为怕妻；仅是素常由妻子方面带来较多无形压力。

（2）正财强旺，正印衰颓又不坐妻宫，则多是婆媳不和。若妻宫与母宫（月支）再逢刑冲，则婆媳常发生摩擦冲突，难以同住。

（3）正财会妻宫，正印衰颓，不居母宫，而月日地支逢冲，主悍妻凌母，二冲尤甚。

（4）正印坐月支，正财衰颓而不坐妻宫或母宫，且月日地支逢冲，母威强于儿媳，有婆难容媳之患。

（三）女命

1. 官星迟早

（1）女命，正官本气早现，宜早婚。其法参照男命妻星、妻宫两条断。若夫星早现而晚婚，则恐嫁给较自己年轻的丈夫，或辈分、学识、经验均逊于本人。

（2）女命七杀星早现、攻命太甚，则难于在婚前保持贞操；但若逢合或杀星有制，无妨。

2. 克夫

（1）食伤重重，竞相透藏，主丈夫多病，或本人体弱。

（2）夫星衰颓，且不坐正官，又逢刑冲，重则克夫，轻则离异。

（3）女命、年柱与日柱伏吟（干支同），日支再逢冲，必克夫再嫁。若与他柱伏吟，虽非官星本气，若夫宫再逢冲，亦为离婚再嫁之命（年日伏吟，夫宫逢冲也）。

（4）伤官透出，夫星不显而入库地，夫宫再逢刑冲，主婚前混乱不明，婚后克夫再嫁。

（5）伤官双透，夫宫逢冲，又合化忌神，可断二次以上婚姻。

（6）若七煞强旺，或夫宫遭七煞所合，宜作填房或偏室。

（7）孤鸾煞：水火蛇无婿，金猪木虎伤；赤黄马独卧，黑鼠土猴孀。

3. 妻夺夫权

女命、夫星微弱，或伤官气盛，或比劫强旺，皆主性格倔强，独立性强，妻夺夫权之命。

4. 夫有外遇

正官夫星被他神合去，主夫有外遇。

（1）被比劫合去，其条件相当。

（2）被食伤合去，外遇对象年龄较小。

（3）被印星合去，其所遇年龄较大。

（4）被财星合去，是因财而合，或因妻而起。

（5）被喜神合去，其所遇经济条件较佳。

5. 二婚命（偏房命）

（1）正官衰颓，或全无，而七杀叠见；或夫宫七杀独立，伤官亦不弱，乃偏房命，宜作填房。

（2）正官不透，而透伤官七杀；日支不坐正官，又逢重重刑冲、合化，乃二婚之命。

（3）女命，遭刑冲破害过剧，或原局全无官星之主气，且干支多合；或原局伤官气盛，而官星又重复出现，或被合化为他物，则恐为三婚、四婚之命。

6. 风尘女命

（1）若八字干支见两组以上之合，四柱杀旺官轻；或全局金水多；或原局伤官气盛；或中少年行强旺金水伤官之运程；或遇增合之地，多为情海漂浮，或欲海沉沦之人。

（2）女命生于申、子、辰、亥月，而又见四正之三，构成三刑，此时再见下列条件之一者：①干支多合；②伤官气盛；③杀旺官轻。即可称为命泛桃花，多属淫佚或娼妓之流。

（3）金水旺、伤官坐桃花。女命，四柱金水多，又伤官多，而七杀强于正官，且干坐桃花、支见沐浴，多沦落风尘；或丈夫外出，与他人苟合。

7. 烈女

女命，食神、正官的力量强于伤官、七杀者，贞节的观念较强。

8. 姻缘蹉跎

（1）官杀混杂。四柱杀重官轻，或杀透官藏，主姻缘不定。

（2）正官位于日柱或时柱，而七杀在年月，第一次介绍或恋爱决不成功。

（3）若地支多合，天干官杀双透，则为人多情，潜意识中对异性多具好感，择夫之念不定，见异思迁；再遇金水旺盛，则荒淫多欲。

（四）男女同断

1. 配偶星落柱

（1）配偶星落于年柱，且合入日柱，配偶多系儿时玩伴，或为同乡之人。

（2）配偶星落于月柱，配偶可能与本人邻村、邻县，或附近人氏，亦可能是昔日故友或同学；若合入日柱更明显。

2. 桃花劫煞

（1）男命八字，羊刃带桃花，名桃花劫。若逢财来化劫，或逢财刑冲，一生必发生一次因色而破财之事。

（2）女命，七杀带桃花，称为桃花煞；逢刑冲破害，一生必发生一次因色情而争斗，或桃色官司。

3. 六亲入库

四柱见辰戌丑未，乃四库之地，凡相关之六亲入库地皆不吉。

（1）男命，官杀衰颓，藏入库地，原局食伤透藏有力，则子女单薄，或有所折损（女命食伤类推）。

（2）若遇时支为子息星死绝之地，一生子息凋零，纵有子难靠。

（3）若遇时支破损，则与子女生离死别，刑丧叠见，为克子之象。

4. 命带魁罡

魁罡者，庚辰、庚戌、壬辰、戊戌也。命带魁罡，为人热心，嘴硬心软，好胜心强，喜管他人闲事。若四柱魁罡成格（三柱以上），则孤高性傲，命硬三分。性格聪明，临事果断；若运逢生助，则威而有权。

二、事业

（一）从业之宜公宜私与重义重利

1. 四柱正财明显，偏财极弱之命局。若官杀明显强于食伤，宜从公；若食伤明显强于官杀，宜就私职，或自由职业。

2. 官杀印甚弱之局，视食神、偏财强于伤官正财；或伤官、正财强于食神、偏财，皆不宜从公。应全力经商，或致力于发挥自己的潜能或特殊专长，如管理、律师、五术、杂艺、书画、音乐、舞蹈等。

3. 八字正星多于偏星（正官、正印、正财、食神、比肩为正星，余为偏星），多于三分之二以上者，为人清高正直，若从公为清正廉洁之士。若偏星多于三分之二以上者，为人聪明敏捷，有竞争名利之心，善于趋势钻营，懂得利用人际关系，宜从私而开拓个人的事业。

（二）经商

1. 正财强于偏财者，若经商应以门市生意为主，如各种商店。若正财强于偏财者，经商应以社会流通市场为主，如推销、批发、代理、生产加工等。

2. 官杀印甚弱，而四柱伤官局：

（1）若偏财强于食神正财者，最宜经商，以武市经营为主。

（2）若偏财弱于食神正财，宜经营门市生意，以文静事业为主，如出版业、文具、书店艺术类。

（三）考试就职升迁创业

1. 考运的看法：若属正统学业，则以食伤为准，如升学、高考等。升职考试以官杀为准。以上看法，主要指大运与流年的天干而畜，加以地支有冲或合化之象，可断为考取。

2. 就职、升迁，看官、杀、印三星，不论喜忌，只看岁运天干，或地支有无上述三星之一，感应到本命。

3. 创业、扩展事业，包括经商和自由业，须看食、伤、财三星；不论喜忌，只看岁运天干或地支有无上述三星之一，感应到本命。

（四）择业宜忌

主要看八字之喜神和用神。

1. 喜用神为木者：宜从事山林、木材、纸张、书报、木制家具、花卉盆景、服装、纺织业、造纸业及一切木制产品业。

2. 喜用神为火者：宜从事火力、热能、电业、光学、油类、橡胶业及化学原料等；其他如餐馆、烫发、冶炼、沥青、辐射、透视光（X线、紫外线、红外线）等亦是。

3. 喜用神为土者：宜从事农牧、矿业、土地交易、肥料、饲料、砂石砖瓦、水泥业、陶瓷、古董、建筑、肉类屠宰贩卖等。

4. 喜用神为金者：宜从事金银珠宝、矿产、铜铁、金属、机械、五金、门窗、交通工具、乐器等。

5. 喜用神为水者：宜从事水利、水产、饮料、化妆品、美容业、旅游业、娱乐、航运、扑捞、电影、电视等。

（五）职业特征

1. 四柱食神、七杀两透，或两旺者，宜从事精密技术类，如科学家、外科医生、电脑、会计、工程质量等。

2. 四柱伤官、七杀两透，或两旺者，宜破坏性行业，如爆破、刑警、军人、侦探等。

3. 八字中印星旺盛，或伤官旺盛，四正星（子午卯酉）占二组以上，且配合强旺者，一生有缘接触宗教、哲学、玄学、五术之学。如在运程中出现，则主在该段时间内，会遇到较多的玄学、宗教界人或事。

4. 八字地支全见四正星（子午卯酉，一支两见均可，非谓四正全），而天干透出伤官或偏印，又为四正之一之本气者，其对宗教、玄学或灵学必有特殊的研究心得。

5. 八字中，印重，食伤轻者，宜从事幕僚性质的工作，或服务性质的工作。印星在此有两个特点：

（1）印星能制食伤但缺乏主动性创造思维。

（2）印星能化解官杀，具有化解外来冲突和压力的优点，是一种祥和之星。做好人不容易，做恶人不够格，两边都不适宜。

6. 八字中，食伤重，而比劫、财星轻者，宜担任传授、表演、展示性工作，或从事脑力劳动，充分发挥自己的才华智慧。如果在成名前汲于财利，多半中途失意，顿挫连连。因食伤能透泄，使才华发露，又能生财；然食伤必先而财随其后。故其成功历程，乃在于先发挥出自己的特异才华，而后名利继之。

（六）异乡立业

1. 若七杀早透于年柱，而又不逢冲克或合化者，多为长子之命。若非长子，必背祖离家，异乡立业。

2. 若八字财坐旺乡而带驿马者，称为马生财乡，主动中求财。出外有机遇，他乡创业。

3. 八字，偏财、七杀两旺，乃出外营谋，异乡立业之命。

4. 八字看人之动象，除驿马之外，干支逢冲，亦是动象：

（1）若岁运冲进本命，则属被动之动。

（2）若本命冲出岁运，则属主动之动。同理，合局冲亦照此论。

5. 八字中，年柱与月柱，或日柱与月柱，天克地冲（反吟），而本命又全不见财星者，主祖业凋零，外出谋生。

（七）性情喜恶

1. 在四柱中，看五行之气，孰者最强

（1）木气最强者，常会表露木的特性，如喜青绿、爱花木，喜从事木性职业等。

（2）火气最强者，常会表露火的特性，如喜阳光、电化制品，喜从事火性的事务与职业。

（3）土气最强者，常表露土的特性，如喜黄色、爱田园、尚中央（趋中性）、喜从事与土有关的职业。

（4）其余金、水类推。

2. 看比肩劫财食伤

（1）比肩强于劫财者劳身。

（2）劫财强于比肩者劳心。

（3）食伤强于比劫，为理想主义者，往往尚空谈而不切实际。

（4）比劫强于食伤，为现实主义者，较重身体力行，重实际而不尚策划或空谈。

（5）比劫旺盛，为人固执而死板。

3. 看正官

（1）正官适度，为人小心谨慎，守法知体，公私分明。

（2）正官过于强旺，则为人优柔寡断，胆怯保守，缺乏开创精神。

4. 看七杀

（1）七杀适度时，为人能冒险犯难，言行有威，具有开创事业的魄力。

（2）若七杀过旺，则个性狐疑难决，脾气刚硬，孤僻寡情，不合群。

5. 日主旺干支多合的看法

（1）身强干支多合者，出外人缘好，比较善于搞好群众关系，有群众基础。

（2）日主甚强，而干支又多合者，为人耳根软，易受他人言语调动而改变主意。

6. 劫财透出看喜忌

（1）劫财与正财双透，若以劫财为喜用，则将因经商或亲族情谊等不得已的情况，变卖或失去祖业。此种情况破坏愈彻底，他日之发展愈高。

（2）若以劫财为忌神，则多因不正当之嗜好或习惯，荡尽祖业，如吃、喝、嫖、赌或经营投机冒险之事业，或不法行为等。

（八）人事物性看法举偶

每一种六神，均代表人、事、物、性方面的特征。

1. 正财看人：男命代表妻子，女命代表生父。

2. 正财看事：男女均代表所从事的职业，或事业的性质。

3. 正财看物：男女皆代表不动产、祖业、积蓄和较稳定的财源，如工资等正财所属的五行，延伸推导其相关物象。如属土的正财，多是土地、建筑物、农牧业。属金的正财，可能是金银首饰、投资、五金、机械等。余类推。

4. 正财看性情：男女皆主为人正直，责任心强。女命为持家能手，男命宜在稳定中求财，事业不宜冒险激进。

三、六亲

（一）看祖上

1. 祖上宫（年支）带羊刃、又为忌神者，若非祖辈曾潦倒破败，便是祖辈曾因刑伤恶疾而不得善终。

2. 父母宫（月支）带羊刃，父母或叔伯、兄妹中，曾有人破败潦倒，或刑伤恶疾而不得善终。

3. 男命比肩过旺，而父星（偏财）弱于母星（正印）者，父先亡，或称妨父。

4. 女命劫财过旺，而父星（正财）弱于母星（偏印）者，父先亡，或称妨父。

（二）七杀论位次比劫看兄妹

1. 七杀不弱，而又透藏于年柱、月柱者，多属长子，或弟代兄职。

2. 男命八字，比肩看兄弟，劫财看姐妹。若四柱比肩之气强于劫财，则兄弟多于姐妹。若劫财之气强于比肩，则姐妹多于兄弟。

3. 比劫入库，又逢合化，若非同胞有人夭折，就是父母有异姓之义儿义女。

4. 若八字以比劫为喜用而透出，且先出现于年、月两柱，则同胞中必先有人有较高成就，然后才轮到本人发挥。

5. 八字中，与日主同性、异性之干支，亲友类应之。

（三）夫妻宫

1. 若夫妻宫（日支）带羊刃，多表示配偶或子女体弱多病，或时有血光伤灾，或遗忘、失窃东西。

2. 男命八字，劫财过旺，而妻星（正财）弱于七杀子星者，妻先亡，或曰妨妻。

3. 女命八字，比肩过旺，而夫星（正官）弱于偏财者，劳碌操持家务之能手，不依赖丈夫与他人。

4. 女命之克夫压夫看伤官：

（1）女命伤官过旺（食神太多亦同），而正官衰颓者，妻夺夫权；再逢夫宫或夫星严重受损者，克夫。

（2）女命伤官、偏财，强于正官、正印者，多精于外而疏于内。若运程配合恰当，往往成为经商能手，或女企业家。

（四）头胎男女

1. 男命

男命以七杀为男，正官为女。

（1）七杀强于正官，年柱和时柱为日主阴阳同性之物，头胎多为男，且子息男多于女。

（2）食神强于七杀，年柱和时柱为日干阴阳异性之物，头胎多为女，且女多于男性。

（3）男命伤官透出，而四柱或运程中七杀先出现、正官后出现，头胎多是男。但须伤官七杀，不逢刑冲合化，始可成立。

（4）男命、年干与时干，皆为曰干阴阳同性之物者，头胎多生男。反之，年干、时干为日主阴阳异性之物者，头胎多是女。

（5）子息数：男命以七杀为子，正官为女；女命以伤官为子，食神为女。分阳顺、阴逆起十二长生，引至时支，看落宫为何？诀曰：

长生四予中旬半，沐浴一双保吉祥，

冠带临官三予位，旺中五子自成行。

衰中二子病中一，死中至老没儿郎，

除非养取他人子，入墓之时命夭亡。

受气为绝一个子，胎中头产有姑娘，

养中三子只留一，男女宫中仔细详。

2. 女命

女命以伤官为予，食神为女。

（1）若四柱正印强于伤官，年柱和时柱为日干阴阳同性之物，则头胎多女，且女多于男。

（2）若偏印强于食神，年柱与时柱为曰主阴阳异性之物，则头胎多生男，且男多于女。

（3）女命欲生男，最宜在流年、流月地支藏有伤官，且又属阴阳异性之时，或年月干透伤官之时受孕。

（4）女命欲生女，最宜在流年、流月地支藏有食神，且又属阴阳同性之时，或年月干透食神之时受孕。

（5）女命、偏印出头，四柱或运程中伤官先现，食神后现，则头胎多生男。此须伤官偏印不逢刑冲合化始可。

（6）女命、年干与时干，皆为日主同性之物时，头胎多女；反之，则先生男。

（五）孕测男女

1. 以女命日主与怀孕之流年流月测所含人元

若女子已怀孕，欲问男胎、女胎，应以受孕年之星宫，配合原命局为判断依据，视年支与月支人元主气与日主之阴阳同性异性；同性多女，异性多男。尚须注意以下几点：

（1）年的算法，以冬至为分界，流年、流月并看。

（2）以地支人元中主气为准。如予年人元属阴，巳亥年人元属阳等。

例如：女命日主壬寅，乙卯年受孕，此属异性，生男的可能大；若丁巳年受孕，巳中丙火属阳，与日主同性，生女的可能大。此法准确率在七成以上。

（3）若遇流年天干恰是该女命的子女星（食伤），则应舍地支而论天干，亦以其与日主同性异性较之。如壬寅日主，甲子年受孕，地支人元癸水异性，有生男的可能；但年干甲是日主的食神，故果是生女。

2. 以时柱和怀孕之大运、流年演卦测

以时柱为下爻、大运为中爻、流年为上爻（以支中人元分阴阳），阴则画——，阳则画—，组成一三画卦。乾、坎、艮、震为男；巽、离、坤、兑为女。

（六）难产

1. 女命子息宫中有子息星，为星宫同感；若逢地支刑克冲破，一生至少有一次难产或流产（人流亦算）。

2. 女命子息宫坐羊刃，或子息星落于他柱之羊刃中，可能因难产而开刀；或因子宫、卵巢病而手术；否则，恐刑克某位子息。

3. 女命流霞坐印星，往往会流产或开刀。

（七）不孕

1. 女命、子息宫不坐子息星，而逢刑冲破损，则生殖机能恐有病，或月经失调，或因生产而导致的其他疾病。

2. 八字中木火炎炎，或火炎土燥，而四柱不见一点湿气，属生育困难之象。若无后，则本人长寿；若有子，则本人会意外伤残或凶死。

（八）克子

1. 男命官杀衰颓或入库地，原局食伤透藏有力，则子息单薄，或不幸有折损。

2. 女命子息星（食伤）入库，又逢刑冲破损，乃有子难养，或刑克之象。最好能有一位出嗣，将原子息排行弄乱，或可避免刑克。

3. 如果时支为子息星死绝之乡，则一生子息凋零。若时支破损、刑伤迭见，则与子息有生离死别，此克子之命。

（九）缘分

1. 八字见辰戌丑未四库，凡六亲星入库地皆不吉。

2. 八字相关之六亲星，某者全然不见，则表示本命运与该亲人缘分浅；再逢代表该亲人的宫位遭刑冲比忌，则缘分更浅，甚至有刑克之象。

3. 所谓缘浅，有轻重之别。轻者，平时聚少离多，或感情有隔阂，或遭对方精神肉体上的压迫虐待，或早年生离；重者，早年死别、离散，或结怨相仇。

4. 子息宫不坐子息星，又逢刑冲破损，他日子息各奔前程，劳燕分飞，不住祖屋，或不承祖业。若子息星入日支，或与日主比肩作合时，不在此论。

（十）晚年发贵

时上一位贵（时干或时支七杀），若非本人晚年发贵，就是有子息发贵，且父以子贵。

四、灾厄与疾病

（一）灾厄伤残

1. 八字伤官、七杀、阳刃并显，肢体恐有伤残。

2. 伤官透干而气盛，一生中必因病或创伤，在身上留下明显的疤痕（食多变伤亦同），重则伤残。

3. 火炎土燥，或稼穑成格（从土格），不管其成就多高，亦恐不得善终，往往因恶疾、手术、车祸中亡故。

4. 七杀强予日主，而四柱食神、正印弱极。一生常受伤灾，或有一久治不愈之暗疾。

5. 伤官、七杀双显而无印化，常是好勇斗狠，须防因斗而致伤残。

6. 八字配合，五行相胜，败者为灾。岁运遇之亦然。如水胜火败，其灾显于火行，须防火灾。火胜水败，其灾显于水行，须防水患。其余类推。

（二）疾病

十干对应脏腑歌：

甲胆乙肝丙小肠，丁心戊胃己脾乡，

庚属大肠辛属肺，壬属膀胱癸肾藏。

1. 心脏病

以丁火代表心脏与血液。

（1）八字遇强水压制弱火，有高血压或心动过速之象。

（2）若丁火弱、土气盛，则可能患贫血，因土能泄丁火，使血气不足。

（3）四柱木多火窒，丁火弱极，易患心肌梗死。

（4）丁火强旺而土气弱极，往往血压偏低，心动过缓，胸闷气喘。

2. 肾脏病

八字以壬水代表膀胱、癸水代表肾脏。

（1）四柱水旺木缺，或水弱土盛者，易患肾与膀胱的疾病。

（2）男命癸水入库，又逢刑冲克破，或逢火旺煎熬，主患肾虚、肾水不足。

（3）冬寒水冷，无火调候，又无木疏，主肾阳不足，易患阳痿早泄。

（4）八字水旺金衰，或木旺水衰者，晚年多患糖尿病。

（5）八字壬水弱极，原局或岁运遇强金滞水，多患膀胱结石。癸水弱极，原局或岁运遇金多水浊，多患肾结石。

（6）女命，癸水与丁火双弱，月事多迟来；反之，月事多早至。

（7）女命，癸水入库，又逢刑冲克破，或逢旺火煎熬，多有子宫、卵巢的功能衰弱；或因肾虚而腰背酸痛，手足麻痹。

（8）女命，丁火旺而癸水弱，月事若提前则量多且稀；月事若延后，则经水污浊，或有凝块。

3. 脾胃病

（1）八字或岁运，遇两辰冲戌或两戌冲辰者，则易患胃病，或易感染皮肤病、花柳病等。所谓岁遇者，如原命局有辰戌冲，再遇辰运或戌运是也。

（2）八字或岁运，有两丑冲未，或两未冲丑者，易患脾病、脚气、浮肿等，轻者食欲不振、中气不足。

（3）戊土、丁火两弱，而八字湿气甚重，易患溃疡病及胃出血。

（4）八字戊土遭甲木克绝，或戊被癸合而化火，成为喜用神者，亦有胃出血之象。

（5）八字丙、庚两旺，再逢燥土包金，常患便秘。

（6）戊土弱、金太旺，泄气太甚，易患胃下垂；须丙丁岁运冲去金神方可。

4. 肺病

八字以辛金代表肺与气管。

（1）辛金弱极，土重金埋，八字湿气又重，则易患肺气肿、慢性支气管炎。

（2）辛金弱极，土重金埋，若燥气甚重，则易患肺炎、虚痨。

（3）辛金弱而水泄过甚，易感冒而咳嗽。

（4）八字中，辛金弱，而水旺或土强，大多有支气管疾患，或易感冒而得鼻炎等症。

5. 肝胆病

甲木代表胆，乙木代表肝。

（1）甲木弱，水多木漂，易患脾湿之病。

（2）乙木弱，水多木漂，易患肝经虚热、肝肿大。

（3）金水多而木腐，甲木弱极，又缺火疏通，则易患胆石症，或秃头之症。

（4）金水多而木腐，乙木弱极，又缺火疏通，易患肝硬化，或毛发稀疏脱落。

（5）土多木折，八字燥土过多，木气弱极，头发易分叉或断裂。

（6）火多木焚，而又木气弱极，若非肝虚热，便是胆火目赤。

（7）八字以木为喜用，而遭强金合化或冲损，大多有交感神经方面的障碍；否则，常有肝胆疾患，或意外之车祸。

五、其他

（一）常用神煞

1. 天德

正丁二坤中，三壬四辛同，乾甲癸艮丙，一巽十二庚。

2. 月德

月德顺排去，丙甲与壬庚。

3. 天乙

甲戊庚牛羊，乙己鼠猴乡，丙丁猪鸡位，壬癸蛇兔藏，六辛逢马虎，此是贵人方。

4. 文昌

阴生阳病是文昌（阴干长生，阴干病位，即文昌）。

5. 干禄

甲寅、乙卯、丙戊巳、丁己午、庚申、辛酉、壬亥、癸子。

6. 羊刃

阳干之禄前一位，即卯、午、酉、子也。

7. 红艳煞

多情多欲少人知，六丙逢寅辛见鸡，癸临申上丁见未，甲乙午上庚见戌，戊己怕辰壬怕子，禄马相逢作路妓。

8. 三合局的四正支为将星。如寅午戌见午之类。以下皆以支三合所取神煞。

9. 华盖

三合局见墓神即华盖，如寅午戌见戌之类。

10. 驿马

三合长生支对冲者是，如申子辰见寅之类。

11. 劫煞

三合墓支后一位是，如巳酉丑见寅之类。

12. 亡神

三合旺支前临官位是，如亥卯未见寅之类。

13. 桃花

三合长生后沐浴位是，如寅午戌见卯之类。

14. 孤辰、寡宿

孤辰：三会支前一位是，如寅卯辰见巳。寡宿：三会支后一位是，如寅卯辰见丑。

（二）看事业诀

七煞有刃宜从武，食伤生财须从商。

食神吐秀文章好，一官清粹政声扬。

财官并美喜财政，比劫成群自由兵。

身重财轻搞工程，身旺无依打长工。

财官有力日主旺，自立创业有主张。

少冲少合事专一，多冲多合多变章。

（三）凶险看法

岁运并临三刑冲，两组刑克到命中，

三冲一时一冲三，刃煞逢冲会更凶。

六亲入墓仔细看，枭印夺食天地冲，

伤刃空亡叠叠至，用神受制险地行，

伤官见官必有祸，刃枭复会旺被冲。

四柱岁运伏返吟，冲克日柱有灾屯，

命有魁罡胆必大，财运劫多牢狱凶。

四柱八字与岁运，鉴命潜心仔细评。

（四）四柱大运的时间推算

1. 计算开始行运的公式

本人阴历出生的年月日时（最好是几时几分），顺逆数至前后交节日时。

（1）阳男阴女，大运顺行；顺数至出生后未来交节日为止。

（2）阴男阳女，大运逆行；逆数至出生前过去交节日为止。

按：三日为一岁，一日为四个月，一个时辰为十天，折算开始行大运的岁数。

其大运干支，以出生月干支为准。顺行者自前一位以次顺布；逆行者自后一位，依次逆排。

计算公式：

x = 天数（即出生日顺逆数至前后节气的天数）

y = 时数（即前后不足一天的时辰数）

10（12x + y）÷30÷12 = m

①m：为得数，整数部分即开始行运的岁数。

②n：为月系数，即取岁数后的小数部分，n×12 = 月数。

③f：为日系数，即取月数后的小数部分，f×30 = 天数。

解释：公式的原意即

10 ×（12 × 天数 + 时数）÷30÷12 = 开始交运的岁月日数。

所算出的起运时间（几岁、几月、几日），是自出生之后，实际经历的时间。如阳年生男，甲子年十二月廿四日巳时生。查十二月廿九日申时立春。自廿四日巳时至廿九日申时，共五天零三个时辰。

10（12 × 5 + 3）÷30÷12 = 1.75

0.75 × 12 = 9

是一岁九个月交运。

```
阴历  甲子    十二   廿四
     +1 +1    九      0   （月份 12 + 9 = 21，满 12 进 1，余 9）
     ─────────────────────
      丙寅    九      0
```

折算为一岁零九个月。即自出生之日起，实际经历过二十一个月，方是开始交运时间，应是丙寅年九月交运。

这是按阴的月日推出的时间，存在误差较大，还是参照节气更准确一些（立冬前五天）。

丙寅：3 ~ 12 岁，

丁卯：13 ~ 22 岁，

顺排即可。

万育吾曰：今人行运，多用约法……殊不明折除实历之数也。交运之年，折除之年、月、日，必须扣足，以节气为准，较为准确易算。用阳历亦可，其节气相对固定，足岁足月，便于计算。

2. 实际交运时间的推算

自出生年月日时，顺逆推至前后交节日时，折算所得行运岁月日数，既是开始交大运时间；也是以后每步大运（一步十年）交脱的时间。具体算法有以下几种：

（1）按阴历的月日计算有误差：即阴历出生年月日，加推算所得起运年月日。

《命理探源》例："丙午正月初九午时生男，顺数至二月初九卯时惊蛰，（得二十九天九时），实历三十天欠三时……大运十岁，扣除所欠三十天（三个时辰），每逢乙庚之年十二月初九午时交换"。得数是：29 天，9 个时辰。

公式验证：

$$10 \times (12 \times 29 + 9) \div 30 \div 12 = 3\,570 \div 30 \div 12 = 9.916\,666\,66$$

$$0.916\,666\,66 \times 12 = 11$$

取 9 岁 11 个月交运。

```
阴历  丙午（1906）    1 月    9
           +       9    11    0
         ──────────────────────────
         乙卯（1915）  12     9
```

按：此法之计算基本正确，但阴历岁实只有 354 日，且月有大小之分；校之以节气，尚有误差，大可至一个月。

（2）计算应以节气为准：出生后几年、几月、几日开始行大运，是实足的计算，不可约略从之。例如，立春后五天生人，至明年立春后五天，才是一年。又惊蛰后五天出生，到清明后五天才是一月。均应以节气为准，不可以阴历的二月初几、三月初几来算。

例如：1962 年（壬寅）阴历五月十四日午时生男，五月大，六月初六亥时小暑；生时至小暑得 22 日 6 时，折合七岁六个月起运（八字精解）。

本例生于夏至前第七天，至 1969 年夏至前第七天，才足七岁；至冬至前第七天，才是七岁六个月足。查系 1969 年十一月初七日起运（如按阴历月日计算，则得 1969 年十一月十四日交运）。

阴历月日算式：

```
      62 年    5    14
   +   7      6     0
   ──────────────────────────
      69 年   11    14（阳历 12 月 22 日）
```

如用阴历推算，则应参照节气为准，不可只看几月初几。

3. 公历计算简便可行

公历的岁实 365 日，且节气相对固定，故参照计算实际起运时间，较为简便，且可以解决误差问题。

如 1937 年丁丑生男，二月二十三（阳历 4 月 4）日巳时生。

查：向前逆推，正月二十四（阳历 3 月 6）日辰时惊蛰。

得数：28 天，14 时辰。

$$10 (12 \times 28 + 14) \div 30 \div 12 + = 9.722\,222\,2$$

$$0.722\,222\,2 \times 12 = 8.666\,666\,667$$

$$0.666\,666\,667 \times 30 = 20$$

推得 9 岁 8 个月 20 天交运。

```
阳历  37 年    4    4
   +   9      8    20
   ──────────────────────────
      46     12    24
```

交运时间是公历 1946 年 12 月 24 日。

又如：1962 年五月十四日午时（即阳历 1962 年 6 月 15 日午时）生男，至 7 月 7 日亥时小暑节，得 22 日 6 时。

公式验证：

$10 \times (12 \times 22 + 6) \div 30 \div 12 = 7.5$

取整数 7 为开始交运岁数。

$0.5 \times 12 = 6$

取 6 为月数。

62 年	6	15
+ 7	6	0
69 年	12	15

查 1969 年 12 月 15 日，即是阴历十一月初七日。

阴历与阳历的误差有 7 天。

例如：如 2009 己丑年阳历 8 月 19 日 18 时 30 分出生。

女命顺推未来节是白露，查 2009 年 9 月 7 日 19 时 57 分是白露节。

得数是：19 天，1 个时辰。

$10 \times (12 \times 19 + 1) \div 30 \div 12 = 6.361\,111\,11$

$0.361\,111\,11 \times 12 = 4.333\,333$

$0.333\,333 \times 30 = 9.999\,999\,6$

取 6 岁 4 个月 10 天交运。

2009	8	19
+ 6	4	10
2015	12	29

具体交运时间是：2015 年 12 月 29 日。

男逆推过去节是立秋，查 2009 年 8 月 7 日 17 时 01 分是立秋节。

得数是：12 天，0 个时辰。

$10 \times (12 \times 12 + 0) \div 30 \div 12 = 4$

即 4 岁 0 个月　日交大运。

2009	8	19
+ 4	0	0
2013	8	19

具体交运时间是：2013 年 8 月 19 日。

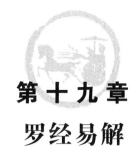

第十九章
罗经易解

　　传说在轩辕时代，罗经的原形指南车即应用于战争。其后在五千多年的漫长历史中，中国先民们在认识自然、改造环境、观测天象、制历授时，以至于阳宅的选址定向，阴宅的测定龙、穴、砂、水，都借助于罗盘作为观察工具。唐代曾文迪《青囊序》云："先天罗经十二支，后天再用干与维。"在东方易学认识论的指导下，罗的研究和应用，愈演愈繁，一盘多至数十层，每一层往往是一门独立的知识或一种方法；虽只寥寥数字，但欲弄清楚，恐非是三五日之功。由于门派不同，又有三合盘和易盘之分。

　　世之解释罗经的著作，往往是广搜博采，众说杂陈；欲求说理务尽，反而枝节丛生；每每卷帙浩繁，使学者望而却步。笔者集多年研究和应用罗经的笔记，整理成三合盘、易盘两个部分。逐层看去，自可峰回路转、悟透其理；数语点破，逐即得其诀要，了然于胸中。但各个科目层面的知识原本却是筑基功夫，又在本书之外也。故是篇行文务求简要，不尚烦琐，欲使读者，一看即明且易于检索。虽名曰"易解"，实则是知之不易，亦解之太略，借此以为罗经之门径可也。

第一节　罗经的种类、结构、用法

　　罗经，又名罗盘，是堪舆家从事堪舆活动不可缺少的工具。但罗盘在漫长的历史发展过程中，其内容由简到繁，诸凡地域方位、八卦五行、干支甲子、日月运行、天文历法，无不收入其中。故《罗经顶门针》的作者徐之镆谓："盖罗者包罗万象，以作经纬天地之妙用，此仰观俯察者之所必究心者矣。"现在将其有实用价值者，提其要而指其归，叙述如下。

一、罗经的种类

　　中国风水文化在发展形成中，有峦头派和理气派之分。峦头派以龙、穴、砂、水为主；而理气派则以易卦推演、干支五行，重视星运卦气。研究峦头者也会以理气合参，研究理气者亦会以峦头合参，只是重点有分别而已。

　　当前较为流行的理气派别，有三合派、八宅派、玄空派、飞星派等。所用罗盘主要有三种：

（一）**三合盘**（杨公盘）

为三合、八宅派所用。

（二）**三元盘**（蒋盘、太易盘）

为玄空、飞星派专用。

（三）**综合盘**

兼有以上两种罗盘特征的（主要是有三合盘的三针和三元盘的易卦层），为综合盘。

另外、笔者还收藏一"奇门派风水盘"，不录。

二、罗盘的结构

罗盘主要由外盘、内盘、天池及天心十道组成。

（一）**外盘**

即底盘，为方形。在内盘的外面和底下，亦作镶嵌固定内盘之用；除有的带有水平仪和制作商标记外，无重要文字。内地有些无外盘的罗盘，使用很不方便。

（二）**内盘**

即盘面，可以转动；根据各派所用内容，将不同的资料刻在不同的层数内。

（三）**天池**

即中心指南针所在。天池底盘标有东、南、西、北的十字红线及刻度，其所指方位应与内盘方位对齐。亦有在天池底部有一条红线，名海底线，须对正内盘之地盘正针子午正中方位，其北端有两个小红点，使用时磁针的北端要与海底线的北端重合。

（四）**天心十道**（十字鱼丝线）

天心十道，是固定于外盘且通过天池中心的两条垂直相交的红线。它指出前后左右四方的度数和卦线，而十字线所穿越和覆盖的区域，就是我们所要寻求的有关资料。

三、罗经在阳宅的用法

（一）**罗盘使用的基本要领**

1. 使用罗盘时，双足略为分开，务求重心平稳。

2. 双手分左右把持着外盘，可保持在转动内盘时较为稳定。

3. 将罗盘放在胸腹之间，大约接近肚脐的位置。

4. 令罗盘保持水平状态，不要前后左右倾斜。

5. 以你的背靠为坐山，面对为向，然后便可以操作了。

（二）**立极**

立极是寻求建筑物中心位置的方法。要勘察阳宅，必要找出建筑物的中心点，然后才可以用八个方位或二十四山来判断吉凶。具体方法是：

1. 如为正方形或长方形，取对角线相交点为中心。

2. 如果图形不规整，若凹凸部位不大，则须除去凸位的部分或凹位的部分，再寻找中心点。若凹凸部位二者相当，亦可将凸凹的部分平均起来，再求中心点。

3. 如为梯形，便将凹凸部分平均化为方形面积，然后取对角线交叉点为中心。

4. 如果形状多样，则可取"一物一太极"法，分割成几个小方块，去求取每个方块的中心（太极）点。

（三）定向

确定建成筑物的中心之后，继之测定其坐山和朝向：

1. 按以上基本要领的操作，调十字鱼丝线和建筑物的山向（正前、正后、正左、正右）对齐重合。

2. 旋动内盘，使磁针与天池南北红线重叠，这便是地磁方位。

3. 十字鱼丝线所覆盖的区域，即所要寻求的各种数据和资料。

（四）八宫放射线

八宫放射线是指从建筑物的中宫立极点向周围放射线所测得的八宫所在方位。具体方法有二：

1. 粗略目测法。

2. 中宫拉线法：在中宫立极点放置罗盘，从天池中心拉线向四周放射，以测其八宫方位和目标物所在，如下图 19 - 1。若中宫磁场被干扰，需用下述军用罗盘（图 19 - 2）远距离定向后，移到平面图测定。

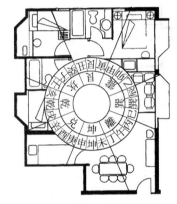

图 19 - 1　住宅八宫放射图

四、钢筋干扰，山向测不准怎么办

现代建筑，全是钢筋水泥浇铸，进入其中，磁场被干扰，山向测不准，此时可以借助于军用罗盘。即在建筑物前或后十米处，找出建筑物平面的垂直线。手持军用罗盘与鼻准平，屏住呼吸，稳住磁针，使罗盘子午线与建筑物平面垂直线平行（重合），定住磁针，观察罗盘磁针度数。

特别值得注意的是，此时罗盘的子午线代借了天心十道，即子午线所指是建筑物的山向，磁针所指是地磁方位。必须经过校正，即以子午线为准，左取右、右取左，才是真正的山向度数。

军用罗盘如图 19 - 2 所示。

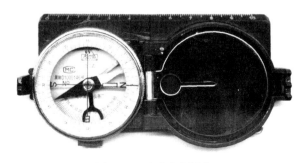

图 19 - 2　军用罗盘图

第二节　三合盘

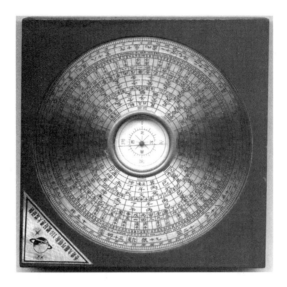

图 19 - 3　十五层三合盘

一、三针

十五层三合盘如图 19 - 3 所示。

图 19 - 4 自内向外是：地盘正针，人盘中针，天盘缝针。

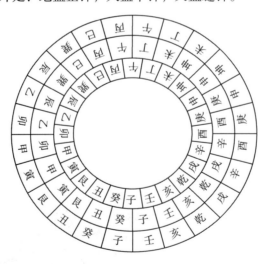

图 19 - 4　三针盘

（一）地盘正针

所示为地磁子午线的方位。用以格龙立向（即格定来龙，测度方向。格龙虽曰宜从祖山起，节节格定行龙五行，但"千里行龙，但看到头入首八尺"，即夹咽入首处也）。

（二）人盘中针

当正针二十四山逆旋半位（7.5°），用以拨砂（拨砂即是消砂，是测度明堂周围的环境，砂、峰及水流等是吉是凶）。

（三）天盘缝针

当正针二十四山顺旋半位（7.5°），用以纳水（三合立向用缝针双山五行，要求向上不要破旺冲生，水宜流出于囚谢位）。

二、三合派二十四山阴阳盘

三合派的二十四山阴阳盘（图19-5），是由先天卦配后天卦，然后根据纳甲一气推导而出。

（一）九一宫

居先天之乾坤，乾纳甲、坤纳乙，是以乾坤甲乙四位属阳。

（二）三七宫

居先天之坎离，离纳壬、寅午戌，坎纳癸、申子辰八位属阳。

（三）二四宫

居先天之巽纳辛，兑纳丁、巳酉丑六山属阴。

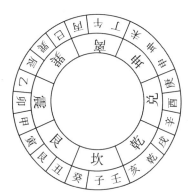

图19-5　三合派二十四山阴阳盘

（四）六八宫

居先天之艮震，艮纳丙，震纳庚、亥卯未六山属阴。

三、八宫黄泉

此八宫卦纳甲之鬼爻也，论龙砂用之。犯之曰："黄泉煞"（图19-6）。

诀云：

坎龙坤兔震山猴，巽鸡乾马兑蛇头，

艮虎离猪为煞曜，犯之宅墓齐罢休。

附论：修方、择日。

紫白诀云：至于流年干支，亦入中宫顺飞，以考八山生旺。此法与"八宫黄泉"参照应用，造宅、修方、安祖宗神位，避之甚吉；犯之不出百日，定有凶祸。如癸巳、癸亥年，干支入中，顺飞至一白坎宫，

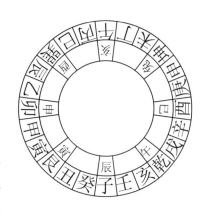

图19-6　八宫黄泉

得戊戌戊辰，土克水也；己酉年，干支入中，二黑坤宫得乙卯，木克土也；癸丑年，震三、巽四宫得庚申、辛酉，金克木也；辛巳年，壬午到乾六宫，火克金也；癸亥年，

丙寅到艮八宫，木克土也；乙卯年，丁巳到兑七宫，火克金也；乙未年，已亥到离九宫，水克火也。似此年支克宫，正是八宫之鬼煞，即黄泉也，断不可造宅、修方及安放祖宗神位，犯之有凶祸。

四、八煞黄泉

诀曰：

庚丁坤上是黄泉，乙丙须防巽水先，

甲癸向中忧见艮，辛壬路上最怕乾。

此出自三合派水法，旺方不能有水流去也（图19 - 7）。其法从向上起，亦反正论之。如定甲向，长生起亥，顺排至临官是艮；定癸向，长生起卯，逆排至沐浴是艮。此二向水忌流艮也。

予有捷诀曰：

阳干临官黄泉路，阴干沐浴是此乡。

又曰：

阳干取左阴干右，四隅卦上水勿流。

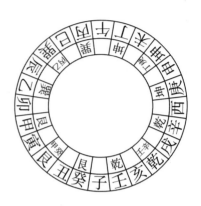

图19 - 7 八煞黄泉

五、地母翻卦九星盘

地母翻卦九星是从小游年变卦而来（图19 - 8）。

《协记辨方》曰："小游年变卦，青囊经谓之九曜，亦名翻卦。从乾卦翻者为天父卦，从坤卦翻者为地母卦，皆由天定卦翻变而出。地理家之净阴净阳、三吉六秀、八贵十二吉龙，皆本于此。"

（一）天定卦

即翻卦掌诀。乾艮坎震四阳卦横列于下，离巽坤兑四阴卦横列于上。按先天生卦之序：乾—兑—离—震—巽—坎—艮—坤，自对卦起一上一下，次第翻之。中起中止，旁起旁止。天定卦地母翻卦式如图19 -9所示。

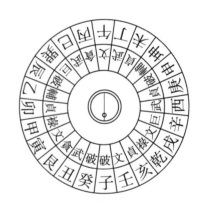

图19 - 8 地母翻卦九星盘

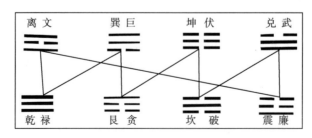

图19 - 9 天定卦地母翻卦式

(二) 翻卦序

某一三爻经卦翻法, 是从上爻开始 "上、中、下、中、上、下" 也。

(三) 九星排法

是从对宫起贪狼 "贪巨禄文、廉武破辅" 是也, 如图 19 – 10 所示。

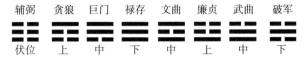

辅弼	贪狼	巨门	禄存	文曲	廉贞	武曲	破军
伏位	上	中	下	中	上	中	下

图 19 – 10 坤封翻卦交爻次序

(四) 参照 "纳甲一气" 按二十四山九星

纳甲一气者:

乾一甲 (乾), 坤一乙 (坤), 艮一丙 (艮), 巽一辛 (巽)。

坎一癸、申、子、辰。

离一壬、寅、午、戌。

震一庚、亥、卯、未。

兑一丁、巳、酉、丑。

按: "'纳甲一气'乃'八卦纳甲三合'也。坎离不纳戊己者, 以二十四山无戊己, 故离纳乾之壬, 坎纳坤之癸也。" (《协纪辨方·卷二》)

罗盘中的地母卦九星盘 (亦名坐山九星盘), 就是以坤卦为例翻出, 排入盘中者。如上面方图、横图中, 坎卦翻出是破军, 那么癸、申、子、辰四山便排破军; 离卦是文曲, 则壬、寅、午、戌四山便都是文曲。余仿此类推。贪、巨、武、辅四吉星, 宜见明山秀水; 禄、文、廉、破四凶星, 忌见嶙峋山岩。

宝光按: 八宅派所用之大游年九星, 亦由天定卦翻变而出。其九星次序是: ①生气 (贪狼木)。②五鬼 (廉贞火)。③延年 (武曲金)。④六煞 (文曲水)。⑤祸害 (禄存土)。⑥天医 (巨门土)。⑦绝命 (破军金)。⑧伏位。

捷诀: 生五延六, 祸天绝地 (地指伏位)。

六、穿山七十二龙

用来穿定来龙, 即在过于或入首束咽处穿定来龙 (图 19 – 11)。

1. 考七十二龙分布于二十四山之下, 每山得三龙。起甲子于地盘壬位之末, 每一支辰下排五位, 阳支甲丙戊庚壬, 阴支乙丁己辛癸; 每支五位之始亦按十干之序。于八干四维之下正中各空一格, 此空格处曰 "大空亡"。

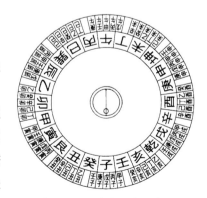

图 19 – 11 穿山七十二龙

2. 每山三龙, 除大空亡外, 有戊子旬之十二支正是天冲地克, 气失融和, 如龟甲之硬，气不能通，故曰"龟甲空亡"。

3. 七十二龙有阴差阳错二十四干支，皆不可用，即壬子、癸丑二位，甲寅旬十位，甲子旬十位及甲戌、乙亥二位。

4. 惟丙子及庚子二旬干支，共二十四位，为旺相可用之线。

诀曰：

甲子孤虚丙子正，戊子龟甲庚子旺，

壬子差错是空亡，穿山七二一路详。

七、透地六十龙

用以导龙气入穴。在穴星降脉后的束咽处定盘针；或在穴后八尺峦头、即入首处下盘针，定来脉入首，看束咽近一节属何干支，即导龙气入穴中棺木的干支。透地六十龙据说始于杨筠松师徒，原置缝针下；自慎庵氏"解定"始，起甲子于地盘正针壬初（图19－12）。

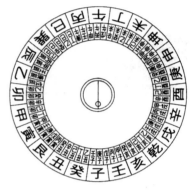

图19－12　透地六十龙

六十龙排法，以十二支为主，分二十四山为十二组，每组两山，壬子、癸丑、艮寅、甲卯、乙辰、巽巳、丙午、丁未、坤申、庚酉、辛戌、乾亥（即双山五行也），每两山排五位。如壬子山下排甲丙戊庚壬五子，癸丑山下排乙丁己辛癸五丑……

其用法类同穿山七十二龙分金，即亦取正气脉（丙子旬）和旺气脉（庚子旬）为吉，冷气脉（甲子旬）、败气脉（戊子旬）及退气脉（壬子旬）为凶。其用法虽相似，但穿山所推是远脉，透地所推是近脉。

八、平分六十龙

平分六十龙的排列与透地六十龙相同，惟多出平分之分度一层。其分度有三：

（一）正度

即正阳气、正阴气；包括丙子、庚子两旬干支。

（二）三七分度

其阴阳多少是根据三合正针盘的阴阳来确定的：

七阳三阴：甲子、丙辰、戊午、壬申、庚申、戊辰。

七阴三阳：癸亥、乙卯、己未、癸丑、辛未、己巳。

七三皆阳：壬戌、乙亥、壬子、乙丑、甲寅、

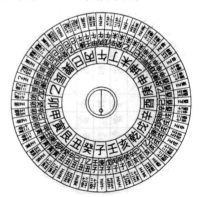

图19－13　平分六十龙

丁卯。

七三皆阴：辛酉、甲戌、癸酉、丙寅、丁巳、庚午。

（三）五五分度

甲午至己亥，戊子至癸巳十二位干支。

九、盈缩六十龙

盈缩六十龙（图19－14）与透地六十龙的干支排列次序相同，所不同者有二：

1. 盈缩六十龙的甲子开始于地盘正针亥末，因为这是论天气之盘。盖天气之来也，节虽未至，而此方之气已先萌动也；甲子起于亥末者，迎一阳之气也。

2. 每一龙格的所站度数，并非平均分配，有些稍阔，有些稍窄。

附按：罗经之制，愈演愈繁。至穿山、透地、平分、盈缩，乃堪阴宅所用，而以穿山七十二穿定来龙，透地六十导气入穴，足矣。至于考定平分之度数、天气之盈缩，时师尚未见有及乎此者。罗盘既载，存参而已。

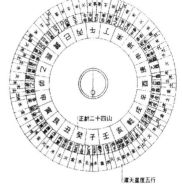

图19－14　盈缩六十龙

十、正针一百二十龙

六十甲子倍而重之，即是一百二十分金。二十四山，每山排五位，每位占三度。八干四维附于支，阳支顺排甲丙戊庚壬，阴支顺排乙丁己辛癸。

如子山排甲子、丙子、戊子、庚子、壬子，癸山继排甲子、丙子、戊子、庚子、壬子，余类推。其用法同穿山七十二龙，均用孤虚旺相、龟甲空亡之说。即甲壬为阳孤、乙癸为阴虚，称为孤虚；戊己为龟甲空亡，皆

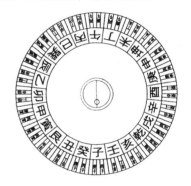

图19－15　正针百二分金

为凶险不可用。惟丙丁庚辛为旺相得气之格。故每山只有丙庚或丁辛两位干支，共四十八干支可用；其余空格处为不可用的凶位。正针一百二十龙主要用于立向。

诀曰：

甲壬阳孤乙癸虚，龟甲空亡戊己推。

丙丁庚辛虽旺相，刑冲两害亦莫为。

附按：以上是市面常见罗盘的正针"一百二十龙"排法。从理论上讲还有一种排法，附录于下：

《罗经解定》曰："甲子起于正针壬中。"又曰："平分六十甲子，倍而重之，为百二十分金……"布在此针十二支之下，每一支管十位；如子支起于壬中讫于癸中，平分六十龙，原布以五子，今从戊子，子

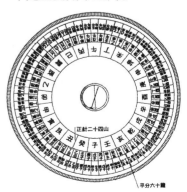

图19－16　正针百二分金

半以前五子已布,子半以后则重布之而成十位,即如图19-16。取用避忌同上。

十一、中针百二分金

设在中针下面的百二分金,称为中针百二分金(图19-17)。和正针的百二分金一样,是六十甲子的双甲子排在中针之下,请注意,其甲子是起于中针壬位之中。取用避忌亦同上。

李定信云认为,百二十分金的丙丁庚辛与正针二百四十分的三七,中针、分针二百四十分的二八,以及二十八宿吉度是相串的;即是所立山向是正针二百四十分的三七,就是中针、缝针二百四十分的二八,也就是百二分金的丙丁庚辛和二十八宿的吉度。因此中国地理术的分金,在中国罗盘盘面可以酌情简化,不必有许多重复。

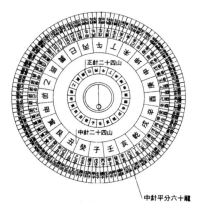

图19-17 中针百二分金

十二、缝针百二分金

一百二十龙置于缝针之下,便是缝针百二分金(图19-18)。《解定》曰:"此盘百二十分金,自缝针壬半起甲子,每支布以十位,共成一百二十,地理家分金取子癸同宫者是也。"盖阳不生于子初而生于子半,阴不生于午初而生于午半,故每岁节气必以冬至子中为阳之始,夏至午中为阴之始。此盘甲子甲午正起于阴阳交接之界,但较诸正针宫位稍偏左,仍当以正针分金为主,而以此盘佐之。其取用原理均以孤虚旺相、龟甲空亡之说,也以丙子旬和庚子旬所关联的四十八个方位可用。

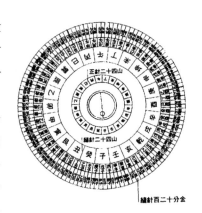

图19-18 缝针百二分金

十三、二百四十分金

参见图19-13,最外一层,如子山下,庚子下为"正子",壬子下为"七子、三癸"……"三七、二八、五五"的来源,便是二百四十分金(图19-19)。《罗经解定》曰:"二十四位之下,每位划以十分,共成二百四十。凡本位之正中一线为十分,左右依次递减至一分而止。"如子位右壬左癸,子之中线为十分;若偏右一分,则为九子一壬;偏右二分,则为八子二壬,以次至九壬而子一分始尽;最右则为十壬,而全无子气矣。偏左同推二十四山,位位如之。穿山透地之三七正半,以及百二十分金之取正针三七、缝针二八为坐向者,皆取于此。李定信先生认为,二百四十分是正针十二支气浓淡或厚稀、旺衰的划分。每宫的正中央称为十分,以十分为最旺之气,左右递减为九分、八分、七分……

例如，子宫正中十分，右偏九分、八分、七分……五分便是与壬宫的界线，余五分与壬宫重复；偏左九分、八分、七分……五分便是与癸宫的界线，余五分与癸宫重了。因为相邻两宫，各重复了五分，加本宫十分，所以在实用方面每宫就是二十分了。

关于三七、二八的应用问题：

历伯韶《分金诗》：先将子午定山冈，再把中针来较量。更加三七与二八，莫与时师说短长。

其实正针的三七，就是中针和缝针的二八；中针和缝针的三七，就是正针的二八。三七、二八是属一线的分金。正针的三七和中针缝针的二八为吉度，其余皆为凶度不可用。

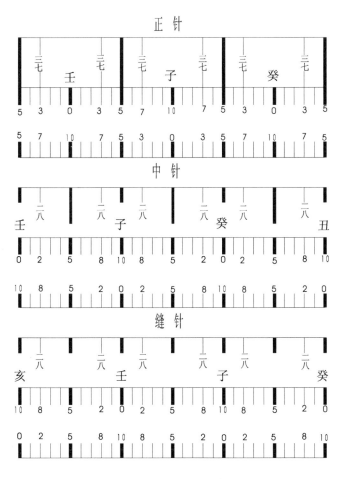

图 19-19 二百四十分金

第三节　易盘

一、先天六十四卦方圆图

　　先天六十四卦方圆图（图19－20），即伏羲六十四卦方位图，出自邵雍，所谓先天之学也。此图圆布者，乾尽午中，坤尽子中，离尽卯中，坎尽酉中。阳生于子中，极于午中；阴生于午中，极于子中。其阳在南，其阴在北。方布者，乾始于西北，坤尽于东南；其阳在北，其阴在南。此二者，阴阳对待之数；圆于外者为阳，方于中者为阴；圆者动而为天，方者静而为地者也。三元风水、大玄空卦、玄空易卦等即从先天易卦发展而来。

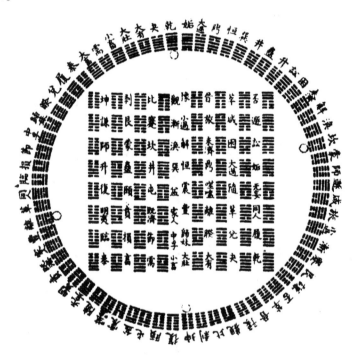

图19－20　先天六十四卦方圆图

二、太易盘式

　　以下易盘，从内向外的主要层次内容是：

　　第一层，天池；第二层，先天卦位；第三层，洛书数；第四层，天星盘；第五层，劫煞盘；第六层，二十四山；第七层，挨星盘。

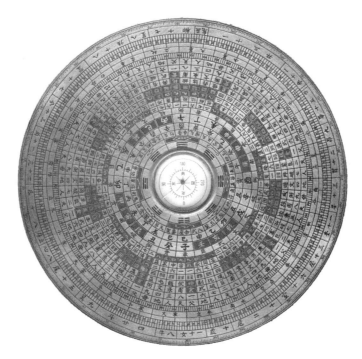

图 19 - 21　太易盘

内盘卦气二层：即先天方图化圆图后的卦气数。第八层，内盘卦气数；第九层，内盘方图化圆图。

外盘卦气三层：即先天圆图的卦气数。第十层，外盘卦气数；第十一层，外卦三爻；第十二层，先天圆图六十四卦。

星运盘五层：第十三层，星运盘之九星；第十四层，星运盘之星运数（外卦归藏先天数）；第十五层，星运盘之父母天地人元分野；第十六层，玄空大卦爻位；第十七层，太阳到山。

三、易盘二十四山阴阳盘

易盘二十四山的阴阳与三合盘不同，易盘将二十四山分为三元龙：地元龙、天元龙、人元龙。

（一）**每卦宫位顺旋第一位为地元龙。**四正卦者为阳，甲庚壬丙是也；四隅卦者为阴，辰戌丑未是也。

（二）**每卦宫位顺旋第二位为天元龙。**四正卦者属阴，子午卯酉是也；四隅卦者属阳，乾坤艮巽是也。

（三）**每卦宫位顺旋第三位为人元龙。**四正卦者属阴，乙辛丁癸是也；四隅卦者属阳，寅申巳亥是也。

三元二十四山阴阳的简要规律是：寅申巳亥左右三山属阳，乙辛丁癸左右三山属阴。

另可看出，阳干是四正宫位顺旋的第一卦山，阴

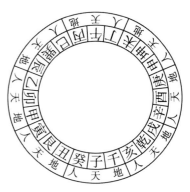

图 19 - 22　缝针百二分金

干是四正宫位逆旋的第一卦山;辰戌丑未是四隅宫顺旋的第一卦山,寅申巳亥是四隅宫逆旋的第一卦山。这便是阴阳顺逆不同途,不同途便不能兼了。所谓兼,一般是从本卦山中点向左或向右偏4°~6°以内者为兼向,玄空则用替卦起星也。凡左偏或右偏6°~7.5°者,为卦线空亡,不能用。

四、天星盘

张衡曰:"众星布列,体生于地,精成于天,列居错峙,各有所属。"古代堪舆家在天象三垣(紫微垣、太微垣、天市垣)中选定二十四个星官,与二十四山相配合,这便是后世流传的天星盘。天星盘有二种:

(一)天星固定不变

如市面所见"徽盘"即是天星固定不变的盘式(图19-23)。

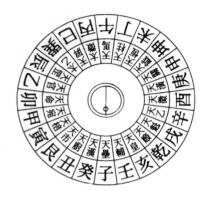

图19-23 徽盘天星盘

(二)天星随运而变

这一些派别风水罗盘,天星是随元运而变的,以龙楼为主运的天星,所以在七运时,龙楼星排在兑宫酉山,八运龙楼排艮山即是,余可类推(图19-24)。

(三)天星异名

天星盘的天星用名太杂乱,有一星二三名,至六七名者,略见下表:

壬山—八武、天辅、阴权,吉。

子山—阳光、太阴、帝座、天垒,吉。

癸山—北道、阴光、瑶光、天汉、銮架、天道,吉凶不显。

丑山—天吊、天厨、牵牛、金牛,凶。

艮山—金阁、阳市、凤阁、阳姤、天枢,大吉。

寅山—金箔、天棒、功曹,吉。

甲山—阴玑、天苑、鬼劫、天统,凶。

卯山—廉贞、阳衡、将军、天理、天命、阿香,平平。

乙山—天官、驿马、骑官,和平。

辰山—天罡、亢金,凶。

巽山—宝殿、太乙、太微、阳璇,吉。

巳山—天屏、金枝、赤蛇、青砂、天堂、明堂,吉。

丙山—太微、阴枢、天贵、炎烈、帝释,吉。

午山—阳权、炎精、日星、太阳、游魂、天马,平和。

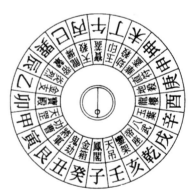

图19-24 下元七运天星盘

丁山—龙墀、天柱、天极、南极、寿星、阴阁，吉。

未山—鬼金、元阴、天杀、太常、天常、天垣，凶。

坤山—宝盖、天钺、阴玄、老阴、玄峰、玄戈，平和。

申山—阴机、天关、传送、玉印，和平。

庚山—劫煞、天横、阴衡，凶。

酉山—华盖、少微、金鸡、阳阁，大吉。

辛山—阴璇、天乙、值符、英才，吉。

戌山—天魁、地杀、鼓盆、娄金，凶。

乾山—龙楼、天厩、阳玑、节钺、北极、亢阳、肃杀，吉。

亥山—天皇、天门、玉叶、紫微，大吉。

（四）天星的用法

二十四天星，其中有四贵、三吉、六秀、帝都、明堂，属于吉利的贵星。

四贵星垣：亥为紫微星垣，艮为天市星垣，巽为太微星垣，兑为少微星垣。

帝都明堂：亥为天皇星，巳为天屏星。

三吉：艮为天市星垣，巽为太微星垣，兑为少微星垣。

六秀：艮为天市星垣，巽为太微星垣，兑为少微星垣，丙为天贵星，辛为天乙星，丁为南极星。

以上所列吉星加起来，只有八贵星，故名天星八贵，而三吉六秀是较被重视的吉星。

五、坐山劫煞盘

口诀：

巽未申山癸劫藏，辛戌居丑庚马乡，

震艮逢丁甲见丙，壬猴乾兔丙辛方。

坎癸逢蛇巳午鸡，丁酉逢寅坤亥乙，

龙虎遇羊乙猴劫，犀牛龙位永不立。

此以坐山论吉凶，与向首无关，只忌一山。如立巽、未、申三山，癸方忌有砂高耸、破碎歪斜、恶石巉岩，最凶，宜忌（图19-25）。

宝光按： 二十四山劫煞盘，始见于《罗经透解》，作者谓此金字盘所载，诸书未录，时师不知者甚多。余得吾师口传，不忍私秘，故书于此。王道亨氏，未作解释，确实诸书亦不载，于理多有未明。但市面罗盘多有保留，此处不解，存参而己。

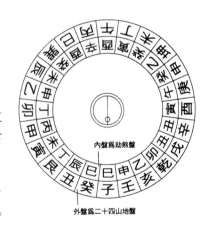

图19-25　坐山劫煞盘

六、挨星盘

挨星诀为玄空派排替卦所用，据《青囊奥语》记载的口诀是：

坤壬乙、巨门从头出，艮丙辛、位位是破军；

巽辰亥、尽是武曲位，甲癸申、贪狼一路行。

所谓挨星口诀只列出了贪、巨、武、破四个星共十二位，如下图所示；后世堪舆家依其义而推演，发现在上中下三元九运中，其所在元运的九星，都集中于该元的宫位，且二十四位挨星尽显无遗（图19-26）。

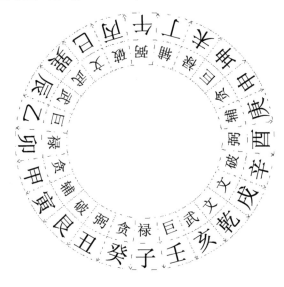

图 19-26　二十四山挨星图

如在上元宫位：坎一宫，壬山巨门二，子山禄存三，癸山贪狼一；坤二宫，未山禄存三，坤山巨门二，申山贪狼一；震三宫，甲山贪狼一，卯山禄存三，乙山巨门二。

中元宫位：巽四宫，辰巽两山武曲六，巳山文曲四；中宫暗藏五；乾六宫，戌乾两山文曲四，亥山武曲六，而乾巽暗藏廉贞五，故无论四运或六运，廉贞必到巽或乾。

下元宫位：兑七宫，庚山左辅八，酉山右弼九，辛山破军七；艮八宫，丑山右弼九，艮山破军七，寅山左辅八；离九宫，丙山破军七，午山右弼九，丁山左辅八。

《沈氏玄空学》一派认为此盘并非正确的挨星，只有《青囊奥语》所记才准确，并载有蒋大鸿的秘传口诀云：

子癸并甲申，贪狼一路行；壬卯乙未坤，五位为巨门；

乾亥辰巽巳，连戌武曲名；酉辛丑艮丙，天星说破军；

寅午庚丁上，右弼四星临。

根据此诀排出二十四山挨星，与市面罗盘所列有些不同。

七、卦气盘（8~12层）

卦气盘分卦气内盘和卦气外盘两部分，系自先天方、圆图推演而出。

（一）先天卦气内盘（8~9层）

内盘用先天方图，测坐山用内盘（图19-27）。

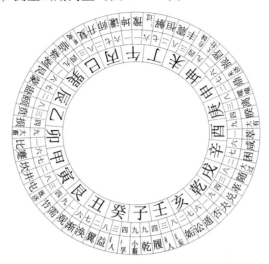

图19-27 卦气内盘方图化圆

1. 内盘卦气数（8层）：即方图六十四卦内卦之先天数。如从子山之中，向左向右皆"九、四、三、八、二、七、六、一……"

2. 方图化圆图（9层）：方图展开，坤南乾北，六十四卦逆旋。即坤自午之中起逆排，坤、谦、师、升、复……中孚、小畜。乾自子之中起亦逆排，乾、履、同、妄、姤、讼……小过、豫（见图19-20）。

（二）先天卦气外盘（10~12层）

外盘用先天圆图，测向首用外盘（图19-28）。

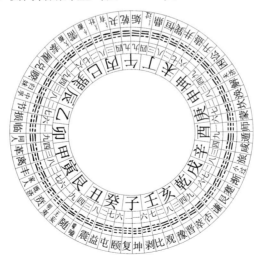

图19-28 卦气外盘先天圆图

1. 外盘卦气数，即六十四卦之外卦先天位数（10层）。

先天卦圆图六十四卦的排列，内卦为先天八卦方位，乾兑离震自南而东北，巽坎艮坤自西南而北，每宫八位相同。外卦则按"乾兑离震巽坎艮坤"的卦序，自正南午之中点分左右排去，即午之左、自午中向东排，排至子中；午之右、自午中向西排，排至子中。如先天坤卦之右（东）八位，自艮之中向子逆排；乾兑离震巽坎艮坤，其先天数即：九四三八二七六一也。

2. 先天圆图，先天六十四卦之外卦的三爻（11 层）。

3. 先天圆图，六十四卦卦名（12 层），如乾、夬、有、壮……

（三）卦气盘的用法

1. 测坐山用内盘，测向首用外盘。内盘用先天方图，象地运，用以测坐山方的山峰、来龙、束咽等。外盘用先天圆图，象天运，用以测向首的水口及砂峰等。

2. 卦气数的五行所属：一六属水，二七属火，三八属木，四九属金。

3. 以山向线位为主、所见山峰砂水为客：内外盘卦气之用，以山之坐线或向方的向线为主；坐方的山峰来龙束咽和向方的水口砂峰为客。主客宜生扶，忌克泄。山主人丁、向主财。

客生主——为生气，主旺丁、生财。

客主同——为旺气，主添丁、旺财。

主克客——为财气，主人丁半旺、聚财。

客克主——为煞气，主损丁、破财。

主生客——为泄气，主人病、财退。

例如，测坐山线位（图 19-27），得亥中姤卦，卦气数"二"属火。其左右"无妄""讼"卦位皆有山峰；"讼"卦卦气数"七"属火，"无妄"卦卦气数"八"属木。此客生主，又比和，作旺丁论。

向首线位（图 19-28），得巳中小畜，卦气数"二"属火；有三叉水口卦为需，其数"七"亦属火，为客主比和，为旺向之五行。睽卦及大有卦处有山峰，其卦气数皆"三"属木，亦是客生主，故主旺财。

八、星运盘（13~15 层）

星运盘，诸书作解，皆谓系由"江东卦"和"江西卦"翻卦而来。

所谓"江东卦"，即八个六纯卦（上卦、下卦相同，即乾坎艮震巽离坤兑也），亦称"北父卦"；"江西卦"，即八个上下反对卦（否、泰、咸、恒、损、益、既济、未济），亦称"南母卦"。

所谓翻卦（请注意：这里的翻卦与前"天定卦"的翻卦不同），这里的"江东卦"或"江西卦"规定内卦变、外卦不变；内卦自初爻变起，继变二爻、三爻。从变出之卦，再定是几世卦，找出九星和运数的规律，相当繁琐，请参阅表 19-1。

表 19－1　易卦星运表

卦	运	内外爻变	世卦	九星	分野
北父	一	六纯卦	六世	贪狼	父
江东卦	八	初爻变	一世	左辅	天
	七	二爻变	归魂三世	破军	人
	六	三爻变	五世	武曲	地
江西卦	四	三爻变	二世	文曲	地
	三	二爻变	游魂四世	禄存	人
	二	初爻变	四世	巨门	天
南母	九	内外反对卦	三世	右弼	父

上表大家有兴趣，可以研究。我今天还其简易，直以先天圆图六十四卦，用归藏法解之，更觉简单易明。

归藏法，系归藏易遗法，传自蜀中老友霍斐然先生。每一个六爻卦，都是由内、外两个经卦组成，每个经卦有上、中、下三爻。使两个经卦的上、中、下三爻分别相配：阴遇阴、阳遇阳，归为阴；阳遇阴、阴遇阳，归为阳。相配以后，得出一个新卦，这就是归藏法。例如，天风姤卦，☰☴，两卦上中二爻皆阳遇阳，得二阴爻；两卦下爻是阳遇阴，得一阳爻，归藏得卦。余类此。

星运盘，除二十四山之外，主要包括九星、运数和父母天人地分野三层。这三层都出自先天六十四卦圆图。

（一）求运数

星运盘以运数为主，卦位的运数确定以后，九星和父母天地分野便随之确定。运数是先天圆图六十四卦归藏后所得卦的先天位数，参见图 19－20。自午中至巽中"乾、夬、大有、大状、小畜、需、大畜、泰"，归藏后顺序得：☰☱☲☳☴☵☶☷，其先天位数是一、六、七、二、八、三、四、九。这就是上面的运数盘。

（二）按九星

九星之序是：一贪狼，二巨门，三禄存，四文曲，五廉贞，六武曲，七破军，八左辅，九右弼。先天卦分运，没有五运，因此，"五廉贞"不用，只取其八星。运数确定后，按星序的对应数，排入相应的运数之下即可。如上述，自午中至巽中，自乾到泰八位为"一贪"、"六武"、"七破"、"二巨"、"八辅"、"三禄"、"四文"、"九弼"，余仿此类推。

（三）天地人父母分野

归藏所得运数，"一"是父卦，"九"是母卦，"二八"为天卦，"四六"为地卦，"三七"为人卦。

因为，"一"数是北父卦归藏所得，故为父。"九"是南母卦归藏所得，故为母。然六爻者，三才也。《易·系辞下传》："兼三才而两之，故六。六者非它也，三才之道也。""二八"数为内外卦初爻变来，下本为地，但变则向对立面转化，地对天，故为天。"四六"数为内外卦上爻变来，上本为天，变为对立面则为地也。"三七"数为内外卦中爻变来，故为人也。

（四）星运盘的用法

对星运图（图19-29）的应用，必须了解"元运"分法。"元运"有"三元九运"和"二元八运"两种分法。通常"玄空"派所用是"三元九运"，另一派主张"二元八运"分法。前者是平均分运法，即三元为上、中、下三个甲子一百八十年；一百八十年分九运，每运二十年。后者认为中五者，即四象之交气。蒋大鸿注《青囊经》曰："八卦托体储精成形显用之所也，故河图洛书同此中五以立极也……自中五立极之后，四极划然，各正其方矣。有四方之正位，而四维介于其间，于是八方立焉，统中五皇极而为九，分而布之"。而谭养吾谓："中五为主宰之所，随气变迁……一二三四，六七八九，各有主政之时期。"故先天卦分运没有中五运，符合"二元八运"分法其理论依据是视每运之先天卦，一个阳爻记九年，一个阴爻记六年，见表19-2。

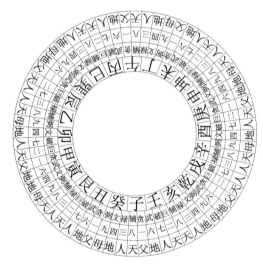

图19-29　星运盘

表19-2　三元九运和二元八运表

	三元九运			二元八运	
一运	20年	1964-1983	一运	18年	1864-1881
二运	20年	1984-1903	二运	24年	1882-1905
三运	20年	1904-1923	三运	24年	1906-1929
四运	20年	1924-1943	四运	24年	1930-1953
五运	20年	1944-1963			
六运	20年	1964-1983	六运	21年	1954-1974
七运	20年	1984-2003	七运	21年	1975-1995
八运	20年	2004-2023	八运	21年	1996-2016
九运	20年	2024-2043	九运	27年	2017-2043

知道了"九运"或"八运"所占的年份后，便可依当运之卦来取向了，如七运则立七运的卦线，八运则立八运的卦线。如果有水则立零神卦，即七运立三运的卦线，八运立二运的卦线。这便是蒋大鸿所说：无水处以收气为的，有水处以收水为重。例如有阴宅，在七运中以壬向中人元七运卦为向线，正是当运卦，必丁财两旺；又若阴宅在八运中，同是壬向，取天元、二、巨门卦为零神卦，立此向向得正水，主八运丁财两旺，七运旺财。

九、玄空大卦爻位

"玄空大卦"，就是"先天圆图六十四卦"；所谓"爻位"，即每一卦的六爻位置，参见图19－28、图19－21。在"星运盘"天地人父母分野之外，即第十七层，每个卦位之下分成六小格，就是六个爻位。这六格，有些盘是空白的，有的在首、末两格标有"刀"（初）、"上"（六）的字样，这便是"初爻"和"上爻"的定位；"初"、"上"既定，其他爻的位置就不言而喻了。

（一）爻位顺排逆排的规律

六爻自"初"至"上"的顺排和逆排，是由内卦先天数和外卦先天数共同决定的。

1. 内卦位是阳数

若外卦位数也是阳，则逆时针排六爻；若外卦位数是阴，则顺时针排六爻。

2. 内卦位是阴数

若外卦位数也是阴，则逆时针排六爻；若外卦位数是阳，则顺时针排六爻。

总的规律是：同性相遇则逆排，阴阳相配则顺排也。

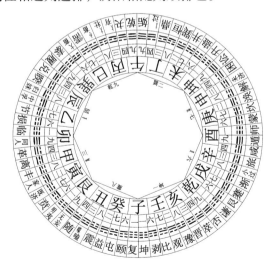

图19－30　先天圆图内外封位图

图19－30加了最内一层是先天八卦方位和位数：乾九，兑四，离三，震八，巽二，坎七，艮六，坤一（即六十四卦内卦也）。第三层即六十四卦外卦的先天位数，亦即"外盘卦气数"。

星运盘"天地人父母分野"下面，对应着每卦有六个小格，就是每卦的六爻。根据上述规律便可找出"初爻"和"上爻"的位置，参见图19－31。

（二）玄空大卦爻位的用法——抽爻换象

玄空爻位的用法，概言之即抽爻换象。盖六十四卦、三百八十四爻，其静者也；线位用某爻，用则动，动则变，某卦某爻动，变出一个之卦。线位之吉凶，主要看变出之卦的内、外卦先天位数。原则是：

1. 内、外卦之天位数，能合十、合五者吉。

2. 内、外卦之先天位数，能配合为生成数者吉（即一六共宗、二七同道、三八为友、四九为朋）。

3. 视内、外卦之阴阳配合，五行生克制化论之。

例一：取向182.5°当乾卦之三爻也，变出天泽履卦，上乾九、下兑四，四九为朋可用。二金比和，钱粮进益，子孙聪慧，妇女美丽。有坐乙向辛之宅者，节卦二爻变为履卦，为乡里望族，长房丧妻，续娶，在外又有妾，房房子孙皆聪慧。

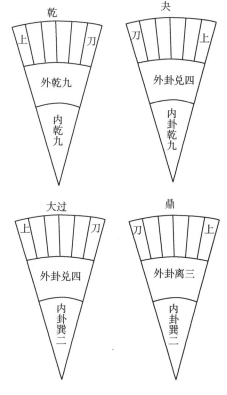

图19－31　爻位顺逆

例二：立壬山丙向，17°观卦初爻变，风雷益卦。上巽二，下震八，二八合十可用。此二木成林，最为茂盛，人财两旺，富贵双全之象。六年内应吉，逢亥卯未年生贵子，大吉。钟义明先生例：彰化县伸港乡定兴村许姓宅，原坐癸山颐，卦上爻不吉，余于癸亥年六月为改建癸山屯卦上爻，变"益"卦。十一月入宅，未六年已发财上亿。

例三：取艮山坤向，319°，无妄卦初爻，变出否卦。上乾九，下坤一，九一合十，大吉。土金相生，阴阳正配，家庭间尊卑上下，仁义和顺，产业丰隆，人畜兴旺。

例四：立丁山癸向，169°，鼎卦之初爻，变为大有卦。上离三，下乾九，上三下九，不合十，不可用。此火克金，主先伤老翁，次损中女，且痨嗽恶疾。

宝光按：於山向线位凶，三合盘有六十龙、七十二龙、百二分金、二百四十分金，可谓细矣。而玄空大卦之爻位有三百八十四，爻爻吉凶可辨，则细之又细也。

十、太阳到山

罗盘中的"太阳到山"，实际上就是古代天文学中的"太阳过宫"，或称"日躔宫次"，六壬、奇门中之"月将"是也（图19－32）。

古人将黄道附近的天区，划分为十二段，称"黄道十二宫"或"十二次"。每一宫次，都以二十八宿作为标志（距星和入宿度）。太阳沿黄道做周年视运动，一年中二十四节气的"日躔宿度"，历代各个时期都不断有测定和调整。这是因为由于"岁差"缘故，每一年太阳运行有 50.25″ 的退度。《尚书微考灵曜》："冬至日月在牵牛一度。"这是二千四百年前的天象实测。当时冬至日躔牛宿一度，适当每月之交节日太阳过宫；日躔之宫次也恰是月建之所合，所以唐代李筌在《太白阴经注》中误以十二月合神

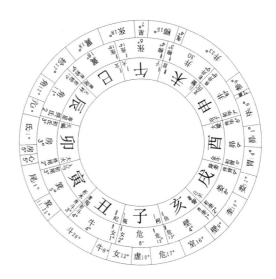

图 19-32　黄道十二宫宿度图

为月将。但取月将的依据是太阳所躔宫次，所以，宋代沈括在《梦溪笔谈》云："不能用合神，当从太阳过宫，若不用太阳躔次，则当日当时，日月、五星、二十八宿，皆不应天行，以此决知须用太阳也。"随着岁差的积累，约在公元 700 年前后（唐朝），曾已校正为中气后过宫。慎庵氏《罗经解定》考在元郭守敬制'授时历'时（1280年），"冬至乃躔箕六"。《罗经透解》曰："今时冬至，太阳过宫，箕宿三度半（1877年）。"则又当有所校正也。

此图十二次交宫宿度，系按《古今图书集成》717 卷、《六壬类集》中"十二月将"的有关记载整理；二十八宿宿度，按《汉书·律历志》及《淮南子》参订。明乎此，始可言"太阳到山"也（图 19-33）。

请注意，"太阳到山盘"市面罗盘仍采用"中气后过宫"，未作校正。在应用上，多配合在择日之中，例如坐亥向巳之阴宅，宜选择太阳到山（亥）或到向（巳）的日期内下葬或立碑。立春在太阳到壬山，雨水太阳到亥山，惊蛰太阳到乾山……大寒节内太阳在子，小寒节内太阳在癸。余类推。

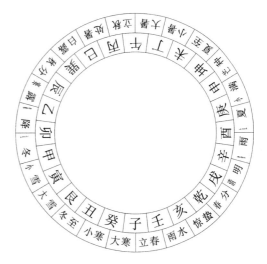

图 19-33　太阳到山盘

附篇　零金碎玉——易友函存

小　引

我与重庆的易友霍斐然先生相知，是从通信开始的，以后又多次一起开会，增进了相互了解，建立起深厚的友谊。霍斐然先生长我六岁，是全国有名的"民间易学家""小成图法"创始人，有《斐然研易集》《斐然数术集》和《周易正解》等著作。我们在1990年以后，信件往来频繁，今摘录几封以供大家参考。

王宝光老师：

首先请恕我唐突不恭。因得徐益明先生荐给，知老师精通"三式"之学，目前已很少有人通此。特别"太乙"一项，知之者更少。念此传统文化瑰宝，虽非普及之学，亦不能让其失传。我爱此术，苦无师承，资料亦少，仅闭门造车，无所一成。窃欲遍求明师益友，探讨古学，故特函联系；如蒙允诺，不弃鲁钝，赐复佳音，再一一函求之，则不胜感激之至矣！

耑此奉上。即颂道安！

霍斐然　顿首

1990. 4. 7

本函（即指以下来信，下同）提要：

1. 提出"遁甲式"的相关问题。

2. 询问"贵人诀"的来历、如何取舍。

宝光先生尊鉴：

手示，己于奉悉。因俗务所扰，迟复乞恕！

得知先生精通"壬遁"之学，自幼即得真传，实属旷世少有！得实用之奇珍，中心钦羡，不胜向往！承蒙不弃鲁钝，许以共勉，结为相知，实属有缘，心中庆幸何亟！小弟自幼好奇，苦无师承，谨凭资料以自学。不知先生所用"遁甲式"是飞宫法或活盘法？是法奇门或数奇门？用超接法或拆补法？中五直使寄用否？近因重温"遁甲"欲探源求本，得知遁甲与六壬皆法天而创，惟六壬最为直观模拟，遁甲则由理化与直观相结合。遁甲的主要框架应为九宫八卦，虽有天门、地户、太冲、天马等，原属地

— 432 —

支六壬式，非遁甲正统脉络。此类书籍，虽见过几种，惟法奇门《六阴洞微遁甲真经》1962 年曾见人执此，谨得一翻之缘，未具一读之数。渴欲一读亦已久也。

我对《周易》亦颇趣读，究其实用则毫无门径！因退休无事，以伏读平生未读之奇书为夙愿。徐谊明先生惠赠"太乙"一书，弥补了我三式之空白；憾《太乙金镜式》尚未见到。大部头书籍无力购读，只好望洋兴叹！但三式之基础资料已具，可足探索。至于"贵人"一诀，多年来未明其根据，不敢明其去取？明知源于天文，但又无法落实，令人迷惑不解；今得许为相知，必将有劳笔墨之扰也。

伏乞不弃鲁钝，望常函以教我也。有扰清思，还当谅宥是幸！祝夏安！

霍斐然　顿首

1990.6.28

本函提要：

1. **对飞宫法的看法。**
2. **贵人的来历和取舍。**

霍斐然先生：

来书奉悉。久于学术界闻先生精于《周易》及古"三式"之学，仅于信中所言数事，足见先生学识非同凡响，拜读之下，恨相遇之晚也。我于此道，中辍近二十年，近几年始得重温所好；与先生相比，未免有孤陋寡闻之憾。既为相知，又志趣相同，望先生常以教我！

我于遁甲类书，只有"秘笈大全""五总龟""统宗大全"及"奇门精粹"，所收数种而已。用活盘法推演，用超接置闰法定局；至于"拆补法"以上诸书，均未明确交待，故而未用，亦未探究。不知先生有何高见，望直言教我。

关于"飞宫法"，久闻有此，未见专门资料，但我曾潜心研究过。从手头资料看：飞宫法，仍用阴阳一十八局作为起局底盘，其星符奇仪及八门之用，均按九宫次序顺逆推排，据云亦称"大飞星"。《奇门精粹》所收《古今图书集成》术数部汇考卷二十"遁甲穿壬"有云："千八十分玄女所传，七百廿分黄帝所立。汉代子房，值符随乎时干，执一局以为则"（注：值符加时干，只考验于一局）。又云："一十八局兮错综乱变，审伏符兮考验於一。"（但能考验伏吟之一星一门，而八门不能尽合）这分明是对活盘法提出的质疑，意或谓"飞宫法"更近于古法也。不知先生有何看法？飞宫法的资料有否？

"天乙贵人"取干德之合方是也，有"阴贵""阳贵"之分。《协纪辨方》书中有考，其大意是：阳贵起于先天之坤位（正北子），故从子起甲；甲德在子而气合于己，故己以子为阳贵。以次顺行，乙德在丑，气合于庚；丙德在寅，气合于辛；丁德在卯，气合于壬；辰为天罗，贵人不居，故戊越辰而在巳，气合于癸；午与先天坤位相对，名曰天空；贵人有独无对，阳贵人不入于午也。己德在未，气合于甲；庚德在申，气合于乙；辛德在酉，气合于丙；戌为地网，贵人不居，故壬越戌而在亥，气合於丁；

子为坤位，贵人不再居，故癸越子而在丑，气合于戊。

阴贵起于后天之坤（西南申），故从申起甲，同上规律逆排……

如下图所示：十二支以外是阳贵，十干顺排。十二支以内是阴贵，十干逆排。皆以十干合取贵人。

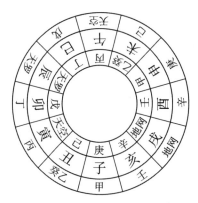

阳贵诀：

庚戊见牛甲见羊，乙猴己鼠丙鸡方，

丁猪癸蛇壬是兔，六辛逢虎贵为阳。

阴贵诀：

甲贵阴牛庚戊羊，乙贵在鼠己猴乡，

丙猪丁鸡辛遇马，壬蛇癸兔属阴方。

世俗书中贵人歌有两个版本，"甲戊庚牛羊"是对的，"甲戊兼牛羊"是错的。

关于"贵人"的来源出处，我的看法如此。不知霍兄还有什么高见？

耑此奉上。夏安！

王宝光　顿首

1990.7.5

本函提要：

1. 奇门飞宫法介绍。

2. 拆补法用局和判断法。

宝光先生尊鉴：

七月五日手示于24日敬悉。承蒙赐教，荣幸何巫！"飞宫法"即先生所云"大飞星"，其地盘与符使宫仍与活盘法一致。不过，中宫不寄坤二，乃多设一中门；八神亦为九神，另增一常陈。通过与九宫次序飞布，如布地盘一样。1988年在贵阳召开的"周易多学科研讨会"上，有北京邓勇（女）同志专攻此法，谓王荣德老人（80余岁）所授，王老学自太平天国军师钱江，以《奇门鸣法》一书为主。1987年在济南参加"国际周易学术会"时，有王力军（青年人）亦学此法，据邓勇云，王力军与她是同门。至于论断条理，仍未能洞明。据云《奇门心悟》《奇门一得》都是"飞宫法"。看来，民间所传、江湖所用，都是"飞宫法"；而学术探讨、经典著作，多是活盘法。

《太白阴经》《符应经》《统宗》《象吉》《五总龟》等都是活盘法。我也觉得活盘法是取法天地运动之式，但不便上掌。"超接"与"拆补"二法，学术探讨多用超接，民间流传多用"拆补"。例如：甲子日巳时交冬至，用辰时布局。超接法法定为冬至上元一局（阳遁）；拆补法则定为大雪上元阴四局。是以节气为界线，无游移之感，而有颠倒之嫌。超接法，若符头值二节之中间，七八天上，则可前可后，有游移之感。我用拆补法，界线鲜明。《景佑遁甲符应经》《奇门一得》均用此。

先生用《协纪辨方》干德之合解"贵人"，其条理性、对称性、规律性，非常鲜明合理。《河洛精蕴》《遁甲演义》也都用此法作解。又，不论子平、六壬、遁甲等数术，也都有贵人这一项目，而其应用也不一致。《六壬金口诀》是从地盘支上为准。遁甲是从天盘支上为准，又看地盘而分顺逆。取地私门，实属六壬式（地支盘）。

也曾收集了若干种"贵人法"，意图找出它们的天文根据，但都毫无进展。看来"贵人"说，是属理化原理，而不是"直观形象"。它的起法之根在天干，而又分阴阳。又说是天上的星座，"天一"星。我妄以天体运动的关系来寻解，已知是徒劳的了。

"六壬"布局，"月将加正时"是纯天文法，是直观形象的模拟，是有天文依据的。而"遁甲"是从直观形象中转化为"理化"的法则了。用天地人神四盘合一，每演出千变万化之一幕。四盘八方，令人迷惑，不知主从，如何判断？见《奇门一得》判断法：是以符使为重点，使先应，符后应。但《奇门大全》收得很杂，有108项占法，很难掌握要领。而旺相休囚的标准定义，又与子平等不同。

多年来，也只在布局等基础知识徘徊，关于判断，始终掌握不了中心，故无法应用，也就只有作为一门传统文化常识而已。今幸有缘，并得不弃鲁钝，伏乞先生不吝赐教，将遁甲判断与趋避之要点告我，

嵩此奉复。即颂道安！

霍斐然　顿首
1990.7.26

本函提要：

1. 对飞宫法的研究思路。

2. 奇门演卦如何用。

霍斐然先生台鉴：

书已拜读。关于奇门"飞宫法"先生所言极是，我所见到的几个起例，也是友人从贵阳带回，由北京邓勇所起。我曾反复揣摩，搜寻其中的规律，但上掌后前起后忘，不甚了然。据云：王老是用"摆棋子"，于是我又联想到《遁甲大全》的"排山掌"和"边九宫"法，试图把"飞宫"也搞成活盘，既免去棋子之繁，又无起局书写之劳。然是也，非也！吾不自知，今从笔记中复印下来，求证于先生，望不吝赐教（我做的活盘系医院放射科照片底板为之）。

至于奇门的应用，我的体会自然更少。大抵如先生所言：以符使为主而取克应，同样要按年月日时。其奇门演卦，亦取符使或门方。至于定变爻之法，尚未得明师指教，不知先生如何取用，望赐教。

奇门之用，有用正时者，有抽签者，有随机报时者。据云：王老有六十签。我意：正时起局，可用于择方出行、卜地吉凶。抽签、报时可用于卜事杂占，亦宇宙感应之理，与六壬、卜筮同。观邓勇寄来的"八十一格"，据云即王老断法的主要依据，实与《大全》所载大同小异。可以想见在断法上理无二至也。

《奇门遁甲秘笈大全》所收太杂，好多在关键处又引而不发。旺相休囚一义，《钓叟歌》中所用是其中之一种，其后半部所载，又与后世相同。我意还是以后者为准。

近读《紫微斗数》一书，不知先生是否研究过？其术是先定"命宫"，按十二宫；再推出"紫微星"，有十四主星，其他助星尚有二十四颗，行大小限。其排法大部分以年干支为依据，似乎对月令、日时干支，不甚讲求，专以星宿善恶为主。其推步吉凶，较之子平命理未免失之粗疏，其应验如何，尚未验证，不知先生对此，有何评论？

关于奇门"拆补法"，我处参考书甚少，望先生将其用法要点，较详细地告诉我。

伏乞拜求！

耑此奉上。祝道安！

王宝光　顿首

1990.8.18

本函提要：

1. 对《奇门飞宫捷诀》（活盘）的评价。

2. 论旺相休囚。

3. 奇门拆补法起局的用法。

4. 关于奇门演卦。

宝光先生尊鉴：

奉读大著《奇门飞宫捷诀》（活盘），好极了！既不违古法，又便于实用。既已写成，望能早日出版，以公同好。知先生已有许多著作，可急向有关出版单位联系，早日出版，不致稿纸散佚；又利于宏扬传统文化，培植后学；活跃学术园地，联络学界朋友，诚文化之至宝也。正与先生之雅号"宝光"一致也。

所论旺相休囚一义，似有几种说法。《烟波钓叟歌》所论，乃九星之旺相，旺于子月，相于本月。《统宗》又有"八节、八门之旺相"，似又用式轮转，不以五行为用。又另有"旺相休囚"条目下为：春木相、火旺、水良、金囚、土休。与九星之旺相取法又不同。有五行旺相为春木旺火相等诸说，令人迷惑。《演义》则将九星与五行统一于五行旺相之一说，不用赵普之九星旺相说，也不用八门旺相说，与先之见同。得先生一言以解惑，去繁琐归真一，幸也。

　　《紫微斗数》一书，久闻其名，未见其书。据先生之言，猜测当是本天象立法。子平定命宫之目的，即是计算其人初生时，东方地平线（卯宫）天盘上是何宫？即为命宫。用六壬加时法，看地盘卯宫上是何天盘宫即是命宫。

　　我所说的"拆补法"，即是《景佑遁甲符应经》之说法，《奇门一得》也是用此法。即指定局法。它是以节气为界线、刀切斧断，何节之中，即用何节中之三元。

　　如甲子日巳时冬至，巳时后即用冬至上元一局。如果是辰时布局，乃用大雪上元阴四局。如采用超接法则辰时乃用阳遁一局。拆补法似有上下倒置之弊，超接法符头在七八天（距节气）之间，又有可前可后之游移。不知先生以为何如？

　　至于奇门演卦求动爻之法，只见《统宗》"玄机赋"中有其说，还涉及轨数、世应、纳甲、干支先天数等说，并有大限、小限取爻等说，我尚未弄明白。

　　1958年借阅手抄《奇门心悟》，见其中有爻辰纳甲之说，当时未细读，现又找不到此书，不知其说如何？我现在认为奇门参入了多门内容，越来越复杂，不是原貌，也不易弄懂，资料又难得。我认为应该系统地了解它，奇门是九宫式，六壬的东西也应该区别开，不能混为一体。爻辰纳甲是占筮所用，是另一体系。因而奇门演卦还可以结合，变爻法前不见记载（奇门），可能不合这一方式之应用，也未去考虑它。我想要找出一个集中统一的动爻（梅花易只用一爻动），可用其时支作为动爻即得。如要六爻皆有可动的灵活性（如钱卜），可以直使宫之天地盘组成一卦，值符宫之天地盘组成一卦。两卦相比较，以符宫为本卦，以使宫为变卦，岂不就会有此可能吗！

　　遁甲似乎重在卦象，八卦齐全，是"大统一场"论，是全息屏幕。"万事尽包一局明"（甘氏语），是形象思维，可以逐步进入会意的简易阶段（五行生克也只是基础）；四盘错综，意会成一体，皆从形象思维来，仅有此想象而已。

　　《遁甲》书中，我有很多东西看不懂，急需先生不吝指教。例如，"玉女反闭局"，书中只举了子午二日之式，还有十日之式又是如何？其移动筹策的规律是什么？移动的目的……我实在莫明其妙，书中过于简略，又未听任何人讨论过此一问题，请先生开我茅塞，指我康庄，则感激无涯矣！

　　即颂道安！

霍斐然　顿首
1990.9.3. 中午

本函提要：

1. 关于"玉女反闭局"资料。
2. 关于"六壬"中的"贼符"。

霍斐然先生尊鉴：

　　拜读来书，先生高见，开吾茅塞不小，特此致谢！

　　三四季度，各种学术会，争相召开，为应付此事，整理了几篇业务论文，12 000余字，因此未能及时复信，望先生见谅！

信中所言"玉女反闭局"一事，过去也曾留意，但未竟其源。对奇门的看法，我与先生之高见相同，其基本框架是九宫、八卦；其要素是九宫、八门、九星；其推演借助于干支、阴阳五行及特定的历法模式，是以天文为背景的。遁甲入占的吉凶格局也是奇仪符使所加。视五大行星的相对位置而言（荧入白、龙返首等），这是遁甲本身之格，可能是古代五星占的遗法；然后世之发明，逾演逾繁，掺入了各家之说，甚至神仙、方士之符箓亦入其中，就更加神秘化了。就如"玉女反闭"一局，《遁甲大全》二十四卷列有：

子日玉女在庚，天门在丙，地户在乙。

丑日玉女在辛，天门在丙，地户在乙。

寅日玉女在乾，天门在丙，地户在庚。

卯日玉女在寅，天门在庚，地户在丁。

辰日玉女在癸，天门在庚，地户在丁。

巳日玉女在辰，天门在庚，地户在壬。

午日玉女在甲，天门在壬，地户在辛。

未日玉女在乙，天门在壬，地户在辛。

申日玉女在巽，天门在壬，地户在申。

酉日玉女在丙，天门在甲，地户在癸。

戌日玉女在丁，天门在甲，地户在癸。

亥日玉女在坤，天门在甲，地户在丙。

"凡阴阳二遁，无奇门出入者，即用此（出天门入地户）出入贞吉"。缓则从门，急则从神也。观此局，显然是用了二十四方位，似乎又与"堪舆"有关，不知先生有何高见？

近来对"六壬"之学，又作了一段时间的研习。壬式之于干支之用，实饶繁剧，精细研求，亦属不易。书只有"大全""指南""寻源""视斯"等几种。研习中有数处不得其解：

①"指南"中"指掌赋"有："太阳加神后之位，有水火之灾；太阴临胜光之宫，主自缢之患"。此处太阳与太阴对举，太阳当系指月将而言，那太阴就应是指月躔宿度而不应当是十二贵人中的太阴，不知是否？书中无解。

②"指南"占验例中，屡有"贼符"一词，未明出处，神煞中亦未查到；揣测其意，是指玄武所乘之支，亦不知是否？因闭门读书，自观自赏，相与探讨之人实稀。望先生赐教，则感激之情难以言喻也（后悉，贼符乃巳申子卯，加临于干支四课者是也）。

《火珠林》一书，不知先生有否？如无，来信告知，我处尚余复印件一册，即可寄上！

顺祝道安！

王宝光

1990.10.7

本函提要：

1. 提出《黄帝阴符经》即《遁甲经》实属高见。
2. 道家讲"养生"，仙家讲"摄生"之论妙。
3. 《老子气功解》被盗用情况。
4. 壬、遁、太乙杂论。

宝光先生尊鉴：

大札已于十八日敬悉。论文大作打印后乞赐一份以资学习。《火珠林》一书，久欲一读而不可得。今幸有缘得先生告知能复印见赐，幸何如之？工本费用，来函告知，即照寄上。谢谢！

据云其书系汉时古籍。仅于1962年间得山东省委党校李景春先生抄录此书目录细目一份，未见其书。在书店某丛书中翻阅过片刻而已。

《四库术数类丛书》已寄钱去了。尚不知出书要待何时？承您告知此一信息，衷心感谢！

先生认为遁甲"可能是古代五星占的遗法"，颇有道理。近来专事遁甲复习。六壬书笺虽早已备有几种，也未能搞通。今后再向先生一一请教。

我早已认为《黄帝阴符经》即是古代的《遁甲经》，被古今的学者误解为丹经，至今亦被其误解。曾见成都中医学院邹学熹先生在成都中医学院校刊中发表《易学十讲》中说：阴符经是讲遁甲的。去信问他是《太公阴符经》或是《黄帝阴符经》，回信说是《太公阴符经》，我则深以为不然。《太公阴符经》120个字，内容颇像丹经，但后附三十六机锋，谓可来人不问姓，但并非遁甲式。《黄帝阴符经》明确指出"爰有奇器，是生万象，八卦甲子，神机鬼藏。阴阳相胜之数，昭昭乎尽乎象矣。即是遁甲式。""奇器"非奇门道具乎？只不过周朝时不叫遁甲，而名"阴符"。实即阴者隐也，隐即遁也，符者六甲也，六甲为值符也，故曰阴符。且全文用奇门内容可以有条理有系统而说通，这确是一大奥秘。朱熹说是李筌伪造，实际李筌会遁甲，而不知阴符即遁甲，所解阴符亦不能贯通，非李筌伪造可知。不知先生以为如何？

《老子》第五十章，陈樱宁先生有专文，但我不敢苟同。我认为也是遁甲内容，前一节"出生入死……生生之厚"是指数奇门，后一节"盖闻善摄生者……无死地"是讲法奇门，此属"仙术"内容。道家讲"养生"，仙家讲"摄生"。摄生可以包括养生，但养生不能包括摄生。"摄生"是用术法以避外患。养生是用内（丹）功以祛病延年。生命的存在，必有内外两方面关系。"十有三"之说，即十干布九宫之数理内容，其密合如此之妙，岂附会所能。不知先生以为如何？

《中华气功》1990年4期中有肖义《老子气功解》一文，纯系用拙著《老子与人体科学》（天津市人体科学报告会议参会论文）去掉头尾，改头换面而发表的。令人好生有趣，拙著能入人青睐若此，编辑也能同意拙见如此。也许会引导学者从拙见系统地解《老》来动脑筋，总算我点了这一观点的火，不过还有77章还待完成，目前我尚在致力于奇门的研究。重庆大学内设立的中华气功进修学院重庆分院邀我主讲遁甲课，我也不怕贻笑大方，登台献丑了。在判断方面渴欲得到先生的指导。我手头也仅有《奇门一得》《遁甲符应经》《太白阴经（遁甲部分）》三种，皆抄本。抄后未校正，疑有讹误。

《遁甲大全》（即《金函玉镜遁甲秘笈大全》）复印本，《奇门统宗》木刻本，《遁甲演义》四库本，《奇门遁甲》（近出的铅印本）错讹最多。

《遁甲》内容的记载，我觉得首推《抱朴子》"登涉篇"中的记载。其他古籍读得太少，未见到。《遁甲》各书中均不见有占例，谈符咒方面的特点是问题要练多久，似乎照办即能行，且言之不详。四库提要谓"颇理致""天文为优"，我也认为它是将天地人神四盘合为一体，建立了古代"统一场论"而不是空洞的理论，且有应用途径，集五行八卦于一体，颇有完整的意趣。《统宗》凡例中说，奇门早已失传，蔽帚千金无从别白，我觉得颇可借此以消闲，比下棋打牌更为有趣。

关于"六壬"，纯属干支为主体，乃五行学说体系，根本无八卦内容，硬要引用卦理词句，宜非本来面目。月将加时，是具体的天文内容，而子平的"命宫"也即是指出生时卯宫（时圈）上的天体（黄道）十二宫所在。

干支，是古人的伟大发明，是天文（自然规律）的反映。遁甲取正时布局，不同于太乙或易纬，要按历年积算之年数来计算。纬数常谓积算至今已有二百七十几万年。太乙谓积算至今有一千零十五万余年云云。无非是查算天地运动的开始，其实不如遁甲立法以当今之时为准。其今时已有其始终包括于内，并无差错。不知先生以如何？

先生寄赠边九宫资料活盘法很好，是一大发明。

近日考虑设计一"活盘"，阴阳九遁皆用一盘。即天干用活的，可以移动。用神将盘分成三片，可以抽出左右翻面插入既成。天地盘的天干，用圆形纸片写上天干。盘子下面用图钉向上钉出，天干片穿钉上既成。一盘代十八盘之用。初步设想，尚未动手做成，不知可否？

同时，不知奇门还有还有哪些书籍，何种书最好？切盼示知。

《奇门大全卷·二十五》有"玉女术（复印本误作"五文术"）咒曰：鼠行入穴入狗市，便移於上算安戌上，大呼青龙下……"这一内容也不清楚，几种资料皆同样简略，切望先生指教！潦草不恭，乞谅！

耑此奉上。即颂道安。

斐然 顿首

1990. 10. 23

宝光先生尊鉴：

近好！

今寄拙稿请指正，无吝教言是幸！

拙稿为应中华气功进修学院重庆分院（设在重庆大学内，挂靠重庆大学）黄觉非副院长之邀，主讲"奇门遁甲基础知识"。原分：一讲，概述与布局；二讲，判断；三讲，趋避。原稿交付打印，迟迟不见刊出，今始得到第二讲打印件（并闻一讲稿已丢失，三讲稿尚在待印中)，且有漏校之处，今寄请指正。

　　耑此奉上。即颂道安！

霍斐然　顿首

1990.11.7

　　本函提要：

　　1. 寄来遁甲讲稿已全，《太白阴经》、《奇门一得》待寄。

　　2. 提出奇门中的"刑德在门"和"三奇得使"问题。

　　3.《老子》气功解一文，被肖义盗用事。

宝光先生尊鉴：

　　本月收到惠赠的《火珠林》复印本，真是喜出望外，久慕此书而不可得，今又"得来全不费工夫"。立即装订成册，并同时将先生"无为解"手书置于首页，订为一册，以资研习与珍藏，以志先生恩赐此书之情，感激之心，难于言白也。

　　泰安医易学术研讨会，想必已圆满成功而结束归来，可庆可贺！先生亦必满载而归，大有所得。大著若有打印件，渴望赐之拜读。

　　上旬寄奉《奇门遁甲基础知识讲稿（二）》，敬乞指正，想已过目。今复将（一）、（三）讲奉上，一并敬乞教正。也欣得中华气功进修学院重庆分院邀我主讲此课，因之得促成此资料之完成。滥竽充数，不免贻笑大方，也算是我有生之年对传统文化遗产《遁甲》说探讨之纪念品。又观奇门诸典籍均缺乏经验介绍、占例说明，故其书读来非常困难，我想从现在开始积累实践占例，以后积之成册，效《增删卜易》等写作例式，方便后之学者，能勿"智小而谋大"乎？其中问题甚多，今后切盼先生不弃鲁钝，多加指导，将这一项目深入探索出一个究竟。我固退休得暇，借此以消年，与打牌下棋一样，仍有更为高尚的情趣。今又得识高明，中心庆幸不已！对此项目的深入，更加充满信心。

　　读《奇门五总龟》阴遁九局，"甲子英九、景九"项下（刘秉荣校点本）表格中（112页），有"刑德在门，客主不利"之句；甲午项下，同有此句；阴七局、甲子项下，阴三局、甲子项下，皆有此。不知"刑德在门"是本何而来？乞指点（见复印原本，阳遁一局甲子、甲午也有此句）。不见有此说明，此处与"三刑"并无联系，不知何故？不知它的根据在哪里？

　　《太白阴经》（十卷，唐代李筌撰），其中第九卷、第十卷是讲奇门、太乙、六壬等内容，但很简单，篇幅不很长，待我下月有暇时给你抄一份以资参考。我原是在1962年抄自重庆图书馆。

　　《奇门一得》有人送我一册油印件，上周被人要去复印去了，他说一并与我复印一份，有145页，如不食言，我就转赠给您。此书很流行，是用习宫法，增设一中门，用局是用拆补法。判断是以值符、直使宫为主。全部逐一解说加临吉凶。颇可参考。

　　"三奇得使"的所以然，《五总龟》中的图解，颇觉不自然，疑非原意，但我尚未能理解其故。

　　拙稿（二）"贾公占失牛解"中，漏掉了八将盘的设想。按理当属阴遁，值符在

— 441 —

坎宫，因而玄武临巽宫，九地临震宫。贾公误用天盘天芮坤为牛、为用神，故有其说如此。如按《遁甲大全》"牛羊看人盘"，则当看"死门"之坤为牛。死与玄武、天柱皆在巽宫。"牛在树下系之吃草"，临玄武、为盗贼系之于此，更为密合、简明。不知先生以为如何？

关于肖义《老子气功解》一文，虽属拙稿内容，我故无足生气。此稿我早已作为天津市人体科学报告会论文。同时，《第二届国际气功会议论文集》也早已刊出了摘要，1989 年在重庆南岸区科协获得了二等学术论文奖。现在所愁是还有 77 章未完成，其中还有许多奥秘不为人知，用"气功"一词是不能概全的。"系统"二字还有些问题，还待解决。《老子》不是讲抽象的道理，而是有具体内容的。不过我是从独立思考中去领会，要系统地忠实于原文。例如，有些"改字就意"，或此圆彼不圆，不能全书贯注者，就很难使人信服。《易经》亦然，如果《易经》去掉卦象，空谈义理，易理虽高，终不与易相干。古往今来，有许多扫象执义者，皆是易家的反动派。我认为王弼是易家罪人，故致短命。《周易略例》逞其才华，文章而已。所谓"五阴而一阳则一阳为之主矣"之法，以求一卦之主爻，似是而实非。即是如此，也只能解六十四卦中的十二卦，占百分之几呢？其余将如何定主爻呢？易是以"易简而天下之理得矣"，绝非繁难。特别是"卦略"部分，更是牵强，晦涩莫能自圆，与卦爻之辞的系辞思想方法不相干系。"文史易"学者崇王弼，"象数易"学者非王弼。然易之本"是故易者象也"，是真实不虚，不然画卦爻符号来做什么？特别是六十四卦大象，尚有不得其解者，我故趣探不已！不知先生以为何如？今将《老子与人体科学》拙稿，同时寄请斧正！

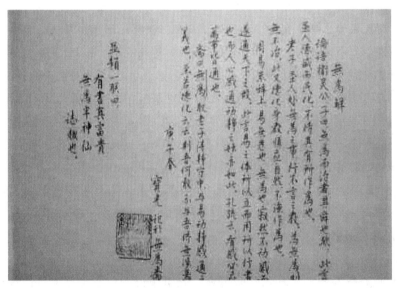

即颂撰安！

霍斐然　顿首

1990. 11. 13

本函提要：

1. 对遁甲讲稿的评价。

2. 泰安会议介绍。

3. 关于"刑德在门"和"三奇得使"。

4. 关于壬式天盘和日躔宫次问题。

霍斐然先生尊鉴：

本月收到来信，并"遁甲"讲稿（一）、（三），这样大作共三讲全收到了。拜读一过，拍案叫绝。先生治学严谨，造诣深厚，于"遁甲"一术，在纷然杂沓的古籍之中，总算理出了个眉目。讲稿脉络清楚，层次分明，又重探讨心得，若无三昧工夫，实难为此。如二讲"论断"中，提出一纲两目，太好了，这样指清门径，大益于后学。"趋避"一讲，不仅具体地阐明了各种方法的应用，并且将诸法的来龙去脉及其发展衍变作了深入的探讨。三讲，不算长，能将传统文化中绝学概括而又具体地介绍出来，实属不易，也算先生作了一次初步整理。正如先生所说，若能充实验例出版，那就太好了；就是现在以作为介绍传统文化的形式出版，也是难得的佳作。望先生斟酌参考。

泰安会议，规模不小，到会代表 500 余人；会议内容重点是易与医的探讨，数术方面的内容没有。我原来交给大会的论文是《论五运六气的应用法则》，已收入本次会议的论文集《中华易医荟萃》一书，正式出版。该书 16 开，805 页，约在元旦前后能见书；书来后，即将拙文复印寄上。我参加这次会议的目的，是想看一看国内对易学的研究动态，开扩一下思路，这个目的已经达到。

对于"易经流派"，我非常同意先生的看法。抛开"象数"，空谈"义理"，意味着去掉易经的精华部分、实用部分。义理派的兴起，王弼是罪魁。近读《孔子文化大全》中的《古微书》，意谓孔子删订经书，皆有《纬书》辅以行世，其所以两汉以后失传者，杭辛斋谓毁于"新莽"，《古微书》谓毁于"隋炀帝"。总之，一些珍贵的天文、数术资料失传了。现在只能从《汉易》和《易纬·乾凿度》中略见端倪，不知先生对此有何看法。

关于"刑德在门"，过去也曾留意，但未加深究，先生提及，翻阅了一下上海锦章书局影印本《五总龟》，其阳遁九局中，除阴四局外，皆在甲子时下注有"刑德在门，客主不利"句。阳一，阳三，阳六、七、八、九局，又在甲午时下注有此句。阳遁七、八、九局甲午下曰："符门伏遁甲自刑合"。考其所用，与三刑无关；与《统宗》"刑德"一节所论亦不相符。六壬有"鬼德发用"一说，其论干德"阳德自居阴在合"，与此亦无相涉，只能从用局本身考虑了。①天地人神四盘，其星符门使，皆在本局之宫伏吟（一局在一宫，九局在九宫也），则莫以临本宫为德，又以本宫伏吟为刑也。②刑德皆在甲子时，部分在甲午时，皆居于前后三十时之首，是否与前后三十时有关，尚未深入探讨。以上两点，对否不知，作为讨论意见提出，以供参考。先生如有所得，望来信告我。

关于"三奇得使"，《五总龟》图解颇为牵强，我考虑应作如下理解：邵子曰："日，太阳也。月，太阴也；星，少阳也。"日为火，月为水，星者日月之余精所结也。阴阳之道，阳实阴虚；故日奇取火之旺辰（午），配以火之墓辰（戌），虑其过盛而墓之使平也。月奇，月为水，阴道常虚，故取水之生旺二辰（申、子）而不用其墓也。星为少阳，用寅辰者，以取寅为火气之初生，并辰中有水之余气也。

以上所解，出自杜撰，对否？望先生赐教！

最近，我对壬式天盘的应用（即月将）作了一番考证。原古人创立此式，有着严格的天文背景，即日躔宫度。据《汉书·律历志》，当时冬至日躔丑宫（星纪）初度，正当牛宿一度。这还距立法之初不太远，但也是二千年以前的天象了。随着岁差的递增，冬至点日躔宿度已移动了三十度有奇，相差了一个宫次还多。

《古微书·尚书考灵曜》："冬至日躔在牵牛一度"。

《旧唐书》记载开元十二年甲子，（724 年）冬至在斗宿十度。

《宋·景佑神定经》记载公元1034 年甲戌，冬至在斗宿六度二十六分。

按：岁差积 71.713 147 年差一度，即以每年差 0.0139 444°计。

至1990 年，距牛宿一度时相差了三十三度五十八分。故现在的冬至点已移到箕宿三度左右。古代冬至在牛宿一度时的测定年限，应在公元前 400 年前后，可能在战国，甘、石二氏时期。

这一考证，如果无误，是现在正月中气雨水之后，是日躔子宫玄枵（宝瓶）之次了。果如此"月将"的应用该如何处置，我正在考虑之中。固然后起有"超神"一法，起用在中气之前，可能从经验中来，而只考虑支合而未谙天文之故也。对此先生有何高见，可以来讨论。附寄"天文图"和"宿度草图"各一份，以供参考。

先生所言"奇门一得""太白阴经"二书，仰慕已久，渴望一读，能复印最好，可免抄写之劳，复印费我给先生寄去；或者原书寄来，我复印后再寄回亦可，这里有朋友，复印条件方便，你斟酌吧！《数术类丛书》尚未来，估计须元旦、春节前后吧。先生所设计的奇门盘子，请画一图示我，仿制应用为盼！

嵩此奉上。祝冬祺！

王宝光

1990.11.25

本函提要：

对"三奇得使""刑德在门"解的回应。

宝光先生尊鉴：

手书及天文图，已收到，谢谢！此难得之珍贵资料，得蒙先生厚赠，真是感激不已！自当珍藏以资研习。先生学识渊博，见解决高明，与之鱼雁而后，受益匪浅，励勉殊深，万分有幸！

先生所解"三奇得使"，用户三合、五行因素，贯穿日月星三奇怪如连珠。以

"日为火、月为水、星为日月之余精所结"，最为精辟，深符大易离为日、坎为月。离为火、为龙、为朱雀、为文。坎为水、为虎、为玄武、为武。丁者，水火浑沦，故为最灵，而为玉女。寅者火之长生，实为星星之火种。辰者水之墓绝，乃水火之稚微而有玉女之仪容。乙为文臣，丙为武将，丁为军需之类，佐甲君而各得其使辅之时。

我对先生之解如此理会，未知可否？还望指正。

"刑德在门"问题，先生提出了研究线索和意见，很好！

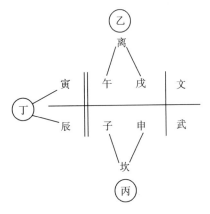

今读《符应经》中有："三甲，上局仲甲，谓甲己之日，夜半生甲子，丙辛之日中甲午时是也。此时关格刑德在门，用兵先举者败，不可出入，利以逃亡，主客并凶"之文。想必即此。然并未涉及布局宫位，仅有关孟仲季问题，孤据无偶，不易查明，仍未知其所以然？

先生对天文学颇有研究，并作了岁差的深入探讨，实属难得。天体运行规律，是数术学之根本依据，也是三式之学的源头活水。渴望先生整理成文，以传后世。

今有《奇门一得》油印本一册，是国营机械厂三车间杨枫同志所赠，当天有人要去复印，效果不好。刻版字迹亦不好，印得也不行，仅从内容之了解上，尚属不可多得。今借花献佛，望查收。

奇门盘子很简单，除天地两盘中，天干用户活片插入可以互换外，九星、八门、八卦均写在盘上，惟八将盘分两面顺逆写出。四盘用圆珠笔芯铆上即成（八将盘破开再插合）。

祝冬安！

斐然　顿首
1990.12.16

宝光先生尊鉴：

《奇门一得》想已收到了吧！

今已抄好《太白阴经》，给你寄来以资参考。从此资料中发现，李筌是用活盘法。但中五宫如何应用，尚不清楚，也许即是寄二宫吧！这份资料我用墨汁抄后发现，见水就能脱去，不如磨的墨能渗透。如果能复印保存，当然比墨汁耐久。

先寄上，以后再细读您惠赠的两幅天文图，和专题研读《奇门透地》《罗经透解》中的冷僻问题以作消遣。

传统文化的内容实在太丰富了，太有趣了！先生对天文造诣良深，抓住了传统文化的命脉。我对干支的客观依据，早欲探索出个究竟，是否是古人对自然规律探索的成果对天文应用的反映。不知先生以为如何？切盼有以教我。

　　耑此。即颂撰安！

霍斐然　顿首
1990.12.19

霍斐然先生尊鉴：

　　《奇门一得》及先生手录《太白阴经》均已收到。二书世无传本，蒙先生赠我，荷恩戴德，感激无崖也。《一得》刻版虽有错讹处，但读之能辨。《太白阴经》先生所加按语或附言甚佳，可见先生研读之精细，对学术之一丝不苟也。近日忙于"月将考证"一文，二书尚未细读，待研读之后再共商心得。

　　"六壬式天盘及月将的应用"经考证、构思、起草，今已誊录既竟，即急复印一份寄与先生，望提出批评指正意见！因为此文改动了壬遁书中传统的月将起用法，一本《神定经》以实际日躔过宫起用，恐为时师所不能理解，引致非议。是也！非也！望先生阅后，多加指正！

　　耑此奉上。即颂道安！

王宝光　顿首
1990.12.25

本函提要：

1. "月将"的天文依据是"日躔过宫"，已取得了一致的认识。

2. 我曾订过数年"天文普及年历"（北京天文台刊物）。

宝光先生尊鉴：

　　两函均已奉悉，迟复为歉！

　　大著《六壬式天盘及月将的应用》一文，奉读再三，获益匪浅。我对天文愧未系统研习，仅走马观花看过一点天文常识的书籍而已。先生所论述的高深而又具体的"岁差"与"月将"等问题，确是一件关系重大的项目，涉及古天文与现代天文历法问题。遗憾的是，近两年的《天文普及年历》未买到，不能获得现在天文天象实测的知识。拜读大著得知，先生治学严谨，一丝不苟，颇费苦心，而又谦逊过度，令人钦佩！

　　先生将六壬数术的根据落实到天文上，揭示出六壬的科学性，为当代六壬数术发展开阔了坦途，正是爱好者探源寻根所需。望能在《周易研究》中发表，公诸同好，以洗数术为迷信的尘垢。

　　公元前150年前后希腊天文学家喜帕恰斯首先发现岁差，依巴谷在公元前125年发现春分点向西移动的现象。而中国在晋成帝时代（公元330年前后）虞喜首先发现岁差。后来刘焯、祖冲之用它来造历，于是恒星年和太阳年才有分别。一回归年约等于365.242 20个平太阳日（365日5时48分46秒）。回归年比恒星年约短20分23秒。这是一般天文知识中的介绍。

天体的运动循环无端，以何处为起点？中国古代自然是以冬至点为始。西方天文学以春分点为始，相差恰好 90 度的距离。春分点即是黄道与赤道的交点（升交点）（秋分点是降交点），也是天文划分经度的起始点（0 度）。这个点逐年西移，不是不变的。这是名为岁差的现象之处。当然这是由于日月诸星引力的作用使地球运行的章动所致，约 25 800 年一周期。这是我所粗知的一些常识，尚不知对否？

读惠赠《天文图》和《宿度年图》，是乎在十二宫的名次上有些不相同。例如，天文图中奎宿在诹訾宫正中，而《宿度》图则有奎十二度皆属降娄，仅有奎四度属诹訾。我曾请教过重庆特殊钢厂赵庄愚老师（本月已逝世享年 80 岁，古天文学者，易学家。）将他所绘的天文图与先生的宿度图一致。他说是对的。天文图是古代汉语中所采用的《仪象考成》等资料绘制的吧？十二次名称是先生所标出的，还是通过改正后而标出宫次以资应用，尚不很清楚。我的想法是，三垣二十八宿是天盘星体，玄枵星纪等十二宫是星体分宫坐标，是前人定下来便于应用或称述的，恒定不易变动。故在应用时，有节气过宫或中气过宫之说（子平定命宫用节气，六壬用中气过宫）。

在历法上，古代的二十四节气用恒气法，即用回归年时间平均为二十四等份，故每个节气时间相等。自明清以来颁布历法用定气法，即按周天三百六十度均分二十四点，太阳至其点方为其节气之时，就是太阳的实际躔度。故每个节与气的间隔时间都不相同。由于地球绕太阳运行的轨道是椭圆的，而太阳又是在两个焦点之一。虽然在同样度数中，所运行的时间确不相等，故二十四节的间隔时间不等。

"月将"即推算中所用以月为将领，为统领的算法纲领。要知道天体的位置情况，首先要知道太阳的实际位置，自可推知全天位置的星座。

先生对此进行了细致的考证和验算，以期修正积年误差，"月将"之说，在数术中不但普遍而且特重要，是一个纲领性的题目，望您再购 1991 年《普及天文年历》，与您推算的结论相核对，是最好也不过了。其中各方面的历法数据，图像齐备。也许您早已购备，而我处近两年均未见到。

近因有事于堪舆资料之了解，《奇门透地》项目尚未明了。

"岁差"之说，我首在拙稿《文王八卦图结构初探》中引用作为卦图排列的结构证明，滥竽充数地参加过贵阳易经研究会主办的"全国易经多学科学术研讨会"，以期就教于专家学者，大都各教不言，至今亦未知拙见可成立否。

北京邓勇同志的近况如何？不知您知道否？曾闻她在病中，又是一位迷于奇门和相法的青年学者。据说她有撰述，未知究竟，望告之。

即颂年禧！

斐然　顿首
1991.1.26

王宝光老师尊鉴：

一函已于五月十一日敬悉。

附卢央手书一并拜读，曾得唐明邦教授来函提过卢央在庐山讲遁甲，作过专题报告。唐明邦说："《奇门遁甲》在唐代属国家考试科目，几成绝学。按其实质，应属古天文学之分支。其超神接气之说颇有科学意义，理当加以发掘。"我所知者唯南京大学卢央同志有所研究，去年庐山周易学术会议上，请他作过专题报告。但不知卢先生已否出有"三式"专著？

反复拜读《六壬式天盘的天文依据》大著，受益匪浅，突出了壬式的科学性，洗刷了俗眼中的污垢，恢复了瑰宝失去的金光。这一成果值得祝贺！建议您寄一份到北京王府井大街36号中华书局《文史》编辑部，争取在一级刊物《文史》中发表，此举更为有历史意义（邮编10010）。

卢央先生说："治式与观测天象同时进行，现在治式者不管天象"，的确如此。《史记》龟策传有"宋元"王召博士卫平乃援式而起，仰天而视月之光，观斗柄所指，定日处乡，规矩为辅，副以权衡，四维已定，八卦相望，视其吉凶，介虫先见。乃对王曰："今昔壬子，宿在牵牛"云云。有解作遁甲式者，有解者六壬式者，我认为卫平的观测天象，是为了"定日处乡"，即您所考证的日躔宿度位置。据此推算者，并非属占星术望气学。我想可能是古代没有普通历书之故，只有靠自己观看天象以定月将了。现代已有精确的历书发行可以利用，自然可以不必自己去麻烦了。

在您同赵春光老师的来函鼓舞下，也就开始从新系统的对遁甲说进行思考，写成材料，暂定名曰《遁甲研究》，总之多从"为什么"出发，进行独立思考。昨天想到定局原理，为什么？涉及周天度法问题，一作三百六十五又四分之一度，一作三百六十度。又有三百六十五又四分之一日，三三百六十日之说，发现二者混淆不清，从遁甲定局原理，全年整体规划是三百六十整数出发，所谓七十二局，甲己为符头，都是从三百六十总数出发，或说用其整数，去其零数，但五又四分之一日，中有五日已足一局，焉可抛弃；若然，则太粗略，焉足为法？考之周易"乾坤之策三百有六十，当期之日"亦用三百六十之数，考之七十二候，五日一候，亦三百六十之数，是粗是精？向来模糊。《易纬》"乾凿度"有曰："历以三百六十五日四分度之一为岁，易以三百六十策当期之日，此律历数也"。误曰："历以纪时，律以候气"，看来二者非一，不可混淆。三百六十五日四分度之一，既言日又言度，于一个数据中用两种单位名称，似疑有误。但我考虑的结论，三百六十应言度，三百六十五又四分之一应言日。郑言误历以纪时，律以候气，实指三百六十五又四分之一日为纪时，三百六十为记空间度数。易曰乾坤之策三百六十，即指空间以策数为度数，故曰"当期之日"。日是指太阳，不是指一天。期，即等待，期待，即是说周三百六十度，等待太阳逐一运行，运行的时间，一周是三百六十五又四分之一日，若说是"当期之日"为一年三百六十日，那样实太粗糙，大衍策数就没有精度可言；且文字上讲，也不及日作太阳讲为妙。

同时，古时制图工具不精不说，即是现代要制成一个具体的三百六十五又四分之一度的圆周分度图也是难事。如按日行一周三百六十五又四分之一度的实测，投影必然稀疏不均，实在不能应用。因为日行一度为准，且行有迟速，故当有稀疏了。因此认为三百六十五又四分之一日是用以计时，三百六十用以计度。

遁甲定局，与历法不发生直接关系，只考虑干支与节气（时空）的调节统一关系。超神置闰之说已显得很不自然，人为因素过重，脱离节气太远，民间用拆补法更妙，不用置闰，而闰在其中解决了。杨维德是天文家，精三式之学，他在《遁甲符应经》中就是用拆补法，《遁甲演义》"又引证"一节讲拆补法，但超接法和拆补法混载之，读者难免迷惑。《奇门一得》言行得有理，因之，我也整成"拆补法"。通过实践，拆补法仍然准确应验的。不知您以为如何？切盼赐教！

即颂撰安！

霍斐然　顿首
1991.5.19

宝光先生尊鉴：

惠赠大著《钓叟歌串解》已于十九日拜读。尊解清畅明白，读之如驱云雾而见群山，朗朗胜景既在目前而又摄归心中。特别占法表解最为醒目，望能将108项全部列出，并将上次飞宫法即边九宫活盘法等集中一部，正式出版，宏扬传统文化，以益后学。

大著《六壬式天盘的天文依据》一文将于《易刊》发表，可庆可贺！将会产生深远的影响，和想不到的硕果。先生治学之严谨和认真的精神，令人钦佩不已！

八月份去天津，闻袁浩说他向您请教过许多问题。又得识了卢央先生，我发表拙见提到"阴符经即遁甲经"他非常赞同，近又来函邀我写成文字，采入他与三联书店约稿"太乙三式"之书中（五月份交稿）。准备一试，未知能否写出。

天津沈先生邀我明年去天津作"遁甲基础知识"专题探讨，并代劳负责印刷讲义。我又将原稿修改寄去，将旺相休囚表改为九星旺相表，另增"五行旺相表"，增加了两项占例（一为学友之占例，一为我之占例）。苦于判断缺乏经验，更乏实例揣摩。仅此而已。今日方寄出，未知能否印成？

感激先生之关注，大著中三提拙见，虽感荣幸，尤生惶恐，自愧浅陋，荒度春秋，承蒙鞭策鼓舞，更当精研不已也。查阅徐宜明先生寄赠的《太乙神数》卷一缺第十二页，但十三页与二十三页不缺。能得先生之力补成完璧，不胜馨香百拜也。

曾蒙先生惠赠《火珠林》复印本，中缺第十二页，末共为十九页，不知全书共有多少页？又缺目录以资查证。目前书摊上又出现新书，如《命理探源》《水镜相法》《遁甲白话解》以及《大六壬金口诀》等等。也许《火珠林》总会有一天出现，得其全璧就满意了。

又见到《道藏精华》中有《秘藏通玄变化六阴洞微真经》上、中、下三卷，是法奇门祭炼六丁呼遣之说，符箓篇幅也不小。不知您见过否？《元灵经》未见过，能复印相赐，不胜感激。《云笈七签》六十年代已购备。

《太白阴经》《四库兵书》类丛书虽有其书，可惜不全。《太白阴经》提要中说原为十卷，误为此八卷即十卷，证明确为十卷，而四库编者尚未见到这两卷。曾抄奉的两卷即此佚去之者。

拜读大著有几个字疑有误笔者：第27页末行"定句总图"当是"定局总图"吧。46页6行倒数第3字2"而为武"当作"丙为武"。46页2行第2字"深得"应为"深符"。68页末行倒数第6字"而具"当作"而出"。100页月格栏"月朔干"是否应作"月干"？69页倒数第4行第七字"大段"疑"段"字有误？在115页中仅发现这几字，望再版时是否可以更正？初读两遍，启迪殊深。

专此奉复，即颂撰安！

霍斐然　顿首

1991. 12. 21. 20

来函提要：1995年南京会议。

宝光先生：

春节快乐，万事如意！

昨日始接张其成先生函，谓会务组不慎，我的地址写错被退回，今补寄来"会议通知"；并谓拙稿《左传国语占筮用"八"之秘》已编入《易医文化与应用》，三月份可出书。

这次会务费500元，单位不给报销只有自费了。我想这次盛会，时间短、费用大，只不过在这个欢聚的机会里认识一下易界的朋友而已，或者领一册论文归来细细品读，也是一次旅游的好机会。

想来，怕有语言的障碍，而我又有重听的毛病，也不愿意放弃这次机会，总之，年岁日增，岁月逼人，好友不见面叫人遗憾，故仍决定南京之行。

祝春安！

斐然　顿首

95. 2. 14

宝光先生尊鉴：

惠赐《修方却病》一书，如获至宝，多年心愿已如愿以偿，真好极了。先生补残缺成全璧，抢救传统文化中之至宝，功德无量！

此书幸成全璧，但此一科目至今却鲜为人知，弟曾因之与高志吉先生合作撰成《人体疾病与八卦场初探》一文，在贵阳参加"周易多学科学术讨论会"上交流过。

近来由于应重庆南岸气功会师资培训班之要求，专从气功角度主讲《老子》，又正值备课与登台献丑之时，故未能及时奉复，知已如先生，谅不我责也。

卢央教授来函提到过您。他主编的《中国古代占星学》一书，计划50万字。五月份交稿，想必目前正在忙碌中吧！

《修方却病》一书，尚未细读，既得全璧，当尽其用。日后若有所得，或遇有所难，再与先生汇报之。

耑此奉复。即颂撰安！

霍斐然　顿首

1992.3.25

宝光按：《修方却病》，顾名思义，是看风水的书，此书世无传本。据霍斐然先生说，早年曾耳闻此书，但始终未见。于一九九一年冬得之于潍坊郊区残壁中，已破旧不堪，纸黄易碎，只能贴到纸上拼揍起来，再复印成书；九二年春期间完成此事。直到现在也未见出版。

本函提要：

1.《系辞正解》稿已成。

2. 易数的推演方法。

宝光先生：

两次手示敬悉，照片也如数收到，谢谢！因仍搁置迟复，乞恕！

感谢您的关注与鼓励，终于实现了《系辞正解》书稿的完成，不管看法是否准确，总算有了一份请教之资，自是通过独立思考，忠实于原文。可惜打印错误太多、改不胜改，正文与解文也不醒目，不免遗憾。有劳郭晓东医师找人帮忙印出，实在不便苛求，谨此而已。

从其中立题特点有三，一天地盘，二小成图，三易数。此三点皆出自私心揣度，证之经文，系统圆说，不与古今中外注家苟同者以此。尤为遗憾的是拙文辞不达意，呆板而不活跃，缺乏表达能力。

关于数，我认为大体分为三类：一算数，即加减乘除、乘方立方开放，分数、微积分等应用数学之类；二数术，天文历算、太乙、六壬、子平、中医等所用之"数代学"而不是"代数学"，是以数代学，大致是用"河图洛书"之数为数术之统宗；三易数，是象数结合，是以卦之阴阳与数之奇偶错综而成，是以天地之数为宗。

易数方法，在《说卦传》中最为明白，即是"数往者顺，知来者逆"的方法，顺逆是根据卦象而定。即八卦之性质，上升即为往，下降即为来；往为顺、来为逆；一二三四五和一三五七九为顺；六七八九十和二四六八十为逆。故上升之卦定顺行之数，下降之卦定逆行之数。"参天两地而奇偶"之法，按所得之卦而以法倚之即得其数。例如，复卦卦辞中有"七日来复"之数，即是从复卦卦象中错综而出；复卦上坤下震，不论你用先天数后天数都找不出"七日来复"的根据。用易数的方法，就可以用"参天两地而倚数"之法精密地得出这个数据。

这个方法简单，首先用外卦定顺逆，往用顺、来用逆。既定出顺逆，又用上下卦阴阳是否得配来定"相合""相得"。上下阴阳得配即用"相得"一例，上下卦失配即用"相合"一列。这样大方向定了，再看上互卦是阴是阳，阳为天、阴为地，定参天两地。这样定出了参天或两地，再看下卦是阴是阳，参天即用三分法定位，两地即用两分法定位。

三分法：天　地　人（人）

两分法							
	升	☷	☴	☵	☳	☲	顺行
	降	☷	☶	☲	☴	☵	逆行
		天地定位	山泽通气	雷风相搏	水火不相射	火水相射	（帛易）

天之主爻在上位。地之主爻在下位。人之主爻在中位。《说卦》名言"参天两地而倚数"之诀。邵子解作先天卦位之根据，朱熹等同此解说，而未联系前两章为说，殊不知前一至四章是一整体，层层展开，乃"内圣外王"之学。拟写"人体生命信息从卦象中展现"寄易医学术会一试。初拟如此，不知可否？乞指导。

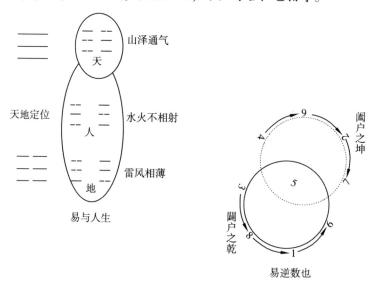

《说卦》主题"穷理尽性以至于命"，阖辟往来是"数往者顺，知来者逆"的火候秘诀。"易，逆数也"，是指二气反方向运行。成中英教授之说"周易是生命的学问"，未曾落实？

感谢先生之鼓舞，《说卦传正解》拟于今年完成。《易数探源》已成初稿，还有许多难题，若写成定当寄请指正。由于孙女绕膝前，干扰不宁，写信也是抽晚睡时。杂事频扰，待到他日，决心完成。

即颂撰安！

斐然　顿首

1996. 5. 12. 10：16

王宝光先生尊鉴：

四月一日手示已于四月五日收悉。因拟建蜗居，俗物所扰，未能及时奉复，搁置忽逾数月，今竣工入宅，展读积函，意义奉复，南京会晤，所感为时甚暂，未尽欲言，先生道范历历在目，卢央教授之鞭策与鼓舞，"整理"二字不敢妄言。"小成图"例渐为学者自证，大易为公，奥在天地，谁能垄断，伪科学之中未当无伪易学存焉？不知先生以为如何？

近成《太极是象数之渊》一文，徐宏达先生为我电脑印刷，寄新加坡，作为"第十二届国际学易大会"参会论文，今仅收到会议"请柬"，论文是否刊入论文案，尚未可料。拙文乃为小成图系列之撰，颇以徐宏达先生之好评，日后将寄请指正。

顺寄一九九六年民间小日历一册和易学通讯复印两页。未尽欲言，下次再叙，尚此迟复。

即颂道安！

斐然 顿首
1995.8.16

宝光按：预祝先生，建成新居，颐养天年！

宝光先生：

大礼早已奉悉。照片四张同时收到，确是一份难得的留影，曾辉无际也。感激先生的策鞭和鼓舞！不敢追堕，仍自勉不已。

拙文《太极是象数之渊》得徐老之青睐，为我电脑印刷发新加坡国际易学大会，争取得到了"第十二届国际易学大会"出席"请柬"，时间改为11月9日至13日，费用上万元，无力前往，只好作罢。拙文能争取刊入大会论文集，则大慰私衷也。盖因拙见以"太极"落实在筮法之中，与古今卜家。道家之说不同，为"小成图法"开发理论依据而已！日后再复印一份寄请指正。伏乞不吝教言是幸！

先生病中尤不释卷，于"紫微斗数"已了然于心，《宇宙、生命与信息》一书著者张凤国，曾在天津听过他的紫微斗数专题报告，由于我涉猎过数术，因之毫无认识。近闻友人言及数次甚精准、确切，无游移。友人又赠了一册云居山整理的《紫微斗数》一书，排法颇易学，判断星宿性质难记。

我想将周易系辞传逐字逐句思考一翻，准备写出一份不与人苟同的看法，定名为《周易系辞传落实》，一切皆落实在"小成图预测法"中。不知能否写成，何时写成，也许只是一个空想吧。

今日思考到，昔时对"贞悔"的解释未妥。《左传》中有"蛊之贞风也，其悔山也"之例，《国语》中有"贞屯悔豫皆八也"之例。前人皆作贞为本卦，或为体之意。悔为变卦或为用之意，觉似是而实非。若说以"贞屯悔豫皆八也"作本卦与变卦解，然何蛊本无动爻，又以下卦为贞、上卦为悔解之；若说贞悔二字即"体用"二字，那吗贞悔二字与体用二字之义又何以格格不相入？想必有其隐秘？另有确解？

近思之，认为当作"阖辟往来"解之。"阖户谓之坤，坤降为来，皆贞也。辟户为之乾，乾升为往，皆悔也。"不知可否作是解？是即"阖，来为贞。辟，往为悔"。贞为肯定，悔为否定也。肯定之肯定，否定之否定为吉。肯定之否定，否定之肯定为凶也。不知此说可会理否？请先生指正之。

嵩此奉上。即颂秋安！

斐然　顿首

1995.9.14

宝光先生：

春节快乐！万事如意！学术成就，阖家欢乐！为贺为祝！

感谢您的祝愿，无以为复，今寄上《帛易说略》一册，用供参改。书中有一特殊见解，即"六十四卦先于八卦"之说，为学者不易接受，是我第一个先接受了。但总觉得易学中千古之奥秘，是先整体后局部、先太极后两仪之事实，是易学之体现，妙趣横生，探讨不已，永乐无穷也。

近读《说卦》"参天两地而倚数"之句，实为"易数"之秘，非河洛之说，乃天地数之应用；注家虽多，皆有理状，不如正文之明白晓畅，拟于年内写出《说卦正解》，目前已成拙见，不敢与古今解者苟同，写成之后再寄先生请指正。《系辞正解》拙稿打印后即寄请指正。

祝撰安！

斐然　顿首

1996.3.1

宝光先生：

您好！

前寄《帛易说略》一册，不知收到否？尚在念中。

今寄呈《系辞正解》拙稿，乞指正。幸得友人支持打印成文，留下了这一学习生活痕迹，留供智者一哂。其中错讹之处不少，改不胜改，特别正文与解文，字体大小一律，有混淆得不易醒目，只得在正文下边加一横线，以便区别解文的补救方法。

同时拟写《说卦正解》若写成之后，亦寄请指正。

我处僻乡，碍于见闻，不知易界学术活动情况如何？

嵩此奉上。即颂撰安！

斐然　顿首

1996.4.6

本函提要：

1. 小成图法的发现和初步心得。

2. 有初验两例。

宝光先生：

顷接毕翰，良深欣慰。

《小成图预测法》 系按《系辞》："十有八变而成卦，八卦而小成，引而伸立、触类而长之，天下之能事毕矣"之根据而来，即是将本卦、变卦这一所摄取的浓缩的信息，展开放大成小成图视之。用"八卦定吉凶"不涉及五行生克，也不必用历书干支，只用象数方法。"八卦以象告"，用天地盘之式，用文王卦位为地盘，与遁甲类似。小成图用太极生两仪，两生四象，四象生八卦排成图于地盘之上至简至易。起卦方法不限"法无定法"以第一念为主。

以陈清亮卖菜一例，当时他正用三个手指头抠屁股。手为艮，股为巽，三指动即为动爻，于是成卦"蛊之蒙"。他判断能卖 3.82 元，结果卖 3.85 元多了 0.03 元。判断方法：钱看巽宫，巽为财帛，巽宫震为三、震宫艮为八、艮宫坤为二（坤在艮应为五）。

又，例如前不久，夜看电视，忽然想到测一下，即起卦、成卦"井之升"。断曰：明天雨天，有老妇下午来家做客，宿一夜即去，由东方来。

果然第二天全天下雨不止，弟媳妇自东方来家，宿一夜乃去。其法直观，以图表示：巽为进退、为入，象客来去，在兑宫故下午来。坎宫也有巽，子位之客，住宿之象也。艮为门，艮宫震，震东方也。故自东入门。震宫坤，故为老妇也。乾为天看天气，离为天中。二宫坎兑故雨也。

此法从《左·国》中有其迹。《易林》亦可得其证。《系辞》中可索其隐也。

经我地多人实验，往往偶中。有人说此是易占正宗之法（筮史之法），不与纳甲梅花相同，而可与并美。我曾在讲课时用此法将中国周易研究会的成立时间地点，会长姓名、秘书长姓名，全面附会得丝丝入扣，听者亦觉巧趣不已。只是在我区气功会会员活动中，义务讲易时之事，后附会而已。

还请先生多多指正。

即颂

撰安

斐然　顿首
1996.5.1

宝光先生：

您好！

感谢您购赠《易学必读》上中下三册。此书很好，读之受益匪浅！迟复乞谅！

因我正忙于您转赐"国际中医与周易学术研讨会征文通知"撰写论文事，已寄去一试，未知能否录用？

拙稿定名《说卦传与天人之际》，甘冒天下之大不韪，动摇了"先天八卦图"在说卦中的根据，而是将说卦传系统的整体解说，与《内经》《老子》中的重要辞句也能贯穿一致，恰和天衣。遗憾的是我文学不行，辞不达意，缺乏趣味性，死板枯燥，粗枝大叶，不能引人入胜。估计审稿者会认为：已超过规定字数（万余），与中医不切题，冒天下之大不韪；未写摘要，与现代科学不沾边等，将不录用。然，自己在读易悟心上，颇堪心慰。若未被录用时，再抄一份寄去指正。先此感谢。

先生赠书之情，迟复乞恕是幸！

即颂

撰安

斐然　顿首

1996.7.25

宝光先生：

昨日寄出前函，今天收到会议筹备处发来的"通知"，拙稿《说卦传与天人之际》已被录用。追缴"版面费"700元之多，一般人会感到些许小数不足为虑。拿我来说确实无力承担。每月退休生活费只260元，老俩口生活勉强支持而已。单位这几年有不景气，自己几无积蓄，借贷无门，偿还亦力困，南京会议承蒙张其成先生破格免去了版面费。奇怪的是，不但不付稿酬，反而倒要版面费，若有此早示之，则不必寄稿去；即已寄稿去，迫使就范，我仍无力，也不知如何解决？不然只有放弃。也好在促成了此稿，为我学易心得之墨迹。敢与邵子、朱熹等先哲商榷说卦之义！

耑此　奉上　即颂

安好

斐然　顿首

1996.7.27

附寄：中华全国中医学会函

孙永章、冯喜如二同志：

秉呈"医易"大会学术委员会诸领导同志：

四川霍斐然先生来信说，他的论文《说卦传与天人之际》已寄大会。会议的通知是我转给他的。

霍斐然先生原在重庆电机厂，已退休多年，以260元退休金维持老俩口生活。我与霍斐然先生是文字交，这是一位具有真才实学的民间易学家，研究易学四十多年而不稍懈。今年春天已写成《系辞正解》独出心裁，以天地盘贯彻始终且字字着落，无空谈浮词。《说卦传》是他计划的第二部分，我虽未见其稿，但信中说"冒天下之大不韪，动摇了先天八卦图、在说卦中的依据，是将说卦传系统地整体解说，与《内经》《老子》中的重要辞句也能贯通一致，巧合天衣"可见这篇文章是有特色的，有可取之处，当然我不知道各位的评价是否？

来信唯苦于"版面费"700元之多，"无力承担，单位不景气，取借又无力偿还，信中说不然只有放弃！"若果真放弃不录，我想对大会是一个损失，也失去这个人才。

南京大学卢央教授和南京中医大学张其成先生都熟知此人，张其成主编的《易学应用大百科》一书，霍斐然参与了编写，张其成先生破格免去了其"版面费"（张其成尚在北大朱伯崑教授处读博士）。

我想为了人才不被埋没，有益于学术研究，根据他的实际情况可否周旋一下？作为特殊情况，特殊处理，免掉其"版面费"。据他的经济状况，能参加会议也就不错了。

以上是我以个人名义，向大会提出的建议和恳请！希望能采纳；顺便将霍斐然先生的情况作一介绍，可否？希望研究函复为盼！

即颂

道安

王宝光

1996.7.31 于潍坊市中医院

本函提要：

1. 谈对《学易必读》一书的看法。

2. 太极的画法有问题。

宝光先生：

七月二十九日手示及论文大作《春秋时期周易向哲理化转变及其意义》一文。均已拜读，并祝贺录编于《周易与生命科学》一书正式出版！留下了永久的纪念！

先生不独精于《易》而精于史，不但善于文，而且慧于哲。学识渊博，见解独到令人钦佩！

感谢您惠赠《学易必读》三册，展读之下，感到著者十分渊博，古今中外，百科无不涉猎，不失为一部可读之书。我今先读中卷"易学指掌"将完（《决策学》将开始读）。发现一个问题，他的先天模图（46页）与朱熹《本义》的画法不同（朱是右阳左阴，房是右阴左阳）这是关系到"是故易逆数也"的规定问题。不知是房氏特地改正，或是不曾注意随意画之？

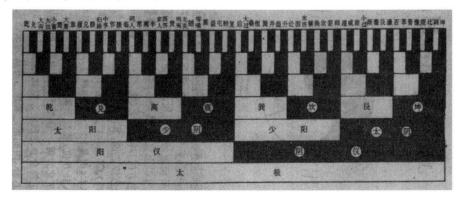

今之画八卦者有从地图方位法，上北下南。刘大钧《纳甲法》亦用此式。总觉有违古义，颠倒子午，我所不取，不知你以为如何？

房先生认为《系辞》："河出图，洛出书，圣人则之"是说的"河图、洛书是八卦的来源"之说。我认为原文是"河出图"，而不是"出河图"，图是通用名称，而不是"河图"这个专用名称。"洛出书"亦然。是说"则之"而不是"法之"。"则之"是否即参改，或启发之意。孔子也说"河不出图，凤鸟不至"，也未说"不出河图"。只有《尚书》中有"天球河图在东序"之说，此"河图"疑为天文图、天河之图吧，前人有"马图""龙图"等，我认为《易经》中无河图洛书的明文。《系辞》中所言"图"

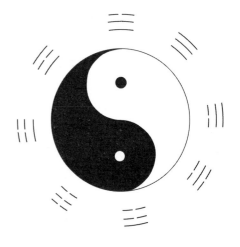

此太极图，阴阳错位

"书"当是通用名词。故而圣人则图画卦爻符号，则书即文字，写卦爻易辞。至于十数九数之河图洛书，是后世的发明，或数术家的杰作。与《系辞》天地之数似是而实非。故用河洛不能贯解易经中的所用之数字。有些观点，已具拙稿《系辞正解》之中，切盼不吝指教。

有人说易辞是历史的故事或占辞编辑而成。我认为《易》是占筮家的智慧。后来儒家理论参入，丰富了他的理论。而《易辞》是试例范本，其中有历史故事，如写诗词引用典故一样，和其意者随手拈来作为示意，重在占筮判断之意。若是为了历史记载，那三百八十四爻应该爻爻皆史记。筮法是一种预测技术，并非巫术，是因为反对巫术或超越巫术而产生的。筮，数也，并非神也鬼也。易家是以世界作"象数世界"来认识的。故用象数推测世界而用筮法。

易本卜筮之书，根本不属儒家经典。由于帝王之私，免于秦火，而乱于注家。此本太卜秘术，非大学士可知，真是"隔行如隔山"，那怕奉命撰述，仍不免想当然而已！在今注家往往望文生义，断章取义，或改字就意，中国传统文化之惨状不难想见也。

当今号称周易热，十年来又有什么真成果呢？空话连篇，不沾正题，什么是"易学"？什么是科学？如何为易学正名？山野老朽，惟对空长叹耳！

祝撰安！

斐然　顿首

1996.8.12

宝光按：《学易必读》为房松令著，分上、中、下三册。这两图在中册45～46页。横图是46页即"伏羲六十四卦次序"，与诸书所载左右阴阳颠倒，与"易逆数也"就不相符了。45页的"太极图"是不应该出现低级错误，现代地理图定位是"上北下南"，但中国古代《周易·说卦传》："天地定位……"邵子曰："乾南坤北、离东坎西……"故中国传统是以"上南下北"定位的。这个图是阴阳错位的。

另需注意：根据阴阳消长的规律，在太极图中形成的规迹，是一个反"S"曲线，绝不是正"S"曲线，太极图画成正"S"曲线都是错的。此种现象在出版物中比比皆是，就连"图文百科"大型图书《易经》也是如此。难怪霍老先生要"对空长叹"！

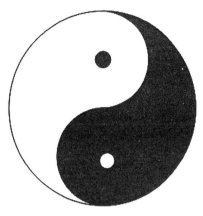

太极图

太极图的正确画法应该按照"阳生于子中，极于午中；阴生于午中，极于子中。其阳在南，其阴在北"的原则（见《周易本义》中"伏羲六十四卦方位"说明）。

宝光先生：

惠赠《阳宅集成》卷三"紫白诀"复印件一册及手书，于11月2日奉悉。感谢你的厚礼，盛情大仪铭心难忘。我于21日领到预约去重庆的硬卧车票，谁知票价比来时高过百元（手续费等共333元）。21日19点50分开车，而晚点实为20:35分上车。于22日21:50分到达重庆。夜宿南坪女儿家，咳病已减，服藿香正气液两瓶而愈。一切顺利，23日归到旧址，积函展读又多出一些佳话也。

据弓智锋先生云《阳宅集成》十卷，其中有《修方却病》与《修方催生》两种，您有此书未知是否如其言？

关于28宿年禽管局问题，在郑州请教过卢央教授，他说回去查一下资料，再写信告诉我。今发现《永宁通书》第63页"虚，太阳值年时管事，房虚昂星。鬼太阴值年时管事，心危毕张……"确与《天官赐福》本历书之说法相合，但与《罗氏历书》之说不合。不知在年禽上何以取时禽为管局？若说用年禽起月禽之法为管局，易于理解。通书云"管事"历书云"管局"，也不知是否有别？一时尚难理解，请先生代为留意此问题，若有发现，请即告知。学会本月末活动安排我主讲"如何阅读民俗历书"自然涉及历法系统、天象系统、数术系统、干支系统、九星系统、神煞系统诹吉诸说，包括了科学与易学，甚至天人之际的落实途径。但是我想只能以历法和天象为主。其他不宜见题了。还望您多多指导，尚不知效果如何？

嵩此奉复。即颂道安！

斐然　顿首

1996.11.5

宝光按： 关于28宿年禽管局问题，我曾作过考证：

<u>禽星值年月日时</u>

禽星值年

康熙二十三年（1684）是上元甲子，毕宿值年，鬼宿管事。康熙四十九年（1710）庚寅，胃宿值年，翼宿管事。顺推至1984年甲子、虚宿值年，虚宿管事。凡太阳禽值年则虚宿管事，太阴值年则鬼宿管事，火禽值年箕宿管事。

七星	木	金	土	日	月	火	水
值年禽星	角木狡	亢金龙	氐土貉	房日兔	心月狐	尾火虎	箕水豹
	斗木獬	牛金牛	女土蝠	虚日鼠	危月燕	室火猪	壁水蝓
	奎木狼	娄金狗	胃土雉	昴日鸡	毕月乌	觜火猴	参水猿
	井木犴	鬼金羊	柳土獐	星日马	张月鹿	翼火蛇	轸水蚓
管事禽星	氐	奎	翼	虚	鬼	箕	毕

如：1984 年虚日鼠值年，则虚宿管事。2000 年翼火蛇值年，箕宿管事。2001 年轸水蚓值年，则毕宿管事。

禽星值月

会得年星月易求，太阳须用角为头。

太阴正月室宿值，木禽正月参行游。

金亢土胃水牛定，火年正月日马走。

如四太阳禽值年，即角木蛟值正月、亢金龙值二月也。余仿此。

禽星值日

禽星值日分七元，四百二十是周期。

一虚二奎三毕觅，四鬼五翼六氐箕。

禽星值日的周期是 420 天，分七元甲子。康熙四十九年十月初三甲子（公元 1710 年 11 月 23 日）为一元甲子。顺推至 2000 年八月初六（公历 9 月 3 日）甲子又为一元甲子开始。一元起虚、二元起奎、三元毕业——七元起箕也。

又有捷诀曰："金兔水鼠木鸡排，日马尽从火里来"。

禽星值时

七曜禽星识者稀，日虚月鬼火寻箕，

水毕木氐金奎位，土宿还从翼上推。

凡太阳禽值日，子时为虚；太阴值日，子时为鬼；火禽值日，子时为箕；水禽值日，子时为壁；木禽值日，子时为氐；金禽值日，子时为奎；土禽值日，子时为翼。

宝光先生：

十一月十六日手示于二十五日奉悉。感谢您的关怀与鼓舞，我一切已恢复了平静，历书主讲亦已应付完毕，讲座诱起了一些人对历书的编排的注意。有市中区赶来参加的，有因路道不熟而延误者，入场之时即完毕之时者，不胜怅惘而去。

1. 历书重在岁时与朔策计算之准确。古今历法共有一百零四种。古传六历"黄帝历，颛顼历，殷历，夏历，周历，鲁历"皆未记载其详，仅知 360 又 6 日为一年。六历齐年，积年之总数皆为 276 万余年；唯太乙数的说法，七曜积年有 1 055 万余年。邵子以十二万九千六百年为混沌，已不知混沌凡几也。

2. 历法古以干支为主干，干支的客观根据至今不见揭示，解者多用说文考释，训诂解字为说，缺乏在天文上具体落实，此中国神秘文化主要问题之一，望能发起讨论研究，将干支在古天文中落实。这样，则医卜星象皆有客观依据可证了。

3. 年神方位图，是民俗历书的应用要点图式，是多种公式的综合，是古代场论的学说流传，是时空合一的学说，也是当年方位吉凶的判断结论。风水先生以此为用，内容很复杂，是各种节律的综合。

4. 禽星排列，是西历、回历所重。七元禽星，知道了禽星，按日月火水木金土的次序，即知道今天是星期几，即（星期）日一二三四五六的次序。很明显，与洪范一水二火三木四金五土的次序不同。

最后还讲了一下易学走向生活，用八卦统计太阳系九大行星的运行周期与距离，用太极图（螺旋线）列图于黑板，尤有巧合之趣。

您所指示《永宁通书》中的问题，我也一一翻开对照阅读，对管局星的理解您说的很对，其他方面也抓着了要点，读之令人豁然开朗。

关于"一元虚张室轸同"后面"张室轸"三宿的问题，《禽星易见》中说"虚张室轸"是"将头"。一元虚，是甲子日虚，己卯日张，甲午日室，己酉日轸。即一宿管十五日，是每十五日起头一宿。每元都是按甲子己卯、甲午己酉这四个甲子排出的不同四宿。

郑州归来后，给张其成先生寄出拙著《系辞正解》。他回信说：传统生命学会成立，将要在《人民日报健康报》上报道。我处无报，不知已报道了否？又说：将编《汇交》给全国委员寄发。明年8月拟在北京召开"第二届全国人体生命科学大会"（郑州会议为第一届），正文通知不日发出云云。

耑此。即颂撰安！

斐然　顿首
1996.11.26

又及，近日收到《鄂东易学通讯》录用拙稿《太极是象数之渊》一文，编者改题名为《论太极实为大衍筮法成卦的全过程》今复印寄上，乞不吝指正。

宝光按：霍斐然先生在重庆讲的专题有几点须明白：

1. 所讲是"历书"而不是"历法"，是对现行历书内容的看法；所说"上古积年"，是数术类书（太乙数）中的说法；邵子《皇极经世》分"元会运世"，一元之数为十二万九千六百年。真正历法中是用"近距历元"。

2. 古代历法如《史记·历书·历术甲子篇》，其演算所得各项结果都是"干支序数"而不是其他，可见"干支"与天文宿度是溶为一体的。

3. 历书中的"禽星排列""二十八宿排列"都有固定的起法和排法。只要用心，就能看明白。

本函提要：

此函谈"河图""洛书"之数。

宝光先生：

手示与照片6张和光明日报复印资料已于12月12收到，谢谢！我已于十一月二十六日写上一函于二十八日始投邮，现在可能已收到了吧！

反复阅读了《易学研究的突破性进展》一文。课题组与江永之间说法的比较，我尚未明白课题组所说的优点。江永河洛精蕴，关于洛书与先天八卦的一致性，我认为是自然的，不能改移了，改移反觉不自然了。

河图与洛书之间，妙在有先天八卦横图与圆图将它天衣无缝地组合说明了。

我认为一、二、三、四是横图太阳少阴少阳太阴的排列次序，当然不是河图中的生数排列。可以说这就是四个象限的次序名称而已。同时，又是中央五与十同四维生成二数的同差数。因此以此数固定了它一定不能移异的位置。

例如河图四与九，因四与九居第一象限，用 5－4 或 10－9＝1；5－3 或 10－8＝2（象限），3 与 5、8 居第二象限。

一	六	七	二	八	三	四	九
☷	☶	☵	☴	☳	☲	☱	☰
4		3		2		1	
阴				阳			

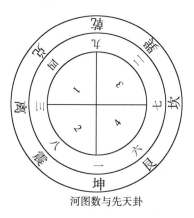

河图数与先天卦

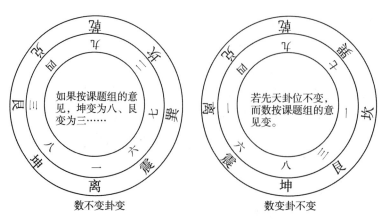

数不变卦变　　　　　　　　数变卦不变

如果说按课题组的研究，将坤数变为八、艮变为三，与乾九兑兑相对应，但坎变为二，巽变为七，离变为一，六变为震，数变卦位不变。则洛书排列则不同了。

他只讲河图与先天卦，而未讲洛书排列的问题，恐怕照他说的方式排列，纵横十五这个数很难得出。当然，也可能是我未理解吧！

我尚觉得河图数变洛书很有理致，河图数的次序为何不顺次组成？如此组合，自然五行方位又不合了。

《易纬》据考据者说是汉代写成，其中只有"太乙下行九宫"有"九宫"的名称，郑玄注也未说九宫是洛书。洛书恐确有其物，但不一定是九宫图吧？洛书这个名称易经中是说"洛出书"不是"出洛书"。"书"应该是"文字"，不应该是"数目图"。我认为数的问题，古人一定很早就应有深刻的研究。九宫排列一定成立较早，而九宫数列恐怕不会是洛图，因为最早称明堂九室、太乙下行九宫，都名九宫，解者郑玄也未说即是洛书。河图在尚书中，"天球河图在东序"，确很像河图指天文图，因为天有天河（银河），故称河图。但未同时提上洛书。孔子也只说"河不出图"，未说洛书。《系辞》也只说"河出图洛出书"并非是"河图""洛书"连称。我认为图和书是通用名称，不是后来称为河图洛书的专用名称。许多问题扯不伸弄不清，贵在自信了。不知您以为如何？

耑此奉复。即颂撰安！

斐然　顿首

1996.12.14

宝光按：《河图》《洛书》最早见于《易经·系辞》："河出图，洛出书，圣人则之。"谓伏羲受到启发而画卦，至于其文其体，谁也没有见过。直到宋兴国年间由陈抟传出《河图》《洛书》《先天图》。据黄宗羲《易学象数论》讲其传承关系，系陈抟—种放—李溉—许坚—范谔昌—刘牧。刘牧据《河图》《洛书》著《易数钩隐图》，其学才传之于世。《先天图》由陈抟传种放，传承关系系种放—牧修—李之才—邵雍，邵雍据此著《皇极经世》。后来朱熹著《周易本义》，又将《河图》《洛书》置于《周易本义》之首，可见其之重要了。

启蒙曰："河图之一二三四，各居五象本方之外；而六七八九，又各因五而得数，以附其生数之外。洛书之一三七九，亦各居其五象本方之外；而二四六八者，又各因其类，以附于奇数之侧。盖中者为主，而外者为客；正者为君而侧者为臣，亦各条而不紊也。"河图主全，故极于十；洛书主变，故极于九。

又曰：天一地二，天三地四，天五地六，天七地八，天九地十。天数五，地数十，五位相得而各有合。天数二十五，地数三十，故凡天地之数五十有五，所以成变化而行鬼神也。此河图之数也。洛书盖取龟象，故其数戴九履一、左三右七、二四为肩、六八为足。

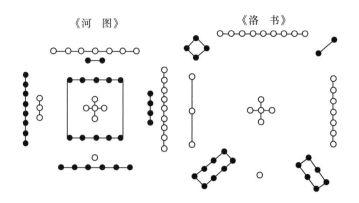

《河 图》　　　　　　《洛 书》

对此易界研究还不够深入，粗略探讨，河洛可概之数有：①天地之数，②万物生成之数，③五行之数，④大衍之数，⑤天干交合之数，⑥六甲纳音之数，⑦河洛与廿八宿，⑧河图象形之理，⑨河图五行之理，⑩洛书数合先后天八卦而入用。

弟宝光附识

本函提要：

本函谈"纳甲或非"。

宝光先生：

奉读大礼，令人狂喜！大作在《中华医学》发表，特表祝贺！大作即在国际学术会上荣获论文奖，又在学术刊物中发行全球，先生之学术思想成果启迪学者，对易学的弘扬是极有意义之事，不只先生之独享，亲属与高足分享之，朋友亦为之荣幸不已也。

先生跌伤，幸已痊愈，并已上班，令人放心但尤难勿念！先生多保重。我一切如常，唯老态依旧。月前，有徐绍彬先生来访，自称是张其成先生之好友，特求代为张其成先生迁居（全家）北京成否之占来，并询及遁甲九星旺相说与五行旺相说何以不统一。余答之以九星属天，五行在地，天气与地气旺相不同者；如冬天地洞气暖，而天气寒；热天天气热而地洞气凉可证。我不知如此理解可否？

上次承先生复印光明日报资料易学观点读之有所启发，王明饶先生来函说他在重师院礼堂讲演，驳课题文章之误，天暇前去，不知其见解如何。

我重要的发现是纳甲成卦。《系辞》："圣人设卦观相，系辞焉而明吉凶"，称"设卦"。设卦方法有多种，卜筮算一种，但知吉凶必须"设卦""无卜筮而知吉凶"也可以说不用卜筮设卦法；另有纳甲设卦法，是很古老之法。刘大均先生把爻辰法称为纳甲法，似乎未妥。纳甲成卦法尽成为公开的秘密了。《参同契》在东汉时已明确用于丹经。李鼎祚《周易集解》引用虞翻之说以及系辞原文及注解"天一地二"一节，即是纳甲设卦法。《帛书易》卦序全据纳甲次序排列。刘大均先生已论及此。

纳甲次序与八卦阴阳奇偶相一致，优于先天卦序。这里课题组提出先天次序在卦与数之间奇偶不相一致之故。以表示之

数序：　1　　2　　3　　4　　5　　6　　7　　8　　9　　10（天地数）

天干：　甲　乙　丙　丁　戊　已　庚　辛　壬　癸

纳甲：　乾　坤　艮　兑　坎　离　震　巽　乾　坤

先天：　乾　兑　离　震　巽　坎　艮　坤　乾　兑

如果将纳甲与爻辰配合，八卦只有干支，配合出 8×6＝48 个甲子，还缺 12 甲子。可知古人不会如此粗疏，其立法绝不是为了配合甲子来应用，而是各有体系，互不相干。纳甲法明显以三画八卦为单位而成系统于天地，数次序与八卦阴阳配合，与日月在天成卦为客观依据，也是源于《系辞》（古本）："天一地二……子曰：夫易何为者也。夫易开物成务，冒天下之道，如斯而已者也"。实际即是讲天地十个数字在成卦应用中的作用。后世将天地之数一节移值于"大衍之数"一章中，是未明古人愿意。不知先生以为如何？

纳甲成卦法，体现较完全、合理，以数序为准，以天甲表时间，卦象表空间。而奇偶阴阳三相一致。试用几次皆准。也许在"大衍筮法"之后即是"纳甲成卦法"。"爻辰法"疑为在"纳甲法"之后，或同时异派耳。拙见如此，希不吝正之。

即颂

撰安

斐然　顿首

1997.4.5

宝光先生：

您好！前函提及"纳甲成卦"说，复阅先生所赠光明日报北大中国国情研究中心"易学课题组"《易学研究的突破性进展》一文，论及江永《河洛精蕴》有"明显的失误"云云。今用表列出对比研究如下

河图数为坐标　一　二　三　四　五　六　七　八　九　十

江永排卦为：　坤　巽　离　兑　中　艮　坎　震　乾

课题组排卦为：离　坎　艮　兑　中　震　巽　坤　乾

先天数排卦：　乾　兑　离　震　巽　坎　艮　坤

纳甲数排列：　乾　坤　艮　兑　坎　离　震　巽　乾　坤

按江永之解说，是欲将河图与洛书与先天八卦之间的关系溶为一体，是自然的结构，课题组只讲《河图》，并未联系《洛书》，并谓江永"表现出明显的阴阳与奇偶不对应"。但其自己的解说又未尝不是同此。唯有纳甲成卦法，确是根据天地数一阴一阳、一奇一偶相应排列的。于是，我信觉纳甲成卦法是很有道理，同时也很古老。不知，先生以为如何？

先生对奇门之书搜藏和研读得不少。关于趋避所用玉女反闭局法，多年困惑不知所云。记得前几年曾致函与先生请教过。这一问题久积于心，深为难题，无师不易突破。我也并非为了应用，只想了解其立说之道理。各种书中之列举了子午二日之布等实例，尚有十日之大量布法难于推知。由于古书简略难明，错讹之处也难于校正。似乎各种遁甲书皆出自一源，展转抄录，也不见有发挥。幸有十二日立成之总图，可反

复研讨校核求证。尽管小题大作，苦中困惑，强求得解，鲁钝若予，犹不自量，反觉古人有意愚弄后人，诸书之断句又皆随文敷衍，真是"以己昏昏，使人昭昭"，读书之难，莫此为甚！

《麻衣道者正易心法》曰："古今传易，舛讹为多"。常言亦有"易未遭秦火，而乱于注家"。读杭辛斋《易楔》卦数章曰："自宋儒篡易经文，以'天一地二'一节移置大衍之数五十以前，两数遂相混合，并为一谈，异论纷若，左支右吾，卒无是处；汉学家虽力纠其缪，而于两节之数理亦未能分析清楚；与卦象象传相证明，乃沿缪袭误，已迄于今。"可知他是针对程朱移置"天地数"于"大衍"一章中而发。程朱以为"天地数"一节系错简，故移入大衍一章中。读古本系辞（王弼、孔颖达、李鼎祚本）"天地数"一节，系在"易有圣人之道四焉，此之谓也"之后。"天地数"一节似独立成文。继之以"子曰：夫易何为者也？虞翻曰：问易何取天地之数也？"而天地数即一至十之自然数列，为人类用数之基础符号。十天干之序与此如一，纳甲成卦在系辞中的根据。用此十数成卦揭开事物中之奥秘为任务，这十数至简至易，包罗万象也，前人早已言之，并非错简可知也。

古人早有纳甲法，多年误解为装卦判断法。纳甲成卦法之悟得，是受先天数起卦法之数序成卦的启发，和姓名学笔画用干支为序的组合，豁然悟及的。也正符合卦由数起的古说。于是，小成图设卦法定为大事用大衍数成卦，一般用纳甲成卦法。通过实验证明，颇为准确。

今日有暇，特函达有关，纳甲成卦法，与玉女反闭局之思维，略有进展，还望有所指导、解惑。先生所示，义理为重，象数为隐。此成千古之必然，义理充满传统古笈，鄙象数为异端，为"贱业"，为"活简"，为"不及义"，为"封建迷信"；占卜之士，不得不隐。此考古之大难也。

何故以此？其源秦皇焚书坑儒，而筮人独受其宠，后世儒者著书，未尝不一吐私衷，甚至喧宾夺主，易家的智慧，反成儒家的经典，盛称"无卜筮而知吉凶"之高论。诚然吉凶之成因，乃自身行动之体现。何用占卜多事。然智商高者吉凶或可预知，推理亦不无可中；事之隐而远者，上智亦难能为力，故圣人幽赞于神明而生蓍。有助于智力之所不及也。

近年唯读张巨湘先生遗著《易与天地准》一文，理直气壮，毫不含糊，而肯定占卜之术，并用现代科学之理以阐述其秘。深信占卜之项目，在人类精研突破之下，将会取得社会公认，而与科学并驾齐驱，为人类文化服务，而不从属于科学范畴，则可展开飞翔的双翼，方知圣人之所以为圣人，而与常人不同也。不知先生以为如何？

即颂

撰安！

斐然　顿首
1997.4.11

宝光先生:

您好!

溽暑侵人,望加珍重!所幸顽躯如故,乏善足陈,唯老态日增耳!

我地气候炎热,近月未雨,所幸稻谷丰收,而蔬菜焦枯,气温难熬,我宅乙山辛向,更是西晒半日,不愁热量不足也。然,读书入静,正是忘热之有术,学易胜纳凉。近闻人言张其成先生将迁居北京,任医学教学工作,不知确否?曾来函谓学会将出《通讯》,至今亦未得信息。顺寄《易与天地准》一文,供参考。

即颂

撰安

斐然 顿首

1997.8.29

本函提要:

1. 由"纳甲成卦"引起的联想。

2. 小成图演,张成其先生调北京。

宝光先生:

手书已奉悉。我地亦久未下雨,井水枯竭,但稻谷丰收,比去年增产。八月初一始降微雨,十三再降中雨,昨日(十七)又降中雨,又有绵绵细润之势。值此秋凉之际,拟将先生补印成全璧的《修方却病》一书细读,或作点笔记以写点体会,提出书中难懂之处来研究。不知能否实现?

《天文爱好者》曾订阅过两年,后因我迁址断订了。陈遵妫先生《中国天文学史》上中下三册,很好!中西对比论述,并附有"迷信注历"部分。星图有总图、分图、分论,依传统古天文学二十八宿三垣为系统,各种历法计算公式等均有阐述。日本人邀他联合写《中国天文学史》,他未同意,并感到耻辱,自己祖国的天文学史不由自己写还要外国人写,岂非自己无能不成,决定自己写,在这种激奋中写成。资料准备得十分丰富详实。1984年上海人民出版社出版,印数3 600册。总有1 669页,共分一二三册。我未见到第一册。想必您已看过。

《太极文化》已订阅,已收到1997年一二期。翁先生之书未见到。《高岛易断》闻其名未见其书,据说其中有很多占例,读之很能得到启迪。

自从发现了纳甲成卦法之后,使我产生了一些联想。纳甲与遁甲,纳甲与周易,沟通了其中一些奥秘。特别解决了我数年来困惑不解之谜,即帛书易为何缺大衍之数一章的问题。若说是抄掉了,事不可能,不会掉去这样多;若说大衍数还未形成文字,更不可能,因为爻称九六,九六乃大衍筮法之应用,系辞旨在说明筮法之应用道理,筮乃易用之始,是"设卦观象"的首要,不可或无。《帛书易》无此章,但天一地二节完整无缺。今认为是易家的另一派筮法,抛弃了大衍筮法,有意或特地删削了此一章大衍筮法,而提倡应用纳甲筮法。"天一地二"一节即是纳甲筮法之明文。何以证明呢？因为帛书易六十四卦卦序全是用纳甲次序排列为铁证。不知先生以为如何？

去年南京徐韶彬先生来访，谓张其成先生占迁居北京能成功否。得谦之艮，用小成图断，艮宫震，艮为家，全家动象，巽宫震，四月份（农历）可成。昨接徐韶彬来函，谓张先生五月份得领导同意迁北京，农历八月份已迁全家去北京了。当时未看兑宫艮，艮为成，实为八月成功之象。小成图简易理得也。

徐先生来函说：张先生迁北京仍做医学教学工作，现电话等未安好，尚未定地址。定下来后即函告。也未知实际情况如何？从卦上看坤乾二宫值坎卦，难处是否多？

今年又将暮也，虚度了一年，没有什么成果，仅从认识上发现了纳甲成卦法的重要性，近古性。遁甲申时加六庚抱木而行。是震纳庚，震为木为行，故云抱木而行乎？时加六戊乘龙万里，是坎纳六戊，坎水龙属乎？丁为玉女，是兑纳丁乎，兑为悦为少女，故称玉女乎？艮纳丙，当为日，坤纳乙，当为月，何故相反？此又以日为离而属阴为乙奇，坎为月而阳为丙奇乎？

"生门六丙合六丁，此为天遁日分明"，生门艮，丙纳艮，兑纳丁，主爻皆值上爻天位，"天遁"分明之处乎？近来易学沙龙邀我漫谈易学，漫无头绪地乱扯一气，好在都是熟悉者，聊以消遣而已。

即祝时祺！

斐然　顿首

1997. 9. 20

本函提要：

由《高岛易断》引发的蛊卦解。

宝光先生：

您好！

十月十五日收到《高岛易断》上下册。感谢您的赐赠。尚未及仔细阅读，略初翻阅，确系不可多得之好书，体现了"易为十筮之书"的证述。也未想到早有岛国人之酷好易学而有如此之水平，既令人称赞，尤使人自愧！展读此书，可能激发和启迪诸多新趣，特别在"设卦观象"中，例如蛊："止风为蛊，风不通则物腐而生虫……"卦象之妙悟，"是故易者象也，象也者像此者也"是多么吻合啊！然，对于"虫"字还当补充。因为虫是有生命的，是能动的。蛊卦下巽为命（风为气，有气方有命，上互震，震动也），上互震为动，则虫象之活绘，蛊名之出于卦象，而义在其中也。

我原对蛊卦的认识，也是从卦象中取象贯通的。蛊，则事也，是撰易文者将蛊卦代表一切事业。为什么以蛊代表事业，因古代尚未及后世之繁荣，而是以养蚕养蜂为事业。故养蚕养蜂皆以用皿盛之，卦象下巽☴象皿，上艮☶象盛积之虫，故云事也。又艮为手，巽为工，用手做工，为事。什么事？养蚕养蜂之事，借以代表一切事业。这是卦名之来源。"元亨"者，上下卦阴阳得配；"利涉大川"者，涉，即用足涉水，此方河宽而浅，可以走过去，互震为足，下有大坎卦，故曰大川。

先甲三日辛，前人解作，辛取更新之义，后甲三日丁，前人解作叮咛之义，亦通。

先甲三日辛，巽纳辛，辛为金为白色，象蚕色白也。巽为绳，蚕吐丝也。巽为风，为气，为呼吸，炭氧交换，吐故纳新，更新之义也。

后甲三日丁，兑纳丁，丁为火为红色，象蜂色红也。兑为口，蜂采花用口用脚（上互震为足）上艮为土，味甘也。前人解作叮咛之义，叮咛动口不止也。互兑为口之用乎。

卦象之活绘"易无象外之辞"，真实不虚也。

蛊卦之占断，可根据所问何事而发挥。蛊为事业，结合变卦而定吉凶也。若变为此卦，则多系"伤感情"之事，因阴阳得配而离心，亲内迎外之象，或长时间不宁之象也。

蛊卦示意

高岛所解，变化中之占例等，待阅读后，再向先生汇报这其中的一些不同认识。拙稿《系辞正解》还待修改补充，还有些未落实处。小成图占法，已见有人在《中华易学》杂志中提到，拙稿《说卦传与天人之际》也在此杂志中同时见到，得到鼓舞，自然这是得到笔者的偏爱或抬举而已。今复印一份寄供一哂。

感谢先生多次赠书之情，大慰平生，感难言喻也。

张其成先生曾来函说过将出传统生命学会通讯刊物，至今不闻消息，不知他迁北京住何处？学会活动情况如何呢？

代向田立问好！

耑此奉复。即颂撰安！

斐然 顿首

1997.10.16

宝光按：《高岛易断》是日本明治时代高岛吞象的一部易学巨著。在易学界颇具形响，占测800余例，有修身、齐家、治国、平天下、经商、外交、战争，占断内容无所不包，且占无不验。

高岛书尚未看，即引发了霍兄解析"蛊卦"的兴致，非常好。从设卦象观象，如何分析，步步展开；引经据典，字字落实，非常精辟、透彻，结论是"易无象外之辞"。

宝光先生：

新年快乐，万事如意，文笔增辉为祝！

感谢您的新年相贺！一切遂意，唯老态徒增耳！

忆年来所趣，除天地数成卦外，得归藏入中之法，堪为记录也。盖因八卦图中宫无卦，而有九宫之中五，堂堂居中，运数至此卦象莫测，遁甲以寄坤，或坤艮互寄，或四时据八节值卦入中宫，深觉牵强附会而非自然。虽众说纷纭，而独寄五于坤二者唯多，且亦有验。经研究证明，中五非为寄坤，实乃八卦"归藏"而得"坤"也。于是，中宫者，乃"神无方而易无体"也，必因"阴阳不测之谓神"，而有"安土敦乎仁，故能爱"之法也。其法为何法？即"一阴一阳之谓道"（归藏法即阴阳得配为阳，失配为阴之法）"继之者善也，成之者性也"，即阴阳属性之得配而有延续之美，也即是"君子以黄中通理，正位居体，畅于四支，发于事业，美之至矣"，即是指建中立极，归藏入中而得卦象之妙也。

"易以道阴阳"，以阳为生，阴为死。阴阳得配则生，为一阳爻表示之，阴阳失配则死，或无生，为一阴爻表示之。归藏法即是将二者合一，与多者合一之法。或两卦为一卦，或多卦合为一卦，均无不可。因之八卦全归藏为一卦即得"坤"卦，六十四卦全归藏也只得一个坤卦，故称归藏首坤。

小成图用四正卦归藏为入中上卦，四隅卦归藏为入中下卦。故阴阳不定，且处中不落八方，而曰"神无方而易无体"。何其明白晓畅！故中宫一卦，是全体的化合，"范围天地之化而不过"而表达万物之理而不遗漏，皆是与日为阳、夜为阴的道理一致的；也是"显诸仁，藏诸用"，乐天知命，而不与圣人同忧（仁为核心，即中五宫卦，桃仁李仁杏仁之仁。《说文》曰：古以千心为仁）。

小成图中宫之卦，包括了整体在内，是严密的，落实了系辞传中一些空洞的文辞而不空洞了。

当年我区安排我给会员们讲遁甲基础知识，发现了几种旺相之说各有不同；包括八卦旺相之说，八门旺相之说，九星旺相之说，五行旺相之说。又发现纳甲说与遁甲说有关。

玉女反闭局的布策仅举子午二日，尚欠十日的布筹解说，各书均未细论，似乎世上已失其解者。其是否灵验姑不论，其具体局法应当弄明白。您藏书也多，阅书也博，识人也广，望探其微而解其难，以惠世之读者。春节得暖，闲笔如此。请不吝指正。

即颂春安年祺！

斐然　顿首

1998.2.2

再者

听说去年徐宏达先生已逝世，未得正式消息，不知确否？

接韦佳坤来函，谓中华易学研究中心将发行《易学世界》杂志，与香港某单位合作发行。不知能成功否？

张其成先生据说已迁居北京搞医学教学工作，不知"学会"活动情况如何？今年是否有一次学术研讨会的召开？（指传统生命科学学会）。

今年我地鞭炮解禁，又热闹了一场。工资有所增加，但下岗职工又不断增加。我单位幸遇修高速公路占地获各种费用800万，工资近期不会成问题，而又侥幸安然了。

再顿首

1998.2.2

宝光按：

霍斐然先生对小成图的研究，从"十有八变而成卦，八卦而小成，引而伸之，触类而长之，天下之能事毕矣"，而揭出小成图筮法；继而构思、设计、验证，历经十年苦心揣摩，现在是柳暗花明，豁然开朗了！从前面的信件可以看出，其法符合大易"易则易知，简则易从"的特点。

2001年8月，霍斐然先生参加"烟台会议"，结束后来潍小住三日。挚友相聚，得以畅叙幽情，互谈研易心得，亦人间一快事也。欣于所遇，惠我多多，祝霍兄小成图研究成功！

本函提要：

小成图筮法笔记。

一、起卦

方法不限，用大衍数、梅花易、摇钱、报数都可，只要能起出本卦、和之卦（变卦）就行。

二、排盘

用九宫格，后天卦位，洛书数为地盘。

按先正后旁、先上后下、先左后右的顺序将本卦与之卦展开排入地盘。

1. 正卦：上卦排入九宫，下卦排入一宫；上互排四宫，下排二宫。

2. 之卦：上卦排三宫，下卦排七宫；上互排八宫，下互排六宫。

3. 中宫：四正归藏为入中上卦，四隅归藏为入中下卦。

三、取用

乾→事业（9~10月）　坤→考试主名（6~7月）

震→主动（2月）　巽→主财（3~4月）　坎→主盗（11月）

离→文书（5月）　艮→门户（12月）　兑→口舌（（8月）

四、判断

1. 八卦定吉凶：（看本卦与之卦）

阖—上卦降下卦升—向心式。

辟—上卦升下卦降—离心式。

往—上卦升下卦升—外引式。

来—上卦降下卦降—内引式。

阖为向心之式，阴阳得配为吉，阴阳失配为凶，"爱恶相攻而吉凶生也"。

辟为离心之式，阴阳得配为害，阴阳失配为利，"情伪相感而利害生也"。

往为外引之式，阴阳失配为悔，悔者吉之渐，由凶转吉也，阴阳得配为亨也。

来为内引之式，阴阳失配为吝，吝者凶之渐，由吉转凶也，阴阳得配为贞也。

2. 刚柔相推生变化：

（1）正推法：正推者，首看何事，应从何宫推起，看其天盘又是何卦；如是推寻，直至推完为止，即得其事之全过程。问事以事应，问数以数应。

（2）旁推法：此即推其旁通卦也，"天地定位，山泽通气，雷风相薄，水火不相射"。

（3）触类法：此法是指用宫之卦，还出现在其他宫里，即可参考触类宫。如占病，坎宫见离，震宫、艮宫都有离，震为腿，艮为手，可能是皮肤病，四肢有红斑。

五、应期

1. 用神宫：用神宫的天盘卦，在其他宫出现，以该宫地盘藏支定应期。

2. 正推法：正推法最后一宫，为应期。

宝光

2001.9.23

本函提要：由拙著《罗经易解》引发对八宅派的东西四命，以归藏法解之。

王宝光先生：

您好。潍坊相见，感谢您的隆情厚谊；济南一别，瞬逾两旬有余。先生手赠《罗经易解》，洁净精微，要道宏博，读之受益匪浅也。唯劫煞盘之规律原理百思不得其解，只得照本宣科，死记硬背而已，切盼不吝指教，以冀有所悟。读刘化龙先生《人与环境之研究》一书，受益匪浅。甚钦刘先生之博学多识，有独到之见解。于"八宅法"与"东西四命"中五宫寄艮寄坤之传统方法有非议，主张舍卦从星（紫白九星之中五黄定、不从八卦定，47页），但只有"东西四命"的规定命宫位置，中五宫前人未作"中五命"之规定。不知命宫落中五时，如何落实应用？此处尚未读明白。刘先生认为八宅法是本五行生克之原理而来，八卦是次要的，九星是为主要的。

我对八宅法的认识，似乎与刘先生不同，我认为"八宅法"是根据八卦卦象，不涉五行。五行与九宫说皆是后来增入的。

若是根据五行生克，东四命中坎离为水火相克，西四命中只是相生而无相克，分配何故不相对称？如果将坎艮互换，则东四命为震巽离艮（木生火、火生土，有木克土），西四命为坤兑乾坎（土生金、金生水，有土克水），皆各有两生一克，岂不明显对称？同时位置也明显为东西之分，颇为合理，更为直观。

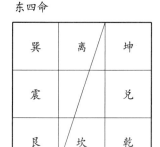

东四命

巽	离	坤
震		兑
艮	坎	乾

西四命

但前人为何将坎艮换位，很明显不是根据生克关系，而是纯用卦象组合。本之阴阳之理，源于《周易》经文，即是："天地定位、山泽通气"为西四命，"震巽相薄、水火不相射"为东四命。

先西后东，古人先称西周，后称东周，西汉东汉；西晋、东晋等之称序类似。

它的排列次序从传统传承的口诀为"乾六天五祸绝延生"，证明它是用八卦方位团转，没有九宫次序和飞宫程序的痕迹；同时所定各为东西四命，皆有卦位卦象的依据，并无中五宫应用的痕迹。

它的排列次序和吉凶判断，皆是从八卦定位吉凶，并无五行生克为核心，只不过是后世五行家附入其理，亦有相暗合之处，但不能全部贯通，故可证非其本。

这个方法实际是"归藏易"的遗法——"归藏法"，即"一阴一阳之谓道"之法。阴为死，阳为生；阴阳得配则生，故为阳；阴阳失配为死，故为阴。阴爻加阳爻等于阳爻；阳爻加阴爻等于阳爻；阳爻加阳爻等于阴爻；阴爻加阴爻等于阴爻。

由此可证八宅法中，门向与七方卦象相归藏后得；坎象为绝命、艮象为生气、震象为祸害、巽象为五鬼、离象为六煞、坤象为福德（伏位）、兑象为天医、乾象为延年。

五鬼	六煞	伏位
祸害		天医
生气	绝命	延年

即是以门向方位卦象为主，与其他七个方位卦相归藏，得何卦象即为何判断，例如乾门与兑方归藏，乾上爻阳加兑爻上爻阴得阳爻，乾中爻阳加兑中爻阳得阴爻，乾下爻阳加兑下爻阳得阴爻。于是总结上爻阳、中下二爻皆阴，得艮卦之象。艮为生气，（即是上爻阴阳互变），故凡归藏得艮为生气。艮为少阳之气、冬春之交、生发之始。遁甲亦因之以艮为生门也。震为祸害，遁甲因之为伤门也。巽为风为隐伏，百病所因，故为五鬼。离为火，能毁万物，其数六（天地数），故称六煞也。坤为福德，厚德载物也。兑为悦，忧而后显悦。医逢天医则病去而悦，故称天医。乾，健也，故称延年。

皆从归藏后所得卦象之义而命名也。后世附入九星，则显然无中五宫卦象之漏也。

所谓"归藏"者，活人归藏于阳宅，用后天卦位也。死人归藏于阴宅，用先天卦位也。三元易盘，用归藏法解之更见鲜明也。

于是东西四命之命宫，不用三元六甲顺逆数九宫，应用四柱归藏得八卦，方符其本来原始思路系统。且至简至易、合符易理之要求。不知先生以为如何？

东西四命的划分，可以用归藏法证之。天地定位（☰☷）归藏为乾，水火不相射（☵☲），归藏为乾。东四命四卦归藏为坤。四卦错杂归藏得乾、得兑、得艮，即延年、天医、生气，三吉。西四命四卦归藏为坤。西四卦错杂归藏得乾、得兑、得艮，即得生气、延年、天医，三吉。故规定为东四命居东四卦为吉，西四命居西四卦为吉。并非人为的规定，实因归藏得三吉故也。若错一位则有五不吉之象也。

生年干支顺逆九宫只取年支干，显然粗疏不合理，不如以四柱干支归藏为全面。即天干用天地数成卦，地支用八卦配宫之法定之。如甲子，甲为乾子为坎，甲子归藏为离，乙丑归藏为艮之类……此阳宅归藏之法所见如此。再有阴宅归藏法（三元易盘）下次再叙。

即颂撰安！

斐然敬上

2001.8.22 夜

本函提要：

对玄空理气的基本理论亦用归藏法解之，发现易卦、八宅、玄空是相通的，殊途同归。

王宝光先生：

您好！手书与《通玄经》已收到，请放心。感谢您的惠赐，受益匪浅，增长见识，饱我眼福，不胜欣喜。

关于《三元易盘》太易玄空说，先生大作《罗盘精要》中"易卦星运表"已言得精辟珍贵了。

我用归藏法仍然殊途同归。即是用先天卦位配九宫。放大则为六十四卦圆图，缩小则为八卦图。八卦相归藏得方法您已了解，不赘。只用先天八卦配九宫图已全表示了，即：

文曲	弼星	巨门
☳ 四	☷ 九	☱ 二
禄存	廉贞	破军
☲ 三	中五	☵ 七
☶ 八	☴ 一	☰ 六
辅星	贪狼	武曲

从六十四卦大圆图中任取一卦，上下卦相归藏，如得坤，即是一运，贪狼。各书称天父卦，归藏得乾的称弼星天母卦。其实我认为这是讹传，应该得坤卦为天母，得乾为天父，乾坤为父母卦象是明确的，误将归藏首坤作周易首乾之称。只因坤在一宫，以一为先，重父；乾在九宫为末，为母也。扶阳抑阴故也。殊不知归藏首坤，史有明文，坤卦居一宫，非首坤而何？翻卦法有天父式，（乾）天母（坤）式。惟天母式可以代表全体。故坤与另七卦归藏之结果即可代表六十四卦全部归藏公式也。

凡八纯卦归藏皆得坤，为一运卦也。

凡归藏得巽，即为二运卦，巨门也。

凡归藏得离，即为三运卦，禄存也。

其余皆是以先天卦配九宫之数也。

所谓"江东一卦从来吉，八神四个一"者，江东江西或指水口来去之卦位；八神者，指归藏之所得之卦象，即两个卦结合之精神有八个，其中有四个是阳卦，故叫四个一；也即是归藏出八个卦有四个卦居阳，叫江东卦，东为阳。因凡阳卦归藏皆为阳，如乾、艮、坎、震，归藏三爻皆得一阳爻。如乾，一爻与二爻皆是阳，合之为阴，再与上爻阳合之，阴加阳得阳，故为一。江西一卦排龙位，八神四个二，即是西为阴，归藏得离、兑、巽、坤、皆居阴，故得出归藏八卦之中四阴卦为四个二，凡阴卦归藏三爻皆得阴，故为四个二。

又如"六十四卦卦盘"，外卦与外卦相归藏，取一六、四九、三八、二七者，因两相归藏皆得艮卦，艮为少阳之气，生气也。一与六即坤与艮归藏得艮，二与七即巽与坎归藏得艮，三与八即离与震归藏得艮，四与九即乾与兑归藏得艮。生成数相合，即归藏皆得艮为生气也。先天卦位为武曲吉。

凡四与六合十、二与八合十、三与七合十、一与九合十，两卦相归藏皆得乾，圆满也。先天卦位为弼星。

凡九六合十五或一四合五、二三合五、七八合十五等，皆是归藏得出兑卦，天医福德吉星也。先天为文曲星之位。

从这里推知太易玄空是从"八宅法"中来。文王八卦位在先，先天是邵子所发表，但最符合归藏原理。其实归藏法全载《说卦传》中，后人没有弄明白而已。

今用归藏法总图见下图。

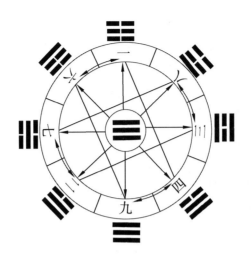

先天卦位归藏图示

1. 井字黑线所连为合五、合十五卦，归藏为兑。

2. 红线箭头所指为"合十"，归藏为乾。

3. 内圈双箭头所连是"生成数"，归藏为艮。

所谓"八卦只有一卦通"，有人解作入中一卦。其实入中是用数，不是卦。虽数可代卦，非以卦为主题。人中居紫白九星说。我认为即是用归藏法，八宫各有一卦归藏所得为同一卦。

不知先生以为如何？

耑此奉复。即颂撰安！

霍斐然　顿首

2001.9.18

宝光按：杨筠松《天玉经》内传上：

"江东一卦从来吉，八神四个一；

江西一卦排龙位，八神四个二；

南北八神共一卦，端的应无差。"

关于"江东卦""江西卦"，"四个一""四个二"历来解说不一。尤其是"江东、江西"，霍兄意为"或指水口来去之卦位"，仍含糊未定。而"四个一"即归藏后得四阳卦，"四个二"即归藏后得四个阴卦，已明白无误。"南北八神"应是指天地父母卦而言。

先天六十四卦盘，外卦与外卦相归藏，凡一六、二七、三八、四九归藏皆得艮，艮为少阳生气，先天卦位为武曲吉。

玄空飞星所强调的合十，皆归藏为乾，八宅为延年吉。

合五、合十五，皆归为兑卦，八宅为天医，福德吉星也。

所以说"八宅、玄空"皆出於易卦，有异曲同功之妙也。

王宝光先生：

您好！上一函，想已达览。有关三元玄空大卦风水之说，我用归藏法解之如此，不知能否成立？还望指教！

今见一个大罗盘，第十层，中针所列不知是何名称？有何用处？解决什么问题？先生博览群笈，精通风水学，今特函请教如下：

壬：壬酉	辰：坤艮	庚：甲午
子：壬辛	巽：未丁寅甲	酉：甲丁
癸：亥戌	巳：午甲	辛：寅未
丑：乾乾	丙：丙卯	戌：艮坤
艮：戌辛亥壬	午：乙丙	乾：丑癸申庚
寅：酉壬	丁：辰巳	亥：子庚
甲：庚子	未：巽巽	
卯：庚癸	坤：辰乙己丙	
乙：申丑	申：卯丙	

近来我处天气颇暖和，确有小阳春之味道。但冷天即将来临，我已于10月24日迁入儿子新建的住宅（原住女儿女婿住宅），稍宽敞一点了，做了一个贴墙书架，将旧书上架手列，便于取读了。还想再续一续《道藏》，对生命科学了解了解。

朱振中先生父亲病势如何？望告之。

我单位早已不存在了，每月300元养老金到银行去取。所幸有一门爱好玩索，忧道不忧贫。上月北京社科院胡泉琛先生和张超中先生来访，畅谈三日。胡先生题辞纪念曰："大易逢召开生面，学究天人称豪杰"。张先生题曰："远绍易源，近开宗风"。题辞过奖，不胜惶恐。

嵩此奉上。即颂道安！

斐然　敬上

2001.11.23

霍斐然先生尊鉴：

我们潍坊相见，如在目前，屈指已四月有余。兄9月18日和11月23日所寄两函，均已收悉；只因近期琐事缠身，迟复为歉。

先生对易理的研究，确是深得其中三昧；"听君一席话，胜读十年书"。对于"八宅""玄空"两派学说，经先生一解，茅塞顿开。玄空来自八宅，八宅来自易卦，脉络清楚，真可谓殊途同归也。北京社科院胡、张二位的题词，吾兄当之无愧。

信中所说：一大罗盘，中针所列……我也没看明白，手头资料也没有查到。弟学识浅薄，阅历也不多。

张其成先生主编了一套"易学文化丛书"我购得其中《易学与佛教》《易学与道

教符号揭秘》两册。现在正在阅读《易学与佛教》一书，感到收获不小；该书把佛教之所以能在中国流传和发展，讲得甚是明白。先生有兴，不妨一读。

朱振忠的父亲，前几天已有数次大吐血，现已住进了医院，输血后近日尚稳定。朱振忠是位孝子，太虔诚了。言不尽意，容后再叙！

即颂道安！

王宝光敬上

2001.12.5 于潍坊

宝光按：（《八宅》与《玄空》原相通用归藏法分析八宅与玄空风水，根据霍斐然先生信函整理）

一、用归藏法分析八宅派的"大游年九星"

归藏易遗法，即归藏法，即是"一阴一阳之谓道"之法。阴为死，阳为生。阴阳得配则生，故为阳。阴阳失配则死，故为阴。

阴爻加阳爻＝阳爻
阳爻加阴爻＝阳爻　　阴阳得配为阳爻

阳爻加阳爻＝阴爻
阴爻加阴爻＝阴爻　　阴阳失配为阴爻

此法用于八宅之中，以门向与七方卦象相归藏，所得是坎象为绝命、艮象为生气、震象为祸害、巽象为五鬼、离象为六煞、坤象为福德（伏位）、兑象为天医、乾象为延年。

五鬼	六煞	伏位
祸害		天医
生气	绝命	延年

即是以门向方位的卦象为主，与其他七个方位卦相归藏，得何卦象即以何星判断。例如：乾门与兑方归藏，乾上爻阳加兑上爻阴，得阳爻；乾中爻阳加兑中爻阳，得阴爻；乾下爻阳加兑下爻阳，得阴爻。成卦为上爻阳，中下二爻皆阴，得艮卦之象。艮为生气（即是上爻阴阳互变），故凡归藏得艮者为生气。艮为少阳之气，冬春之交，生发之始，遁甲亦因之为生门也。震为祸害，遁甲因之为伤门也。巽为风为隐伏，百病所因，故为五鬼。离为火，能毁万物，其数六（天地数）故称为六煞也。坤为福德，厚德载物也。兑为悦，忧而后显悦，逢天医则病去而悦，故称天医。乾，健也，故称延年。皆从归藏后所得卦象之意而命名也。后世附入九星，则显然无中五宫卦象之漏也。

所谓"归藏"者，活人则归藏于阳宅，用后天卦位也。死人则归藏于阴宅，用先天卦位也。三元易盘，用归藏法解之，更见鲜明也。

— 478 —

东西四命的划分，可用归藏法证之。天地定位，归藏为乾；山泽通气，归藏为乾；雷风相薄，归藏为乾；水火不相射，归藏为乾。东四命四卦归藏为坤；四卦错杂归藏，得乾、得兑、得艮，即延年、天医、生气之三吉也。西四命四卦归藏为坤；西四命错杂归藏，得乾、得兑、得艮，即得生气、延年、天医之三吉也。故规定为东四命居东四卦为吉，西四命居西四卦为吉，并非人为的规定，实因归藏得三吉故也。若错一位，则有五不吉之象也。

二、用归藏法分析"玄空风水"

关于《三元易盘》太易玄空说，先生在《罗盘精要》中的"易卦星运表"已言得精辟珍贵了，我用归藏法仍然可殊途同归。即用先天卦位配九宫，放大则为六十四卦圆图，缩小则为八卦图。

文曲 ☳ （四）	弼星 ☰ （九）	巨门 ☵ （二）
禄存 ☲ （三）	廉贞 （中五）	破军 ☶ （七）
辅星 ☶ （八）	贪狼 ☷ （一）	武曲 ☴ （六）

从六十四卦大圆图中任取一卦，上下卦相归藏，如果得坤，即是一运、贪狼，各书称天父卦。归藏得乾称弼星，称天母卦。我认为这是讹传，应该得坤卦为天母，得乾为天父；乾坤为父母卦象是明确的，此误将归藏首坤作周易首乾之称。只因坤在一宫，以一为先，重父；乾在九宫为末，为母也。扶阳抑阴故也。殊不知归藏首坤史有明文，坤卦居一宫，非首坤而何？翻卦法天父式（乾）、天母式（坤），惟天母式可以代表全体，故坤与另七卦归藏之结果即可代表六十四卦全部归藏公式也。

凡八纯卦归藏皆得坤，为一运卦，贪狼也。

凡归藏得巽，即为二运卦，巨门也。

凡归藏得离，即为三运卦，禄存也。

其余皆是以先天卦配九宫之数也。

所谓"江东一卦从来吉，八神四个一"者，江东、江西或指水口来去之卦位；八神者，指归藏所得之卦象，即两卦结合之精神，共有八个，其中有四个是阳卦，故叫"四个一"。也就是归藏出八个卦有四个阳卦，叫江东卦，东为阳也。因为凡阳卦归藏皆为阳，如乾、艮、坎、震，归藏后三爻皆得一阳爻。例如：乾、一爻与二爻皆是阳，合之为阴；再与上阳爻合之，阴加阳得阳，故为一。"江西一卦排龙位，八神四个二"，即是西为阴，归藏得离、兑、巽、坤，皆属阴，阴卦归藏三爻皆得阴，归藏出八卦之中的四阴卦，故为四个二。

又如：六十四卦卦盘，外卦与外卦相归藏，取一六、四九、三八、二七者，因两相归藏皆得艮卦。艮为少阳之气，生气也。一与六，即坤与艮归藏得艮。二与七，即巽与坎归藏得艮。三与八，即离与震归藏得艮。四与九，即兑与乾归藏得艮。生成数相合，即归藏皆得艮为生气也。先天卦位为武曲吉。

凡四与六合十，二与八合十，三与七合十，一与九合十，两卦相归藏皆得乾，圆满也。先天卦位为弼星。

凡九六合十一，或一四合五，或二三合五，七八合十五等，皆是为了归藏出兑卦，天医福德吉星也。先天卦为文曲之位。

从这里推知，太易玄空是从"八宅法"中来。文王卦位在先，先天卦是邵子所发表，但最符合归藏原理。其实归藏法全载《说卦传》中，后人没有弄明白而已。

今用归藏法总图如下图所示。

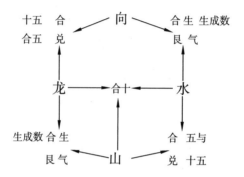

所谓"八卦只有一卦通"，有人解作入中一卦。其实入中是用数，不是卦。虽数可代卦，非以卦为主题。入中属紫白九星说。我认为即是用归藏法，八宫各有一卦归藏所得为同一卦也。

后记：霍斐然先生此论，甚为精辟，非于易"极深而研几""孰能与于此"！阅后真有"胜读十年书"之感。

2001.12.11

后 记

传统文化中的"周易哲学"是儒家还是道家?

过去对这个问题一般人的认识是含混不清的,一提"传统文化"好像就是以儒家为主或者就是儒家文化,这是片面的,也是一种误解。中国第一个用"阴阳学说"作为宇宙观、自然观或辩证法思想的是老子,是道家。《内经》中一整套阴阳的辩证法则是来源于"黄老派道家"。《易经》分为《经》和《传》两部分;《经》是占筮书,而《传》虽是解经的,但已升华为哲学书。《易经》"十传"的作者也不属于儒家,更不是孔子。

"古史"之乱,始自汉武帝、董仲舒的"罢黜百家,独尊儒术",曰:"诸不在六艺(礼乐射御书数)之科、孔子之术者,皆绝其道,勿使并进。"创"大一统"论,并吸取了"天道观"和"阴阳五行说"建立了以儒家"纲常、伦理"为主体的所谓正统文化(帝制神学体系),其影响长达二千多年。就这样把"推天道以明人事"的发明权加到了孔子头上。

在其影响下,司马迁(董仲舒的学生)在《史记·孔子世家》中写道:"孔子晚而好易。序象、系、象、说卦、文言。读易,韦编三绝,曰:'假我数年,若是,我于易则彬彬矣。'"此段文字,简单一个"序"字,在汉儒的引伸下,《易·十传》的作者又变成了孔子。

请大家看看儒家的经典之作《论语》《孟子》《中庸》《大学》吧,连"阴阳"二字都没有。孔子一生致力于"礼"和"仁"、"纲常"和"伦理"的研究、推广,并不涉及"人生观"方面;儒家不讲宇宙观和天道观。《论语·述而》有:"加我数年,五十以学易,可以无大过矣。"虽"居则在席,行则在囊"及"韦编三绝",也仅说明孔子晚年好易而已。因此,早于孔子五百年成书的《易经》固非儒家经典,晚于孔子两三百年的《易传》亦不出于孔子之手。它们是战国中后期以道家哲学为主体,兼采各家之见,并赋予时代特点的产物。

经过长时间的讨论,学术界早已推翻了《易·十翼》为孔子所作的说法。关于《易·十传》各篇成书的年代,若能确定《象传》的成书时间,其他大致可以推知。从内容上看,各"传"当陆续形成于战国中后期(稷下道学兴盛期)。以《象传》最早(以阴阳说卦),《象传》次之(阴阳说爻),《文言》《系辞》在后,《说卦》《序卦》《杂卦》三篇较晚。以"阴阳说卦"和以"阴阳说爻"是战国以来才有的事情,孔子时代尚无此说。《象传》的成书当在春秋时期以后,孟、庄、荀子之前(见朱伯崑

《易学哲学》)。通行本《十翼》的编排次序，或是依成书先后为序的。

　　《内经》的成书更晚于《易传》，对万物生成的演化过程叙述更切实际，更精妙绝伦，与道家理论如出一辙。所以说，传统文化指导我们探索"天道人生"的易学哲学思想属于道家，而非儒家。

王宝光

2017 年 11 月 7 日